医学影像诊断与超声技术

■ 主编 孙 伟 支建坤 孙春丽 张晓慧
张新炎 李 鹏 张世忠

中国海洋大学出版社
·青岛·

图书在版编目（CIP）数据

医学影像诊断与超声技术 / 孙伟等主编. —青岛：
中国海洋大学出版社，2022.3
ISBN 978-7-5670-3125-8

Ⅰ．①医… Ⅱ．①孙… Ⅲ．①影像诊断②超声波诊断
Ⅳ．①R445

中国版本图书馆CIP数据核字（2022）第045065号

出版发行	中国海洋大学出版社			
社　　址	青岛市香港东路23号		邮政编码	266071
出版人	杨立敏			
网　　址	http://pub.ouc.edu.cn			
电子信箱	369839221@qq.com			
订购电话	0532-82032573（传真）			
策划编辑	韩玉堂			
责任编辑	韩玉堂		电　话	0532-85902349
印　　制	朗翔印刷（天津）有限公司			
版　　次	2023年3月第1版			
印　　次	2023年3月第1次印刷			
成品尺寸	185 mm×260 mm			
印　　张	24.5			
字　　数	776千			
印　　数	1～1000			
定　　价	198.00元			

发现印装质量问题，请致电0535-5651533，由印刷厂负责调换。

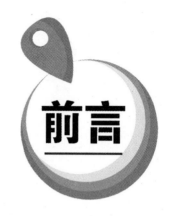

前言

　　医学影像学是以影像方式显示人体内部结构的形态与功能信息及实施介入性治疗的学科，是医学领域发展最快的学科之一。随着医疗行业对精准医疗的追求，精准诊断成为前提，而精准诊断正是依靠影像学检查和化验检查等来实现的。但由于人体的复杂性、疾病的多变性及个体的差异性，就整体而言，实现影像诊断百分之百的准确率是不可能的；就个体而言，追求百分之百的准确率是我们的目标。这对影像科医师提出了更高的要求——能够敏锐地捕捉病变的征象，根据影像所见做出明确的定位甚至定性诊断，最终准确地做出疾病的诊断。因此，快、准、精、深的读片是影像科医师的价值所在。基于此，我们特组织具有丰富临床影像诊断经验的专家共同编写了《医学影像诊断与超声技术》，旨在分享自身经验，培养影像科医师临床影像诊断思维。

　　本书的编写以实际临床工作经验及材料为基础，立足临床实践操作，具有较强的实用性和可操作性。首先，从医学影像基础内容入手，涵盖发展简史、诊断思维、设备分类和成像理论，以及超声诊断技术与介入放射治疗技术；随后，以临床常见疾病的影像学诊断为核心内容，介绍了临床常用影像技术在疾病诊断中的应用。本书的编写是以病变的影像征象入手，重点介绍病变在影像检查中的表现，注重各疾病的鉴别诊断，着重强调读片和诊断思路，因此，本书可供各级医院广大影像科医师和技师阅读使用，也可作为临床医师选择影像检查方法、学习疾病影像表现的参考书。

　　由于影像学发展迅速，加之编者的水平和经验有限，书中不足之处在所难免，敬请读者批评指正，以便我们再版时修订完善。

《医学影像诊断与超声技术》编委会

2021 年 12 月

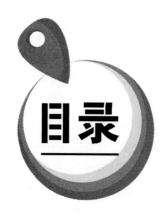

目录

第一章

绪　　论

第一节　医学影像发展简史

　　医学影像学是利用疾病影像表现的特点在临床医学上进行诊断的一门临床科学。医学影像学技术包括 X 线、计算机断层成像（CT）、超声成像、磁共振成像（MRI）和核素显像等。在近代高速发展的电子计算机技术推动下，医学影像学从简单地显示组织、器官的大体形态图像发展到显示解剖断面图像、三维立体图像、实时动态图像等，且不仅能显示解剖图像，还可反映代谢功能状态，使形态影像和功能影像更为有机地融合在一起。介入放射学则更进一步把医学影像学推进到了"影像和病理结合""诊断和治疗结合"的新阶段。医学影像学中不同的影像技术各具特点，互相补充、印证，具有精确、方便、快速、信息量大等特点，在临床诊断与治疗中发挥着巨大的作用。

　　从德国物理学家伦琴 1895 年发现 X 线至今已有 120 余年的历史，X 线透视和摄片为人类的健康做出了巨大的贡献。而今天影像医学作为一门崭新的学科，近 30 年来以其技术的快速发展和作用的日益扩大而受到普遍的重视。在我国县级以上城市的大医院中，影像学科已成为医院的重要科室，在医院的医疗业务、设备投资、科研产出等方面具有举足轻重的地位。临床医学影像学的研究范围包括 X 线诊断、CT 诊断、MRI 诊断、DSA 诊断、超声诊断及介入治疗、核素成像及介入放射学等，担负着诊断和治疗两个方面的重任，已成为名副其实的临床综合学科。

　　影像医学的发展历程可以归纳为以下六个方面：第一，从单纯利用 X 射线成像向无 X 射线辐射的 MRI 和超声的多元化发展；第二，从平面投影发展到分层立体显示，如 CT、MRI 及超声切面成像均为断层图像，可以克服影像重叠的缺点；第三，从单纯形态学显示向形态、功能和代谢等综合诊断发展；第四，从胶片影像向计算机图像综合处理发展，以数字化存储传输和显像器显示代替胶片的载体功能；第五，从单纯诊断向诊断和治疗共存的综合学科发展，介入治疗正日益受到重视；第六，从大体诊断向分子水平诊断、治疗方向发展，即从宏观诊断向微观诊断和治疗方向发展，如组织器官功能成像和分子影像介入治疗等。影像医学的快速发展，既为本学科专业人员提供了良好的发展机遇，同时也提出了更高的要求。目前，影像学已逐渐分化形成神经影像学、胸部影像学、腹部影像学等二级分支学科,有利于影像科医师在充分掌握影像医学各种手段和方法后从事更加深入的医疗专业服务和科研发展。我国医学影像学发展虽起步较晚,但近20年的改革开放正赶上影像医学大发展时期,国家从提高人民健康水平的大局出发,加大了从国外引进的先进仪器设备的投入。我国现已拥有数十万台 CT 机、数万台 MRI 机和数以百万计的超声设备,影像医学专业人员队伍不断扩大、水平不断提高,影像医学正进入一个大发展的新阶段。

影像医学的发展有其技术进步的基础和临床医疗的需求两个方面的因素。首先,电子计算机技术的快速发展,使影像资料数字化,缩短了获取高质量图像的时间,并大大提高了影像的后处理能力,如图像的存储、传输、重建等。当前很多医院已实现了影像资料的计算机综合联网(PACS)。其次,特殊材料和技术的发展使 CT、MRI 和 DSA 等高精尖设备能大批量生产以供临床使用。但归根到底是临床对影像诊断需求的提高起了主导作用。影像诊断各种方法均具有无创伤的特点且图像直观清楚,适应证广泛,使临床绝大多数患者均可通过影像诊断的方法做出定性、定位、定期和定量的细致评价,从而指导具体治疗方案的确定。因此,影像诊断方法的合理应用,可以大大提高综合医疗水平,从而指导临床制订正确的治疗方案。

第二节　医学影像诊断思维

医学影像诊断包括 X 线、CT、MRI、超声和核医学等,是临床诊断的重要组成部分。为了达到正确诊断,必须遵循一定的诊断原则和步骤。

一、影像诊断原则

进行影像诊断时,应遵循一定的基本原则,避免主观片面等思维误区。一般应掌握 16 字原则,即全面观察、具体分析、结合临床、综合诊断。

（一）全面观察

对于所有影像检查的资料首先进行分类、排序,按时间先后进行全面系统的观察,不能遗漏任何的部分和层面,在认识正常解剖和变异影像的基础上,发现异常影像表现。并且对于异常影像进行详细的观察与描述,要从解剖部位、形态、大小、密度、周界状态等方面更加细致地审视。

（二）具体分析

对于所见异常影像,要按照影像表现的特点进行分类和概括,进一步分析异常表现所代表的病理意义。要注意从病变的位置及分布、边缘及形态、数目及大小、密度信号和结构、周围情况、功能变化、动态发展等方面逐一进行分析。根据异常影像表现的特征,概括推断异常影像所反映的基本病理变化,并结合临床进一步推断是何种疾病所致。

（三）结合临床

由于异常影像只是疾病发生发展过程中某一阶段、某一方面的反映,存在"同影异病、同病异影"的问题,因此,在具体分析弄清异常影像代表的病理性质后,必须结合临床症状、体征、实验室检查和其他辅助检查进行分析,明确该病理性质的影像代表何种疾病。除应了解现病史和既往史、临床体征和治疗经过外,分析时还应注意患者的年龄和性别、生长和居住地区、职业史和接触史以及结合其他重要检查,以尽量达到正确的诊断。

（四）综合诊断

1.综合诊断

经过观察、分析和结合临床后,需结合各种影像检查的结果,做出综合诊断。现代影像检查技术多种多样,相互之间具有互补性,在很多情况下需利用不同检查方法提供的信息互相补充、互相参照、互相对比,从多方位、多角度反映疾病的本质。因此,应强调综合影像诊断的基本原则,即各种影像资料的综合分析判断,并且按照由影像分析所推断的基本病变的疾病谱和概率分布,在密切了解临床资料的情况下,做出初步诊断,对于有关相似的疾病提出鉴别诊断和进一步相关检查的意见。

2.诊断时应考虑的几个关系

（1）常见病、多发病与少见病、罕见病的关系:应首先考虑常见病和多发病,后考虑少见病和罕见病,同时要考虑到不同地区不同人群的具体情况和疾病谱的变化,这样误诊的概率较小。

（2）单一诊断与多个诊断的关系:要尽量用一种疾病来解释影像,即"一元论"原则,但当用一种疾病确实难以解释时,应考虑多种疾病并存的可能。

（3）功能性疾病与器质性疾病的关系:诊断时,首先要分清是器质性病变还是功能性病变,有时二者并存,功能性病变可能掩盖器质性病变的显示,这在消化系统检查中尤为多见。诊断时,应尽最大可能排除功能性病变、显示器质性病变,没有把握排除器质性病变时,不能轻易诊断为功能性疾病。

3.影像诊断分类

（1）肯定诊断:影像诊断在各种资料齐全、疾病本质有特异征象时,可以确诊。

（2）否定诊断:即经过影像诊断,排除了某些疾病,但应注意它有一定限度。

（3）可能性诊断:通过对所获得的影像信息的分析,不能确定病变的性质,而是提出几种可能性。此时应提出进一步检查的意见,或进行随诊观察、试验治疗等措施。

二、影像诊断步骤

（一）全面了解病史及检查资料

分析影像之前,应了解病史和其他相关检查资料,使阅片既全面又有重点,利于影像诊断。

（二）了解检查方法及技术条件

应明确不同影像检查的成像原理、图像特点、优点和限度。明确成像的技术条件能否满足诊断要求。

（三）观察分析图像

观察分析时,应熟悉正常影像解剖和常见变异,注意区分正常与异常。阅片时要全面系统地观察,按一定顺序进行,防止遗漏病变,同时注意患侧与健侧对比观察、不同时间检查影像的对比观察。

（四）综合诊断

根据影像分析的结果,密切结合临床表现和其他检查,提出影像诊断,应尽量做到"四定",即"定位""定量""定性"与"定期"。如不能确诊,应提出进一步检查的意见或其他建议。

第三节　医学影像设备分类

现代医学影像设备可分为两大类,即医学影像诊断设备和医学影像治疗设备。

一、诊断用设备

按照影像信息的载体来区分,现代医学影像诊断设备主要有以下几种类型:X线设备(含CT设备)、MRI设备、超声设备、核医学设备等。

(一)X线设备

X线设备通过测量透过人体的X线来实现人体成像。X线成像反映的是人体组织的密度变化,显示的是脏器的形态,而对脏器功能和动态方面的检测较差。此类设备主要有常规X线机、数字X线机和CT设备等。

以X线作为医学影像信息的载体,出于两个方面的考虑,即分辨力和衰减系数。从分辨力来看,为了获得有价值的影像,辐射波长应小于5×10^{-11} m。另外,当辐射波通过人体时,应呈现衰减特性。若衰减过大,则透过人体的辐射波微弱,当测量透过人体的辐射波时,由于噪声的存在,很可能导致测量结果无意义。反之,若辐射波透过人体时几乎无衰减,则因无法精确地测量衰减部分而失效。对于波长范围为$1 \times 10^{-12} \sim 5 \times 10^{-11}$ m 的X线,其对应的光子能量是$1.0 \sim 250.0$ keV,该波长比所要求的图像分辨力短得多;X线沿着直线传播且穿过人体时对大部分组织呈现明显的衰减差别。显然,这是较适合成像的波段,现在被广泛应用于X线诊断中。

在X线设备中,屏-片组合分辨力较高,可达到$5 \sim 10$ LP/mm,且使用方便、价格较低,是目前各级医院中使用最普遍的设备之一。但由于它所得到的是人体不同深度各层组织影像重叠在一起的二维图像,因此,很难确定病变的深度且对软组织分辨不佳。数字X线机使用曝光量宽容度大,可获得数字化影像,便于进行图像的后处理且扩大了诊断范围,利于胃肠和心脏等部位的检查。CT图像的空间分辨力可小于0.5 mm,能分辨组织的密度差别可达到0.5%。CT图像的清晰度很高,可确定受检脏器的位置、大小和形态变化。

(二)MRI设备

MRI设备通过测量构成人体组织中某些元素的原子核的磁共振信号,实现人体成像。20世纪40年代发现了物质的磁共振现象、80年代MRI设备应用于临床。

MRI图像的空间分辨力一般为$0.5 \sim 1.7$ mm,不如CT;但它对组织的分辨力远远好于CT,在MRI图像上可显示软组织、肌肉、肌腱、脂肪、韧带、神经、血管等。此外,它还有一些特殊的优点。

(1)MRI剖面的定位因完全是通过调节磁场,用电子方式确定的,故能完全自由地按照需求选择层面。

(2)MRI对软组织的对比度比CT优越,能非常清楚地显示脑灰质与白质。

(3)MR信号含有较丰富的有关受检体生理、生化特性的信息,而CT只能提供密度测量值。

(4)MRI能在活体组织中探测体内的化学性质,提供关于内部器官或细胞新陈代谢方面的信息。

(5)MRI 无电离辐射。目前,尚未见到 MR 对人体危害的报道。

MRI 的缺点:①与 CT 相比,成像时间较长;②植入金属的患者,特别是植入心脏起搏器的患者,不能进行 MRI 检查;③设备购置与运行的费用较高。

总之,MRI 设备可做任意方向的体层检查,能反映人体分子水平的生理、生化等方面的功能特性,对某些疾病(如肿瘤)可做早期或超早期诊断,是一种很有发展前途和潜力的高技术设备。

(三)诊断用超声设备

诊断用超声设备分为利用超声(ultrasound,US)回波的 USG 设备和利用 US 透射的超声 CT(ultrasonography CT,UCT)两大类。USG 设备,根据其显示方式不同,可以分为 A 型(幅度显示)、B 型(切面显示)、C 型(亮度显示)、M 型(运动显示)、P 型(平面目标显示)等。目前,医院中用的最多的是 B 型 USG 设备,俗称 B 超,其横向分辨力可达到 2 mm 以内,所得到的软组织图像清晰而富有层次。利用 US 多普勒系统,可实现各种血流参数的测量,是近年来广泛应用的又一种 US 技术。

利用 US 作为医学影像信息的载体,从分辨力考虑,其波长应小于 1.0 cm(频率应高于 0.15 MHz),才有可能适于人体研究。超声波频率越高,其衰减越大,对于较深部位的组织成像,选用频率为 1.0～3.0 MHz 的超声波;对于较浅部位如眼球,选用 20 MHz 较高频率的超声波。与 X 线不同,US 成像通常是利用回波(反射波)成像,由已知的声速来计算传播深度。由于在适用于软组织成像的波段内,空气对超声波呈明显的衰减特性,人体的某些部位不能用 USG 设备做检查(特别是肺部)。幸而整个胸部并非全被肺所覆盖,左胸的前面有一个叫作心脏槽口的非覆盖区,通过这个"窗口"可用 USG 设备(如 US 扇扫设备)检查疾病。

X 线成像与 US 成像是当前用得最为普遍的两种检查方法,但对人体有无危害是它们之间的一个重要区别。就 X 线来说,尽管现在已经显著地降低了诊断用剂量,但其危害性仍不容忽视。实践证明,它将导致癌症、白血病和白内障等疾病的发病率增加。而从现有资料来看,目前诊断用 US 剂量还未有使受检者发生不良反应的报道。

此外,X 线在体内沿直线传播,不受组织差异的影响,是其有利的一面,但不利的一面是难以有选择地对所指定的平面成像。对 US 波来说,不同物质的折射率变化范围相当大,这将造成图像失真。但它在绝大部分组织中的传播速度是相近的,骨骼和含有空气的组织(如肺)除外。US 波和 X 线这些不同的辐射特性,确定了各自最适宜的临床应用范围。例如,US 脉冲回波法适用于腹内结构或心脏的显像,而利用 X 线对腹部检查只能显示极少的内部器官(若采用 X 线造影法,也可有选择地对特定器官显像);对于胸腔,因肺部含有空气而不宜用 US 检查,用 X 线则可获得较为满意的结果。

(四)核医学设备

核医学设备通过测量人体某一器官(或组织)对标记有放射性核素药物的选择性吸收、聚积和排泄等代谢功能,实现人体功能成像,主要有 γ 相机、SPECT 和 PET。

γ 相机既是显像仪器,又是功能仪器。临床上可用它对脏器进行静态或动态照相检查。动态照相主要用于心血管疾病的检查。因为 SPECT 具有 γ 相机的全部功能,又具有体层功能,所以明显提高了诊断病变的定位能力;加上各种新开发出来的放射性药物,从而在临床上得到日益广泛的应用。SPECT 能做动态功能检查或早期疾病诊断。缺点是图像清晰度不如 CT,检查时要使用放射性药物。PET 可以用人体组织的某些组成元素(如 ^{15}O、^{11}C、^{13}N 等)来制造放射性药物,特别适合做人体生理和功能方面的研究,尤其是对脑神经功能的研究。在其附近需要有生产半衰期较短的放射性核素的加速器和放射化学实验室。

核医学成像只需极低浓度的放射性物质,这与 X 线成像时口服硫酸钡不同。一般情况下,核医学成像的横向分辨力很难达到 1.0 cm;且图像比较模糊,这是因为有限的光子数目所致。相比之下,X 线成像具有高分辨力和低量子噪声。

二、治疗用设备

(一)介入放射学设备

所谓介入放射学设备,就是借助高精度计算机控制的影像设备,通过导管深入体内,对疾病直接进行诊断与治疗的一种新型设备。它的问世,使临床某些疾病由不可治变为可治,使治疗的难度由大变小,使有创伤变成少创伤甚至无创伤,使患者免受或减轻手术之苦,操作比较安全,治疗效果也较好。利用介入放射学设备开展诊疗工作,对提高某些心血管病、脑血管病、肿瘤等重大疾病的诊疗水平,提高治愈率与存活率,改善生活质量,发挥了重要作用。

医学影像设备的导向是完成介入治疗的关键。这需要一套由机械、仪器仪表、计算机、光学仪器等多种仪器组成的大型精密设备。特别是 20 世纪 80 年代初发展起来的影像技术与计算机结合的 DSA 问世后,由于它能实时地向医师提供导管导向的位置、局部循环结构、栓塞或扩张的效果等有关介入诊疗的信息,因而具有极大的优越性,目前可以说已基本取代了常规的血管造影设备。而计算机的应用,使 DSA 向智能化、光纤网络的综合快速数据处理能力、无胶片处理方式、尽可能低的 X 线剂量、不分散注意力和操作方便的界面、最快最好的图像处理技术方向发展,从而为介入放射学提供了有力的保证。

介入放射学系统的另一重要组成部分,是介入诊疗用导管及其附件。一个性能良好的介入性导管应具备以下条件:①硬度适宜及适合诊疗的几何造型;②弹性和柔韧性;③扭力顺应性(为减小扭力顺应性,管壁置入金属网);④形状具有记忆性;⑤血液与组织相容性;⑥高温高压消毒或化学消毒;⑦可进行放射性跟踪;⑧管壁光滑、管腔满足流量压力的要求,摩擦系数适宜。

介入性导管,根据用途可分为两类,即诊断用导管和治疗用导管及其附件。前者包括心血管、脑血管造影导管,肝、肾、胰、脾等内脏器官用导管十余种。这种导管要有一定耐压性和满足大流量的要求(15~25 mL/s)。后者如消化道治疗导管、肿瘤化疗用导管、射频消融导管、溶栓导管、二尖瓣球囊扩张导管等。其附件有血管内支架(自膨胀型、球囊膨胀型、形状记忆型)、导丝(引导导管用)等。

在 21 世纪,应用微电子、分子生物学和基因工程的新成果,集多功能如内镜、USG 设备、血流压力测量等于一体的新一代治疗导管及传输装置将进一步发展。应用生物适应性良好的材料、内支架、留置用导管的研制和临床应用将有助于进一步提高介入治疗的水平。开放式 MRI 设备与其相应配套装置的开发以及与 USG 设备的配合使用,将使介入治疗技术向低或无放射线方向发展。影像设备的研制、开发,使实时成像和立体成像引导下的介入性操作成为可能,加上新的抗癌药物、栓塞剂和基因疗法的应用,将进一步提高介入治疗的精度与疗效。

(二)立体定向放射外科学设备

立体定向放射外科(stereotactic radiosurgery,SRS)或称立体定向放射治疗(stereotactic radiotherapy,SRT),是一门新的医疗技术。它是利用现代 CT 设备、MRI 设备或 DSA 设备,加上立体定向头架装置对颅内病变区做高精度定位;经过专用治疗计划系统(具有三维显示和计算功能的计算机)做出最优化治疗计划;运用边缘尖锐的小截面光子束(MV 级)以等中心照射方式聚焦于病变区(位于等中心处),按治疗计划做单平面或多个非共面的单次或多次剂量照射。由于照射野边缘剂量下降很陡,就像用刀切一样,所以,用 γ 射线时称为 γ-刀,用 X 线时称为 X-刀。无论是 γ-刀,还是 X-刀,都不是将病变切除,而是用放射线将肿瘤细胞杀死。

γ-刀的主体结构是一个半球形金属屏蔽系统,其中排列着 201 个 ^{60}Co 源,每个 ^{60}Co 源均有双重不锈钢屏蔽,它所发出的 γ 射线经准直校正后,形成一个狭光束,聚焦于半球的中心。准直分为内外两层,外准直与 ^{60}Co 源一起固定于主机内,内准直为半球形头盔,根据孔洞直径分为 4 mm、8 mm、14 mm、18 mm 四种,以适应不同大小的病变。也可以通过堵塞部分准直孔来适应不同形状的肿瘤。患者须戴上立体定向头架通过 CT 设备、MRI 设备或 DSA 设备进行定位。治疗时,患者平卧在治疗床上,剂量计算由专用计算机完成。

X-刀与 γ-刀相似,只不过其主机是常用的电子直线加速器,以它作为产生 X 线的放射源,进行数个弧形照射,达到治疗的目的。但其等中心的精度应做精细的调整,使其误差尽可能小于通常放疗要求值±1 mm。病变的立体定位仍由 CT 设备、MRI 设备或 DSA 设备来完成。其坐标参考系固定于患者头上的立体装置。支架固定于治疗床旋转平台上,支架上的头环可在三维方向(头足、前后、左右)上按病变影像所获得的坐标进行调节,以使病变被定位于治疗机的等中心。患者仰卧于治疗床上,调节治疗床使头环对准其位置。根据治疗计划确定的输出剂量率(剂量值/度)、旋转角度、初始角、停止角以及适当口径的附加准直器,直线加速器机架边旋转边照射。如通过治疗床旋转平台将治疗架与头架均旋转某一角度,可在此新的平面内重复上述旋转照射。根据治疗计划,可采用多个这样的非共面旋转照射平面做照射,但须全都聚焦于等中心(病变区);而正常组织剂量则被分散于一个较大的立体角区域内。

γ-刀与 X-刀相比,各有其优缺点。前者机械精度高,易操作,但非常昂贵,需现场装源且 5～10 年更换一次,照射体积及形状改变范围小,只能治疗颅内病变。后者相对便宜,既可做 X-刀,又可做放疗,按病变需要治疗时其体积和形状变化范围大,剂量准确,但机械精度差一些,须用计算机控制照射,操作较复杂。

总之,立体定向放射外科(手术)有以下优点:①以立体影像定位;②形成立体剂量分布;③易选择合适的剂量进行照射;④肿瘤受到最大剂量照射但周围正常组织的照射量较少;⑤适于治疗小的、边界清楚的肿瘤。它完全符合现代放射治疗发展的高剂量、高精度、高疗效及低损伤的主流方向。

综上所述,多种类型的医学影像诊断设备与医学影像治疗设备相结合,共同构成了现代医学影像设备体系。

第二章

医学影像成像理论

第一节 X 线成像理论

一、X 线成像原理

(一)X 线影像信息的传递

1.摄影的基本概念

(1)摄影:将光或其他能量携带的被照体的信息状态以二维形式加以记录,并可表现为可见光学影像的技术。

(2)影像:反映被照体信息的不同灰度(或光学密度)及色彩的二维分布形式。

(3)信息信号:由载体表现出来的单位信息量。

(4)成像过程:光或能量→信息→检测→图像形成。

(5)成像系统:将载体表现出来的信息信号加以配置,就形成了表现信息的影像,此配置称为成像系统。也就是从成像能源到图像形成的设备配置。

2.X 线影像信息的形成与传递

(1)X 线影像信息的形成:由 X 线管焦点辐射出的 X 线穿过被照体时,受到被检体各组织的吸收和散射而衰减,使透过后 X 线强度的分布呈现差异;到达屏-片系统(或影像增强管的输入屏),转换成可见光强度的分布差异,并传递给胶片,形成银颗粒的空间分布,再经显影处理成为二维光学密度分布,形成光密度 X 线照片影像。

(2)X 线影像信息的传递:如果把被照体作为信息源,X 线作为信息载体,那么 X 线诊断的过程就是一个信息传递与转换的过程。下面以增感屏-胶片体系作为接受介质,说明此过程的5 个阶段。

第一阶段:X 线对三维空间的被照体进行照射,形成载有被照体信息成分的强度不均匀分布。此阶段信息形成的质与量,取决于被照体因素(原子序数、密度、厚度)和射线因素(线质、线量、散射线)等。

第二阶段:将不均匀的 X 线强度分布,通过增感屏转换为二维的荧光强度分布,再传递给胶片形成银颗粒的分布(潜影形成);经显影加工处理成为二维光学密度的分布。此阶段的信息传递转换功能取决于荧光体特性、胶片特性及显影加工条件。此阶段是把不可见的X线信息影像转换成可见密度影像的中心环节。

第三阶段:借助观片灯,将密度分布转换成可见光的空间分布,然后投影到人的视网膜。此阶段信息的质量取决于观片灯的亮度、色温、视读观察环境。

第四阶段:通过视网膜上明暗相间的图案,形成视觉的影像。

第五阶段:最后通过识别、判断做出评价或诊断。此阶段的信息传递取决于医师的资历、知识、经验、记忆和鉴别能力。

(二)X线照片影像的形成

X线透过被照体时,由于被照体对X线的吸收、散射而减弱。含有人体密度信息的透过射线作用于屏-片系统,经过加工处理形成密度不等的X线照片。

X线照片影像的五大要素:密度、对比度、锐利度、颗粒度及失真度,前四项为构成照片影像的物理因素,后者为构成照片影像的几何因素。

1.光学密度

(1)透光率:指照片上某处的透光程度。在数值上等于透过光线强度与入射光强度之比,用T表示:T=透过光线强度/入射光线强度=I/I_0。

T值的定义域为:(0,1),透光率表示的是照片透过光线占入射光线的百分数,T值大小与照片黑化的程度呈相反关系。

(2)阻光率:指照片阻挡光线能力的大小。在数值上等于透光率的倒数,用O表示:O=1/T=I_0/I。O的定义域为:(1,∞)。

(3)光学密度:照片阻光率的对数值称作照片的光学密度值,用D表示:D=lgO=lg(I_0/I)。光学密度也称黑化度。密度值是一个对数值,无量纲。

2.影响X线照片密度值的因素

(1)照射量:在正确曝光下,照射量与密度成正比,但在曝光过度或不足时,相对应的密度变化小于照射量变化。这说明影像密度的大小不仅取决于照射量因素,还决定于X线胶片对其照射量的反应特性。

(2)管电压:管电压增加使X线硬度增强,使X线穿透物体到达胶片的量增多,即照片的密度值增加。由于作用于X线胶片的感光效应与管电压的n次方成正比,所以当胶片对其响应处于线性关系时,密度的变化则与管电压的n次方成正比例。管电压的变化为40～150 kV时,n的变化从4降到2。

(3)摄影距离:X线强度的扩散遵循平方反比定律,所以作用在X线胶片上的感光效应与摄影距离(FFD)的平方成反比。

(4)增感屏:胶片系统在X线摄影时,增感屏与胶片组合使用,其相对感度提高,影像密度大。

(5)被照体厚度、密度:照片密度随被照体厚度、密度的增高而降低。肺脏不能单以厚度来决定其吸收程度,吸收程度不同,从而对照片密度的影响也不同。肺的吸气位与呼气位摄影要获得同一密度的影像,X线量差30%～40%。

(6)照片冲洗因素:X线照片影像密度的变化,除上述因素之外,与照片的显影加工条件有密切关系,如显影液特性、显影温度、显影时间、自动洗片机的显影液、定影液的补充量等。

3.照片影像的适当密度

符合诊断要求的照片应密度适当,对比鲜明且层次丰富。照片的密度值在 0.20～2.0 范围内最适宜人眼观察。

(三)X 线对比度

1.概念

(1)X 线对比度的定义:X 线照射物体时,如果透过物体两部分的 X 线强度不同,就产生了 X 线对比度 K_X,也称射线对比度。

$$K_X = \frac{I}{I'} = \frac{I_0 e^{-\mu d}}{I_0 e^{-\mu' d'}} = e^{\mu' d' - \mu d}$$

式中:I_0 为入射线量,I、I' 为不同部位的透过 X 线强度,μ、μ' 为物体不同部位的吸收系数,d、d' 为物体不同部位的厚度。

(2)X 线对比度按指数规律变化:从表达式看 K_X 只与 $d'(\mu' - \mu)$ 有关系,但实际上围在 $\mu' d'$ 周围的 μd 起滤过板的作用,使 X 线质变硬;另外,μd 产生散射线,使对比度受到损失。

(3)影响 X 线对比度的因素:影响 X 线对比度的因素有 X 线吸收系数 μ、物体厚度 d、人体组织的原子序数 Z、人体组织的密度 ρ、X 线波长 λ。

(4)人体对 X 线的吸收:人体对 X 线的吸收按照骨、肌肉、脂肪、空气的顺序而变小,所以在这些组织之间产生 X 线对比度。而在消化道、泌尿系统、生殖系统、血管等器官内不产生 X 线对比度,无法摄出 X 线影像,但可以在这些器官内注入原子序数不同或者密度不同的物质(对比剂),即可形成 X 线对比度。

2.X 线对比度指数

在 $K_X = e^{d'(\mu' - \mu)}$ 表达式中的指数 $(\mu' - \mu)$,即吸收系数之差是形成 X 线对比度的原因,把 $(\mu' - \mu)$ 称为对比度指数。

对比度指数特点:管电压上升,对比度指数下降,软组织之间的对比度指数亦变小。软组织的对比度指数在 40 kV 时仅是 0.07,30 kV 时上升到 0.14。若管电压下降,指数上升很快。肺组织的对比度指数在管电压上升时下降很快,但在 60～80 kV,对比度指数几乎不变化。

3.X 线对比度观察法

(1)透视法:通过荧光板,将波长为 $(0.1～0.6)×10^{-8}$ cm 的 X 线转换成波长为 $(5～6)×10^{-5}$ cm 的可见影像。

(2)摄影法:胶片接受 X 线照射形成潜影,通过显影处理而成为可见影像的方法。但胶片感光膜对 X 线的吸收很少,99% 的 X 线穿过胶片,因而需将 X 线通过荧光物质制成的增感屏转变为荧光,使胶片感光(医用 X 线摄影几乎都用这个方法)。

(四)X 线照片的光学对比度

1.概念

(1)定义:X 线照片上相邻组织影像的密度差称为光学对比度。照片对比度依存于被照体不同组织吸收所产生的 X 线对比度,以及胶片对 X 线对比度的放大结果。

X 线胶片由双面药膜构成,所以观察到的对比度是一面药膜对比度的 2 倍。

(2)照片上光学对比度 (K) 与 X 线对比度 (K_X) 的关系:光学对比度是依存于被照体产生 X 线对比度 K_X 的。利用胶片特性曲线可以得出:

$$K = D_2 - D_1 = \gamma \lg I_2 / I_1 = \gamma \lg K_X = \gamma(\mu_1 d_1 - \mu_2 d_2)\lg e$$

式中:γ表示X线胶片特性曲线的斜率,μ_1、μ_2、d_1、d_2分别表示被照体两部分的线性吸收系数和厚度。

2.影响照片对比度的因素

主要为胶片γ值、X线质和线量,以及被照体本身的因素。

(1)胶片因素:胶片的反差系数(γ值)直接影响着照片对比度,因γ值决定着对X线对比度的放大能力,故称其为胶片对比度。应用γ值不同的胶片摄影时,所得的照片影像对比度是不同的,用γ值大的胶片比用γ值小的胶片获得的照片对比度大。

此外,使用屏-片系统摄影,与无屏摄影相比,增感屏可提高照片对比度。同样,冲洗胶片的技术条件也直接影响着照片对比度。

(2)射线因素。X线质(kV)的影响:照片对比度的形成,实质上是被照体对X线的吸收差异,而物质的吸收能力与波长(受管电压影响)的立方成正比。在高千伏摄影时,骨、肌肉、脂肪等组织间X线的吸收差异减小,所获得的照片对比度降低;在低千伏摄影时,不同组织间X线的吸收差异大,所获得的照片对比度高。

X线量(mAs)的影响:一般认为mAs对X线照片的对比度没有直接影响,但随着线量的增加,照片密度增高时,照片上低密度部分影像的对比度有明显好转。反之,密度过高,把线量适当减少,也可使对比度增高。

灰雾对照片对比度的影响:由X线管放射出的原发射线,照射到人体及其他物体时,会产生许多方向不同的散射线,在照片上增加了无意义的密度,使照片的整体发生灰雾,造成对比度下降。

灰雾产生的原因:胶片本底灰雾;焦点外X线和被检体产生的散射线;显影处理。

(3)被照体本身的因素。①原子序数:在诊断放射学中,被照体对X线的吸收主要是光电吸收,特别是使用低kV时,光电吸收随物质原子序数的增加而增加,人体骨骼由含高原子序数的钙、磷等元素组成,所以骨骼比肌肉、脂肪能吸收更多的X线,它们之间也就能有更高的对比度。②密度:组织密度愈大,X线吸收愈多。人体除骨骼外,其他组织密度大致相同。肺就其构成组织的密度来讲与其他脏器相似,但活体肺是个充气组织,空气对X线几乎没有吸收,因此,肺具有很好的对比度。③厚度:在被照体密度、原子序数相同时,照片对比度为厚度所支配,如胸部的前、后肋骨阴影与肺部组织形成的对比度不一样,原因是后肋骨厚于前肋骨。另外,当组织出现气腔时相当于厚度减薄。

二、X线的几何投影

(一)X线管焦点成像性能

1.概念

(1)实际焦点:灯丝发射电子经聚焦后,在X线管阳极靶面上的撞击面积称为实际焦点。

(2)有效焦点及其标称值。有效焦点:在成像面上各处实际焦点的投影称为X线管有效焦点。有效焦点的尺寸:指实际焦点在X线中心线方向上的投影。理论上有效焦点为长方形,其大小为$ab\sin\alpha$(a为焦点的宽,b为实际焦点的长,α为靶面倾角)。有效焦点标称值:用无量纲的数字如2.0、1.0、0.6等来表示有效焦点的大小,此数字称为有效焦点标称值,其值是指有效焦点或实际焦点的宽的尺寸。

(3)主焦点与副焦点:焦点聚焦槽与灯丝的位置对阴极电子流的流动、焦点的形成会产生重要作用。相对而言,从灯丝正面发射出的电子所形成的焦点称为主焦点,从灯丝侧方发射的电子所形成的焦点称为副焦点。主焦点与副焦点共同形成实际焦点。

(4)照射野的X线量分布:在一厚为1.0 mm的铅板上加工上几排平行的针孔,并将此铅板置于焦点和胶片正中。用适当的条件进行曝光,便可得到一张多个焦点针孔像的照片。从照片上可看到:在照片的长轴上,近阳极端有效焦点小,X线量少;近阴极端有效焦点大,X线量多,这一现象被称为焦点的方位特性。在照片的短轴上有效焦点的大小对称相等,X线量分布也对称相等。

2.焦点的极限分辨率(R)、调制传递函数(MTF)及散焦值(B)

(1)焦点的极限分辨率(R):在规定测量条件下能够成像的最大空间频率值。

$$R_{像}=1/2d=1/Z\theta$$
$$R_F=R_{像}\times(M-1)=(M-1)/Z\theta$$
$$R_Fa=(M-1)/Z_W\theta$$
$$R_Fb=(M-1)/Z_L\theta$$

式中,$2d$是X射线管焦点的线扩散函数(LSF)的半值宽度,用星形测试卡测试时,$2d$是测得的模糊区的一对楔条对应的弧长;$R_{像}$、R_F分别为焦点像面上、焦点面上的极限分辨率;R_Fa、R_Fb分别为焦点宽方向上与焦点长方向上的极限分辨率;Z_W、Z_L分别为星卡照片上垂直于X射线管长轴方向和平行于X射线管长轴方向上的模糊区直径;M为星形测试卡照片放大率。

测试方法:星形测试卡。

结果:①X线管焦点小,其分辨率就大,反之,其分辨率就小;②焦点上的线量分布为单峰时,其分辨率就大,线量分布为多峰时,其分辨率就小;③R值大的焦点成像性能比R值小的好。

(2)焦点的调制传递函数(MTF):描述X线管焦点这个面光源在照片影像上产生半影模糊而使像质受损的函数。

域值范围:其最大值为1,最小值为零,$0\leq H(\omega)\leq1$。

式中,$H(\omega)=1$,表示影像的对比度与物体的对比度一致;$H(\omega)=0$,表示影像的对比度$=0$,即影像消失。

测试方法:狭缝照相法。

结果:一般来说,在同一个空间频率值时,MTF值大的焦点成像性能好,MTF小的焦点成像性能差。焦点尺寸小,MTF大,成像性能好。

(3)焦点的散焦值(B):描述X线管焦点的极限分辨率随着负荷条件变化而相对变化的量。实验证明,有效焦点的尺寸是随着负荷条件变化而变化的,特别是在X线管的管电压较低时,其大小随着选用的管电流的大小不同而有较大变化。管电流增大,焦点的尺寸变大,焦点的极限分辨率下降。

测试设备:星形测试卡。

$$B=R_{50}/R_{100}$$

式中,R_{50}表示用规定的负载因素所测得的焦点的极限分辨率;R_{100}表示用规定的负载因素所测得的焦点的极限分辨率,为R_{50}管电流的2倍。

一般焦点的散焦值B≥1。当散焦值越接近1时,其成像性能受负荷影响越小。

3.几何学模糊

(1)焦点的尺寸:焦点尺寸在X线摄影中受投影学因素的支配而形成半影,即模糊阴影。焦点尺寸越大,半影越大,影像越模糊。

(2)半影又称模糊阴影,其大小可按下式计算:$H=F\times b/a$。式中:F代表焦点的尺寸,b代表肢-片距,a代表焦-肢距。

(3)减小半影办法:缩小焦点尺寸、使被照体尽量靠近胶片、增大焦-肢距。

(4)模糊阈值:当半影模糊$H=0.2$ mm的模糊值是一般人眼生理视觉的模糊阈值。

(5)焦点的允许放大率:因为$H=F\times b/a=F\times(M-1)$,所以$M=1+H/F=1+0.2/F$。式中:M为焦点的允许放大率;0.2为人眼的模糊阈值;F为焦点的尺寸。

(二)X线束

1.概念

由X线管阳极靶面发出的X线可视为由无数微小面积组成,那么,每个微小面积都发出一个光锥样X线束。显然,整个阳极靶面可视为由许多小光锥样X线束组成的一个大X线束。这一线束经过管壁玻璃、油层、管套窗口及滤过板的吸收,就成为X线摄影中具有一定穿透能力的X线束。

2.照射野

通过X线管窗口的X线束再经过遮线器的控制,入射于肢体的曝光面的大小称为照射野。摄影时,应将X线照射野缩小到能包括肢体被检部位的最小范围。

3.中心线、斜射线

X线束中心位置的那一条X线被称为中心线。中心线是投射方向的代表,一般情况下,中心线应通过被摄部位的中心,并与胶片垂直。

在X线束中,中心线以外的X线都称为斜射线。斜射线与中心线成角,离中心线越远,成角越大。

(三)焦点、被照体、胶片间投影关系

1.影像放大

在X线投影过程中,如果被照体的影像与实际物体具有同样的几何形态,只有几何尺寸变大时,称为影像放大;若同时又有形态上的改变,称为变形。影像放大与变形的程度,总称为失真度。

2.影像的变形

影像与实物不相似称为影像失真。照片影像的变形,是同一被照体的不同部位产生不等量放大的结果。一般来说,对影像大小的判断是比较容易的,可通过放大率的计算得出结论。然而,对影像形态的判断却比较困难,因为人体组织本身的形态就是各种各样,而且不断变化。即便是同一组织,也可因中心射线、该组织以及胶片三者位置的变化而显示出不同的形态。影像的变形可分为放大变形、位置变形、形状变形。

(1)放大变形:若物体与胶片不平行,则肢体各部位的放大率也不一致,近胶片侧放大率小,远离胶片侧放大率大,造成了影像失真。

(2)位置变形:由于体内二点离焦点的远近不同,使二点影像的放大率不同而引起影像失真。假设被照体有两个病灶A与B,它们距离中心线距离相等,但A病灶距胶片比B病灶远。摄影结果是A病灶影像落到了B病灶影像的外侧,距中心线越远这种差别越大,这说明靠近中心线和靠近胶片的物体的位置变形最小。此外,当中心线改变时,也可造成位置变形。

(3)形状变形:被照组织不在焦点的正下方,而是处在焦点的斜下方,所以,其影像与实际组织产生了差异,这种形状的变形叫歪斜失真。如球形病灶在中心线垂直投影时,其影像是圆形。若是在倾斜中心线投影下成像,则为椭圆形。

X线中心线投射方向和角度的改变,对被照体的变形有很大影响。在X线摄影学中,当确定某一摄影位置时,总要把中心线的投射方向和角度及入射点作为一个要领提出来,就是因为考虑了X线影像形成中的几何因素。一般地说,要求中心线通过摄影位置中心的目标部位,并垂直于胶片,其目的是为防止该部位影像的变形。但是,在X线摄影中为了避开非检部位的影像重叠,利用中心线倾斜投影也是必要的。

(4)变形的控制:影像的放大与变形受X线投影过程中几何条件的控制,即取决于中心线(焦点)、被照体、胶片三者间位置的关系。所以,为防止影像的严重变形,应遵循以下几个原则:①被照体平行胶片时,放大变形最小;②被照体接近中心线并尽量靠近胶片时,影像的位置变形最小;③一般地说,中心线入射点应通过被检部位并垂直于胶片时,影像的形状变形最小。

3.放大率

(1)放大率的概念:在X线摄影中,X线束是以焦点作为顶点的锥形放射线束,将被照体G置于焦点与胶片之间时,因为几何投影关系,一般被照体离开焦点一定的距离a(焦-肢距),胶片离开肢体一定的距离b(肢-片距)。所以,肢体在X线胶片上的影像S要比肢体G大,是被放大了的影像,S与G之比即影像的放大率M,而且胶片离肢体越远,影像放得越大。影像的放大率计算如下。

$$M=S/G=(a+b)/a=1+b/a$$

焦-片距与肢-片距是影响影像放大的两个主要因素。当焦-片距一定时,物体影像放大就决定于肢-片距。肢-片距越远,影像放大就愈大;如果肢-片距保持不变,焦-片距越近,影像放大也就越大。

影像放大对影像质量的影响小于变形。但是,对于需要测量部位的照片,如心脏测量、眼球异物定位等,影像放大则成为主要矛盾。此时,焦点-胶片距离的确很重要,心脏测量要在200 cm,以缩小放大率。眼球异物定位的摄影距离,一定要与制作的测量标尺的放大率一致。

(2)模糊阈值:国际放射学界公认,当照片上的半影模糊值<0.2 mm时,人眼观察影像毫无模糊之感;当半影模糊值=0.2 mm时,人眼观察影像开始有模糊之感。故0.2 mm的半影模糊值就是模糊阈值。影像放大率的确定就基于模糊阈值(0.2 mm),也就是说,无论焦点尺寸、被照体-胶片距离、焦点-胶片距离怎样变化,其模糊值不应超过0.2 mm。

(3)焦点允许放大率:半影$H=F \times b/a=F \times [(a+b)/a-1]=F \times (M-1)$,将模糊阈值$H=0.2$ mm代入上述公式,则:$0.2=F \times (M-1)$,$F=0.2/(M-1)$,或$M=1+0.2/F$。如果已知焦点(F)的尺寸,即可求出该焦点所允许的最大放大率(M)。

4.X线照片影像的对称关系

在摄影中保持影像对称是很重要的。因为,在许多情况下需要用人体双侧对比的方法加以鉴别诊断。例如,脑血管造影中正位摄影,都要求被照体影像能对称显示。否则,任何倾斜变形或局部影像产生位移都会造成诊断上的错误。照片影像产生不对称的原因,是中心线束的倾斜或被照体的旋转。

5.影像重叠

肢体是分布于三维空间的立体物,而得到的X线影像是分布于二维空间的平面像,必然有组织影像重叠的现象。所以要表现人体的结构,须采用前后和左右几个方向的摄影,以减少影像重叠和掩盖现象,使某些组织器官、病灶能清楚地显示。

若想观察密度低的物体影像,常采用旋转体位或利用斜射线摄影,或利用体层摄影使密度高的物体影像产生均质化,可将低密度的物体影像衬托出来。当然,还可采取造影检查和 CT、MR 检查等方法。

6.切线投影

用 X 线摄影肢体时,被摄部位自身可能有重叠和掩盖现象,使得某些病灶不能清楚地显示。为了使某些边缘凸出、凹陷或病灶显示清楚,可以将中心 X 线从肢体被检部位的局部边缘通过,以免病灶本身和其他部分重叠,此种摄影方法称作切线投影。

被照体局部边缘部位与 X 线束呈切线状态时,可造成该部与其他部分 X 线吸收的悬殊差异,其结果是影像呈现出一个锐利的边界。通过这一部分的 X 线束俗称"切线",其造成的影像效果称为"切线效果"。

三、X 线的散射线

(一)散射线的产生及其含有率

1.概念

(1)散射线的概念:由于焦点外 X 线或 X 线穿过被照体及其他物体产生的与原发 X 线同向、反向或侧向,且比原发 X 线波长长的 X 线为散射线。

(2)散射线的产生:在 X 线摄影能量范围内,从 X 线管发射出的原发射线对人体进行照射时,一部分能量穿透人体前进,一部分能量产生光电效应和康普顿散射,从而减弱了原发射线的强度。经过被照体后的 X 线由两部分组成:一部分为带有被照体信息的被减弱的原射线;另一部分为在散射吸收中产生的散射线。这些散射线几乎全部来自康普顿散射。

(3)散射线含有率:透过被照体作用在胶片上的 X 线量,是自 X 线管发出的被人体组织减弱的直进的原射线与散射线之和。散射线在作用于胶片上的全部射线量中所占的比率,称为散射线含有率。

2.影响散射线含有率的因素

(1)管电压:散射线含有率随管电压的升高而加大。但在 80 kV 以上时,散射线含有率趋向平稳。此外,散射线光子能量也因原发射线能量的增加而增加,而且原发射线能量越大,所产生的散射线光子的散射角越小,与直进的形成影像的原发射线越靠近,对照片对比度产生的灰雾机会也越大。

(2)被照体厚度:在相同管电压及照射野下,散射线含有率随被照体厚度的增加而大幅度增加。在20 cm×20 cm 照射野,体模 15 cm 厚度的散射线比体模 5 cm 厚度时增加了一倍。当被照体厚度超过15 cm时,虽然散射线含有率仍在增加,但因其上层组织中产生的散射光子受其能量限制,被下层组织所吸收不能到达胶片,因此,对胶片来说此时散射线的影响已不再增加。

被照体厚度产生的散射线对照片影像效果的影响,要比管电压产生的影响大得多。

(3)照射野:照射野是产生散射线重要的因素,当照射野增大时,散射线含有率大幅度上升。散射线含有率增加在 30 cm×30 cm 的照射野时达到了饱和。

3.散射线对照片对比度的影响

在 X 线通过肢体后,一定会产生散射线。一部分散射线射向胶片方向,使照片对比度受到损害。X线与暗盒、摄影台、建筑物相遇时,也必然产生散射线,这就加重了照片对比度的损失。

(二)散射线的减少与消除

1.散射线减少与消除的方法

减少和/或抑制散射线的方法:利用X线多叶遮线器控制照射野,减少散射线的发生;利用滤线栅消除散射线;使用金属后背盖的暗盒,减少到达胶片的散射线量。

利用空气间隙法减少到达胶片的散射线的方法等。其中最有效的方法是滤线栅。

2.滤线栅

(1)滤线栅的构造:一般用厚度为0.05~0.1 mm的铅条,夹持在厚度为0.15~0.35 mm的铝或纸之间互相平行或按一定的斜率排列而成。

滤线栅的分类:按结构特点分聚焦式、平行式和交叉式;按运动功能分静止式(固定式)和运动式。①平行栅(线形栅):铅条纵轴排列的方位是相互平行的,其铅条排列方向与床的长轴平行,以便允许沿栅的纵轴改变X线管的倾斜角度,不致使原发射线被栅的铅条吸收;②聚焦栅:栅的铅条呈倾斜排列,并聚焦于空间,栅平面与聚焦线的垂直距离称为栅焦距,每个滤线栅有各自的栅焦距,在这个距离上摄影,原发射线的损失最少;③活动滤线器:在栅板活动中曝光,使铅条阴影被抹除,避免铅条阴影对被照体影像的干扰。

(2)滤线栅的指标。①栅比(R):滤线栅铅条高度与填充物幅度的比值为栅比,表示一个滤线栅清除散射线的能力,栅比值越高其消除散射线的作用越好,R=铅板的高度(h)/铅板的间隔(D)。②栅密度(n):n表示在滤线栅表面上单位距离(1 cm)内,铅条与其间距形成的线对数,常用线/cm表示,$n=1/(d+D)$,栅比值相同,密度n值大的滤线栅,吸收散射线的能力强;栅密度相同,则栅比大的消除散射线的效果好。③铅容积(P):P表示在滤线栅表面上平均1 cm²中铅的体积(cm³),$P=n·d·h$。④滤线栅的焦距(f_0)和焦栅距离界限(f_1~f_2):f_0是聚焦滤线栅的倾斜铅条会聚于空中一直线到滤线栅板平面的垂直距离;f_1~f_2:X线摄影时,以在聚焦滤线栅有效面积的边缘处,原射线透射值在聚焦距离上透射值的60%(满足临床需要的X线照片)时,确定栅板的最低f_1和最高f_2的范围,这个范围随栅比的增加而缩小。⑤曝光量倍数(B):曝光量增加倍数,也称滤线栅因子,B值越小越好。

(3)滤线栅的工作原理:滤线栅是由许多薄的铅条和易透过X线的低密度物质(木、铝或纸等)作为充填物,交替排列组成。在X线摄影中,将滤线栅置于胶片与肢体之间,焦点至滤线栅的距离与滤线栅的焦距相等,并使X线的中心线对准滤线栅板中心,原射线投射方向与滤线栅的铅条排列间隙在同一方向上,能通过铅条间隙而到达胶片产生影像。由于被照体产生的散射线是多中心、多方向的,其中大部分散射线被铅条所吸收,只有一小部分通过。

(4)滤线栅的切割效应:滤线栅的切割效应即滤线栅铅条侧面对X线原射线的吸收作用。

栅切割效应的产生有4种情况。①聚焦栅反置使用:照片呈现对应于栅板中线部分密度较高,两侧密度逐渐减低。②侧向倾斜:有两种情况,一种是中心线垂直栅板,但向一侧偏离了栅板中线;第二种是中心线与栅平面不垂直,此时原发射线不能顺利通过铅条间隙而被铅条吸收,照片表现两侧密度不一致。③上、下偏离栅焦距:当X线管焦点对准栅中心,但其位于栅聚焦线上或下方过大时,也会产生切割效应,表现同①,但较为缓和;若上、下偏离距离相同时,近栅焦距离的切割效应造成的原射线的损失率大于远栅焦距离。④双重偏离:侧向偏离及上、下偏离栅焦距同时发生,双重偏离可造成胶片不均匀照射,照片影像密度一边高一边低。

(5)使用滤线栅的注意事项:不能将滤线栅反置;X线中心要对准滤线栅中心;倾斜X线管

时,倾斜方向只能与铅条排列方向平行;焦点至滤线栅的距离要在允许范围内。

(6)滤线栅的选择使用:要求消除散射线率高时,选用栅比大的滤线栅;X线斜射时,不能用交叉式滤线栅。

第二节 CT 成像理论

一、成像原理

CT 是医学影像领域最早使用数字化成像的设备。

CT 图像的基本特征可用两个词概括,即"数字化"和"体积信息"。数字化图像的最小单位为像素;而无论层厚大小,CT 的扫描层面始终是一个三维的体积概念。

根据雷登的数字成像基本原理,一幅人体层面的图像可从任意方向产生,但目前 CT 成像常用的方位仅有横断面成像。

在 CT 成像中利用了 X 线的衰减特性并重建成一个指定层面的图像。

（一）X 射线的衰减和衰减系数

X 线的衰减是指射线通过物体后强度的减弱,其间一些光子被吸收,而另一些光子被散射,衰减的强度大小通常与物质的原子序数、密度、每克电子数和源射线的能量大小有关。根据光吸收基本定律,X 线通过人体组织后的光子与源射线呈指数关系。

在一匀质的物体中,X 线的衰减与该物质的行进距离成正比。假定比例常数为 μ,X 线的行进路程为 dX,穿过该物质后 X 线强度为 dI,则公式如下。

$$dI = -\mu dX$$

将上式进行不定积分运算,其路径 dX 被看作是 X 线所通过物质的厚度,并以 d 表示,则上式可简单写成如下公式。

$$I = I_0 e^{-\mu d}$$

式中,I 是通过物体后 X 线的强度,I_0 是入射射线的强度,e 是 Euler's 常数（2.71828）,μ 是线性吸收系数,d 是物体厚度,这是 X 线通过均匀物质时的强度衰减规律,是经典的匀质物体线性衰减系数公式。

在 CT 成像中,线性衰减系数 μ 值相对较重要,因它与衰减量的多少有关,计量单位是 cm^{-1}。根据等式 $I = I_0 e^{-\mu d}$ 我们可以得到线性衰减系数 μ 值。

$$I = I_0 e^{-\mu d}$$
$$I/I_0 = e^{-\mu d}$$
$$\ln I/I_0 = -\mu d \ln I_0/I = \mu d$$
$$\mu = (l/d) \cdot (\ln I_0/I)$$

式中,ln 是自然对数,因在 CT 中 I 和 I_0 都是已知的,d 也是已知的,根据上式就可以求得 μ 值。

单一能谱射线和多能谱射线的衰减不一样,单一能谱射线又称单色射线,其光子都具有相同的能;多能谱射线（多色射线）中的光子具有的能量则各不相同。CT 成像中以多能谱射线为主。

多能谱射线通过物体后的衰减并非是指数衰减,而是既有质的改变也有量的改变。即经衰减后光子数减少,射线的平均能量增加,并使通过物体后的射线硬化。因此,我们不能简单地将等式 $I=I_0\mathrm{e}^{-\mu d}$ 直接应用于 CT 多能谱射线的射线衰减,只能用一大致相等的方法来满足这一等式。

根据 X 线的基本特性,我们已知 X 线的吸收和散射有光电作用和康普顿效应,那么多能谱射线通过一个非匀质物体后的衰减大致可以用下述等式表示。

$$I=I_0\mathrm{e}^{-(\mu p+\mu c)d}$$

式中,μp 是光电吸收的线性衰减系数,μc 是康普顿吸收的线性衰减系数。光电作用主要发生在高原子序数组织中,在某些软组织和低原子序数的物质中则作用较小;康普顿效应是发生在软组织中,在密度有差别的组织中康普顿效应的作用则有所不同。另外,光电作用与射线能量大小有关,而康普顿效应并非像光电作用那样随能量的增加而增加。

（二）CT 数据采集基本原理

CT 的扫描和数据的采集是指由 CT 成像系统发出的、一束具有一定形状的射线束透过人体后,产生足以形成图像的信号被探测器接收,同时,所产生的扫描数据与最终形成图像的空间分辨率、伪影等密切相关。

在成像系统中,基本组成或必备的条件是具有一定穿透力的射线束和产生、接收衰减射线的硬件设备;其中,对射线束的要求包括它的形状、大小、运动的路径和方向。

简而言之,CT 的成像是透射线按照特定的方式通过被成像的人体某断面,探测器接收穿过人体断面的射线,将射线衰减信号送给计算机处理,经计算机重建处理后形成一幅人体内部脏器的某断面的图像。

现在使用的 CT 机,一般有两种不同的数据采集方法,一种是一层一层即逐层采集法（非螺旋扫描）,另一种是容积数据采集法（螺旋扫描）。

逐层采集法是 X 射线管围绕人体旋转,探测器同时接收采样数据,然后 X 线管停止旋转,检查床移到下一个扫描层面,重复进行下一次扫描,一直到全部预定的部位扫描完成。其间每一次只扫描一个层面。容积数据采集法是螺旋 CT 扫描时采用的方法,即患者屏住呼吸的同时,扫描机架单向连续旋转 X 线管曝光,检查床同时不停顿单向移动并采集数据,其采集的是一个扫描区段的容积数据。

在逐层采集法数据采集的第一步,X 线管和探测器围绕人体旋转,根据不同的空间位置,探测器依据穿过人体的衰减射线采集数据,这一相对衰减值可由下式计算。

$$相对衰减值 = \ln\frac{源射线强度(I_0)}{衰减后射线强度(I)}$$

一般来说,一幅 CT 图像需要几百个采样数据,而每一个采样数据由相当量衰减射线构成,所以,一次扫描全部衰减射线可有下述关系式:衰减射线总量＝采样数×每次采样射线量。

在理解采样过程中,我们还必须注意下述的情况:①X 线管与探测器是一个精确的准直系统;②X 线管和探测器围绕人体旋转是为了采样;③X 线管产生的射线是经过有效滤过的;④射线束的宽度是根据层厚大小设置严格准直的;⑤探测器接收的是透过人体后的衰减射线;⑥探测器将接收到的衰减射线转换为电信号（模拟信号）。

综上所述,CT 扫描成像的基本过程是由 X 射线管发出的 X 射线经准直器准直后,以窄束的形式透过人体被探测器接收,并由探测器进行光电转换后送给数据采集系统进行逻辑放大,而后通过模数转换器作模拟信号和数字信号的转换,由信号传送器送给计算机作图像重建,重建后的图像再由数模转换器转换成模拟信号,最后以不同的灰阶形式在显示器上显示,或以数字形式存入计算机硬盘,或送到激光相机拍摄成照片供诊断使用。

（三）CT的图像重建

单层和多层螺旋CT的图像重建,除仍采用上述横断面重建基本方法外,又增加了一些图像重建的预处理步骤。

1.单层螺旋CT的图像重建

根据奥地利数学家拉东的二维图像反投影重建原理,被重建的一幅二维图像平面上的任意点,必须采用一周扫描全部角度的扫描数据,传统的非螺旋扫描方式满足了上述要求。

由于非螺旋扫描,X射线是以不同的方向通过患者获取投影数据,并利用平面投影数据由计算机重建成像,因此非螺旋扫描每一层的投影数据是一个完整的圆形闭合环,而螺旋扫描每一层的圆形闭合环则有偏差。

螺旋扫描是在检查床移动中进行,覆盖360°的数据用常规方式重建会出现运动伪影。为了消除运动伪影,必须采用数据预处理后的图像重建方法,从螺旋扫描数据中合成平面数据,这种数据预处理方法被称为线性内插法。

线性内插的含义是:螺旋扫描数据段的任意一点,可以采用相邻两点扫描数据通过插值,然后再采用非螺旋CT扫描的图像重建方法,重建一幅断面图像。

目前最常用的数据内插方式线性内插(linear interpolation,LI)方法有两种:360°线性内插和180°线性内插。

360°线性内插算法在螺旋扫描方法出现的早期被使用,它是采用360°扫描数据向外的两点通过内插形成一个平面数据。这种内插方法的主要缺点是由于层厚敏感曲线(slice sensitivity profile,SSP)增宽,使图像的质量有所下降。

180°线性内插是采用靠近重建平面的两点扫描数据,通过内插形成新的平面数据。180°线性内插和360°线性内插这两种方法最大的区别是,180°线性内插采用了第二个螺旋扫描的数据,并使第二个螺旋扫描数据偏移了180°的角,从而能够靠近被重建的数据平面。这种方法能够改善SSP,提高成像的分辨力,进而改善了重建图像的质量。

2.多层螺旋CT的图像重建

多层螺旋扫描的图像重建预处理,基本是一种线性内插方法的扩展应用。但因为多层螺旋扫描探测器排数增加,在重建断面没有可利用的垂直射线。另外,由于采用多排探测器和扫描时检查床的快速移动,如果扫描螺距比值选择不当,会使一部分直接成像数据与补充成像数据交叠,使可利用的成像数据减少,图像质量衰退。

为了避免上述可能出现的情况,多层螺旋的扫描和图像重建,一般要注意螺距的选择并在重建时做一些必要的修正。

多层螺旋CT扫描与单层螺旋CT相比,扫描采用的射线束已超越扇形束的范围,被称之为锥形束。由于射线束的形状改变,因此在图像重建中产生了一些新的问题,最主要的是扫描长轴方向梯形边缘射线的处理。

目前多层螺旋CT图像重建预处理主要有两种处理方法,一种是图像重建预处理不考虑锥形束边缘的预处理,另一种是在图像预处理中将锥形束边缘部分的射线一起计算。4层螺旋CT扫描仪大部分采用不考虑锥形束边缘的预处理。根据各生产厂商采用方法的不同,通常有以下几种重建预处理方法。

（1）扫描交叠采样的修正：又称为优化采样扫描，是通过扫描前的螺距选择和调节缩小 Z 轴间距，使直接成像数据和补充成像数据分开。

（2）Z 轴滤过长轴内插法：这是一种基于长轴方向的 Z 轴滤过方法。该方法是在扫描获得的数据段内确定一个滤过段，滤过段的范围大小根据需要选择，选择的范围大小又被称为滤过宽度，在选定的滤过段内的所有扫描数据都被作加权平均化处理。其滤过参数宽度和形状，通常可影响图像的 Z 轴分辨力、噪声和其他方面的图像质量。

（3）扇形束重建：单排探测器扫描所获得的数据，一般都采用扇形束重建算法。在多排探测器扫描方法中，是将锥形束射线平行分割模拟成扇形束后，再使用扇形束算法进行图像的重建。

（4）多层锥形束体层重建：该方法又被称为 MUSCOT（the algorithm of multi slice conebeam tomography）。多层螺旋 CT 扫描由于外侧射线束倾斜角度增大，在射线束螺距<1 或者层厚螺距<4 时，会出现数据的重叠，所以，4 层螺旋层厚螺距选择往往要避免使用 4 或 6 之类的偶数整数，但为了避免误操作，多数厂家已在螺距设置中采用限制措施避免这种选择的出现。

3.16 层和 16 层以上螺旋 CT 的图像重建

16 层以上螺旋 CT 的图像重建与 4 层螺旋 CT 不同，都已将锥形束边缘部分射线一起计算。目前世界上 4 家高端 CT 机生产厂商，分别采用了不同的图像重建预处理方法。

（1）自适应多平面重建（AMPR）的方法是将螺旋扫描数据中两倍的斜面图像数据分割成几个部分。重建时，各自适配螺旋的轨迹并采用 240°螺旋扫描数据。经过上述的预处理后，最终图像重建的完成还需要在倾斜的、不完整的图像数据之间采用适当的内插计算。采用 AMPR 重建方法后其内插函数的形状、宽度均可自由选择，像 4 层 CT 中的自适应 Z 轴内插方法一样，AMPR 方法也实现了扫描螺距自由可选，并且 Z 轴分辨力和患者的射线量与螺距大小无关。

（2）加权超平面重建的概念有点类似 AMPR 方法，但起始步骤有些不同。先将三维的扫描数据分成一个二维的系列，然后采用凸起的超平面作区域重建。如先收集全部投影数据中的 1～9，然后再 2～10、3～11，最后再将所有扫描数据加权平均处理。经过参数优化后，可改善图像的质量。

（3）Feldkamp 重建算法是一种近似非螺旋扫描三维卷积反投影的重建方法。该方法是沿着扫描测量的射线，将所有的测量射线反投影到一个三维容积，以此计算锥形束扫描的射线。三维反投影方法对计算机的要求较高，需配置专用的硬件设备来满足重建的速度和时间要求。

4.心电门控

心电触发序列扫描和心电门控螺旋扫描分别用于 4 层和 16 层以上的心脏成像。心电触发序列扫描是根据心电监控预设的扫描时机，在患者心电图 R 波的间期触发序列扫描，触发方式既可以选择 R-R 间期的百分比，也可以选择绝对值毫秒。这种方式又被称为前瞻性心电门控触发序列。

心电门控螺旋扫描又被称为回顾性心电门控螺旋扫描，目前用于 16 层以上螺旋 CT 的心脏成像。心电门控方法：在记录心电监控信号的同时，采集一段时间、全部心动周期的扫描数据，采用回顾性图像重建的方法，将心动周期舒张期的图像重建用于诊断。

回顾性心电门控的图像重建分两个步骤：第一步采用多层螺旋内插，以修正扫描时检查床移动的影响；第二步根据所需图像的位置，采用部分扫描数据重建横断面图像。采用一周扫描的部分数据重建图像,可提高心脏扫描的时间分辨率。

回顾性心电门控螺旋扫描可采用单个或多个扇区重建心脏图像,目的是为了提高心脏成像的图像质量。一般在心率较慢时常采用单扇区重建;在心率较快时采用2扇区或多扇区重建。图像重建时扇区的划分方法有自动划分方法和根据基准图像划分方法等。自动划分方法:根据扫描时患者的心率,自动将扫描的容积数据划分为一个或两个扇区(又称为"自适应心脏容积"算法);基准图像划分方法:先将单扇区的扫描数据重建成一个基准图像,然后再回顾性地作两扇区的图像重建,以改善心率较快患者的时间分辨率。另一种方法是根据患者的心率事先调整机架旋转的速度,以获得较好的时间分辨率,但这种方法的前提是患者的心率比较稳定。

（四）CT 的重建方法

根据 CT 发展的历程,CT 的图像重建曾经使用过数种方法,但不管是非螺旋 CT 和螺旋 CT,目前多数 CT 机采用的图像重建基本方法仍是滤波反投影法。曾经采用和目前所使用的各种图像重建算法如下所述。

1.反投影法

反投影法又称总和法或线性叠加法。它是利用所有射线的投影累加值计算各像素的吸收值,从而形成 CT 图像,或者说是某一点(像素)的(吸收)值正比于通过这一点(像素)射线投影的累加。

直接反投影法的最主要缺点是成像不够清晰,需花大量的计算时间并且分辨率不够,目前已不采用这种算法成像。但这种方法却是 CT 其他成像算法的基础。

2.迭代法

迭代法又称逐次近似法。包括代数重建法、迭代最小平方法和联立方程重建法,此处只介绍代数重建法,以点概面。

代数重建法首先对一幅图像的各像素给予一个任意的初始值,并利用这些假设数据计算射线束穿过物体时可能获得的投影值,然后用这些计算值和实际投影值比较,根据两者的差异获得一个修正值,再用这些修正值修正各对应射线穿过物体后的诸像素值。如此反复迭代,直到计算值和实测值接近并达到要求的精度为止。

迭代法早在 1956 年就被用于太阳图像的重建,后来被亨斯菲尔德用于 EMI-1 型头颅 CT 扫描机中,由于成像质量和重建时间等一些原因,目前的临床用 CT 扫描机已不采用这种重建方法。

3.滤波反投影法

滤波反投影法也称卷积反投影法,只进行一维傅立叶变换,是解析法之一。其成像过程大致可分(预处理—卷积—反投影)3 步:先将全部投影数据(衰减吸收值)作预处理,经过预处理的数据称为原始数据,该原始数据可存入硬盘,在需要时再取出为重建图像采用;然后将原始数据的对数值与滤波函数进行卷积,由于空间滤波函数 $h(t)$ 选取是卷积计算的关键,故称之为卷积核;最后是经滤波后的原始数据被反投影成像,并通过显示器显示。

4.傅立叶重建法

傅立叶重建法也是解析法之一。傅立叶重建的基本方法是用空间和频率的概念表达一幅图像的数学计算方法。

采用傅立叶方法重建图像有下述优点。首先,一幅频率图像可采用改变频率的幅度来做图像的处理,如边缘增强、平滑处理;其次,这种处理方法能被计算机的工作方法接受;第三,频率信号利于图像质量的测试,如采用调制传递函数(MTF)的方法。但因需进行二维傅立叶变换,计算量较大,在实际应用中难度大于卷积反投影法。

解析法与迭代法相比有两个优点。在成像速度方面,因为图像重建的时间与被重建图像的大小和投影数有关,解析法要快于迭代法;在精确性方面,根据数据利用的情况,解析法也优于迭代法。但迭代法能用于不完整的原始数据,而解析法则不能。

(五)多层螺旋 CT 的成像特点

1.扫描速度更快

最快旋转速度目前可达到每圈 0.27 s,X 线管旋转一周可获得几十层图像。

2.图像空间分辨率提高

图像的横向和纵向分辨率都显著提高。目前 4 层 CT 的横向分辨率和纵向分辨率分别是 0.6 mm 和 1.0 mm;16 层分别是 0.5 mm 和 0.6 mm;64 层 CT 则达到 0.3 mm 和 0.4 mm。

3.CT 透视定位更加准确

多层螺旋 CT 可同时行多层透视,应用实时重建可同时显示多个层面的透视图像,使 CT 透视引导穿刺的定位更准确。

4.提高了 X 线的利用率

多层螺旋 CT 的 X 线束在纵向上的厚度比单层螺旋 CT 有所增加,相应的多层螺旋扫描提高了 X 线利用率,并且也减少了 X 线管的负荷,降低了 X 线管的损耗。

二、基本概念

(一)层厚、层间隔、体素

1.层厚

层厚是指扫描后一幅图像对应的断面厚度。在非螺旋 CT 扫描方式中,准直器打开的宽度等于层厚,并且所得的层厚不能通过再次重建处理改变;在单层螺旋 CT 扫描方式中,尽管准直器打开的宽度仍然是扫描结果所得的层厚,但可通过回顾性重建(如采用小层间隔重叠重建)来改变图像的质量属性;在多层螺旋 CT 扫描中,因为同样的准直器打开宽度可由 4 排甚至 16 排探测器接收,此时决定层厚的是所采用探测器排的宽度而非准直器打开的宽度。如同样 10 mm 的准直器打开宽度,可以由 4 个 2.5 mm 的探测器排接收,那么一层的层厚就是 2.5 mm;如果由 16 个 0.625 mm 的探测器排接收,可以产生 16 个层厚为0.625 mm 的影像。

2.重建间隔

重建间隔也称为层间距、重建增量,是指被重建的相邻图像在长轴方向的距离。通过采用不同的间隔,可确定螺旋扫描被重建图像层面的重叠程度,如重建间隔小于层厚即为重叠重建。重叠重建可减少部分容积效应和改善 3D 后处理的图像质量。

3.体素

体素是一个三维的概念,是 CT 容积数据采集中最小的体积单位。它有三要素,即长、宽、高。CT 中体素的长和宽即像素大小,都≤1 mm,高度或深度由层厚决定,有 10 mm、5 mm、3 mm、2 mm、1 mm 等。CT 图像中,根据断层设置的厚度、矩阵的大小,像素显示的信息实际上代表的是相应体素涵括的信息量的平均值。

(二)螺距

单层螺旋螺距的定义:扫描机架旋转一周检查床运行的距离与射线束准直宽的比值。螺距是一个无量纲的量,根据 IEC(international electrotechnical commission)说明,螺距的定义由下式表示。

$$螺距(P) = \frac{TF}{W}$$

式中,TF 是扫描架旋转一周床运动的距离,单位为 mm;W 是层厚或射线束准直的宽度,单位也是 mm。

多层螺旋 CT 螺距的定义基本与单层螺旋 CT 相同,即扫描架旋转一周检查床运行的距离与全部射线束宽度的比值。

(三)窗口技术

CT 值标尺被设置为 $-1\,024 \sim +3\,071$,总共有 4 096 个 CT 值,而 CT 显示系统灰阶的设置一般为256 个灰阶。大大超出人眼识别灰阶的能力(一般不超过 60 个灰阶)。窗口技术是将全范围 CT 值分时分段进行显示的技术。被显示灰阶的范围称为窗宽(W),其中间值称为窗位(C),窗宽以外的 CT 值不显示。根据此概念,我们可以计算出 CT 值显示的范围:显示下限为窗位减去 1/2 窗宽,上限是窗位加上1/2 窗宽,数学表达式为 $C-W/2$(下限)$\sim C+W/2$(上限)。

如某一脑部图像的窗宽和窗位分别是 80 和 40,那么它所显示的 CT 值范围为 0~80。同样,我们可根据窗宽和窗位的概念设计出各种不同的显示窗。

调节窗宽、窗位能改变图像的灰度和对比度,能抑制或去除噪声和无用的信息,增强显示有用的信息,但不能增加图像的信息,而只是等于或少于原来图像中已存在的信息。

(四)FOV

FOV(field of view)的基本含义是重建图像的范围。CT 机中的扫描视野是固定的,一般为50 cm。所选择的 5~50 cm 视野都是重建范围。FOV 属于重建参数,不是扫描参数。

(五)部分容积效应

在 CT 中,部分容积效应主要有两种现象:部分容积均化和部分容积伪影。CT 成像时 CT 值的形成和计算,是根据被成像组织体素的线性衰减系数计算的,如果某一体素内只包含一种物质,CT 值只对该单一物质进行计算。但是,如果一个体素内包含有 3 种相近组织,如血液(CT 值为 40)、灰质(CT 值为 43)和白质(CT 值为 46),那么该体素 CT 值的计算是将这 3 种组织的 CT 值平均,最后上述测量的 CT 值被计算为 43。CT 中的这种现象被称为"部分容积均化"。部分容积现象由于被成像部位组织构成的不同可产生部分容积伪影,如射线束只通过一种组织,得到的 CT 值就是该物质真实的 CT 值;射线束如同时通过衰减差较大的骨骼和软组织,CT 值就要根据这两种物质平均计算,由于该两种组织的衰减差别过大,导致 CT 图像重建时计算产生误差,部分投影于扫描平面并产生伪影被称为部分容积伪影。部分容积伪影的形状可因物体的不同而有所不同,一般在重建后横断面图像上可见条形、环形或大片干扰的伪影,部分容积伪影最常见和典型的现象是在头颅横断面扫描时颞部出现的条纹状伪影。

(六)重建函数

重建函数或称重建滤波器、卷积核等。重建函数核是一种算法,可影响图像的分辨率、噪声等。

在 CT 临床检查中,可供 CT 图像处理选择的滤波函数一般可有高分辨率、标准和软组织3 种模式,有的 CT 机除这 3 种模式外,还外加超高分辨率和精细模式等。

高分辨率模式实际上是一种强化边缘、轮廓的函数,它能提高空间分辨率,但同时图像的噪声也相应增加。软组织模式是一种平滑、柔和的函数,采用软组织模式处理后,图像的对比度下降,噪声减少,密度分辨率提高。而标准模式则是没有任何强化和柔和作用的一种运算处理方法。

第三节 MR 成像理论

一、成像原理

(一)进入磁场后人体内质子变化

人体内质子不计其数,每毫升水中的质子数就达 3×10^{22} 个。进入主磁场前人体内质子的排列杂乱无章。进入主磁场后,人体内的质子产生的小磁场不再是杂乱无章,而是呈有规律排列。进入主磁场后,质子产生的小磁场有两种排列方式,一种是与主磁场方向平行且方向相同,另一种是与主磁场平行但方向相反,处于平行同向的质子略多于处于平行反向的质子。平行同向的质子处于低能级,平行反向的质子处于高能级。

(二)磁共振信号的产生

磁共振接收线圈只能采集到旋转的宏观横向磁化矢量,而宏观横向磁化矢量切割接收线圈而产生的电信号实际上就是原始的磁共振信号。在 MRI 中,无论是何种脉冲序列、加权像,只要在 MR 信号采集时刻,某组织的宏观横向磁化矢量越大,其切割接收线圈产生的磁共振信号越强,在 MR 图像上该组织的信号强度就越高。下面介绍的是宏观横向磁化矢量的几种基本采集方式,不同的采集方式采集得到不同类型的磁共振信号。

1.自由感应衰减信号

接受某种射频脉冲如 90°脉冲的激发,组织中将产生宏观横向磁化矢量,射频脉冲关闭后组织中的宏观横向磁化矢量由于受 T_2 弛豫和主磁场不均匀双重因素的影响,而以指数形式较快衰减,即自由感应衰减。如果利用磁共振接收线圈直接记录横向磁化矢量的这种自由感应衰减,则得到的磁共振信号就是自由感应衰减信号。

2.自旋回波信号

90°射频脉冲激发后,组织中将产生宏观横向磁化矢量,射频脉冲关闭后,由于主磁场的不均匀造成了质子群失相位,组织中的宏观横向磁化矢量逐渐衰减。到 Ti(TE/2)时刻,施加一个180°聚相脉冲,质子群逐渐聚相位,组织中宏观横向磁化矢量逐渐增大;到了 2 倍 Ti(TE)时刻,质子群得以最大程度聚相位,组织中宏观横向磁化矢量达到最大值,从此时刻开始,质子群又逐渐失相位,组织中的横向宏观磁化矢量又逐渐衰减。利用接收线圈记录这种宏观横向磁化矢量的变化过程,将得到自旋回波。把 90°脉冲中点到回波中点的时间间隔称为回波时间(TE)。

3.梯度回波信号

梯度回波是利用读出梯度场的切换产生回波。射频脉冲激发后,在频率编码方向上先施加一个梯度场,这个梯度场与主磁场叠加后将造成频率编码方向上的磁场强度差异,该方向上质子的进动频率也随之出现差异,从而加快了质子群的失相位,组织的宏观横向磁化矢量很快衰减到零,把这一梯度场称为离相位梯度场。这时立刻在频率编码方向施加一个强度相同方向相反的梯度场,原来在离相位梯度场作用下进动频率慢的质子进动频率加快,原进动频率快的质子进动频率减慢,这样由于离相位梯度场造成的质子失相位将逐渐得到纠正,组织的宏观横向磁化矢量逐渐恢复,经过与离相位梯度场作用相同的时间后,因离相位梯度场引起的质子失相位得到纠正,组织的宏观横向磁化矢量逐渐恢复直到信号幅度的峰值,把这一梯度场称为聚相位梯度场;从此时间点后,聚相位梯度场又变成离相位梯度场,组织的宏观横向磁化矢量又开始衰减直至零。利用接收线圈记录宏观横向磁化矢量的变化过程将得到一个回波信号。由于这种回波的产生仅利用梯度场的方向切换产生,因此被称为梯度回波。

（三）磁共振信号的空间定位

磁共振信号的三维空间定位是利用三套梯度线圈产生的梯度磁场来实现的。利用梯度线圈产生的梯度磁场让来自不同位置上的磁共振信号带有不同的空间定位信息,通过数学转换解码,就可以将MR信号分配到各个像素中。MR信号的空间定位包括层面和层厚的选择、频率编码、相位编码。

1.层面和层厚的选择

通过控制层面选择梯度场和射频脉冲来完成MR图像层面和层厚的选择。以1.5 T磁共振仪为例,在1.5 T的场强下,质子的进动频率约为64 MHz。我们要进行横断面扫描,首先要进行层面的选择,必须在上下方向(即Z轴方向)上施加一个梯度场,Z轴梯度线圈中点位置(G_0)由于磁场强度仍为1.5 T,因而该水平质子的进动频率保持在64 MHz。从G_0向头侧磁场强度逐渐降低,因而质子进动频率逐渐变慢,头顶部组织内质子的进动频率最低;从G_0向足侧磁场强度逐渐增高,则质子进动频率逐渐加快。单位长度内质子进动频率差别的大小与施加的梯度场强度有关,施加梯度场强越大,单位长度内质子进动频率的差别越大。如果施加的梯度场造成质子进动频率的差别为1 MHz/cm,而我们所用的射频脉冲的频率为63.5～64.5 MHz,那么被激发的层面的位置(层中心)就在Z轴梯度线圈中点(G_0),层厚为1 cm,即层厚范围包括了Z轴梯度线圈中点上下各0.5 cm的范围。

在检查部位与层面选择梯度线圈的相对位置保持不变的情况下,层面和层厚受梯度场和射频脉冲影响的规律如下:①梯度场不变,射频脉冲的频率增加,则层面的位置向梯度场高的一侧移动;②梯度场不变,射频脉冲的带宽加宽,层厚增厚;③射频脉冲的带宽不变,梯度场的场强增加,层厚变薄。

2.频率编码

在完成了层面选择后我们还必须进行层面内的空间定位编码。层面内的空间定位编码包括频率编码和相位编码。傅立叶变换可以区分出不同频率的MR信号,但首先必须让来自不同位置的MR信号包含有不同的频率,采集到混杂有不同频率的MR信号后,通过傅立叶变换才能解码出不同频率的MR信号,而不同的频率代表不同的位置。

以头颅的横断面为例,一般以前后方向为频率编码方向,我们在MR信号采集的时刻在前后方向上施加一个前高后低的梯度场,这样在前后方向上质子所感受到的磁场强度就不同,其进动频率即存在差别,前部的质子进动频率高,而后部的质子进动频率低。这样采集的MR信号中就包含有不同频率的空间信息,经傅立叶转换后不同频率的MR信号就被区分出来,分配到前后方向各自的位置上。

3.相位编码

在前后方向上施加了频率编码梯度场后,经傅立叶转换的MR信号仅完成了前后方向的空间信息编码,我们必须对左右方向的空间信息进行相位编码,才能完成层面内的二维定位。

相位编码与频率编码梯度场不同点包括以下两方面。

(1)梯度场施加方向不同,应该施加在频率编码的垂直方向上,如果频率编码梯度场施加在前后方向,则相位编码梯度场施加在左右方向。

(2)施加的时刻不同,频率编码必须在 MR 信号采集的同时施加,而相位编码梯度场必须在信号采集前施加,在施加相位梯度场期间,相位编码方向上(以左右方向为例)的质子将感受到不同强度的磁场(如左高右低),因而将出现左快右慢的进动频率,由于进动频率的不同,左右方向各个位置上的质子进动的相位将出现差别。这时关闭左右方向的相位编码梯度场,左右方向的磁场强度的差别消失,各个位置的质子进动频率也恢复一致,但前面曾施加过一段时间梯度场造成的质子进动的相位差别被保留下来,这时采集到的 MR 信号中就带有相位编码信息,通过傅立叶转换可区分出不同相位的 MR 信号,而不同的相位则代表左右方向上的不同位置。

由于傅立叶转换的特性,它区分不同频率的 MR 信号能力很强,但区分 MR 信号相位差别的能力较差,只能区分相位相差 180° 的 MR 信号。所以 MR 信号的相位编码需要多次重复进行,如果是矩阵为256×256 的 MR 图像需进行 256 次相位编码方能完成,也就是说需要用不同的相位编码梯度场重复采集 256 个 MR 信号,不同的相位编码梯度场得到的 MR 信号也称相位编码线,填充在 K 空间相位编码方向上的不同位置上,经过傅立叶转换,才能重建出合乎空间分辨力要求的图像。

(四)磁共振的加权成像

1.加权的概念

所谓加权即重点突出某方面的特性。之所以要加权是因为在一般的成像过程中,组织的各方面特性(如质子密度、T_1值、T_2值)均对 MR 信号有贡献,几乎不可能得到仅纯粹反映组织一种特性的 MR 图像,通过利用成像参数的调整,使图像主要反映组织某方面特性,而尽量抑制组织其他特性对 MR 信号的影响,这就是"加权"。T_1加权成像是指这种成像方法重点突出组织纵向弛豫差别,而尽量减少组织其他特性如横向弛豫等对图像的影响;T_2加权成像重点突出组织的横向弛豫差别;质子密度加权像则主要反映组织的质子含量差别。

2.质子密度加权

质子密度加权主要反映不同组织间质子含量的差别。质子密度越高,MR 信号强度越大。选用比组织 T_1值显著长的 TR(1 500~2 500 ms),在很长的 TR 时间内所有质子在下一个90°脉冲周期来到时已全部释放出能量,得到充分恢复,此时 MR 信号就和组织 T_1无关(不受T_1影响),若再选用比组织 T_2值明显短的 TE(15~25 ms),则 T_2信号也较弱,此时的回波信号只受质子密度的影响。质子密度加权像是采用长 TR 和短 TE 来减少 T_1和 T_2的信号强度,而突出了质子密度信号。

3.T_2加权成像

T_2WI 主要反映组织横向弛豫的差别。在 T_2WI 上,组织的 T_2值越大,其 MR 信号越强。在 SE 序列中如果选用很长的 TR,这样保证每一次90°脉冲激发前各种组织的纵向磁化矢量都已回到平衡状态,就可以基本剔除组织的纵向弛豫对图像对比的影响。90°脉冲激发后,各组织的宏观横向磁化矢量将由于 T_2弛豫而发生衰减,由于各组织的 T_2弛豫快慢不一,在某同一时刻,各组织的宏观横向磁化矢量就会存在差别,利用180°脉冲在一个合适的时刻,产生一个自旋回波,这样采集的

MR 信号主要反映各种组织残留宏观横向磁化矢量的差别,也即 T_2 弛豫差别,得到的图像即 T_2 加权像。在 1.5T 机器上,TR 一般为 2 000～2 500 ms,TE 一般为 90～120 ms。

4.T_1 加权成像

T_1WI 主要反映组织纵向弛豫的差别。在 T_1WI 上,组织的 T_1 值越小,其 MR 信号越强。在 SE 序列中如果选用很短的 TE 则基本剔除了组织 T_2 值对图像对比的影响,而选择一个合适短的 TR,在每一次 90°脉冲激发前不同的组织由于纵向弛豫的快慢不同,已经恢复的宏观纵向磁化矢量就不同,90°脉冲后产生的宏观横向磁化矢量也不同,这时马上利用 180°脉冲产生回波,采集的 MR 信号主要反映组织的纵向弛豫差别,即 T_1WI。在 1.5T 机器上,TR 一般为 300～600 ms,TE 一般为 15～25 ms。

(五)K 空间的基本概念

1.K 空间概念

K 空间也称傅立叶空间,是带有空间定位编码信息的 MR 信号原始数据的填充空间。

2.K 空间的基本特性

以矩阵为 256×256 的二维 MR 图像为例来介绍一下 K 空间的基本特性,在二维图像的 MR 信号采集过程中,每个 MR 信号的频率编码梯度场的大小和方向保持不变,而相位编码梯度场的方向和场强则以一定的步级发生变化,每个 MR 信号的相位编码变化 1 次,采集到的 MR 信号填充 K 空间 Ky 方向的一条线,因此把带有空间信息的 MR 信号称为相位编码线,也称 K 空间线或傅立叶线。

一般的 K 空间是循序对称填充的。填充 K_y=−128 的 MR 信号的相位编码梯度场为左高右低,梯度场强最大。填充 K_y=−127 的 MR 信号的相位编码梯度场仍为左高右低,但梯度场强有所降低。保持梯度场方向不变,但梯度场强逐渐降低。到填充 K_y=0 的 MR 信号时,相位编码梯度场等于零。此后相位编码梯度场方向变为右高左低,梯度场强逐渐升高,到采集填充 K_y=+128 的 MR 信号时,相位编码梯度场强达到最高。K 空间相位编码方向上 K_y=0 的两侧的各 MR 信号是镜像对称的,即 K_y=−128 与 K_y=+128 的相位编码梯度场强一样,但方向相反,以此类推。

从 K_y 方向看,填充在 K 空间中心的 MR 信号的相位编码梯度场为零(K_y=0),这时 MR 信号强度最大,主要决定图像的对比,而不能提供相位编码方向上的空间信息,我们把这一条 K 空间线称为零傅立叶线。而填充 K 空间最周边的 MR 信号的相位编码梯度场强度最大(K_y=−128 和 K_y=+128),得到的 MR 信号中各体素的相位差别最大,能提供相位编码方向的空间信息,而由于施加的梯度场强度大,MR 信号的幅度很小,因而其 MR 信号主要反映图像的解剖细节,对图像的对比贡献较小。

从 K_x 方向看,即在每一条相位编码线的频率编码方向上,其数据是从回波信号的采样得到的。因为回波信号在时序上是对称的,因此 K 空间的 K_x 方向也是对称的。

K 空间阵列中每一个点上的信息均含有全层 MR 信息,而图像阵列中的每个点(即像素)的信息仅对应层面内相应体素的信息。

3.K 空间的填充方式

常规 MRI 序列中,K 空间最常采用的填充方式为循序对称填充。

采用 K 空间中央优先采集技术,先采集填充 K_y=0 附近的一部分相位编码线,然后再采集 K 空间周边的相位编码线。在透视触发和对比增强磁共振血管成像(CE-MRA)时应用较多。

此外,K 空间还可以采用迂回轨迹、放射状轨迹和螺旋状轨迹等其他多种填充方式。

二、基本概念

(一)矩阵

矩阵是指 MR 图像层面内行和列的数目,也就是频率编码和相位编码方向上的像素数目。频率编码方向上的像素多少不直接影响图像采集时间;而相位编码方向的像素数目决定于相位编码的步级数,因而数目越大,图像采集时间越长。

MR 的矩阵有采集矩阵和重建矩阵两部分,图像重建时利用内插技术可使重建矩阵大于采集矩阵。在一般的序列中,相位编码方向的点阵总是小于或等于频率编码方向的点阵,如频率方向的点阵 256,则相位编码方向的点阵只能等于或小于 256。在调整采集矩阵的时候需要注意以下几点:①在 FOV 不变的情况下,矩阵越大空间分辨率越高;②在 FOV 不变的情况下,矩阵越大图像的信噪比越低;③相位编码方向矩阵越大,采集时间越长;④在其他参数不变的前提下频率编码方向的矩阵越大,一般认为不直接增加采集时间,但会间接延长采集时间;⑤像素的实际大小是由 FOV 与矩阵双重因素决定的,因此在调整矩阵时,应该根据空间分辨率的具体要求,结合 FOV 来设置矩阵;⑥在设置矩阵时还需要考虑场强的因素,因为场强会直接影响图像的信噪比。

(二)FOV

视野(FOV)是指 MR 成像的实际范围,即图像区域在频率编码方向和相位编码方向的实际尺寸。在矩阵不变的情况下,FOV 越大,成像体素越大,图像层面内的空间分辨率越低。

一般的 FOV 是正方形的,但有些解剖部位各方向径线是不同的,如腹部横断面的前后径明显短于左右径,如果采用正方形 FOV,前后方向有较大的区域空间编码是浪费的,如果采用前后径短左右径长的矩形 FOV,如 30 cm×40 cm,则可充分利用 FOV。矩形 FOV 的短径只能选择在相位编码方向上,采用矩形 FOV 后,在空间分辨率保持不变的情况下,需要进行的相位编码步级数减少,因而采集时间成比例缩短。

设置 FOV 时应注意以下几点:①根据检查需要确定 FOV;②在体积较大解剖部位进行局部精细扫描时,应选用较小的 FOV,此时应选用无相位卷褶技术,以防扫描野范围以外部分的解剖部位影像卷褶到图像的另一端;③采用矩形 FOV 时应将解剖径线较短的方向设置为相位编码方向;④在矩阵不变的前提下,FOV 越大图像的信噪比越高,但空间分辨率越低。

(三)信噪比

信噪比(SNR)是指图像的信号强度与背景随机噪声强度之比。它是 MRI 最基本的质量参数。所谓信号强度是指某一感兴趣区内各像素信号强度的平均值,噪声是指同一感兴趣区等量像素信号强度的标准差。

临床上计算 SNR:SNR=$SI_{组织}$/$SD_{背景}$,式中 $SI_{组织}$ 为组织某感兴趣区信号强度的平均值;$SD_{背景}$ 为背景噪声的标准差,其检测方法是在图像相位编码方向上视野内组织外选一感兴趣区,SD 为该感兴趣区信号强度的标准差。

影响图像 SNR 的因素有主磁场强度、脉冲序列、TR、TE、激励次数(NEX)、层厚、矩阵、FOV 等。

单一因素改变时 SNR 变化的一般规律如下:①SNR 与主磁场强度成正比;②自旋回波类序列的 SNR 一般高于 GRE 类序列;③TR 延长,SNR 升高;④TE 延长,SNR 降低;⑤SNR 与 NEX

的平方根成正比;⑥FOV增大,SNR升高;⑦矩阵增大,SNR降低;⑧层厚增加,SNR增加。

提高图像SNR的基本原则是提高受检组织的信号强度和降低噪声。

(四)对比噪声比

MR图像另一个重要的质量参数是对比度,对比度是指两种组织信号强度的相对差别,差别越大则图像对比越好。在临床上对比度常用对比噪声比(contrast to noise ratio,CNR)表示。

CNR是指两种组织信号强度差值与背景噪声的标准差之比。具有足够信噪比的MR图像,其CNR受3个方面的影响:①组织间的固有差别,即两种组织的T_1值、T_2值、质子密度、运动等的差别,差别大者则CNR较大,对比较好;如果组织间的固有差别很小,即便检查技术用得最好,CNR也很小。②成像技术,包括场强、所用序列、成像参数等,选择合适的序列及成像参数可提高图像的CNR。③人工对比,有的组织间的固有差别很小,可以利用对比剂的方法增加两者间的CNR,提高病变的检出率。

(五)图像均匀度

图像的均匀度非常重要,均匀度是指图像上均匀物质信号强度的偏差,偏差越大说明均匀度越低。均匀度包括信号强度的均匀度、SNR均匀度、CNR均匀度。在实际检测中可用水模来进行,可在视野内取5个以上不同位置的感兴趣区进行测量。

三、脉冲序列

(一)基本概念

影响组织磁共振信号强度的因素是多种多样的,如组织的质子密度、T_1值、T_2值、化学位移、液体流动、水分子扩散运动等都将影响其信号强度,如果这些影响因素掺杂在一起,通过图像的信号强度分析很难确定到底是何种因素造成的信号强度改变,因此不利于诊断。我们可以通过调整成像参数来确定何种因素对组织的信号强度及图像的对比起决定性作用。

可以调整的成像参数主要是射频脉冲、梯度场及信号采集时刻。射频脉冲的调整主要包括带宽(频率范围)、幅度(强度)、何时施加及持续时间等;梯度场的调整包括梯度场施加方向、梯度场场强、何时施加及持续时间等。因此,我们把射频脉冲、梯度场和信号采集时刻等相关各参数的设置及其在时序上的排列称为MRI的脉冲序列。

一般脉冲序列由五部分组成,即射频脉冲、层面选择梯度场、相位编码梯度场、频率编码梯度场及MR信号。

脉冲序列分为自由感应衰减(FID)序列、自旋回波序列、梯度回波序列、杂合序列(采集到的MR信号有两种以上的回波)。

(二)自旋回波序列

自旋回波序列(SE)是MRI的经典序列。

1.自旋回波序列的结构

SE序列是由一个90°射频脉冲后随一个180°聚焦脉冲组成的,90°脉冲产生一个最大的宏观横向磁化矢量,然后利用180°聚焦脉冲产生一个自旋回波。把90°脉冲中点到回波中点的时间间隔定义为回波时间(TE);把两次相邻的90°脉冲中点的时间间隔定义为重复时间(TR)。

2.对比影响因素

临床成像时操作者根据需要可在一定范围内选择SE序列的TR和TE。TE实际上是90°射频脉冲激发后到自旋回波产生的时间。90°射频脉冲激发后,组织中将产生一个最大的宏观横向磁化矢量,90°脉冲关闭后,组织将发生横向弛豫,其横向磁化矢量将逐渐衰减。如果在90°脉冲激发后立即采集回波信号(选择很短的TE),这时所有组织都还没有来得及发生横向弛豫(T_2弛豫),采集到的信号中就不会带有组织T_2弛豫的信息,也就是说很短的TE可以基本剔除组织T_2弛豫对图像的影响。如果90°脉冲关闭后,等到很久才去采集回波信号(选择很长的TE),这时所有组织的横向磁化矢量都已经完全衰减,线圈将探测不到磁共振信号。如果在90°脉冲关闭后,等待一段合适长的时间去采集回波信号(选择合适长的TE),这时不同组织由于T_2弛豫快慢不同残留下来的宏观横向磁化矢量大小就会不同,所采集的回波信号中将带有不同组织的T_2弛豫信息。可见TE决定图像的T_2弛豫成分,这里还要强调很短的TE可以剔除组织T_2弛豫对图像对比的影响,合适长的TE将使组织的T_2弛豫对图像对比产生影响。

TR实际上是一次90°脉冲激发到下一次90°脉冲激发的等待时间,在这个等待过程中,回波信号已经采集完毕,而且回波采集完毕后还需要继续等待一段时间才施加下一个90°脉冲,如果等待时间很长(选择很长的TR),下一个90°脉冲激发时,所有组织的宏观纵向磁化矢量已经完全恢复(T_1弛豫全部完成),90°脉冲激发产生的宏观横向磁化矢量中就不会带有不同组织T_1弛豫差别的信息,很长的TR可以基本剔除组织T_1弛豫对图像对比的影响。如果这个等待时间很短(选择很短的TR),所有组织还没有来得及发生T_1弛豫,下一个90°脉冲激发时组织中就没有足够的宏观纵向磁化矢量,90°脉冲激发后组织中将不会产生宏观横向磁化矢量,线圈也就探测不到回波信号。如果等待时间足够短(选择合适短的TR),由于T_1弛豫速度不同,下一个90°脉冲激发时不同组织中已经恢复的宏观纵向磁化矢量大小就不同,90°脉冲激发后不同组织产生的宏观横向磁化矢量就不同,所采集的回波信号中就带有组织T_1弛豫的信息。可见TR可以基本剔除组织T_1弛豫对图像对比的影响,而合适短的TR将使组织的T_1弛豫对图像对比产生影响。

(三)快速自旋回波脉冲序列

1.快速自旋回波技术

自旋回波(SE)序列在一次90°射频脉冲后利用一次180°复相脉冲,仅产生一个自旋回波信号,那么一幅矩阵为256×256的图像需要256次90°脉冲激发(NEX=1时),即需要256次TR,每次激发采用不同的相位编码,才能完成K空间的填充。与之不同的是,快速自旋回波(FSE)序列在一次90°射频脉冲激发后利用多个(2个以上)180°复相脉冲产生多个回波,每个回波的相位编码不同,填充K空间的不同位置。

由于一次90°脉冲后利用多个180°脉冲,因而产生的不是单个回波,而是一个回波链,一次90°脉冲后利用多少个180°脉冲就会有多少个自旋回波产生,把一次90°脉冲后所产生的自旋回波数目定义为FSE序列的回波链长度。在其他成像参数不变的情况下,回波链(ETL)越长,90°脉冲所需的重复次数越少(即TR次数越少),采集时间将成比例缩短,如果ETL=n,则该FSE序列的采集时间为相应SE序列的$1/n$,所以ETL也称为时间因子。

2.FSE序列的优、缺点

(1)优点:①成像速度快于SE序列;②对磁场不均匀性不敏感,磁敏感伪影减少;③运动伪影减少。

(2)缺点:①T_2加权的脂肪信号高于SE序列的T_2WI。回波链越长,回波间隙越小,脂肪组织信号强度增加越明显;②由于回波信号的幅度不同导致图像模糊;③能量沉积增加:因使用多个180°脉冲而引起人体能量的累积,特殊吸收率(SAR)增加,可引起体温升高等不良反应;④不利于一些能够增加磁场不均匀的病变(如出血等)的检出;⑤因回波链中每个回波信号的TE不同,与 SE 序列相比,FSE 序列的对比将有不同程度的降低。

（四）反转恢复脉冲序列

用 180°射频脉冲对组织进行激发,使组织的宏观纵向磁化矢量偏转 180°,即偏转到与主磁场相反的方向上,因此该 180°脉冲也称为反转脉冲。把具有 180°反转预脉冲的序列统称为反转恢复脉冲序列。

有 180°反转预脉冲的序列具有以下共同特点:①由于 180°脉冲后组织纵向弛豫过程延长,组织间的纵向弛豫差别加大,即 T_1 对比增加;②180°脉冲后,组织的纵向弛豫过程中,其纵向磁化矢量从反向（主磁场相反方向）最大逐渐变小到零,而后从零开始到正向（主磁场相同方向）逐渐增大到最大,如果当某组织的纵向磁化矢量到零的时刻给予 90°脉冲激发,则该组织由于没有宏观纵向磁化矢量,因此没有横向磁化矢量产生,该组织就不产生信号,利用这一特点可以选择性抑制某种 T_1 值的组织信号;③选择不同的反转时间（TI）可以制造出不同的对比,也可选择性抑制不同 T_1 值的组织信号。

1.反转恢复（inversion recovery,IR）序列

IR 序列是个 T_1WI 序列,该序列先施加一个 180°反转预脉冲,在适当的时刻施加一个 90°脉冲,90°脉冲后马上施加一个 180°复相脉冲,采集一个自旋回波,实际上就是在 SE 序列前施加一个 180°反转预脉冲。IR 序列中,把 180°反转脉冲中点到 90°脉冲中点的时间间隔定义为 TI,把 90°脉冲中点到回波中点的时间间隔定义为 TE,把相邻的两个 180°反转预脉冲中点的时间间隔定义为 TR。为了保证每次 180°反转脉冲前各组织的纵向磁化矢量都能基本回到平衡状态,要求 TR 足够长,至少相当于 SE T_2WI 或 FSE T_2WI 序列的 TR 长度。因此 IR 序列中 T_1 对比和权重不是由 TR 决定的,而是由 TI 来决定的。

2.快速反转恢复（fast inversion recovery,FIR）序列

了解反转脉冲的原理和 IR 序列后,FIR 序列的理解就非常简单了,IR 序列是由一个 180°反转预脉冲后随一个 SE 序列构成的,而 FIR 序列则是一个 180°反转预脉冲后随一个 FSE 序列构成的。由于 FIR 序列中有回波链的存在,与 IR 相比,成像速度大大加快了,相当于 FSE 与 SE 序列的成像速度差别。

（五）梯度回波脉冲序列

梯度回波（GRE）是一种 MR 成像的回波信号,即其强度是从小变大,到峰值后又逐渐变小。自旋回波的产生是利用了 180°复相脉冲,而梯度回波的产生则与之不同。

梯度回波是在射频脉冲激发后,在读出方向即频率编码方向上先施加一个梯度场,这个梯度场与主磁场叠加后将造成频率编码方向上的磁场强度差异,该方向上质子的进动频率也随之出现差异,从而加快了质子的失相位,组织的宏观横向磁化矢量很快衰减到零,我们把这一梯度场称为离相位梯度场。这时立刻在频率编码方向施加一个强度相同方向相反的梯度场,原来在离相位梯度场作用下进动频率慢的质子进动频率加快,原进动频率快的质子进动频率减慢,这样由于离相位梯度场造成的质子失相位将逐渐得到纠正,组织的宏观横向磁化矢量逐渐恢复,经过与离相位梯度场作用相同的时间后,因离相位梯度场引起的质子失相位得到纠正,组织的宏观横向磁化矢量逐渐恢复直到信号幅度的峰值,我们把这一梯度场称为聚相位梯度场。

在聚相位梯度场的继续作用下,质子又发生反方向的离相位,组织的宏观横向磁化矢量又开始衰减直至到零。这样产生一个信号幅度从零到大又从大到零的完整回波。由于这种回波的产生是利用梯度场的方向切换产生的,因此称为梯度回波。

1.梯度回波序列的特点

(1)小角度激发,加快成像速度。在梯度回波中我们一般采用<90°射频脉冲对成像组织进行激发,即采用小角度激发。我们都知道射频脉冲施加后组织的宏观磁化矢量偏转的角度取决于射频脉冲的能量(由射频的强度和持续时间决定),小角度激发就是给组织施加的射频脉冲能量较小,造成组织的宏观磁化矢量偏转角度<90°。在实际应用中,我们通常称小角度脉冲为α脉冲,α角常介于10°和90°之间。

小角度激发有以下优点:①脉冲的能量较小,电磁辐射比吸收率(SAR)值降低;②产生宏观横向磁化矢量的效率较高,与90°脉冲相比,30°脉冲的能量仅为90°脉冲的1/3左右,但产生的宏观横向磁化矢量达到90°脉冲的1/2左右;③小角度激发后,组织可以残留较大的纵向磁化矢量,纵向弛豫所需要的时间明显缩短,因而可选用较短的TR,从而明显缩短TA,这就是梯度回波序列相对SE序列能够加快成像速度的原因。

(2)反映的是T_2^*弛豫信息而非T_2弛豫信息。SE序列的180°脉冲可剔除主磁场不均匀造成的质子失相位从而获得真正的T_2弛豫信息。GRE序列中施加的离相位梯度场将暂时性地增加磁场的不均匀性,从而加速了质子失相位,因此GRE序列中离相位梯度场施加后,质子的失相位是由3个原因引起的:①组织真正的T_2弛豫;②主磁场不均匀;③离相位梯度场造成的磁场不均匀。GRE序列中的聚相位梯度场只能剔除离相位梯度场造成的质子失相位,但并不能剔除主磁场不均匀造成的质子失相位,因而获得的只能是组织的T_2^*弛豫信息而不是T_2弛豫信息。

(3)GRE序列的固有信噪比较低。射频脉冲关闭后宏观横向磁化矢量的衰减(即T_2^*弛豫)很快,明显快于T_2弛豫。GRE序列利用梯度场切换产生回波,因而不能剔除主磁场不均匀造成的质子失相位,因此在相同的TE下,GRE序列得到的回波的幅度将明显低于SE序列。另一方面,GRE序列常用小角度激发,射频脉冲激发所产生的横向磁化矢量本来就比SE序列小。

(4)GRE序列对磁场的不均匀性敏感。在GRE序列中,回波的产生依靠梯度场的切换,不能剔除主磁场的不均匀造成的质子失相位。因此,GRE序列对磁场的不均匀性比较敏感。这一特性的缺点在于容易产生磁化率伪影,特别是在气体与组织的界面上。优点在于容易检出能够造成局部磁场不均匀的病变,如出血等。

(5)GRE序列中血流常呈现高信号。

2.常规GRE序列有两个特点

(1)射频脉冲激发角度<90°。

(2)回波的产生依靠读出梯度场(即频率编码梯度场)切换。把小角度脉冲中点与回波中点的时间间隔定义为TE;把两次相邻的小角度脉冲中点的时间间隔定义为TR。

3.扰相GRE序列的原理

当GRE序列的TR明显大于组织的T_2值时,下一次α脉冲激发前,组织的横向弛豫已经完成,即横向磁化矢量几乎衰减到零,这样前一次α脉冲激发产生的横向磁化矢量将不会影响后一次α脉冲激发所产生的信号。但当TR小于组织的T_2值时,下一次α脉冲激发前,前一次α脉冲激发产生的横向磁化矢量尚未完全衰减,这种残留的横向磁化矢量将对下一次α脉冲产生的横向磁化矢量产生影响,这种影响主要以带状伪影的方式出现,且组织的T_2值越大、TR越短、激发角度越大,带状伪影越明显。

为了消除这种伪影,必须在下一次α脉冲施加前去除这种残留的横向磁化矢量,采用的方向就是在前一次α脉冲的MR信号采集后,下一次α脉冲来临前对质子的相位进行干扰,消除这种残留的横向磁化矢量。

与常规 GRE 序列相比,扰相 GRE 序列唯一的不同就是在前一次 α 脉冲的回波采集后,下一次 α 脉冲来临前,在层面选择方向、相位编码方向及频率编码方向都施加了一个很强的梯度场,人为造成磁场不均匀,加快了质子失相位,以彻底消除前一次 α 脉冲的回波采集后残留的横向磁化矢量。

4.常规 GRE 序列和扰相 GRE 序列的加权成像

与自旋回波类序列一样,利用常规 GRE 或扰相 GRE 序列可以进行加权成像,但由于施加的射频脉冲以及产生回波的方式不同,GRE 序列与自旋回波类序列也存在一些差别。

(1)一般自旋回波类序列均采用 90°脉冲激发,因此图像的纵向弛豫成分(即 T_1 成分)由 TR 决定。而在 GRE 序列,激发角度<90°,且激发角度可随时调整,因此 GRE 序列图像的 T_1 成分受 TR 和激发角度双重调节。

(2)由于采用小角度激发,组织纵向弛豫所需的时间缩短,因此相对 SE 类序列来说,GRE 序列可选用较短的 TR。

(3)GRE 序列图像的横向弛豫成分(即 T_2 成分)也由 TE 来决定,但由于 GRE 序列采集的回波未剔除主磁场不均匀造成的质子失相位,仅能反映组织 T_2^* 弛豫信息,因此利用 GRE 序列仅能进行 $T_2^* WI$,而得不到 $T_2 WI$。

(六)平面回波成像序列

平面回波成像(echo planar imaging,EPI)是目前最快的 MR 信号采集方式,利用单次激发 EPI 序列可在数十毫秒内完成一幅图像的采集。

1.EPI 技术

EPI 是在梯度回波的基础上发展而来的,EPI 技术本身采集到的 MR 信号也属于梯度回波。一般的梯度回波是在一次射频脉冲激发后,利用读出梯度场的一次正反向切换产生一个梯度回波;EPI 技术则与之不同,它是在一次射频脉冲激发后,利用读出梯度场的连续正反向切换,每次切换产生一个梯度回波,因而将产生多个梯度回波而有回波链的存在。因此,实际上 EPI 可以理解成"一次射频脉冲激发采集多个梯度回波"。

EPI 是在射频脉冲激发后利用梯度场连续的正反向切换,从而产生一连串梯度回波。利用相位编码梯度场与读出梯度场相互配合,完成空间定位编码。

由于 EPI 回波是由读出梯度场的连续正反向切换产生的,因此产生的信号在 K 空间内填充是一种迂回轨迹。这种 K 空间迂回填充轨迹需要相位编码梯度场与读出梯度场相互配合方能实现,相位编码梯度场在每个回波采集结束后施加,其持续时间的中点正好与读出梯度场切换过零点时重叠。

EPI 序列利用读出梯度场连续切换产生回波,先施加的是反向的离相位梯度场,然后切换到正向,成为聚相位梯度场,产生第一个梯度回波,正向梯度场施加的时间过第一回波中点后,实际上又成为正向的离相位梯度场,施加一定时间后,切换到反向,这时反向梯度场成为聚相位梯度场,从而产生与第一个回波方向相反的第二个梯度回波,反向梯度场施加的时间过第二个回波中点后又成为反向离相位梯度场。如此周而复始,产生一连串正向和反向相间的梯度回波,正由于 EPI 序列中这种正向和反向相间的梯度回波链,决定了其 MR 原始数据在 K 空间中需要进行迂回填充。

2.EPI 序列分类

EPI 序列的分类方法主要有两种:一种按激发次数分类;另一种按 EPI 准备脉冲分类。

（1）按激发次数分类：系指按一幅图像需要进行射频脉冲激发的次数，故可分为多次和单次激发 EPI。

多次激发 EPI（MS-EPI）是指一次射频脉冲激发后利用读出梯度场连续切换采集多个梯度回波，填充 K 空间的多条相位编码线，需要多次射频脉冲激发和相应次数的 EPI 采集及数据迂回填充才能完成整个 K 空间的填充。

（2）按 EPI 准备脉冲分类：EPI 本身只能算是 MR 信号的一种采集方式，并不是真正的序列，EPI 技术需要结合一定的准备脉冲方能成为真正的成像序列。其中有：

梯度回波 EPI（GRE-EPI）序列：是最基本的 EPI 序列，结构也最简单，是在 90°脉冲后利用 EPI 采集技术采集梯度回波链。GRE-EPI 序列一般采用 SS-EPI 方法来采集信号。GRE-EPI 序列一般用作 T_2^*WI 序列。

自旋回波 EPI 序列：如果 EPI 采集前的准备脉冲为一个 90°脉冲后随一个 180°脉冲，即自旋回波序列方式，则该序列被称为 SE-EPI 序列。180°脉冲将产生一个标准的自旋回波，而 EPI 方法将采集一个梯度回波链，一般把自旋回波填充在 K 空间中心，而把 EPI 回波链填充在 K 空间其他区域。由于与图像对比关系最密切的 K 空间中心填充的是自旋回波信号，因此认为该序列得到的图像能够反映组织的 T_2 弛豫特性，因此该序列一般被用作 T_2WI 或弥散加权成像（DWI）序列。SE-EPI 序列可以是 MS-EPI，也可以是 SS-EPI。

反转恢复 EPI 序列：所谓反转恢复 EPI（IR-EPI）序列是指 EPI 采集前施加的是 180°反转恢复预脉冲。实际上 IR-EPI 有两种：①在 GRE-EPI 序列前施加 180°反转预脉冲，这种序列一般为 ETL 较短（4＜ETL＜8）的 MS-EPI 序列，常用作超快速 T_1WI 序列，利用 180°反转预脉冲增加 T_1 对比，利用短 ETL 的 EPI 采集技术不但加快了采集速度，也可选用很短的 TE 以尽量剔除 T_2^* 弛豫对图像对比的污染；②在 SE-EPI 前施加 180°反转预脉冲，这种序列可以采用 SS-EPI 或 MS-EPI，可作为 FLAIR 或 DWI 序列。

四、扫描参数

（一）层厚与层间距

1.层厚

层厚是由层面选择梯度场强和射频脉冲的带宽来决定的，在二维图像中，层厚即被激发层面的厚度。

（1）层厚与 MRI 图像质量及采集速度密切相关：层厚越厚，图像的空间分辨率越低；层厚越厚，图像的信噪比越高；层厚越厚，所需采集的层数越少，会相应缩短图像的采集时间。

（2）设置层厚时应注意：①与设备场强有关，低场机二维成像一般多采用大于 5 mm 层厚，而高场机则多可采用小于 5 mm 层厚；②层厚设置与受检的脏器大小有关；③层厚的设置与病灶的大小有关；④当二维图像采集薄层扫描信噪比太低时，采用三维采集模式能大大提高图像的信噪比。

2.层间距

层间距是指相邻两个层面之间的距离。MR 的层面成像是通过选择性的射频脉冲来实现的，由于受梯度场线性、射频脉冲的频率特性等影响，实际上扫描层面附近的质子也会受到激励，这样就会造成层面之间的信号相互影响，我们把这种效应叫层间交叉干扰。利用三维采集模式则没有层间距；二维采集模式时，为了避免层间干扰常需要有一定的层间距。

层间距增加，层间干扰减少；所需的层数可减少，从而缩短采集时间；图像在层面方向的空间分辨率降低,层间距较大时会遗漏病灶。

（二）扫描方位

扫描方位的正确与否对于充分显示病灶及其特征至关重要。CT 只能扫横轴位图像,而磁共振可任意方位扫描。不同的解剖部位应采用不同的扫描方位,其原则如下。

（1）轴位扫描是大部分脏器扫描的主要方位,磁共振扫描一般至少应扫两个以上扫描方位。

（2）病变处于边缘部位时扫描层面应垂直于病变与脏器的接触面,以保证在层面内可看到病变与相应脏器正常组织。

（3）长条状结构的扫描层面应尽量平行于该结构的走向。

（4）显示血管内的流动效应,无论是流入性增强效应还是流空效应,扫描层面应尽量垂直于液体流动方向。

（5）观察左右对称性结构主要采用横轴位及冠状位扫描。

（6）两个方位都能显示病变时应选用采集时间更短的方位。

（三）相位编码方向

相位编码方向的选择是 MRI 的重要技术,对于减少成像伪影及缩短成像时间至关重要。

（1）选择扫描层面上解剖径线较短的方向为相位编码方向,这样既可减少卷褶伪影也可缩短成像时间。相位编码方向 FOV 减少 25%,能节省 1/4 扫描时间。

（2）除化学位移伪影发生于频率编码方向外,其余大多数伪影均发生于相位编码方向上,因此选择相位编码方向时应尽量避免伪影重叠于主要观察区。

（3）当根据解剖径线选择相位编码方向与伪影对图像的影响产生矛盾时,应优先选择减少伪影的方向为相位编码方向。

（4）选择相位编码方向时还应考虑受检脏器在不同方向上对空间分辨率的要求。

（四）采集带宽

采集带宽是指系统读出回波信号的频率,也就是单位时间内能够采集的采样点数。在回波采集点数一定的前提下,采集带宽越宽,采集一个回波所需要的时间越短。回波的读出(采样)是在施加频率编码(读出)梯度场过程中进行的,采集带宽越宽,回波采样速度越快,频率编码(读出)梯度所需施加的时间越短,但需要增加梯度场的强度,因此采集带宽实际上与频率编码梯度的频率带宽是一致的。

增加采集带宽可带来以下变化:①缩短每个回波的采集时间;②对于单回波的序列可以缩小最短的 TE,有利于快速 T_1WI 扫描;③对于有回波链的序列,如 FSE、EPI 等,可以缩短回波间隙(ES);④单回波的最短 TE 缩短或回波链的 ES 缩短后,可通过缩短 TR 和延长 ETL 来缩短序列的采集时间;⑤图像的化学位移伪影减轻;⑥增加采样带宽后将采集到更多的噪声,图像的信噪比降低。

增加采集带宽是为了加快采集速度或减少化学位移伪影;而减少采集带宽是为了增加图像的信噪比。

第三章

超声诊断技术

第一节　实时二维超声

一、检查方法

（一）检查前的准备

一般的超声检查不需特殊准备，但在腹部检查时为了避免胃肠内容物或气体的干扰，一般应在空腹时进行。必要时需饮用温开水充盈胃腔，以此作"透声窗"进行检查。在经腹妇产科或盆腔部位检查时亦同样适度充盈膀胱，以避免气体干扰。

（二）检查时的体位以及常用的扫查切面

超声探测时常规采取仰卧位，也可根据需要取侧卧位或俯卧位、半卧位或站立位。露出皮肤，涂布耦合剂，探头紧贴皮肤进行扫查，常用的扫查切面如下。

（1）矢状面扫查（sagital scan）：纵切面的一种，以扫查面由前向后并与人体的长轴平行。

（2）横向扫查（transverse scan）：横切面，水平切面。即扫查面与人体的长轴垂直。

（3）斜向扫查（oblique scan）：即扫查面与人体的长轴成一定角度。

（4）冠状扫查（coronary scan）：冠状切面或额状切面，属纵切面的一种，即扫查面与腹壁和背部平行或与人体额状面平行。

（三）扫查的手法

在操作过程中，使用探头常采用以下 4 种手法。

1. 顺序连续平行断面法

顺序连续平行断面法即"编织"式扫查法，在选定某一成像平面后，依次将探头沿该平面平行移动作多个平行的断面图像，可从各个连续的图像中，观察分析脏器轮廓、内部结构及病灶的整体情况。

2. 立体扇形断面法

立体扇形断面法即定点摆动扫查法，在选定某一成像平面后，不移动探头在体表的位置，而以顺序改变探头与体表之间的角度时，可在一个立体的扇形范围内，观察分析脏器及病灶的整体情况。

3.十字交叉法

十字交叉法即纵横平面相交扫查法。对某一切面为圆形的图像为了鉴别是圆球形还是管状,可采用十字交叉法的纵横切面相交予以鉴别。此外,在对病灶中心定位穿刺引导时,亦可采用此法,即十字交叉中心定位法。

4.对比加压扫查法

对比加压扫查法即利用探头加压腹部观察回声有无变化,并对两侧腹部对应部位进行对比以鉴别真假肿块。各种特制的腔内探头使用时,除应严格选择适应证外,须按一定的操作规程进行(图3-1)。

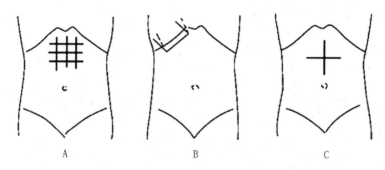

图3-1 各种扫查手法示意图

A.顺序连续平行断面法;B.立体扇形断面法;C.十字交叉法

(四)回声的描述与命名

超声图像是由许多像素所构成,像素的亮暗反映了回声的强弱。反映在荧光屏上从最亮到最暗的像素变化过程即从白到灰再到黑的过程称为灰度。将灰度分为若干等级,即为灰阶。在荧光屏上一侧用格数表示灰阶的标志称为灰标。人体被测脏器与病灶的断面图像即是根据各种不同界面的灰阶强度,回声的空间范围和几何形状来加以描述。

1.回声强弱的命名

根据图像中不同灰阶强度将其回声信号命名如下。

(1)强回声:强回声反射系数大于50%以上,灰度明亮,后方常伴声影,如结石和各种钙化灶等的回声为此类回声。

(2)高回声:高回声反射系数大于20%左右,灰度较明亮,后方不伴声影,如肾窦和纤维组织等的回声为此类回声。

(3)等回声:等回声灰阶强度呈中等水平,如正常肝、脾等实质脏器的回声为此类回声。

(4)低回声:低回声呈灰暗水平的回声,如肾皮质等均质结构即表现为此类回声。

(5)弱回声:弱回声表现为透声性较好的暗区,如肾锥体和正常淋巴结皮质的回声即属此类回声。

(6)无回声:均匀的液体内无声阻差异的界面,即呈无回声暗区,正常充盈的胆囊、膀胱和肝肾囊肿等即呈典型的无回声区。

2.回声分布的描述

按其图像中光点的分布情况分为均匀或不均匀,不均匀者有:①随机性不均,包括点状、线状和小区性分布不均;②规律性的深度递减。此外,在病灶内部的回声分布可用均质或非均质表述。

3.回声形态的命名

(1)点状回声(echogenic dots):回声呈细小亮点状。

(2)斑片状回声(echogenic spot):回声聚积呈明亮的小片状,其大小在 0.5 cm 以下,有清晰的边界。

(3)团状回声(echogenic area):回声光点聚集呈明亮的光团,有一定的边界。

(4)环状回声(echogenic ring):回声光点排列呈圆环状。

(5)带状或线状回声(enhogenic band):回声光点排列呈明亮的带状或线状。

4.某些特殊征象的描述

某些病变呈现某种特殊征象,即形象化的命名为某征,用以突出或强调这些征象的特点,常用的有"靶环征"及"牛眼征"。即在某些病灶中心呈强回声区而其周围形成圆环状低回声,称晕圈或声晕。在结节外周呈 1～2 mm 无回声环形围绕者称"暗环"。肝脏肿瘤自肝表面隆起者,称"驼峰"征;肝门部肝外胆管因阻塞扩张后在声像图上形成与肝门部门静脉平行,且管径相近或略宽,即所谓"双筒枪"征;肝内胆管扩张与相应的门静脉构成平行"管道"征。又如,胃肠肿瘤时壁增厚与残腔形成的"假肾"征。宫内避孕环强回声后方出现狭长带状强回声,即"彗星尾"征。乳房内或肝内小囊肿无回声区后方回声增强所出现的"蝌蚪尾"征等。

5.病灶后方回声的描述

在某些圆球形病灶声像图后方出现的回声,即回声增强效应和侧后声影、中心声影等。

在超声图像命名时,既要反映回声的差异,又要具有形态学特点并与大体病理改变相联系。

(五)超声图像分析的内容

观察分析声像图时,首先应了解切面方位,以便于认清所包括的解剖结构,并注意分析以下内容。

1.外形

脏器的形态轮廓是否正常,有否肿大或缩小。如系肿块,则其外形为圆形、椭圆形或不规则形,呈分叶状或条索形等。

2.边界和边缘回声

肿块有边界回声且显示光滑完整者为有包膜的证据,无边界回声和模糊粗糙,形态不规则者多为无包膜的浸润性病变。除观察边缘回声光滑或粗糙、完整或有中断等征象外,边缘回声强度也有重要区别,某些结节状或团块状肿块周边环绕一圈低回声暗圈,即"暗环"征或周边为高回声的边缘,即"光轮"征等。仔细地观察病变的形态和边缘,在病变性质的鉴别以及了解肿瘤的生物学活性等均有一定意义。

3.内部结构特征

内部结构特征可分为结构如常、正常结构消失、界面增多或减少、界面散射点的大小与均匀度以及其他各种不同类型的异常回声等。

4.后壁及后方回声

由于人体各种正常组织和病变组织对声能吸收衰减不同,则表现后壁与后方回声的增强效应或减弱乃至形成后方"声影",如衰减系数低的含液性的囊肿或脓肿,则出现后方回声增强,而衰减系数高的纤维组织、钙化、结石、气体等则其后方形成"声影"。另外,某些质地均匀,衰减较大的实质性病灶,内部可完全表现为低回声,在声像图上酷似液性病灶,但无后壁及后方回声增强效应可作区别。

5.周围回声强度

当实质性脏器内有占位性病变时,可致病灶周围回声的改变,如系膨胀性生长的病变,则其周围回声呈现较均匀性增强或有血管挤压移位;如系浸润性生长病变,则其周围回声强弱不均或血管走行中断。肝脓肿则在其边缘与正常组织之间出现从高回声向正常回声过渡的"灰阶梯度递减区"。

6.邻近关系

根据局部解剖关系判断病变与邻近脏器的连续性,有无压迫、粘连或浸润。如胰头癌时可压迫胆总管致肝内外胆管扩张、胆囊肿大以及周围血管的挤压移位,淋巴结或远隔脏器转移灶等。

7.量化分析

量化分析包括测量病变所在位置、数目、范围、大小等,即应用电子游标测量其径线、面积、体积(或容量)和时距四种基本时空度量。另外,还有谱分析,包括灰阶直方图、视频密度分析以及超声多普勒频谱分析,对有关血流动力学参数的定量检测等。

8.功能性检测

根据声像图上的形态改变、活动、搏动等进行生理学上的功能检测分析,如应用脂餐试验观察胆囊的收缩功能,空腹饮水后测定胃的排空功能及收缩和蠕动状态以及心脏的各种复杂功能等。

通过以上内容的观察分析,以达到对病变进行定位、定量和定性诊断的目的。但在诊断分析中需要注意以下事项:①对超声成像过程中某些伪回声或伪像要注意识别和避免,如多次反射或旁瓣效应所致的假界面等;②注意临床思维,不能单纯地"看图论病",因在影像检查中常有"同图异病"或"异图同病"的表现,故必须结合有关临床资料,综合分析;③注意动态观察,以了解其不同病理阶段的变化,同时注意各项影像技术的互补作用,以达到正确诊断的目的。

三、应用的范围与局限性

实时二维超声系超声成像检查的主体和基础。它可提供人体各部位软组织器官和病变及管腔结构高清晰度断层图像,准确地反映其解剖结构和病变的形态学变化。由于成像速度快,对心血管等活动器官,能实时地观察其活动状态,反映其生理功能。在高清晰度断层图像上,叠加显示彩色血流信息,便可无创地检测有关血流动力学参数以及观察组织器官血流灌注状态等。因此,实时二维超声已广泛应用于内科、外科、妇产科、儿科和眼科等临床各科。它已成为许多内脏、软组织器官首选的影像学检查方法。尤其对肝、肾等实质性脏器内局限性病变的诊断以及胆囊内微小的隆起性病变和结石的诊断均有很高的敏感性。在妇产科领域对早期妊娠的诊断和围产医学中的应用均有一定价值。在计划生育、健康体检或防癌普查工作中超声亦已成为重要检查方法。

借助于多种腔内探头、术中探头,对某些微小病变的早期发现,肿瘤侵犯范围的精确定位,有无周围淋巴结的转移等,用以进行肿瘤的分期和制定合理的治疗方案。

超声引导定位穿刺技术即介入性超声诊断与治疗,进一步提高临床诊断与治疗水平。

应当指出,超声诊断也有其局限性,由于超声的物理性质,使其对骨骼、肺和肠道的检查易受到气体的干扰使图像显示不清楚,在应用上受到一定限制。另外,声像图表现所反映的器官和组织声阻抗差的改变只有一定的规律性而缺乏病原学上的特异性,需注意结合其他资料综合分析。此外,超声成像中的伪像亦较多,需注意识别。超声每一切面所显示范围较小,图像的整体性不如 CT 和 MRI。因此,有选择地联合应用或有针对性地选择 CT、MRI 等其他影像技术相互补充也是十分必要的。

第二节　三维超声成像

一、三维超声成像的分型

自 1961 年 Baun 提出了三维超声成像的概念,许多学者相继进行了三维超声的理论和实验研究,随着计算机技术的发展,20 世纪 80 年代后期,三维超声应用于临床。三维超声成像大致可分为三大类。

（一）静态三维超声成像

超声扫查时,将不同方位所获取的二维图像按对应的空间位置关系彼此横向连接组合,即为静态三维超声成像。肝、肾、子宫等脏器屏气时活动幅度较小,不同二维图像上各结构位移很少,易于叠加而组成精确清晰的三维图像。这种成像方式简便,发展成熟,在临床上主要用于妇产科及腹部脏器的检查。根据不同需要,可选择多种三维显示方式,表面显示法观察感兴趣结构的表面轮廓,如胆囊、膀胱及胎儿面部等;透明显示法观察实质性脏器内的管道分布及胎儿骨骼等。

（二）动态三维超声成像

如欲显示心脏各结构的活动和毗邻关系,可将多个心动周期中同一时相、不同方位上的二维图像重建为单帧三维图像,再将不同时相的三维图像按心动周期先后顺序显示,即形成动态三维超声成像。此图像像素密集、画面清晰,但因图像采集及重建耗时长,且图像质量受心律、呼吸、肋骨、肺等多因素影响,临床应用有很大的局限性。

（三）实时三维超声成像

为了使三维超声真正应用于临床常规检查,研究者进一步开始了实时三维超声成像的研究。采用专用的三维容积或矩阵探头,采图时无须摆动或移动探头即可直接获取三维图像立体数据库,采样受外界环境因素影响小,成像及重建处理速度大大加快,因而可实现实时显示三维图像,故在临床上的应用得到快速发展。实时三维超声技术帧频虽有大幅度提高,但用于心脏超声成像时在改善图像的分辨力方面仍有待进一步提高。

（四）实时立体三维超声成像

近来,有研究者提出"立体三维超声成像"的设想,它突破了以往三维超声成像的局限性,不再使用二维成像方式显示三维图像,而显示真正的立体三维图像。矩阵型换能器采集到三维图像后,在原图旁侧复制另一与其视角稍有差异的三维图,并将两图编码和叠加,如戴上相应的滤色眼镜观察,不同视角的两幅画面分别成像于左右侧视网膜,信息传入视觉中枢后,根据二者视角差异的大小,将会在观察者头脑中形成一幅立体三维超声图像。这样的超声成像远近层次分明,立体感有了明显改进。

二、三维图像的采集方法

三维图像的获取有两种基本方法：第一种就是采集一系列二维图像并存储，再依据位置及时相信息按序重建成三维图像；第二种方法更为简便、快捷，检查时采用矩阵型三维探头直接采集三维立体容积数据库。

（一）三维超声重建的图像采集

三维超声重建的首要步骤是扫查时采集多个二维图像，三维成像效果取决于二维图像的质量。常用的图像采集方式如下。

1.机械驱动扫查

将探头固定于一机械臂装置上，计算机控制步进马达驱动探头以特定的形式运动，同时采集图像。可作平行、扇形及旋转扫查，前者已少用（图 3-2）。

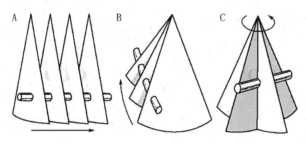

图 3-2 机械驱动扫查方式示意图

A.平行扫描法，在某一方向平行移动扫描，等距离采集二维切面图像，此法现已基本废弃；B.扇形扫描法，探头位置固定，在某一方向上改变探头扫查角度，使声束以一定夹角间隔进行扇形扫描；

C.旋转扫描法，探头固定在某一位置，声束方向以一定的角度间隔在 360°的范围进行扫描

（1）扇形扫查：探头固定，远场沿 Z 轴做扇形运动，采集一系列等夹角呈扇形分布的二维图像，建立金字塔形的数据库，而后插补三维像素，该法主要用于静态三维重建，但远场空间分辨力降低，影响图像质量。

（2）旋转扫查：探头前端换能器晶片围绕某一中轴自动旋转180°，获得一系列等夹角、轴心恒定的锥形分布二维图像。该法采集速度较快，图像非常清晰。如行静态成像，每一旋转方位上只需采图一幅；如欲显示动态三维心脏结构，在每一方位上需采集一个完整心动周期的二维图像，再按心电图所示时序选取 10～20 帧图像，由此建立动态三维锥体形数据库。

2.自由臂扫查

该法利用声学、光学或者电磁遥控装置探测扫查探头的位置与角度，从而确定所获二维图像的空间坐标及方位信息并贮存之，供三维重建用。最常用的自由臂装置为电磁位置感受器和微型磁场接收器。此法扫查范围和角度可调，适合做一次性较大范围复合形式的扫查取样，但易受周围环境磁铁材料和磁场的影响（图 3-3）。

（二）三维探头的实时图像采集

随着探头工艺及计算机技术的发展，目前的三维超声多采用专用三维超声探头获取图像，它无须摆动或移动探头即可获取三维数据，成像速度快，可实时获取并显示三维图像。三维超声探头大体上分为两种。

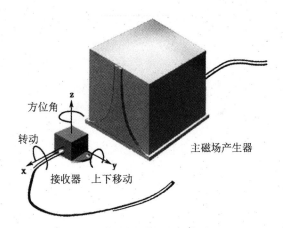

图 3-3　自由臂扫查示意图

主磁场产生器置于检查床的旁侧；微型磁场接收器贴附于探头的侧面。探头沿
X、Y、Z 三轴进退、上下或旋转时，主机能探知扫描平面的位置、方向与动态变化

1.机械驱动容积探头

它将超声探头和机械驱动装置组合成完整的组件，机械马达驱动晶片做扇形或旋转扫查获得三维立体数据库。成像方式同上述需重建的三维超声，但由于成像及三维重建处理速度快，可达到实时显示三维超声图像，多用于腹部及妇产科三维超声检查。

2.实时三维矩阵探头

21 世纪初由美国 Duke 大学提出，经 Philips 和 GE 等公司精心研发而成。换能器晶片被纵向、横向多线均匀切割为矩阵排列的多达 $60\times60=3\ 600$（或 $80\times80=6\ 400$）个微小阵元。后者由计算机控制，发射声束沿 X 轴前进，并按相控阵方式沿 Y 轴进行方位转向形成二维图像，再使二维图像沿 Z 轴方向扇形移动进行立体仰角转向，瞬时之间形成一个立体结构的金字塔形三维图像数据库。因三维扫描速度极快，免除了呼吸和位移的干扰，每秒能建立 20 帧以上的三维图像，故能实时观察运动中的心脏，主要用于经胸或经食管的心脏三维超声检查。

第四章

介入放射治疗技术

第一节 颅内动脉瘤

一、概述

颅内动脉瘤(intracranial aneurysm,IA)是颅内动脉由于先天发育异常或血管腔内压力增高等因素导致局部的血管壁损害,在血流动力学负荷和其他因素作用下,逐渐扩张形成的瘤状或异常膨出。根据其病理学特点分为囊性动脉瘤、梭形动脉瘤、夹层动脉瘤、假性动脉瘤。动脉瘤是血管壁上局部持久存在的膨出,通常发生在Willis环动脉上的分叉部位,仅有外膜和中膜组成的薄壁,动脉瘤内常有血栓。据估计,成人中发病率为0.2%~7%。颅内动脉瘤多发于Willis环或大脑中动脉分叉处,90%位于前循环。动脉瘤内常有血栓,是造成蛛网膜下腔出血(subarachnoid hemorrhage,SAH)的首位病因。无症状未破裂动脉瘤的破裂危险每年增加1%~2%,确诊为动脉瘤后10年累计出血率为20%,15年为35%,多发性动脉瘤出血率更高。

二、病因

最常见的动脉瘤病因是血流动力学因素引起的血管退行性变的损伤、动脉粥样硬化、潜在的血管病变和高血流状态。不常见的原因有外伤、感染、药物、肿瘤等。

(一)动脉壁机构的变化

因为缺乏明显的证据表明动脉瘤为血管壁先天性缺陷导致,目前更多的观点是在动脉壁(尤其是动脉分叉处)存在的血流剪切力可以解释动脉瘤的发生、发展和破裂。

(二)血流动力学因素与动脉瘤生长的关系

血管分叉部承受血流压力不均匀,分叉顶部受到的压力最大。随着动脉血流的收缩及舒张压力变化,导致血管壁受到的剪切力改变,在动脉瘤颈处的内膜受到破坏。这种扩张的血流动力学是大多数动脉瘤形成和发展的原因。

(三)创伤性动脉瘤

创伤性动脉瘤仅占颅内动脉瘤的1%,可以分为穿通伤性动脉瘤和非穿通伤性动脉瘤。前者多为穿通性外伤导致颅内外及颈部动脉损伤形成的动脉瘤。非穿通伤性动脉瘤较少见,主要见于颅底或颅内血管的远端。

(四)感染性动脉瘤

感染性动脉瘤指所有因动脉瘤壁感染而引起的动脉瘤。由于细菌栓子定位于血管内膜并损伤血管而引起。细菌栓子引起的血管壁的炎症会累及血管外膜和肌层,导致动脉瘤形成。

(五)病理血管性动脉瘤

病理血管性动脉瘤主要由于系统性红斑狼疮(systemic lupus erythematosus,SLE)、纤维肌性发育不良(fibromuscular dysplasia,FMD)及药物滥用导致。

三、临床表现

(一)警兆症状

头痛、头晕,后交通动脉瘤可引起动眼神经麻痹。

(二)蛛网膜下腔出血

动脉瘤破裂可导致蛛网膜下腔出血,表现为突然出现的剧烈头痛、呕吐、烦躁不安、意识障碍、癫痫。颅内动脉瘤破裂后出血所致的蛛网膜下腔出血,临床体征轻重不一,根据 Hunt-Hess 分级标准(表 4-1)进行评分,选择治疗方法、评价疗效和预后。

表 4-1　Hunt-Hess 分级标准

分级	表现
0 级	动脉瘤未破裂
Ⅰ级	无症状或轻微头痛及轻度颈强直
Ⅱ级	中重度头痛,项强直,除有脑神经麻痹外,无其他神经功能缺失
Ⅲ级	意识模糊,嗜睡,或轻微的灶性神经功能缺失
Ⅳ级	昏迷,半身瘫痪
Ⅴ级	深度昏迷,去大脑强直,濒死状态

(三)蛛网膜下腔出血的全身症状及并发症

中枢性高热,尿崩症,应激性溃疡,水电解质平衡失调等。

(四)脑血管痉挛

脑血管痉挛是致蛛网膜下腔出血致死及致残的主要原因之一。多在出血后第 3 天出现血管痉挛,7~8 天达到高峰,10~12 天逐渐缓解。

四、辅助检查

(一)腰椎穿刺

腰椎穿刺是发现 SAH 诊断动脉瘤破裂最重要的方法之一。当动脉瘤破裂出血很少或破入脑室、蛛网膜下腔粘连时,腰穿脑脊液中可能不会发现红细胞。如果患者有头痛、颈强直、动眼神经麻痹等警兆症状,而头 CT 未发现颅内出血,可进行腰穿确定是否有蛛网膜下腔出血。动脉瘤破裂后行腰椎穿刺检查具有一定风险,如可能引起脑疝、可能诱发动脉瘤破裂等。

(二)CT 和 CTA

CT 检查是蛛网膜下腔出血的首选检查,有安全、快速、无创、可反复使用的优点;且能确定出血范围、血肿大小、脑梗死、脑积水等情况,对指导治疗、预测预后有重要价值。在CT平扫上,典型的动脉瘤表现为边界清楚的等密度或稍高密度实质性病变,常位于外侧裂池、鞍上池内。CT检查表现为密度不同的同心环图像"靶环征"是巨大动脉瘤的特征性表现。CTA是采用快速注射造影剂,薄层动态扫描,然后利用多项技术三维重建,补足常规轴位扫描的图像,最终获得脑血管的图像。CTA的图像包括从枕骨大孔下至大脑动脉环上及大脑中动脉的分叉处等。扫描后的三维重建能为设计治疗方案提供更多的信息。

(三)头MRA检查

颅内动脉瘤的MRI表现取决于动脉瘤腔内血液流速、有无血栓、有无钙化和含铁血黄素。在血液流速快的动脉瘤,典型的MRI表现为在各种脉冲序列成像均呈流空信号。血液流速慢的动脉瘤,在MRI上可出现等高不均质信号,并有强化,需与动脉瘤腔内血栓区别。MRA已成为颅内动脉瘤术前诊断和术后随访的重要手段,也可以作为无SAH患者的筛查手段。MRA常用的技术为相位对比法(phasecontrast,PC)和时间飞越法(time-of-flight,TOF),PC法MRA可彻底抑制背景噪声,可以消除蛛网膜下腔出血所致的高信号对动脉瘤检出的干扰。

(四)脑动脉造影检查

MRA及CTA是诊断颅内动脉瘤的无创方法,较容易被患者所接受。但术前动脉瘤的精确评估仍依赖脑血管造影,脑血管造影是诊断颅内动脉瘤的"金标准"(图4-1)。在经验丰富的中心,脑血管造影的并发症发生率低于0.5%。

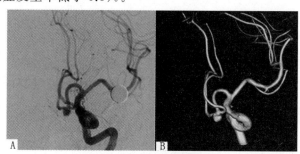

图4-1 脑血管造影
A.正位片显示前交通动脉囊状动脉瘤;B.脑血管造影3D重建显示前交通动脉瘤

对非外伤性蛛网膜下腔出血患者行脑血管造影的目的是发现破裂出血的动脉瘤、明确动脉瘤与载瘤动脉和邻近穿支之间的关系、评价侧支循环、明确是否存在血管痉挛。脑血管造影应包括左右颈内动脉、左右椎动脉,有时还应包括颈外动脉。摄影位置选择包括常规后前位、侧位,以及根据需要加摄斜位、反汤氏位或压迫对侧颈内动脉进行造影。高质量的旋转造影和三维重建(3D-DSA)技术不仅可以降低漏诊率,并且在描述动脉瘤形态、显示瘤颈和邻近血管关系并制订治疗方案方面优于普通DSA。

对于多发动脉瘤,明确哪一个动脉瘤破裂出血至关重要。大多数患者无法依据临床症状推测破裂的动脉瘤。某些影像学表现有助于明确破裂动脉瘤的所在位置:①脑血管造影示造影剂外溢,此为最可靠的直接的动脉瘤破裂征象并提示快速出血,但极少见到;②CT或MRI示局限于动脉瘤周围的脑实质和脑池出血;③较大的、不规则、分叶状或有小泡的动脉瘤提示为出血动脉瘤;④局部血管痉挛,提示邻近动脉瘤破裂出血所致;⑤静脉期瘤内仍有造影剂滞留;⑥多数(约80%)破裂动脉瘤深度/瘤颈比大于1.6,多数(约90%)未破裂动脉瘤深度/瘤颈比小于1.6。如果不能明确判断哪一个动脉瘤破裂出血,所有动脉瘤都应当进行治疗。

大约有 15% 的蛛网膜下腔出血患者,颈部 4 支动脉造影不能发现动脉瘤,其原因包括:①非动脉瘤性中脑周围蛛网膜下腔出血,CT 和 MRI 示出血局限于脑干前和邻近区如脚间池和环池,首次和随访血管造影阴性;这类患者的预后较好,其出血原因可能为前脑和中脑小静脉自发性破裂。②由于出血后动脉痉挛,致使动脉瘤不显影或显影不满意;CT 和 MRI 表现为典型的动脉瘤性蛛网膜下腔出血,包括鞍上池完全由血液充填并延伸入侧裂池和纵裂;该组患者的再出血、脑缺血、神经学缺陷的发生率较高,10%～20% 的患者在重复血管造影时显示动脉瘤。③动脉瘤腔内血栓形成,9%～13% 的动脉瘤可合并血栓形成,由于瘤腔内充填血栓,导致造影剂无法充盈显影,因而出现假阳性。④因动脉瘤太小而漏诊,DSA 设备、医师的经验及造影技术等原因都可以导致假阴性的发生;对于小的动脉瘤,可以采用 3D-DSA 成像;由于前交通动脉瘤最容易出现假阴性,有时候交叉压迫影和旋转的三维影像有助于发现小的动脉瘤。⑤小的脑动静脉畸形(AVM),出血时畸形团受血肿压迫,血流阻力增加,致使静脉引流延迟,导致造影时不显示 AVM 的存在。⑥脊髓血管畸形,可能由于颈髓 AVM 破裂时 CT 扫描会显示基底池和(或)脑室充满血液,使蛛网膜下腔出血的诊断成立;而仅行头部 DSA 又不能发现病灶,这时就需要检查患者有无脊髓受累情况,如合并脊髓受累,应行选择性脊髓血管造影和(或)脑和脊髓的MRI、MRA。

对于首次 DSA 阴性的 SAH 患者,因为可能发生再出血,需要密切观察病情变化,及时复查CT,有手术指征者,要立即急诊手术探查。考虑到颅内动脉瘤再次破裂出血的危险性,对于DSA 检查阴性的 SAH 患者应在 2～4 周再次行 DSA 检查(14% 的患者存在动脉瘤)。

五、诊断

根据患者的临床表现及影像学检查结果可以很好地评估病情及判断预后。

六、治疗

没有经过治疗的破裂动脉瘤的再出血风险高,多数发生于首次出血后的 2～12 小时。此后第 1 个月,再出血风险为每天 1%～2%,3 个月后为每年 3%。"超早期再出血"(首次出血后24 小时内再发出血)的风险为 15%,具有很高的病死率。因此,对于破裂颅内动脉瘤应当尽早治疗。治疗方法主要包括外科手术夹闭瘤颈及血管内治疗,颅内动脉瘤的手术夹闭是有效的治疗方法。随着手术夹的改进和显微外科技术的完善,颅内动脉瘤手术夹闭的疗效有很大的提高,术后致残率和死亡率大大降低。

(一)显微外科手术治疗

在动脉瘤颈处放置动脉瘤夹,将动脉瘤排除在血液循环外而不闭塞载瘤动脉,手术包括瘤颈夹闭、包裹或动脉瘤孤立＋血管重建。

(二)介入治疗

1.介入治疗概述

Guglielmi 等在 1991 年研制并使用 GDC(电解铂金微弹簧圈)栓塞治疗颅内动脉瘤,此项技术不断发展,取得良好疗效。随着器材的发展,介入技术的提高,血管内方法治疗颅内动脉瘤逐步得到广泛应用。血管内治疗具有创伤小、并发症发生率低、适应证广泛的特点。国际蛛网膜下腔出血动脉瘤试验(International Subarachnoid Aneurysm Trial,ISAT)发现,血管内治疗与开颅夹闭相比能够降低残死率,改善临床预后,由此确立了介入治疗在颅内动脉瘤治疗中的地位。

自 ISAT 研究结果公布后,近十年来颅内动脉瘤血管内介入治疗发展迅猛,随着修饰弹簧圈、辅助球囊、颅内动脉瘤治疗专用支架以及血流导向装置等的出现,血管内介入治疗颅内动脉瘤的疗效更为确切,血管内治疗已成为部分颅内动脉瘤首选的治疗方法。

2.动脉瘤内栓塞

(1)原理:通过单纯对动脉瘤进行栓塞或借助辅助球囊、支架进行栓塞,从而减少动脉瘤内的血流灌注,减轻血流对动脉瘤壁的压力,降低动脉瘤破裂的风险。

(2)适应证与禁忌证。①适应证:大多数颅内动脉瘤都适合行动脉瘤栓塞术。对于宽颈动脉瘤可以行球囊辅助弹簧圈栓塞或支架结合弹簧圈栓塞。破裂动脉瘤:如全身状况可耐受麻醉,技术可以达到治疗目的,可以介入治疗,Hunt-Hess 分级Ⅰ～Ⅲ级应积极治疗,Ⅳ～Ⅴ级应酌情处理;未破裂动脉瘤:患者全身状况可耐受麻醉,技术可以达到治疗目的,可以行介入治疗。②禁忌证:不可纠正的出血性疾病或出血倾向为绝对禁忌证;血管迂曲严重,或入路动脉管腔过于狭窄,或动脉瘤过小,导管无法进入;全身状况不能耐受麻醉。

(3)术前准备:①完善患者的临床查体、血生化检查及相关影像学检查;②器材准备:微导管、微导丝、球囊、支架导管、弹簧圈、颅内动脉支架等。

(4)操作技术注意要点如下。

1)脑血管造影:股动脉穿刺插管,导管分别进入 4 支脑供血动脉内(双侧颈内动脉及椎动脉),行脑血管造影。最好进行三维造影,需要注意动脉瘤的大小、形状、瘤颈情况、是否有动脉分支从瘤颈发出,对于破裂动脉瘤要注意是否存在血管痉挛,是否合并其他脑血管疾病(如动脉狭窄、血管畸形等),注意载瘤动脉有无狭窄;注意动脉入路是否迂曲,初步判断介入治疗时导管及导丝能否到达动脉瘤内;选择最佳工作角度(可以清楚地显示载瘤动脉、瘤颈、动脉瘤)。对于破裂动脉瘤,如果造影发现多个动脉瘤,要根据动脉瘤的位置、形态、大小、结合 CT 出血部位判断哪一个为破裂动脉瘤。

2)动脉瘤栓塞治疗一般采用全身麻醉,术中肝素化。对于前循环动脉瘤,导引导管到达颈内动脉。对于后循环动脉瘤,导引导管到达椎动脉的第 2 颈椎水平。根据动脉瘤的形态、大小及其与载瘤动脉的关系,把导管及导丝塑成一定形状。在工作角度进行栓塞治疗。根据路径图,在导丝引导下把导管送入动脉瘤内,当微导管到达动脉瘤内时,应当稍微后撤导管,消除导管的张力,在透视下撤出导丝,防止导管头端把动脉瘤戳破。选择合适直径及长度的弹簧圈栓塞动脉瘤。一般第一个弹簧圈选择 3D(三维)弹簧圈进行栓塞,进行良好的成篮,防止后续的弹簧圈突入载瘤动脉,弹簧圈位置满意后解脱弹簧圈;第一枚弹簧圈的大小、长度必须根据动脉瘤的大小来选择,它的大小与动脉瘤的最大直径相适应,不应小于瘤颈的宽度。然后再选择合适的弹簧圈进行栓塞。完全栓塞动脉瘤后拔出导管,手术结束。术中要注意防止弹簧圈突入载瘤动脉,导致脑梗死;操作要轻柔,防止导管、导丝、弹簧圈戳破动脉瘤导致术中出血。

3)球囊辅助弹簧圈栓塞:对于宽颈动脉瘤,为避免弹簧圈突入载瘤动脉,可采用球囊辅助弹簧圈栓塞。此项技术由 Moret 在 1994 年首先提出。导管进入动脉瘤后,再送入柔软的球囊,充盈球囊,覆盖瘤颈,再通过导管送入弹簧圈,解脱弹簧圈后,松开球囊,球囊闭塞时间不应当超过 2～4 分钟,防止动脉长时间闭塞导致脑梗死;重复以上的步骤,直到动脉瘤完全栓塞。球囊辅助弹簧圈栓塞的优点为它能够使弹簧圈致密填塞,可以保证载瘤动脉通畅。球囊辅助弹簧圈栓塞需要在载瘤动脉内反复扩张球囊,容易造成血栓形成,因此术中特别要注意充分抗凝。

4)支架结合弹簧圈栓塞:如果瘤颈很宽,即使应用球囊辅助,弹簧圈也会突入载瘤动脉的病例需要采用支架结合弹簧圈栓塞。1997 年 Higashita 首先报道内支架结合 GDC 治疗动脉瘤,使宽颈动脉瘤或梭形动脉瘤的血管内治疗成为可能,随着技术的发展,这项技术的应用越来越广泛。首先经导丝释放一枚柔软的支架,要求支架覆盖动脉瘤的瘤颈。然后在导丝导引下,微导管通过支架的网眼进入动脉瘤内,送入弹簧圈栓塞,这样可以保证弹簧圈不会突入载瘤动脉,保证动脉瘤完全栓塞。因为血管内支架可以导致急性血栓形成、支架再狭窄,因此支架置入前及置入后需要口服抗血小板药物。

5)其他治疗方法。①双微导管技术:如果动脉瘤瘤颈较宽,球囊或支架辅助栓塞(如前交通动脉瘤或大脑中动脉分叉处动脉瘤)又比较困难,可以采用双微导管技术进行动脉瘤栓塞,2 根微导管同时进入动脉瘤内,同时送入弹簧圈,这样弹簧圈互相交织,可以避免弹簧圈突入载瘤动脉。②覆膜支架置入:覆膜支架又名人工血管,是普通金属支架与人工膜或天然膜相结合的产物。制作支架的材料主要有医用不锈钢、镍钛形状记忆合金、铂合金等。2002 年 Islak 等首次应用裸支架联合覆膜支架成功治疗两例颅内巨大动脉瘤。此后,覆膜支架越来越多地被应用于颅底血管性病变并取得理想效果。置入覆膜支架后,人工膜将动脉瘤瘤颈覆盖,可将动脉瘤与载瘤动脉隔绝。现有的覆膜支架柔顺性较差,难以到达目标血管;另外,覆膜支架置入只能用于无重要侧支或穿支发出的动脉节段。③栓塞:微导管进入动脉瘤内,应用专用的球囊闭塞瘤颈,经导管缓慢注入非黏附性液体栓塞剂,使非黏附性液体栓塞剂充满动脉瘤内,并防止非黏附性液体栓塞剂流入载瘤动脉内。然后回抽球囊,撤出微导管。非黏附性液体栓塞剂栓塞动脉瘤操作比较复杂,应用的病例较少,远期疗效还有待于研究。

(5)术后处理及并发症:与外科手术夹闭相比,动脉瘤栓塞治疗的风险较小,但仍可能出现并发症,有时可致死或致残。因此尽量降低并发症发生率,正确处理并发症就十分重要。①动脉瘤术中破裂:术中导管或导丝可刺破动脉瘤,引起出血;如果出现动脉瘤破裂出血,应迅速中和肝素,降低血压,继续填塞弹簧圈,完全栓塞动脉瘤;如果无法完全栓塞动脉瘤,出血未停止,应急诊行外科手术夹闭;为避免动脉瘤破裂出血,操作时应当注意以下问题:导丝及导管进入动脉瘤是应当在路图下进行,操作时动作轻柔,防止导管或导丝戳破动脉瘤;导管要准确塑形,导管头不要接触动脉瘤壁。②血栓栓塞:是弹簧圈栓塞动脉瘤的常见并发症,发生率为(4.6~10.1)%,全身肝素化可降低血栓栓塞的风险;如果发生栓塞,可以把微导管插入血栓内进行溶栓治疗,但溶栓时要注意防止出血。③弹簧圈移位:指弹簧圈从动脉瘤内移位,到达载瘤动脉或到达远端动脉导致脑缺血;栓塞时应当选择合适弹簧圈,对于宽颈动脉瘤应当采用球囊辅助弹簧圈栓塞或支架辅助弹簧圈栓塞,以防止弹簧圈移位;如果发生弹簧圈移位,可应用特殊装置取回移位的弹簧圈;如果无法取出移位的弹簧圈,应当避免弹簧圈堵塞主要血管,术后抗凝治疗。④血管痉挛:蛛网膜下腔出血可以导致血管痉挛,导管及导丝也可以导致血管痉挛,静脉给予尼莫地平可以治疗血管痉挛。⑤支架置入相关并发症:包括支架移位,再狭窄,急性血栓形成,支架受压变形、塌陷。如果支架直径较小,微导管通过支架网眼进行动脉瘤栓塞时可导致支架移位。术前注意抗血小板治疗,术后注意抗凝抗血小板治疗可以防止急性血栓形成及支架再狭窄。

(6)疗效评价:在一项多中心合作(ISAT)包括大宗病例的前瞻性研究中,对手术夹闭(1 070 例)和血管内介入治疗(1 073 例)进行了比较,随诊 7 年,结果表明对于破裂颅内动脉瘤,两者均可有效地防止动脉瘤再出血,但血管内介入治疗的死亡率和致残率小于手术夹闭,再出血的风险低。

3.血流导向装置应用

(1)原理:血流导向装置是一种自膨、编织的高度可变形网状支架,具有低孔率和高金属覆盖率的特点。它通过密致的网状结构对血流构成导向作用。特点是可以对动脉瘤颈达到较高的金属覆盖率,从而因血流的导向作用使血流远离动脉瘤,减少血流对动脉瘤的冲击,并促进动脉瘤内血栓形成,血管内膜形成达到动脉瘤的治愈。

（2）适应证与禁忌证。①适应证:颅脑血管造影证实的颈内动脉大动脉瘤或巨大动脉瘤;症状性动脉瘤或无症状性动脉瘤但存在破裂风险的;能够耐受手术并同意使用血流导向装置治疗;无心肺功能及肝肾功能障碍。②禁忌证:存在严重的阿司匹林或氯吡格雷、肝素、造影剂抵抗;存在抗凝、抗血小板禁忌;大剂量抗血小板药物治疗后仍存在抗血小板抵抗。

（3）术前准备。①患者准备:完善入院常规检测,血生化、心电图、颅脑 CT、评估心肺功能等。②药物准备:手术前 3～5 天开始服用双抗治疗(阿司匹林 100 mg＋氯吡格雷 75 mg,每天一次),服药 3 天后进行血栓弹力图(thromboelastography,TEG)检测,根据检测结果调整用药方案,使花生四烯酸(arachidonic acid,AA)抑制率＞50%,二磷酸腺苷(ADP)抑制率＞30%,ADP 曲线最大振幅值控制在 31～47 mm,术中肝素化 50～70 U/kg,每一小时追加 1 000 U 肝素;术后继续服用双抗血小板治疗。③器材准备:微导管、支架导管、微导丝、中间导管等。

（4）操作技术:全身麻醉后,双侧股动脉穿刺置鞘,全身肝素化,术中再次脑血管造影,测量动脉瘤、载瘤动脉的支架及分析血流代偿情况,制订手术策略。同轴引入 6F 中间导管达颈内动脉高位颈段,在同轴引入支架导管达颅内动脉瘤远端动脉。再通过同轴技术引入栓塞微导管达颅内动脉瘤内。先通过栓塞导管对动脉瘤进行部分栓塞,再缓慢完全释放血流导向装置。术中多次造影确认动脉瘤栓塞情况,依据造影结果判定栓塞程度。最后 3D CT 评估颅内情况正常后,缝合穿刺点。

（5）术后处理与并发症:术后继续常规双抗血小板治疗,术前 TEG 未达标的,术后再次复查 TEG,依据检测结果调整服用剂量。围术期并发症主要分为出血性并发症(动脉瘤破裂和脑实质出血)和缺血性并发症(支架内血栓形成、支架狭窄、分支动脉栓塞),血管壁损伤致动脉夹层、海绵窦漏、血管破裂。

（6）疗效评价:近期通畅率尚可,远期疗效尚无大规模临床研究。

4.载瘤动脉闭塞术

（1）原理:少数位于颈内动脉岩部或海绵窦段及椎动脉的巨大、梭形动脉瘤因动脉瘤复杂,可考虑行载瘤动脉闭塞术。但闭塞载瘤动脉前需做颈内动脉球囊闭塞试验,只有患者不出现任何神经功能障碍或不适的情况下,才能闭塞载瘤动脉。

（2）适应证与禁忌证。①适应证:颅内巨大型动脉瘤(直径大于 25 mm),此类动脉瘤由于瘤颈较宽且瘤体较大,手术夹闭及瘤内栓塞均较困难;宽颈或梭形动脉瘤,该类动脉瘤缺乏明确的瘤颈,而不易手术夹闭或无法单纯使用弹簧圈行瘤内栓塞;创伤后假性动脉瘤及感染性动脉瘤,该类动脉瘤瘤壁较薄弱,在栓塞及夹闭过程中容易导致动脉瘤破裂出血。②禁忌证:近期(2～4 周)内有活动性出血,严重消化道、泌尿道及其他脏器出血;近期接受过大手术、活检、心肺复苏、不能实施压迫的穿刺;近期有严重外伤;严重难以控制的高血压;伴有较严重感染,如细菌性心内膜炎;主动脉动脉瘤、主动脉夹层、动静脉畸形患者;严重肝肾功能不全;年龄＞75 岁和妊娠者慎用;凝血功能障碍或肝素过敏;血管极度迂曲或血管痉挛,且经药物治疗后痉挛无改善者。

（3）术前准备。①患者准备:体格检查、实验室检查(血常规、肝肾功能、D-二聚体、凝血功能等)、影像学检查等;②器材准备:穿刺鞘、微导管、微导丝、直径较大的弹簧圈、闭塞球囊等;③球囊闭塞试验:首先行全脑动脉造影,在颈内动脉造影时,压迫对侧颈内动脉以观察大脑动脉环的交叉循环情况以及有无解剖变异。将不可脱球囊导管放置在需要闭塞的血管内,闭塞时间最少30分钟,闭塞时患者意识清醒,无失语、无肢体肌力减弱等一系列神经功能障碍。侧支循环代偿充分的影像学标志为:患侧颈内动脉供血区毛细血管充盈良好;双侧静脉期同时出现。

(4)操作技术:全麻下,对于前循环动脉瘤,导引导管到达颈内动脉。对于后循环动脉瘤,导引导管到达椎动脉的第2颈椎水平。根据动脉瘤与载瘤动脉的血流代偿情况,选择闭塞部位。对于眼动脉开口以下的动脉瘤,可将球囊置于瘤颈近心端。对于颈内动脉眼动脉瘤,可能存在眼动脉血液再灌注,当颈外动脉向眼动脉供血时,需将球囊置于动脉瘤与眼动脉之间,并横跨瘤颈部位;若不存在侧支循环,则需在眼动脉开口以下放置球囊即可。对于眼动脉以上动脉瘤取决于后交通动脉的血流动力学,球囊通常置于后交通动脉以下。术中注意操作要轻柔,防止导管、导丝、弹簧圈戳破动脉瘤导致术中出血。

(5)并发症:①近期疗效,根据文献报道,7.5%～12.5%会有短暂的病情加重,0～4%的患者遗留永久性的神经功能障碍、死亡率为0,较手术颈内动脉结扎安全;②中、远期疗效,载瘤动脉闭塞的目的是诱导动脉瘤内血栓形成并永久性地防治动脉瘤复发。血栓的机化、纤维化以及存在动脉瘤形成的血流动力学消失可导致动脉瘤皱缩、解除动脉瘤压迫症状,防治动脉瘤破裂出血。

第二节　冠状动脉粥样硬化性心脏病

一、临床概述

冠状动脉粥样硬化性心脏病简称冠心病(coronary heart disease,CHD),指冠状动脉(冠脉)发生粥样硬化引起管腔狭窄甚至闭塞和(或)冠脉痉挛,导致心肌缺血缺氧甚至坏死而引起的心脏病。它是一种严重危害人类健康的常见病、多发病。随着我国国民生活水平的提高,近些年来冠心病的发病率逐渐增高,发病年龄有逐渐降低的趋势。加强冠心病的早期预防、早期诊断和早期治疗已成为目前科研与临床工作的重点和难点。本节重点从影像学的角度阐述冠心病的介入治疗。

(一)病理生理学

当冠脉的供血与心肌的需血之间发生矛盾,冠脉血流量不能满足心肌代谢的需要,就可以引起心肌缺血缺氧。急剧的、暂时的缺血缺氧可引起心绞痛,而持续的、严重的心肌缺血可导致心肌坏死即心肌梗死。心肌缺血后,氧化代谢受抑制,致使高能磷酸化合物储备降低,细胞功能随之发生改变。产生疼痛的直接因素,可能是在缺血缺氧的情况下,心肌内积聚过多的代谢产物,如乳酸、丙酮酸、磷酸等酸性物质,或者似激肽的多肽物质,经心脏内自主神经的传入纤维末梢,经1～5胸交感神经节和相应的脊髓段,传入大脑,产生痛觉。这种痛觉反映在与自主神经进入水平相同脊髓段的脊神经所分布区域,即胸骨后及两臂前内侧与小指,尤其在左侧,而多不直接在心脏部位。因此,心绞痛常常引起这几个部位的放射痛。

冠状动脉器质性病变最常见的是动脉粥样硬化斑块的形成,最终导致冠状动脉狭窄,主要分布于心外膜下的大冠状动脉,且近端多于远端。病变早期,斑块阻塞的血管腔面积50%以下时,冠状动脉只有轻度狭窄,临床可无症状。此期如能采取合理的预防措施,病变是可逆的。病变进展期,冠状动脉进一步狭窄,当狭窄的直径达到50%～75%时,心肌的供血、供氧将不能随心肌耗氧量增加而增加。此时,几乎所有的患者在运动时心肌耗氧量增加的情况下都会出现心肌缺血的症状,一部分患者在静息状态下即可能出现症状;当狭窄大于95%时,除临床症状外,各种检查指标都会出现异常。当冠状动脉完全闭塞时,将发生闭塞区域的心肌梗死。冠心病亦可由非粥样硬化病变引起,包括冠脉畸形、结缔组织病、风湿病、川崎病、梅毒性心血管病、冠脉栓塞、痉挛、冠脉夹层、大动脉炎等。

(二)临床表现

1.心绞痛

心绞痛是一组症状,由一过性心肌缺血所致。根据发病机制的不同分为以下几型。

(1)稳定型劳力性心绞痛:出现症状在1个月以上,且发作的诱因、疼痛程度、发作次数和药物用量稳定不变者。

(2)初发型劳力性心绞痛:既往无症状,而新近1个月内出现的劳力性心绞痛。

(3)恶化型劳力性心绞痛:稳定性心绞痛近期加重,包括次数、程度、持续时间和药物用量均较前增加。

(4)静息性心绞痛:发作于休息时,持续时间通常大于20分钟。

(5)变异性心绞痛:指自发性心绞痛的患者发作时出现暂时性ST段抬高。除稳定型劳力性心绞痛外,其他各型心绞痛常统称为不稳定型心绞痛。

2.心肌梗死

当冠状动脉粥样硬化(偶为冠脉栓塞、炎症、先天性畸形、痉挛、冠脉口压迫所致),造成1支或多支管腔狭窄或心肌血供不足,而侧支循环未充分建立。在此基础上,一旦血供急剧减少或中断,使心肌严重而持续地急性缺血达20～30分钟,即可发生冠心病(coronary heart disease,CHD)心肌梗死。伴随着心肌梗死的发生,可发生一系列严重的并发症,如心律失常、心力衰竭、心源性休克、心室室壁瘤、心脏破裂,甚至猝死。因此,心肌梗死是冠心病的严重事件,死亡率高。

二、冠心病的介入治疗

(一)冠心病介入治疗简介

1977年9月,Andreas Gruntzig医师开展了首例经皮腔内冠状动脉成形术(percutaneous transluminal coronary angioplasty,PTCA),他的成功标志着冠心病介入治疗时代的开始。此后,PTCA技术不断改进,适应证不断扩大,现已成为冠心病介入治疗,乃至冠心病治疗领域最基本、最常用的手段。近十年来,在PTCA的基础上,又有许多新的介入技术问世。在这些技术中,有些已经取得了相当成熟的临床经验,并已开始了临床普及工作,冠状动脉支架置入术的广泛开展即是一个典型例子。另有一些技术仍处于探索阶段或存在不足,尚需进行更多的摸索和经验的积累。因此,本部分的内容将重点介绍经皮腔内冠状动脉成形术和冠状动脉内支架置入术。现将临床上正在开展的冠心病诊疗介入技术简要介绍如下。

1.经皮冠状动脉腔内血管成形术

该技术是将特制的用于PTCA的球囊扩张导管送至发生病变的冠脉腔内,利用球囊的机械性挤压作用重新塑形管腔,使病变狭窄处血管扩张、管腔增大以改善病变以远的血供,缓解症状并减少急性心梗发生的一种导管治疗技术,又称为球囊血管成形术。因其治疗效果较药物治疗理想,又比心外科冠脉搭桥简便且创伤小而成为当今冠心病治疗的基础。

2.冠状动脉内支架置入术

金属编构而成的支架,预置于一个可扩张的球囊之上,将球囊连同支架一起送至病变处,用球囊的扩张使支架支撑于病变的血管内壁,使狭窄或 PTCA 后有塌陷的血管壁扩张起来。支架置入后,新生的内皮细胞将会逐渐覆于支架表面,最终支架将被包埋于血管壁内。现今,临床上常与 PTCA 结合使用,使 PTCA 术后的再狭窄率大幅度下降。目前,PTCA 结合支架置入术是临床应用最多、最成熟的冠心病介入治疗技术。

3.定向冠状动脉斑块切除术

定向冠状动脉斑块切除术(directional coronaryatherectomy,DCA)又称 Simpson 导管旋切术。1986 年 Simpson 等人发明一种有开窗式切刀筒、可旋转式圆柱式切刀、旋转驱动式导管、支撑球囊、象鼻式头端和导引钢丝组成的剃刀式旋切导管(图 4-2)。

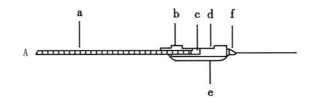

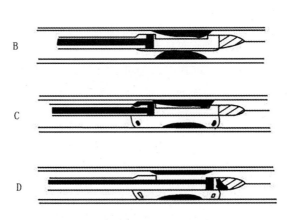

图 4-2　定向斑块旋切导管示意图

A.a.导管部分;b.旋切刀筒;c.旋切刀头;d.旋切窗;e.支撑球囊;f.导引导丝;B.旋切器进入狭窄部分;C.充盈支撑球囊,使凹槽紧贴斑块;D.推进旋切刀将斑块切除

用这些器材可直接切除病变的血管内壁组织,并将切除的组织带出体外。DCA 技术适合对一些发生于冠脉近端的偏心性病变、溃疡性病变和形成内膜悬漂物的撕裂性病变进行治疗。根据美国 DCA 临床治疗研究组 1990 年的报告,在 958 例进行 DCA 治疗的病例中,高达 85% 的病例在术后残留狭窄小于 50%、管腔增大 20% 以上,且无主要并发症,对冠脉狭窄的疗效显著。此项治疗技术对操作者的技术要求比较高,目前国内少数医院已经开展。

4.冠脉内膜切吸术

冠脉内膜切吸术(transluminal extraction catheter atherectomy,TEC)导管的装置是由头端的导丝和刀头、可旋转导管、旋转驱动器和真空泵等部件组成。TEC 的刀头是两片不锈钢叶片的圆锥体,与后部的马达相连,能以 750 r/min 的速度旋转,旋切下来的细碎组织经过抽吸装置吸出体外(图 4-3)。

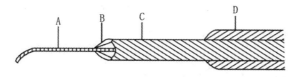

图 4-3 冠状动脉腔内斑块旋切吸引导管的示意图
A.导引导丝;B.斑块旋切刀;C.旋切吸引导管;D.导引导管

TEC 技术适用于治疗病变段无扭曲的冠状动脉开口处病变、腔内有血栓的病变和大隐静脉桥血管内的病变。此外,TEC 也适用于治疗有跛行症状的四肢动脉硬化性闭塞症的患者。美国一组 1 141 例冠脉 TEC 治疗结果分析显示,TEC 手术成功率(残余狭窄<50%)为 94%~98%。冠脉开口处病变的成功率为 95%,有严重钙化的病灶成功率较低,为 77%。最主要的并发症是动脉穿孔。同 DCA 技术一样,此技术对术者操作水平要求较高,目前国内很少开展此项技术。

5.冠脉内膜旋磨术

应用头端镶有钻石颗粒的金属磨头导管,用极高的速度旋磨钙化的组织,磨成微粒的病变组织被体内吞噬细胞吞噬而清除(图 4-4)。

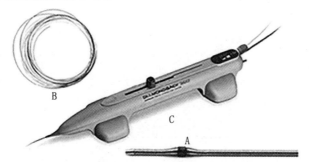

图 4-4 快速冠脉内旋磨导管的示意图
A.旋磨头;B.导引导丝;C.推进装置

旋磨头是一个不锈钢制的钻头,呈纺锤形,前半部嵌有钻石颗粒,导管和钻石的中心可以通过导丝。这种设计专门被用来消磨坚硬的动脉硬化斑块,且不易造成血管穿孔。旋磨术主要用于钙化病灶、开口处病灶、球囊难以扩开的坚硬病灶和长段病变。Ellis 报道的一组多中心旋磨治疗结果显示其成功率为 94%,证明旋磨术用来治疗严重钙化病变是安全有效的。

到目前为止,冠状动脉内支架置入术已能够与经皮冠状动脉成形术很好地结合,并明显地提高 PTCA 术的效果,降低再狭窄和其他并发症的发生率。其他新的介入技术是为了解决 PTCA 术的不足而出现的,但因其自身都存在着缺陷,并在实际工作中存在着一些问题,使得这些新技术只能作为 PTCA 术的补充手段而不能代替 PTCA 术,甚至有的技术本身就必须依赖 PTCA 术。随着技术、工艺水平的提高,临床研究和探索的进一步深入,这些新的介入技术在拓宽冠心病介入治疗领域方面会越来越有作为。但研究者认为,目前 PTCA 术结合冠脉内支架置入术应是冠状动脉疾病介入治疗的基础,并且随着新的介入技术的开发,新技术的应用和临床经验的积累,冠心病的介入治疗技术会越来越成熟和完善。

(二)PTCA 的作用机制

尽管 PTCA 术广泛应用于临床已有近 30 年了,但其作用机制仍有争议。一般认为,PTCA 术增加管径的过程是多种因素共同作用的结果。目前认为可能的机制主要有两点:①内膜撕裂和斑块碎裂;②局部动脉瘤形成。

1.内膜撕裂和斑块碎裂

这是 PTCA 术最多见的形态学改变,即所谓 PTCA 引起狭窄血管的"有控制的损伤"。当球囊在动脉硬化病变处充胀时,一方面是斑块内相对非机化的和新形成的动脉硬化成分重新分布使斑块变薄;另一方面是大而不可伸展的斑块出现碎裂。如果是偏心性病变,球囊的扩张可能引起正常管壁过度撑张,而斑块的破碎出现在动脉硬化斑块和血管非病变部位之间的连接处。在同心性病变,撕裂发生于斑块最薄处,并可能使中膜肌组织和外膜弹性组织产生轻微撕裂。

内膜撕裂和斑块碎裂在冠状动脉造影片上表现为成形部位管壁的轮廓模糊或"毛糙"的不规则边缘,甚至细齿状的充盈缺损。文献报道,内膜撕裂和斑块的碎裂发生率在 25%~47%。

内膜斑块与相邻的中膜撕裂和分离常常是成形术所需要的,受损伤的中膜的向外伸展是有益的,中膜撕裂产生的局限性中膜坏死和肌张力减小或丧失,可以使管腔持久扩大和减少痉挛发生。但严重的撕裂可能导致急性冠状动脉闭塞,则应尽量避免。

2.局部动脉瘤形成

Sanborn 的动脉硬化实验研究提出 PTCA 增加管径主要是由于血管被扩张后局部动脉瘤形成。成形术后,作为动脉壁主要成分的胶原被不可逆地撑张。平滑肌细胞间的连接断裂。持久和过度的扩张,斑块本身和扩张的血管壁一致地向外移位,形成医源性动脉瘤,即使球囊减压后,粥样硬化的动脉管壁仍保持其扩张状态,管腔因此而扩大。

三、冠状动脉造影对其介入治疗的指导作用

对冠状动脉病变进行介入治疗术,包括 PTCA、冠脉内支架置入术以及其他介入治疗前都必须进行冠状动脉造影。同样,对冠状动脉疾病进行外科治疗也必须先进行冠状动脉造影。以下以 PTCA 术为例,说明冠状动脉造影在冠心病介入治疗中的作用。

1.冠状动脉造影适应证以及禁忌证

(1)适应证:凡是需要显示冠状动脉才能解决的临床问题都有冠状动脉造影的指征。但应用最多的适应证是对已高度怀疑为冠心病的患者行进一步的检查,如药物治疗效果不好,估计要做血运重建的心绞痛患者;患者的心绞痛症状不严重,但其他检查提示多支血管病变、左主干病变;不稳定型心绞痛,如新发生的心绞痛,梗死后心绞痛,变异型心绞痛等。另一类为冠心病的诊断不明确,需要做冠状动脉造影予以澄清;难以解释的心力衰竭或室性心律失常;拟进行其他较大手术而疑诊冠心病的患者;拟行心脏手术的患者,如年龄大于 45 岁应常规行冠状动脉造影,此适应证可能会有一些争议。

(2)禁忌证:冠状动脉造影无绝对禁忌证,主要的相对禁忌证有不明原因的发热、未控制的感

染、严重的贫血(血红蛋白含量低于 80 g/L)、严重的电解质紊乱、严重的活动性出血、未控制的高血压、洋地黄中毒、造影剂过敏史且未用糖皮质激素预处理和进展性脑卒中等。其他相对禁忌证还包括急性肾衰竭、慢性心力衰竭失代偿期、凝血功能异常(INR＞2.0)和活动性心内膜炎等。

2.注意事项

冠状动脉搭桥手术前只需要明确病变血管的支数、病变的位置、远段血管的血流情况和管壁情况,以决定搭桥血管支数、搭桥的具体位置并对搭桥血运心肌的活性情况进行评估。而为PTCA 做准备的冠状动脉造影,要求要比冠脉搭桥高得多。除要了解病变支数、位置之外,更主要的是在判断时应注意以下方面。

(1)病变的特征,包括狭窄的细微形态,如有无钙化、病变的软硬程度、有无不稳定斑块、是否偏心、是否为弯曲部位病变、有无局部小动脉瘤或夹层形成、病变的长短、狭窄程度,病变局部有无分支,分支是否受累和是否完全闭塞不显影等。

(2)病变近端和远端的血流、血管情况,有无侧支血管供血等重要细节。并依据对上述细节情况的分析决定是否进行介入手术、选择何种介入手术、器械的选择、具体方案的制订、成功率和危险性的评估、预测并发症和预置处理措施等。

(3)良好的冠状动脉造影片应具备以下条件:①能清晰地显示每一主支、分支和每个血管节段,特别要注意对血管分叉处的显示,以免出现重叠造成的假象;②对于病变的血管节段,至少能在两个或两个以上的体位上对其进行分析;③能够了解病变远端以远血管的侧支循环情况。

四、经皮腔内冠状动脉成形术

(一)PTCA 术的主要设备和器械

随着导管工艺技术和球囊、导丝等技术的不断发展,要求 PTCA 的术者必须全面了解导管的进展情况并熟悉各种器械的构造、性能和操作技巧,并能够根据病变和病理解剖关系熟练地选择和搭配使用最佳的器械。下面介绍 PTCA 术所需要的主要器械。

1.导引导管

PTCA 术中导引导管(guiding catheter,GC)的选择是一个十分重要的环节。从某种意义上讲,导引导管选择的是否适当,将决定着 PTCA 术的成败。理想的导引导管应具备以下性能。

(1)后座支撑力:由于冠状动脉在主动脉窦中的起始与走行变化较大,为了使导丝和球囊导管能跨越诸如重度狭窄甚至闭塞性病变,偏心病变或成角扭曲的病变,也为了在球囊扩张的一瞬间球囊导管不至于退缩而影响扩张效果,要求导引导管在造型和弧度上更多变,在导管本身的弹性记忆上更好。

(2)导管的内外径:近 10 年来,导引导管的工艺进展很快,在内径不变甚至扩大的基础上,外径越来越小。目前导引导管已由过去常用的 7～8 F 转变为现在常用的 6～7 F。内径的增大有利于球囊导管的通过和双球囊双导丝技术的开展。外径的缩小增加了导管操作的安全性,减少了对血管内膜的损伤。

(3)操作安全性:为了获得良好的可操控性能,导引导管的弹性记忆比冠状动脉造影导管好。由于导管较硬,而且其顶端不能变细,因此现在的导引导管前端均被设计为软头。这种设计增加了操作的安全性,特别是当导引导管深入冠脉开口内时,更是减小了内膜损伤的可能性。此外,顶端两侧带侧孔的导引导管的设计思路是为了保证冠脉血流在放置了导引导管后不被阻断,增加了手术安全性。

(4)不同冠状动脉分支的 PTCA 术所选择的导引导管型号、大小是不尽相同的。但必须能满足以下要求。①能提供最佳的后座支撑力:因为如果导引导管不能良好地搭架于冠脉开口处,球囊在推送至狭窄或闭塞处时,阻力所产生的反作用力会向后推导引导管,而给手术造成麻烦、甚至增加危险性,并往往导致手术失败;另外,在行扩张的过程中也会产生一定的后推力,一旦导丝和球囊后退至病变近端时,导丝再次穿过病变将增加内膜进一步破坏的概率,甚至无法再次通过病变段。②减少冠脉内膜的损伤:选择内径大而外径尽可能小的导引导管,加上软头导管的采用,这些都是减少内膜损伤的方法。此外,选择合适型号的导引导管,避免术中反复试用导管非常重要。一般情况,左前降支常选用 Judkins 左冠型,如左冠开口向上发出时应选用 Amplatz 左冠型。回旋支 PTCA 导引导管的选择比较复杂,如前降支与回旋支分叉角度偏小,则以选用 Judkins 型为好,如角度较大以用 Amplatz 为好。右冠状动脉 PTCA 术中选择导引导管要根据其开口与近段的走行,近段向上走行可选用 Amplatz 右冠型,水平走行则选用 Judkins 右冠型导引导管;如开口低或开口后向下走行,宜选用 Amplatz 右冠型或多用途型导管。但在具体操作时应具体情况具体分析。

2.导引导丝

根据病变的不同,导丝被设计成为不同直径和不同的硬度。直径从 0.25~0.46 mm(0.010~0.018 in),最常用的是 0.40 mm(0.014 in)和 0.41 mm(0.016 in)。较粗的导丝适用于要求较大推送支撑力的病变,但相对来说较易损伤血管内膜,对术者的技术要求比较高。导引导丝(guiding wire,GW)的硬度分为极软导丝、软导丝、标准导丝,依次硬度增加,推送支撑力也增加。极软导丝易于通过弯曲病变、节段性的弥漫病变、偏心病变等,适用于大部分的病变和病例;软导丝适用于极软导丝不能通过的病变;而标准导丝适用于慢性闭塞性病变,但易损伤血管内膜,常常是用其他导丝难以奏效的情况下选用标准导丝。导丝的顶端可预先被塑形成"J"形和直导丝。

3.球囊导管

PTCA 术的成功与否与球囊导管(balloon catheter,BC)密切相关,术者必须对所有的球囊导管的各项参数有全面而详细的了解。此外,由于球囊导管的种类繁多,新产品层出不穷,工艺水平进展迅速,这要求术者必须不断了解和掌握球囊导管和相关器械的最新进展及操作。

(1)球囊导管的分类:主要分为 5 类。①6 球囊沿导丝推送系统(balloon over-thewire,OTW):这类是目前工艺进展最快、品种最多、可供选择范围最大、使用最广泛的球囊系统,球囊的全长都在导丝上推送操作,可以适应各处各类冠脉病变 PTCA 术的要求。②快速交换球囊系统(rapid exchange-monorail,RE):在距球囊导管前端 17~40 cm 处有一个侧孔,导丝的前段在球囊导管内,而后部从侧孔处伸出球囊导管之外。这种装置的优点是术中若更换球囊导管,不必先用延长导丝更换原有的导丝,而是直接拉出球囊导管至体外后,固定导丝的体外穿刺处,更换球囊导管即可。③固定导丝(fixed wire,FW)因在球囊顶端有一段固定在上面的可塑型的软导丝而得名。④灌注球囊:这种球囊导管的特点是在球囊的近端和远端各有数个侧孔。这种设计使球囊扩张时血液可通过球囊近端的侧孔进入球囊导管腔内,再经过球囊远端的侧孔流出导管而进入冠脉内。⑤切割球囊:切割球囊是在导管的球囊上装有不锈钢刀片。原理是在非顺应性球囊导管的球囊上装有 3~4 枚细长的刀片,球囊收缩时被覆盖在球囊的皱褶内,这种设计使它在被推送的过程不会伤及血管内膜。

(2)球囊导管的技术参数与特性。①球囊大小:球囊直径从 1.25~4.00 mm,一般以每增加 0.5 mm 分级;球囊长度为 6~30 mm,常用的长度在 10~20 mm。②球囊未充盈之前的外径:不同材料和厂家的球囊,即使球囊直径相同,外径也可以相差很大,一般说,外形(profile)越小,跨越病变的能力越强,同时对工艺和材料要求越高;需要说明的是,一经加压充盈的扩张后的球囊是不能完全恢复至原来形状的,也就是说外径增加了。③球囊的材料:有聚氯乙烯、聚乙烯、苯聚乙烯等,其中苯聚乙烯材料最理想,因其可成为超薄、耐高压、柔韧性好的球囊材料。④球囊的标志位置:大多数的球囊标志在球囊中点,便于与病变对齐;有些长球囊的标志则位于球囊两端。这个标志不透 X 线,在 X 线荧光屏上呈清晰的黑点。⑤球囊的顺应性:指球囊的直径随充盈压改变的程度,高顺应性球囊直径随充盈压增加而明显增加,如聚氯乙烯球囊,当充盈压达"命名压"以上时,其实际直径可明显增加,而低顺应性者,如高密度聚乙烯,其直径随充盈压力变化的幅度很小;苯聚乙烯的球囊直径非常稳定,几乎无顺应性。不同顺应性的球囊有各自的用处,低或无顺应性的球囊主要用于坚硬的病变,而高顺应性球囊可用于多段较软病变的 PTCA 术。⑥球囊的"命名压"和"破裂压":"命名压"指球囊达到预定直径时的压力;而"破裂压"是指球囊在此充盈压下才有可能破裂。各厂家产品的"命名压"与"破裂压"数值均不同,一般都标明于包装上或说明书中,术者要注意阅读,做到心中有数。

(二)PTCA 术的操作方法和技巧

1.PTCA 的术前准备

(1)一般准备:术前签署手术知情同意书,并应做碘过敏试验。

(2)术前用药:长期服用阿司匹林和氯吡格雷的患者手术前一天晚上顿服阿司匹林 300 mg ＋氯吡格雷 300 mg。无长期服用阿司匹林和氯吡格雷的患者需急诊手术时,术前顿服阿司匹林 300 mg 和氯吡格雷 600 mg;亦可考虑应用替格瑞洛 180 mg 代替氯吡格雷。

(3)手术前应用局麻药止痛与镇静。在整个手术中给予肝素(100 U/kg);建议 PTCA 器械进入冠状动脉前活化凝血时间(activated clotting time,ACT)应大于 300 秒。如果同时给予血小板膜糖蛋白(GP Ⅱ b/Ⅲ a)受体拮抗剂,建议调整肝素用量(70 U/kg)使 ACT 达到 250 秒。目前有研究表明术前6~8 小时皮下注射依诺肝素,术中可不用肝素。

(4)关于硝酸甘油的使用,可以在手术中随时经导管向冠状动脉内推注,用于减轻血管痉挛。

(5)对于伴有心动过缓、窦房阻滞、房室传导阻滞和病态窦房结综合征的患者,或者扩张大支近端和左优势的回旋支病变时,可预先穿刺股静脉放置扩张导管备用,也可直接预置临时起搏器导管。

(6)导引导管、球囊导管和导丝的连接导引导管,球囊导管和导丝的连接。

在导引导管的尾端装上 PTCA 专用的"Y"型接头,一端通过连接短管连接一个三联连接板,并分别与压力监测仪、硝酸甘油盐水、造影剂吊瓶和三环注射器相连。另一端准备与普通导丝或球囊导管相连接。并用生理盐水充满已连接好的导引导管系统,使其管道内无空气泡。

2.PTCA 的操作步骤

(1)通常是采用 Seldinger 法穿刺右侧桡动脉。穿刺部位:取腕横纹近端 3 cm 左右、桡动脉表浅易触及处,或桡骨茎突近心端 1 cm 处。Seldinger 法具体步骤:①充分伸展患者腕关节,以30°~45°进针,将中空软管和穿刺针套在一起,穿透动脉前后壁;②退出穿刺针,保留软管;③慢慢拔软管,当退到动脉时可见鲜血喷出;④经软管送导丝入动脉;⑤退出软管,保留导丝在动脉内;⑥顺导丝送入血管鞘,退出导丝,这样在桡动脉和体外就建立了可反复出入的安全通道。

(2)将预选好类型和型号的导引导管送至冠脉开口处,行靶血管造影,并选择显示狭窄部位最佳的投照位置,将充盈着造影剂并显示靶血管全程最佳的一幅图像留在参考荧光屏上。打开三联连接板上与压力监测仪连接的开关,记录动脉压力,若压力下降则说明血流受阻。

血流受阻的常见原因为:①导管顶端插入过深嵌入冠脉内;②冠脉发生痉挛;③导管顶端与冠脉开口的轴向不同影响了压力的传导。

处理的方法为:①推注少许造影剂,若发现导管过深要立即退出;②如发现造影剂流速过慢,提示导管相对过粗或冠脉痉挛,应立即推注硝酸甘油以解除痉挛并迅速退出导管,换用较细的导引导管或带侧孔的导引导管。

(3)确认冠脉内压力正常后,将准备好的带有导丝的球囊系统从导引导管的"Y"型接头处小心向里推送,然后在荧光屏监视下,将导丝送入欲行 PTCA 的冠脉口,并旋转导丝将导丝的顶端导入靶血管内,使其通过狭窄处并尽量送至该靶血管的远端。

一般来说,导丝送得越远,对球囊推送提供的支持力越大。如导丝不能通过狭窄的部分,应考虑重新塑形导丝或更换其他类型的导丝。

在导丝通过狭窄处时应注意以下几点:①要轻巧、缓慢地推进,在推进的过程中不应有阻力,不应有转动困难,也不应有导丝头端变形、打折;并适时注入造影剂观察和调整导丝的走向及与管壁、管腔的关系,防止导丝进入斑块内,甚至穿入内膜层,或者进入细小分支内;如发生上述情况应立即撤回导丝,调整方向后再前进。②导丝跨越狭窄后应注意导丝的走向使之沿着病变血管的主干方向前进,切忌误入紧邻狭窄部位远端的分支内,因为沿此方向进行球囊扩张可以造成远端主干的闭塞、狭窄甚至分支撕裂。③对于不易通过的病变段,如近端弯曲度太大、分支较多或狭窄较重,可以将球囊送至病变段附近,以帮助导丝提高支撑力和通过力;但要注意球囊导管与病变的距离应适当,太近易损伤病变处的内膜,太远支撑力不够。④导丝的旋转操作应为往返转动,切不可持续朝单一方向转动。⑤在球囊扩张进行之后,应后退球囊导管,而保持导丝在原位;切忌导丝反复通过病变段,以免损伤病变段内膜,造成内膜撕裂、塌陷、内膜夹层形成甚至闭塞等严重后果。在确认扩张成功、拟结束扩张术时,才能退出导丝。

(4)导丝送达靶血管远端后,将球囊沿导丝送至狭窄处,结合注入造影剂和球囊上的标志,确认球囊位置是否正确。如球囊到位正确,应立即开始扩张。球囊扩张的过程中要注意以下几点:①球囊的加压和减压必须在荧光屏监视下进行;旋转带压力表的注射器旋钮使球囊内的压力逐渐上升,并注意球囊预置的位置是否正确,加压过程中是否有移动,以及压力增高的数值。②球囊充盈压力的大小主要是依情况而定,一般应以充盈至狭窄部或所谓的"腰部"消失为宜;如经一次扩张效果不满意,可再进行第二次扩张,压力可稍小或稍大;目前由于冠脉内支架的广泛使用,有人主张球囊扩张的压力不必太大,只用球囊完成所谓"预扩张"的目的,之后局部置入支架即可。③球囊充盈的时间主要取决于因球囊扩张后阻断血流造成心肌缺血症状的出现和严重程度,至少应持续 30~60 秒;若在球囊扩张过程中出现 ST 段明显升高,窦性心律失常或血压下降,应迅速减压后退出球囊。④球囊扩张的次数要依术中情况而定,一般需要两次或两次以上;如患者能够耐受,一般第一次扩张压力高一些、时间短一些(30~60 秒),而此后的扩张可用低一些的压力较长时间(2~3 分钟)进行"塑形"。⑤扩张后,常规向冠状动脉内推注硝酸甘油 200~300 μg,以减轻血管痉挛。

3.扩张效果的评价

球囊扩张以后,一般情况是将球囊导管向后退出至导引导管内,或至少退至病变的近段,然后推注造影剂观察病变处的形态,有时仍需要各角度造影观察。

如果经造影观察病变处仍有明显狭窄存在,可以更换较大球囊进行再扩张。如经过更换较大球囊扩张,局部狭窄无改善,或者造影发现病变部位有明显的内膜脱落、塌陷或斑块撕裂时,应考虑在局部放置支架。

如果造影显示扩张结果满意,应完全退出球囊导管,并保持导丝在原位至少等候 15 分钟以后再次造影复查。确认结果满意后方能结束手术。因为 PTCA 术后的急性闭塞常发生于扩张后几分钟之内,将导丝留在冠脉内的好处是一旦发生闭塞,球囊导管可以迅速沿原路进入冠脉内进行处理,而避免导丝和球囊导管再次进入冠脉受阻或误入"歧路",耽误救治。结束的步骤是先固定导引导管不动,将导丝完全退出后,再退出导引导管。将桡动脉扩张管拔出并加压包扎,将患者送回监护室观察 24 小时。

4.PTCA 术后的处理

(1)术后在监护室内行心电监护 24 小时,注意观察有无心律失常、心肌缺血、心肌梗死和低血压的发生。造成低血压的原因除心肌缺血之外,尚有禁食、血管扩张药物作用的影响,因此要注意鉴别,并开放静脉,对症处理。

(2)口服钙通道阻滞剂,防止冠脉痉挛。

(3)检查穿刺侧足背动脉搏动情况。

(4)术后一般不需要常规应用静脉肝素或低分子肝素。是否应用应由术者根据血管病变的情况决定。

五、冠状动脉内支架置入术

血管的弹性回缩增加了 PTCA 术的残留狭窄,有人报告血管壁的弹性回缩可使 PTCA 术获得的最大血管内径丧失近 50%,而 PTCA 术造成的血管壁损伤又可引起内膜增生,进而更加重 PTCA 术后冠脉再狭窄的发生率。此外,血管的急性闭塞和内膜撕裂都可能导致 PTCA 的失败。由此使得冠脉内支架置入术成为一种继冠脉球囊扩张术之后临床上广泛使用的冠心病介入治疗方法。自 1988 年以来,该技术发展很快,现在已同 PTCA 术一样,成了冠心病介入治疗的主要方法。与 PTCA 术比较,冠脉支架置入术在应对再狭窄的病理基础方面,并无任何抑制作用,它一方面是通过明显改善血管有效内径来降低再狭窄的发生率;另一方面是通过有效的处理 PTCA 术中内膜撕裂和血管闭塞并发症,来改善病变部位的血管通畅情况。冠脉内支架的工艺、技术也在不断地发展,现在不断有新型材料、新型工艺处理的支架产生,使冠脉支架的临床应用范围越来越广,应用效果越来越好

(一)冠脉支架的类型及技术性能介绍

1.冠脉支架的类型

根据支架表面是否经过特殊涂层处理,将支架分为金属裸支架以及药物洗脱支架。

(1)金属裸支架:金属支架表面经抛光处理后不添加任何涂层。BENESTENT 和 TERESS 试验证实支架可明显减少球囊扩张术(POBA)再狭窄。因此,金属裸支架在冠状动脉介入中应用率在此前达到了 84.2%。虽然目前国内金属裸支架在冠状动脉介入中应用可能还不足 5%,但临床应用的药物洗脱支架多是基于上述的支架平台开发的,其物理性能类似。

(2)药物涂层支架:金属裸支架的广泛应用使得支架内内膜过度增生这一新的医源性问题成为研究的热点。金属裸支架置入导致的内膜平滑肌细胞迁移以及过度增殖是导致金属裸支架内再狭窄的主要机制。为了预防再狭窄,在金属裸支架的基础上发展了冠状动脉介入治疗史上具有革命性医疗意义的药物涂层支架。广义的药物涂层支架分为两种。①被动涂层支架:支架表

面包被肝素、胆碱等化合物,以减少支架内血栓形成,降低再狭窄的发生率等;②药物洗脱支架:其设计的特点为抗增殖、抗炎作用的药物通过支架表面释放,在一段时间内持续与血管壁发生作用,抑制血管内膜组织的过度增生,从而减少支架内再狭窄的发生。临床试验证实,西罗莫司和紫杉醇洗脱支架可显著降低再狭窄率,具有良好的临床应用效果。以西罗莫司洗脱支架与紫杉醇洗脱支架具有代表性。

2.冠脉支架理想的技术性能要求

从各公司支架设计特点以及其性能的关系可以看出没有任何一种支架是完美无缺的,每个支架的优、缺点是并存的。比如通过性好的支架质地多数偏软,其支撑力必然有缺陷。完美的设计表现为支架的各种物理以及生物性能均处于最优状态。全面评估支架的优劣,在支架的研发以及实验阶段极为重要。同时评估支架的物理以及生物学特性,从而能够将根据不同病变解剖特点选择不同的支架,这在临床实践中极其重要。一般从以下特性来评价支架的优劣。

(1)生物组织相容性:生物组织相容性指支架材料本身的抗血栓和抗腐蚀性能。目前支架材料多选用特殊抛光的、超高纯度的316 L不锈钢,致血栓的可能性较低。另外,也可通过减少金属表面积、增加涂层和术后服用抗血栓药物提高支架的生物组织相容性。有临床前实验研究表明,钽或镍制成的支架较不锈钢支架的抗血栓性能好,但未得到临床证实。

(2)顺应性:顺应性与平时对球囊顺应性的理解不同,球囊顺应性主要是指在单位压力下球囊直径的变化程度。支架顺应性是指支架置入后沿血管轴向弯曲程度,与压力无关。支架的顺应性主要与支架的材料、支架厚度以及支架丝的链接方式有关。有些支架与血管的走行顺应较好,如S670、Multilink、TETRA、Wallstent等,而柔软性差的NIR的顺应性也较差。过去柔软的支架顺应性好但辐射张力差,目前改良的支架具有较好的柔软性、顺应性和辐射张力,如BX-Velocity、Express。

(3)传送性:传送性是指支架沿导丝到达病变部位的能力,是体现支架综合性能的一个指标,受多种因素影响,如支架的柔软性、寻迹性、传送系统的整体性能等。寻迹性能是指支架沿导引导丝轻松传送能力,受推送杆涂层、硬度、远段渐细和外径的影响,目前大部分支架的传送能力均较好。

(4)柔软性:柔软性是指未膨胀支架沿纵轴方向弯曲的能力,主要受支架材料以及结构特点的影响。在同样厚度的情况下,316 L不锈钢柔软性差于钴合金;同等材料情况下管状支架的柔软性必然比环状支架差。支架的柔软性在扭曲血管的操作中显得尤为重要,决定了此支架的推送性。管状支架通过改变连接段的长度以及形态,可以大大改善管状支架的柔软性,可以在不大幅度减少支架支撑力情况下提高支架的通过性,从而更利于置入。

(5)辐射张力:辐射张力是指支架置入血管后防止血管壁弹性回缩的辐射状支撑能力。支架的结构和厚度决定了辐射张力,一般与柔软性和顺应性相反。一般管状闭环支架的辐射张力较好。辐射张力较好的支架适合置于弹性回缩力高的开口病变、较硬的钙化病变或环型斑块,如NIR、BeStent2、BX-velocity、BX-angile等。一般缠绕支架和自膨胀式支架的辐射张力较差。

(6)覆盖性:覆盖性是指支架扩张释放后呈辐射状和纵向覆盖病变的能力,受辐射张力和支架结构特点影响。一般而言灌装支架的金属覆盖性优于环状以及缠绕型支架,较少的覆盖可能造成斑块未被完全覆盖而突出至血管腔,斑块脱垂增加血栓的发生率。如环状、缠绕型支架均存在这个问题。目前很多316 L不锈钢材料的支架为了提高柔软性、通过性,牺牲了金属覆盖率,导致斑块脱垂的发生。相应地,过多的金属覆盖也可能影响边支,同时可能因为金属与血液的过多接触增加血栓形成。如何兼顾支架的柔软性、通过性和金属覆盖率,是医学工程师的研究重点和热点。

(7)可视性:支架的可视性取决于支架的材料、结构、厚度,以及造影机影像清晰度。过去的钽支架较不锈钢支架的可视性好,近来镀金支架和带金标记支架可视性好。良好的支架可视性在处理开口病变定位或多个支架重叠操作中尤为重要。

(8)支架球囊对支架性能的影响。①球囊顺应性:不同的支架球囊其顺应性均不一样,一般情况下,顺应性比较高的球囊,其支架较为柔软,有助于支架通过扭曲病变;顺应性较低的球囊,支架一般较僵硬,不易于通过扭曲血管,支架球囊的顺应性可通过顺应表查询。②球囊悬突:是指支架扩张时球囊突出支架两端的部分,球囊的悬突越长,支架扩张时对支架外正常组织的损害也越大,在较硬病变支架释放过程中,较长的悬突更容易出现"狗骨头"效应,损害支架外内膜,导致严重并发症。③球囊支架贴服差:球囊支架贴服差是指支架在通过弯曲血管或病变时球囊与支架之间的间隙,一般较为柔软的支架之间不容易出现明显的贴服差,环状支架由于环与环支架连接段的减少也容易在环之间出现贴服差。一旦出现明显的贴服差;一方面翘起的支架、增加的支架-球囊间隙会明显影响支架的通过性,另一方面贴服差增加会减少支架-球囊之间的相互作用力,在操作不当情况下容易导致支架脱载。④其他球囊相关因素:球囊尖端硬度、球囊导丝之间的鱼口效应、球囊外径等对支架物理性能的影响均较大,在操作支架无法通过病变时除了要考虑支架因素外,还要注意支架球囊的影响。

(二)冠脉支架置入术的适应证和禁忌证

1.适应证

(1)用于 PTCA 术中发生急性闭塞并发症时的处理。在进行 PTCA 术后退出球囊导管保留导丝时,如造影发现病变动脉有内膜撕裂、并出现塌陷和管腔明显狭窄甚至闭塞时,为避免外科紧急搭桥手术,可在靶血管处置入内支架。

(2)PTCA 术前预测术中可能发生内膜撕裂、急性闭塞发生率高和术后发生再狭窄概率高的病例,可考虑行内支架置入术。

(3)主干的病变,冠脉搭桥血管的再狭窄,偏心、钙化、成角病变及闭塞性病变,为保证介入治疗的效果,可直接行内支架置入术,或先行 PTCA 术,再置入内支架。

2.禁忌证

(1)出血性疾病,如活动性消化性溃疡、新近发生的脑血管意外的患者。

(2)未被保护的左主干病变。

(3)病变处血管正常直径小于 2 mm

(4)病变本身或其近段血管重度扭曲,使支架不能正常到位和定位者。

(5)累及大分支的病变,一旦置入支架会造成另一只狭窄甚至闭塞者。

(6)狭窄以远血管呈弥漫病变,且血流不好者。

(三)冠脉支架的操作方法

1.器械选择

(1)导引导管:要选择内腔足够大的,使支架在导引导管内能被顺利地推送。此外,要注意参考行冠状动脉造影所用的导管型号与大小,选择一种能提供良好支撑力的导引导管。

(2)导引导丝:要求与行 PTCA 时基本相同。

(3)支架的选择:关于支架直径的选择,应选择比病变处毗邻的近段血管直径＞10％为宜。因为如果直径过大会加重血管内膜的损伤,太小则不能使球囊及支架贴附于血管壁而增加术后再狭窄的概率。关于支架的长度应根据病变的长度来选择,一般应略长于病变段,这样有利于将病变覆盖,对减小术后再狭窄有利。

2.操作步骤

球囊扩张型的支架操作步骤与手法和 PTCA 相似。需要注意的是球囊的充盈压力和球囊膨胀开后的持续时间。具体方法如下。

(1)带支架的球囊位置确定之后,用 10 个左右的大气压充盈球囊,支架被扩张开,球囊持续加压 5～10 秒后,迅速减压并轻柔地将球囊导管退出,保留导丝。

(2)重复做冠脉造影,观察支架与血管的贴附情况并注意观察支架前后段的血管壁。如扩张不理想,可加大压力再扩张,或另选更大直径的球囊再扩张,比较理想的情况是支架扩张后,局部的管径与其邻近的血管相同或略大。

六、PTCA 术和支架置入术疗效的影像学评价

(一)PTCA 和支架置入术后即刻的疗效评定

1.PTCA 术及支架置入术即刻效果的影像学评价方法

PTCA 术及支架置入术的成功意味着病变的冠状动脉狭窄得以解除,缺血的心肌得到了充分的血流灌注。术后的冠状动脉造影是最常规、最简便的方法。在绝大多数的医院沿用的是目测血管直径狭窄的百分数的方法来评价介入性治疗后冠脉的残余狭窄程度。这种方法简便、有效,便于广泛使用。但由于冠脉病变的复杂性,如偏心、迂曲、表面不规则等的存在,这种主观估计的狭窄程度往往不够准确,误差可能达到 30％。另外,对邻近"正常"参考段血管的评估也对病变血管的狭窄程度判断产生影响,因为冠脉的粥样硬化病变是一种弥漫性病变,所谓"正常"血管段只是一个相对的概念,结果是常常会低估病变的狭窄程度;少见的情况发生在所谓"正常"参考段血管出现扩张性病变或动脉瘤形成,此时则会过高估计狭窄。除此之外,残余狭窄程度的估计还受不同观察者主观意愿的影响,往往几位医师的判断结果不尽相同,重复性较差。

为了尽可能避免上述干扰因素的影响,在对冠心病介入治疗术后进行影像学评价时要注意以下几点。

(1)选择多角度投照,从多个角度,最好能有相互垂直的角度来观察病变段和参考段血管。

(2)结合图像局部放大来对管壁的形态学变化进行细致的分析。

(3)应由两位或两位以上有经验的医师共同评估。

为了克服目测法的缺点,提高对狭窄判断的准确性和可重复性,人们研制出了多种计算机辅助冠脉造影结果定量分析软件,统称为计算机辅助定量冠脉造影(quantitative coronary angiography,QCA),可以测定选定血管的最小管腔直径、直径狭窄百分数和面积狭窄百分数。它最大的优点是去除了人为因素的影响,有较好的重复性。通过计算机辅助的图像密度测定法可以得出常见的不规则病变的相对狭窄数值。虽然目前认为 QCA 系统具有较好的重复性和准确性,但有研究人员认为 QCA 也同样存在受多种外界因素干扰的问题。如成像质量,包括曝光不准确、图像边缘效应等,以及投照角度造成的伪像等。因此,在尽可能排除干扰因素的前提下,用目测法对冠脉介入治疗后,甚至术前评估仍不失为

一种有效的方法。

2.PTCA 术和支架置入术的成功指标

术后的狭窄程度比术前至少降低 20％以上且术后残留狭窄小于 50％,无急性心梗、内膜撕裂或心包压塞、冠脉闭塞等其他需紧急外科手术的并发症,无术中死亡。

(二)PTCA 和支架置入术的远期疗效

冠状动脉介入治疗术后的再狭窄问题是影响其远期疗效的最主要原因。按随访的造影结果来判断,PTCA 术后 6 个月内再狭窄的发生率是 30％～35％,有报道再狭窄率高达 40％～45％。产生如此大差异的主要原因是由于样本组的病例选择条件不同,例数不同,随访时间不同以及判断标准的不同。冠脉介入治疗术后的再狭窄可在术后数天或数月内发生,但主要发生在术后 6 个月之内,6 个月以后再狭窄的发生率即下降至每年 1％～2％,此时再出现症状常常是由另外的血管病变进展或动脉硬化病变本身进展所致。

冠状动脉支架术能通过消除血管的弹性回缩,防止内膜塌陷而起到降低再狭窄发生率的作用。由于冠脉支架置入术的患者与单纯 PTCA 的患者情况有所不同,目前有关置入支架后再狭窄发生率的资料尚不能具有完全的说服力,但初步的资料还是可以证明支架术后再狭窄率低于 PTCA 术后。综合多家报道,支架术后 6 个月的再狭窄率为 14％～28％。

目前对于再狭窄的判断标准有以下多个定义。

(1)随访中冠脉直径狭窄百分数增加≥30％。

(2)PTCA 术后残留狭窄＜50％,随访中≥50％。

(3)病变狭窄程度回到扩张前状态 10％以内。

(4)PTCA 术后增加的血管腔直径丧失 50％。

(5)随访中直径狭窄百分数≥50％。

(6)随访中直径狭窄百分数＞70％。

(7)随访中面积狭窄百分数＞85％。

(8)随访中面积狭窄程度增加大于 1.0 mm^2。

(9)最小管腔直径减少大于 0.72 mm。

但目前大多数学者认为狭窄程度大于 50％则为有意义的再狭窄病变。

七、冠心病介入治疗的常见并发症及其处理

随着冠心病介入器械的改进和操作经验的积累,PTCA 术的成功率可达 95％。特别是支架置入术的开展为 PTCA 术提供了安全可靠的保证,并使 PTCA 术的成功率达 99％以上。但是,一些并发症,特别是严重并发症仍是制约冠脉介入术成功率的因素,并且是急性心梗、急诊冠脉搭桥和死亡的主要原因。

(一)PTCA 术中的严重并发症

1.冠状动脉夹层

冠状动脉夹层是介入治疗中常见的并发症之一。PTCA 术引起冠脉夹层确切的发生率尚不清楚,不同研究报道的数值差异也很大。对死于 PTCA 的患者的尸检发现,98％的球囊扩张部位有内膜撕裂和剥脱。临床研究中,主要还是依据冠脉造影结果判断是否有冠脉夹层形成。美国心肺血液研究中心关于冠脉夹层的造影诊断标准为:在冠脉介入治疗后,冠脉造影可见血管腔内有不规则的 X 线透亮线影或造影剂外渗入血管壁内。并根据不同的影像学表现分为6型(表4-2)。

表 4-2 美国心肺血液研究中心冠状动脉夹层的分型

类型	造影征象
A	腔内有不规则透亮线影,无或有少量造影剂滞留
B	腔内有不规则透亮线影,并形成假腔,无或有少量造影剂滞留
C	造影剂出现于管腔轮廓之外,有明显的造影剂滞留
D	腔内线样或螺旋状透亮影,伴有广泛的造影剂滞留
E	腔内出现据实存在的充盈缺损影
F	夹层血管及血运无顺向血流

按此标准,约半数病例可以诊断并发冠脉夹层,但其中大多数属于其中的 A、B 型,并不会产生严重的后果。但对于出现上述征象中的 C、D、E、F 型,或其中 B 型的征象,并长度≥2 mm 时,应认为是可能引起不良后果的夹层,应给予积极处理。

对于较严重的冠脉夹层,常用的处理方法有下列几种。

(1)先用球囊以较低压力进行 5～10 分钟的再扩张,如效果不理想,则换用灌注球囊进行长时间的扩张,时间可长达 10～15 分钟,一般能使半数以上的夹层闭合。

(2)对于长时间球囊扩张无效的冠脉夹层或患者出现明显胸痛和急性心梗临床表现而不能耐受长时间扩张的,应考虑放置冠脉支架。尤其适用于单支血管病变、夹层范围局限和位于较大血管近段或中段的病变。

(3)对于上述介入治疗措施无效的、范围长的严重夹层,或夹层累及主要分支处的病变,应立即行急诊冠脉搭桥手术。

2.冠脉急性闭塞或濒临闭塞

急性闭塞指冠脉介入治疗术中或术后 24 小时内发生的冠脉闭塞。冠脉造影可见靶血管的血流为 TIMI 0～2 级。濒临闭塞是指术中和术后的临床症状、心电图和造影表现不断恶化,并符合下列标准中的两条:①残余狭窄≥50%;②TIMI 2 级血流;③出现严重的冠脉夹层;④心绞痛和心电图改变等心肌缺血的证据。导丝或球囊导管在通过或扩张靶血管过程中发生的闭塞,以及扩张成功后病变血管在短时间内再次闭塞称为导管室内闭塞;而扩张成功的患者返回病房后又出现急性心肌缺血症状,且受扩张血管的血流为 TIMI 0～2 级的称为导管室外闭塞。53%～90%的急性闭塞发生于导管室内,导管室外闭塞一般发生于术后 6 小时内。通常认为急性冠脉闭塞是冠脉痉挛、血栓和冠脉夹层伴血栓形成的结果。

大多数急性血管闭塞患者表现为再次发作的心绞痛并伴有心肌缺血的心电图改变,有少数患者以低血压或室性心律失常为初发表现。如果患者在 PTCA 术后重新出现与球囊扩张时相似的心绞痛症状,则提示急性血管闭塞的可能。加上心电图也出现与球囊扩张时一致的缺血性变化,常可证实诊断。

一旦证实为急性血管闭塞,应立即采取措施,尽早使闭塞的血管开通。常用的治疗措施包括以下几项。

(1)一般药物治疗:包括镇痛、镇静、抗心律失常、抗凝和血管活性药物。

(2)溶栓治疗:常用药物是尿激酶(UK)和重组组织型纤维溶酶原激活剂(r-PA)。

(3)介入治疗:①再次球囊扩张和灌注球囊成形术,与处理严重夹层的方法相同;②冠状动脉内支架是首选方法;③冠脉内膜定向切除术(DCA):急性血管闭塞时,可以用 DCA 技术切除剥脱的内膜片,使血管再通。但必须非常谨慎地操作,以免造成冠脉穿孔。

(4)急诊冠脉搭桥术。

3.冠状动脉穿孔

冠状动脉穿孔是冠脉介入治疗术中少见的并发症。单纯 PTCA 术造成冠脉穿孔的发生率为 0.1%,但近年来随着冠脉介入新技术的应用,其发生率明显升高。冠脉穿孔可导致急性心包压塞、急性心肌梗死甚至死亡。冠脉穿孔的常见原因为导引导丝损伤,球囊爆破或球囊选择过大,支架损伤,DCA 的并发症等。

Ellis 等依据血管造影表现将冠脉穿孔分为三型,每型又分为两个亚型。具体分型见表 4-3。

表 4-3　冠脉穿孔分型

分型	造影所见
Ⅰ	局限性血管壁膨出
Ⅱ	片状造影剂渗漏
Ⅲ	造影剂持续渗漏
亚型	
A	穿孔朝向心包面
B	穿孔朝向心肌面

临床表现和处理原则取决于穿孔的类型和患者的临床表现。对于Ⅰ型穿孔,患者可无症状。术后应严密监护以防术后 24～48 小时内发生迟发破裂。较为严重的Ⅱ型和Ⅲ型穿孔患者可有胸痛、心率加快、血压下降和心肌缺血的心电图表现,甚至出现心包压塞、心肌梗死或死亡。

一旦确定为Ⅱ型或Ⅲ型冠脉穿孔,应立即用灌注球囊低压充盈扩张置于穿孔部位,以防继续出血,同时可保持冠脉内血流。停止抗凝治疗。对于不能控制的出血或经长时间球囊压迫仍不能闭合破口者,应立即行外科手术治疗。

(二)冠状动脉支架置入术的并发症

冠状动脉支架置入术后,急性(24 小时内)或亚急性血栓形成是一个严重的并发症。临床表现为心肌梗死,而非复发性心绞痛。近年来多采用氯吡格雷或者替格瑞洛加阿司匹林的双联抗血小板方案,可明显降低血栓形成的发生率。支架扩张不完全和抗凝不足是主要原因,并以前者为主要原因。此外,尚与支架类型和血管腔径及腔内是否已有血栓有关。一旦出现急性或亚急性血栓形成,心肌梗死范围较大的应考虑急诊冠状动脉搭桥术。

(三)非严重并发症

1.边支闭塞

分叉处的狭窄是非常常见的,对其中一支进行介入治疗,可能会造成另一支狭窄加重或闭塞。闭塞发生后,约有 1/4 的患者会出现心绞痛,心肌酶升高,有的还会出现房颤,心动过速或 ST 段抬高。预防的方法是采用双导丝技术,即分别用两个导丝放入分叉的两支冠脉内,对其中一支进行介入治疗,一旦另一支出现狭窄或闭塞,可通过预置的导丝进行 PTCA 术,通过这一技术,可使边支闭塞的发生率降至 3%。

2.室性心律失常

比较少见。一般可在 1～2 天消失。如在除外电解质紊乱的基础之上多无须特殊处理。

3.低血压

PTCA术后低血压不少见。原因包括心肌缺血、心包压塞、后腹膜腔出血及脱水。因低血压可降低冠脉血流量,并诱发血栓形成,应密切观察、排除诱因、积极治疗。

第三节　先天性肺动脉瓣狭窄球囊成形术

一、概述

正常肺动脉瓣有3个完全分隔的半月瓣。肺动脉瓣狭窄可见完整的瓣叶及其交界结构,但交界处相互融合,瓣口位于中央或偏于旁侧。年幼时瓣膜柔软,活动度较好,收缩期呈"幕顶状"凸向肺动脉;随年龄增长,瓣膜增厚钙化明显,活动变差。临床上轻症患者可无症状,仅在体检时发现杂音。重症患者新生儿期或婴儿期即可出现症状,表现为不同程度的发绀及右心衰竭。中度以上狭窄患者,随年龄增长而逐渐出现乏力、胸痛、活动受限和轻度发绀。

1982年Kan等首先报道应用球囊扩张狭窄的肺动脉瓣,使瓣叶融合部撕裂,从而解除右室流出道的梗阻,称为经皮球囊肺动脉瓣成形术(percutaneous balloon pulmonary valvuloplasty,PBPV)。数十年来,通过对患者的随访、临床经验的积累以及对其适应证和方法学深入探讨,PBPV术已成为治疗单纯性肺动脉瓣狭窄的首选方法。

二、适应证

典型肺动脉瓣狭窄,跨肺动脉瓣压力≥6.7 kPa(50 mmHg)为PBPV的绝对适应证;目前认为,跨肺动脉瓣压力≥4.7 kPa(35 mmHg),右心室造影显示肺动脉扩张、出现射流征,心电图提示右心室增大,可为PBPV术的相对适应证。

三、介入治疗

(一)术前准备

术前需经体检、心电图、X线胸片及超声心动图等检查,明确诊断,并估测狭窄的程度。化验室检查,符合手术条件。

(二)诊断性右心导管术及右心室造影

经右股静脉穿刺插管,将端孔或端侧孔导管送至右心室、肺动脉,分别测量并记录右心压力、肺动脉压力及肺动脉至右心室连续压力。于右心房、右心室、肺动脉分别取血,进行血氧分析,检查是否存在分流。将猪尾管送至右心室,行坐观位或侧位右心室造影,观察肺动脉、瓣膜及瓣环的发育情况及有否继发性右心室流出道狭窄。测量肺动脉瓣环的直径。

(三)球囊的选择

1.球囊的直径

球囊直径与肺动脉瓣环直径比为(1.2～1.4)∶1。

2.球囊的长度

通常为 20 mm、30 mm 和 40 mm。球囊过长,其近端可能跨在三尖瓣上,扩张时可能损伤三尖瓣。球囊过短,扩张时可能不能很好地固定在狭窄的肺动脉瓣口部,所以要根据患儿的年龄选择适宜长度的球囊。

(四)球囊扩张的时间及次数

1.时间

以最短的时间充盈球囊,使其腰凹迅速消失后快速吸瘪球囊,一般从扩张至吸瘪球囊时间应在 10 秒以内。

2.次数

在成功扩张球囊,即有明显的球囊腰凹消失后,再扩张 1～2 次即可,过多次数的扩张不但无助于疗效的增加,还可能造成心脏的损伤。

(五)治疗过程

(1)将股静脉的血管鞘换成与球囊导管相匹配型号的血管鞘。

(2)将端孔导管送入左肺动脉远端,沿导管送入交换导丝[0.89～0.97 mm(0.035～0.038 in),长度为 260 cm],撤出端孔导管。

(3)沿交换导丝送入选好的球囊导管,使球囊的腰部位于肺动脉瓣环处。用稀释的造影剂迅速充盈球囊,使其腰部快速消失后,立即吸瘪球囊。通常可反复扩张 2～3 次,如效果不佳,可更换更大直径的球囊或用双球囊进行扩张。

(4)球囊扩张后撤出球囊导管,重复右心导管检查及右心室造影,观察即时疗效,及有无并发症的出现。

(5)如患者肺动脉瓣环较大(如肺动脉瓣环直径大于 20 mm),一侧股静脉不能送入适合直径的球囊导管时,可采用双球囊扩张。球囊导管选择的标准通常为两个球囊直径的总和为肺动脉瓣环直径的 1.5 倍或略多。两个球囊导管的直径和长度应大致相同。经双侧股静脉分别送入两个球囊导管,使两个球囊导管处于同一水平,以稀释的造影剂同时扩张两个球囊,方法同单球囊扩张。

(六)疗效评价

1.即时疗效

绝大多数患者 PBPV 术后跨肺动脉瓣压力降至 4.0 kPa(30 mmHg)以下,部分患者存在压力差,可能与右心室流出道反应性痉挛有关,常在 6 个月后消失。

2.长期疗效

PBPV 术即时疗效良好者,85% 远期效果良好,部分患者仍需再次 PBPV 术或外科手术治疗。

四、并发症及其防治

(一)心动过缓

当球囊充盈阻塞肺动脉瓣口时,可出现一过性心动过缓。一般抽瘪球囊后心率即可恢复,必要时可静脉给予阿托品。

(二)一过性右心室流出道痉挛

为扩张球囊时,刺激右心室流出道造成的痉挛,一般无需处理,于术后数天或数月恢复。操作时减少扩张次数,可防止右心室流出道的过度痉挛。如果术后右心室流出道痉挛较明显,可口服普萘洛尔治疗 3～6 个月。

（三）肺动脉瓣关闭不全

国内外各中心报道在 4%～8% 之间,大多数为轻度关闭不全,且无血流动力学意义,无需外科手术治疗。

（四）三尖瓣关闭不全

为操作时损伤三尖瓣腱索所致,主要为球囊导管撤出时伤及三尖瓣及瓣下结构造成三尖瓣中、重度关闭不全。

第五章

乳腺疾病的X线诊断

第一节 正 常 乳 腺

由于正常乳腺的 X 线表现个体差异很大,缺乏恒定的 X 线型式,故目前尚无统一的分型标准。

Ingleby(1960 年)曾将正常乳腺分为 4 型:未成熟型、腺体型、退化型和萎缩型。

Wolfe 根据大量资料,将乳腺分 5 型,如下所示。①N_1 型:代表乳腺结构全部或几乎全部由脂肪组织构成,在透亮的脂肪背景上可看到"乳腺小梁"表现。随年龄不同,其表现可略有不同。年轻妇女有时可见到一些残存的致密区。该氏统计,在 30 岁以上的妇女人群中,呈此型表现者约占 41.4%。②P_1 型:指乳腺主要由脂肪组织组成,但在乳晕下,或外上象限,或其他部位,可见念珠状或索条状导管增生像。Wolfe 认为,此种影像乃由扩张的导管与导管周围增生的胶原组织所形成,它的边缘较模糊,大小在 1～4 mm,范围不超过全乳体积的 1/4。在 30 岁以上的妇女人群中,约 26% 呈此型表现。③P_2 型:与 P_1 型的表现大致相似,但其累及范围较广,超过全乳1/4,甚至遍布全乳。由于有导管周围的结缔组织增生,可使念珠状阴影融合成较大的斑片,但其边缘仍保持模糊的特征。P_2 型与 P_1 型一样,在 30 岁以上的妇女人群中亦占 26%。未曾生育过的妇女,到老年时常呈 P_1 或 P_2 型表现。④DY 型:表示乳腺实质的密度普遍增加。X 线上呈现大片致密区,占乳腺大部或全部。在致密区之间可夹杂有大小不等的透亮脂肪岛影。亦可能为均匀致密,无脂肪岛见到。30 岁以上妇女约 7.0% 呈此型表现。组织学上此型常有韧带样纤维增生、腺病及小的囊性增生,某些病例并有上皮的增生或不典型增生。⑤QDY型:X 线表现与DY 型相同,但年龄在 40 岁以下。青春期妇女多属此型。随年龄增加,或生育、哺乳后,QDY 型可转变为其他类型。

1978 年 Willings 参照 Wolfe 的分型法,对 143 名妇女的 X 线片与组织学切片进行对照研究。研究表明,X 线片上的线状致密影是由于导管周围及小叶周围的纤维化;结节状致密影是由于终末导管小叶单位的病灶,特别是被称为 A 型不典型小叶;融合性致密影是具有多数终末导管小叶单位病灶的弥漫纤维化,特别是 A 型高度不典型小叶。因而,Wolfe 分型法中的 N_1 型表示为正常导管、小叶及基质；P₁型则有显著的导管周围及小叶周围纤维化伴一些局灶性病损；P₂型类似P₁型，但有更为严重的纤维化及更多的终末导管小叶单位局灶性病损，特别是不同程度的A型不典型小叶；DY型显示最明显及融合性纤维化，以及最大数目的、最大级的A型不典型小叶。

根据大量资料的长期随访后，Wolfe认为P₂及DY型乳腺属于"癌危险组"，癌的发生率比N₁、P₁组高37倍。在随访中并发现乳腺实质类型在妇女的一生中可有改变，如N₁型变为P₁型，DY型变为P₂型、P₁型或N₁型等。随年龄的增加，P₁及P₂型例数有意义地增加，N₁型例数稍有增加，而DY型例数则有意义地减少。50岁以后，乳腺实质的类型即比较固定，极少再有改变。

有学者根据500例正常乳腺，将其分为七型，即致密型、分叶型、团块型、束带型、串珠型、萎缩型和消瘦型。

我们根据大量的临床及普查影像资料，结合文献及临床需要，将乳腺分为以下4型。①脂肪型：脂肪型多见于中、老年生育后的妇女，特别是较肥胖的妇女。此时乳房大部或几乎全部由脂肪组织构成，其中可见到少许残存的腺体组织，主要位于乳房的外上方，呈延长的片状。在脂肪背景上有众多纤维索条影，代表乳腺小叶间的纤维组织。血管影亦清晰可见，年老者并可见到动脉壁的钙化。此型乳房中的病变的影像诊断正确性最高，临床医师可充分信赖影像学报告（图5-1）。②致密型：致密型多见于年轻或中年未生育过的妇女。影像学上显示乳房大部或几乎全部为致密的腺体组织影，呈较大的不规则片状或散在片状，密度均匀，边缘较模糊。在各片状致密影之间或致密影内可夹杂有透亮的脂肪影。在CT图像上，致密区内绝大多数可见低密度的脂肪岛。影像学上对此型乳房中病变的诊断最为困难，误诊或漏诊率较高，正常与增生之间的界限亦不易确定，良性肿瘤或小的癌灶多被掩盖。因此，如临床需要，均应进一步作假彩色图像处理、CT、MR等检查（图5-2）。③中间型：中间型多见于中年生育较少或未曾生育过的妇女。影像学上见散在片状致密影，但范围较致密型小，占全乳的1/4或略多。致密区内可见较多的散在的脂肪间隔（图5-3）。④导管型：导管型多见于中年或老年未生育过的妇女。影像学上表现为大小不等的结节状阴影，自数毫米至1 cm直径大小，密度较淡，近似腺体密度，边缘模糊，无明确边界。有时此结节影可融合成较大的斑片状。根据其分布范围，可分为轻、中、重三亚型。轻型表示其范围不超过全乳的1/4，中型不超过1/2，否则为重型。造成此种影像的病理基础是由于导管扩张、导管周围结缔组织增生及乳腺小叶的不典型增生所致（图5-4）。

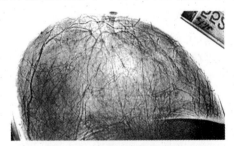

图5-1 老年妇女的乳腺
腺体完全萎缩

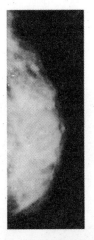

图 5-2 致密型乳腺

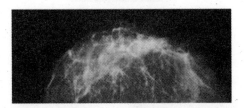

图 5-3 中间型乳腺
少许片状致密腺体影

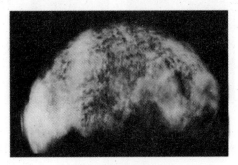

图 5-4 正常导管型
乳腺斑点状致密影掺杂片状致密腺体影

第二节 慢性乳腺炎和乳腺脓肿

一、临床概述

多数慢性乳腺炎和乳腺脓肿是由于急性炎症时治疗不及时或治疗不当而发生坏死、液化后所形成，也可能由于低毒力细菌感染的结果。少数乳腺脓肿则来自感染性囊肿。

71

二、影像学表现

X线上,慢性乳腺炎的初期表现类似较局限的急性乳腺炎,病变区呈致密浸润,边缘模糊。皮肤增厚则较急性乳腺炎时局限而轻微。患乳血运也仅有轻度增加(图5-5)。

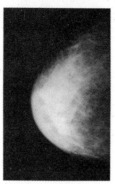

图 5-5　慢性乳腺炎
皮肤广泛增厚,实质大片浸润

以后炎症可日趋局限,边缘则渐变清晰。患处的中心密度较高,周围因水肿而密度较淡。血运亦可逐渐恢复至正常(图5-6、图5-7)。

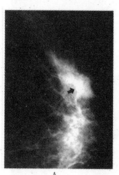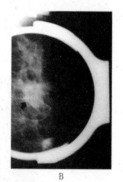

A　　　　　　B
图 5-6　慢性乳腺炎
A.局限性致密,结构不良 B.局部加压后,呈不规则浸润

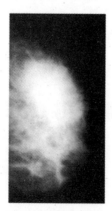

图 5-7　慢性乳腺炎

有些病例可有较大范围的累及,并有多数大小不等的脓腔形成,增生的纤维组织围绕透亮的脓腔后,可形成类似蜂窝状表现,皮肤亦有较广泛的累及。脓肿破溃后可造成皮肤窦道,X线上可见有局限的缺损区。亦可因纤维瘢痕而造成皮肤增厚、凹陷(酒窝征)等改变。

少数慢性乳腺炎无脓肿形成而呈现为慢性炎症性肉芽肿改变。X线上表现为一结节性病变,边缘也可伴有长短不等的纤细毛刺阴影,而酷似乳腺癌的表现。乳导管造影时,造影剂可进入脓腔,形成不规则斑片状阴影,脓腔周围的乳导管则可因炎性纤维粘连而表现为不规则扭曲、变形,以及狭窄、扩张、移位等改变。

三、鉴别诊断

慢性乳腺炎而呈浸润性表现时需与浸润型乳腺结核及炎症性乳癌鉴别。一般结核比较局限,无血运增加,临床也无皮肤红、肿、热、痛等情形。炎症性乳腺癌则比慢性炎症更广泛,抗生素治疗后短期复查亦无显著效果。

慢性乳腺炎而有多发脓肿形成后,在X线上难与干酪型乳腺结核和霉菌感染鉴别,主要需依靠临床上窦道分泌物的性质来加以区别。

慢性炎症性肉芽肿无论在临床及X线上均难以与乳腺癌相鉴别。但在乳导管造影上,两者表现不同。

第三节　乳腺结核病

一、临床概述

乳腺结核比较少见,据国外资料统计,占全部乳腺病变的 0.6%～1.7%。国内发病率稍高,占 2.8%左右。

乳腺结核可分原发性和继发性两种。前者指身体别处未发现结核病灶,后者则指乳腺结核系由别处结核迁移所致。

乳腺结核的感染途径包括以下 5 种:第一,结核菌经乳头沿乳导管进入乳房;第二,结核菌通过乳头或皮肤破损处进入乳房;第三,血源性感染;第四,经淋巴性感染,这也是一比较常见的感染途径,它可以从胸内结核灶(如肺、胸膜、气管支气管淋巴结或胸骨淋巴结的结核)逆行通过淋巴管扩散至乳腺,结核杆菌亦可以从腹内病灶经腹直肌鞘淋巴管扩散至乳腺,亦可能先有腋淋巴结结核再沿淋巴管逆行至乳腺;第五,由邻近结核病灶(如胸壁、胸膜、肋骨、肩关节等),直接蔓延至乳腺。

乳腺结核可见于任何年龄,但绝大多数在 30～50 岁。据我院 40 余例统计,多数患者年龄在 40 岁以上,平均年龄 42.4 岁。

乳房肿块常为其首发症状,始时不痛,少数可有刺痛或隐痛。病程进展缓慢,甚至肿块可时大时小,以后逐渐累及皮肤发生水肿、粘连,乳头也可内陷。数月后,肿块内发生干酪样变而软化,形成寒性脓肿。脓肿可穿破皮肤而成一或多个窦道,也可能经乳头溢出脓液。约 1/3 病例有同侧腋淋巴结增大。

二、影像学表现

资料表明,乳腺结核在 X 线上可有 3 种类型表现。

(一)浸润型

病变早期,主要为渗出性改变。X 线上表现为一局限浸润阴影,密度较淡,边缘模糊。可累及浅筋膜浅层,造成该处增厚、致密(图 5-8、图 5-9)。

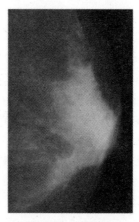

图 5-8 乳腺结核
浸润型,浸润上方见浅筋膜浅层增厚

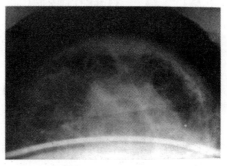

图 5-9 乳腺结核
浸润型,实质内不规则浸润,广泛皮肤增厚

(二)结节型

结节型最常见。呈圆、卵圆或分叶状肿块,多数直径在 2～3 cm,结节边缘光滑、整齐、锐利,部分病例因有病灶周围纤维组织增生而产生毛刺,易被误认为癌。约 1/3 病例在结节内可见钙化,呈细砂状,或为少数较大颗粒钙化。少数可有皮肤增厚、乳头内陷等改变(图 5-10、图 5-11、图 5-12)。

(三)干酪型

此型多属晚期病变,临床上常有反复破溃流脓史。X 线上病变范围多较广泛,呈片状浸润,浸润区内有多数不规则透亮区,系病灶坏死、液化所致。皮肤常有破溃及明显增厚,常合并有乳头内陷(图 5-13)。

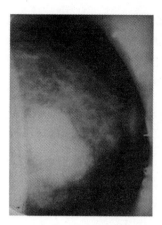

图 5-10 乳腺结核
结节型,呈分叶状,大部分边缘光滑整齐,部分模糊有浸润(病理上该区有癌灶)

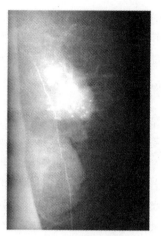

图 5-11 乳腺结核
多发结节,其中一结节伴粗颗粒钙化

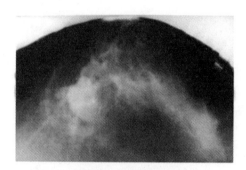

图 5-12 乳腺结核
结节型,分叶状,伴钙化

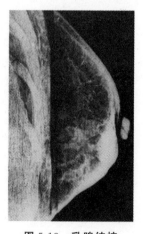

图 5-13 乳腺结核
干酪型浸润区内有不规则透亮之干酪坏死灶,皮肤明显增厚

偶尔结核可能与癌并发。关于两者之间的关系有 3 种可能:第一,两者并存而并无因果关系,可同时发生,或一先一后;第二,癌发生在先,因癌瘤造成的组织破坏有利于结核杆菌的生长;

第三,结核在先,因结核的长期慢性炎症性刺激而导致发生癌变。X线上可能显示下述3种情况之一:①同时见到癌性肿块和良性肿块阴影;②仅有癌性肿块阴影而结核病灶被遮蔽;③主要表现为一良性肿块,但在部分边缘出现浸润、毛刺或其他恶性征象。

三、鉴别诊断

浸润型乳腺结核与乳腺炎在X线上不易区别,主要靠临床病史及体征。但一般早期的浸润型结核并不累及皮肤,而乳腺炎多有皮肤水肿、增厚。

结节型者若边缘光滑整齐则难与良性肿瘤特别是腺纤维瘤鉴别。但一般腺纤维瘤多见于年轻妇女。若结节边缘有毛刺时则颇难与乳腺癌相鉴别。

干酪型者从X线角度亦很难与乳腺慢性炎症、脓肿以及霉菌感染相鉴别,主要应依靠临床病史及脓液的性质来做鉴别。

第六章

呼吸系统疾病的X线诊断

第一节　肺部先天性疾病

一、先天性肺发育不全

（一）概述

肺先天性发育不全可根据其发生程度分为3类。①肺未发生：一侧或双侧肺阙如，肺未发育；②支气管原基呈一终端盲囊，未见肺血管及肺实质；③肺发育不全：可见支气管、血管和肺泡组织但数量和(或)容积减少。患者可能伴发肺血管及其他畸形病变。先天性肺发育不全的主要原因可能是胸内肺生长发育的有效容量减少，最常见的原因是膈疝一侧膈肌不能关闭，腹腔脏器疝入胸腔，从而影响肺的发育。

（二）临床表现与病理基础

严重病例出生后即死亡。主要表现为呼吸困难，甚至呼吸窘迫，以及长期反复呼吸道感染，体检可见患侧胸廓塌陷，活动度减弱，叩诊呈浊音，听诊呼吸音减低或消失，患者可伴有其他先天性畸形的临床表现，如肾功能不全等。病情轻微者可能无明显临床症状仅于常规胸部X线检查时发现。

（三）X线表现

肺的发育异常通常表现为患侧片状密度均匀增高影，无肺纹理，患侧膈肌抬高，肋间隙变窄，纵隔偏向患侧；健侧代偿性肺气肿，血管纹理增粗。按肺发育状况具体分为如下几种。①一侧肺不发育：患侧胸腔无含气肺组织及支气管影，纵隔向患侧移位，健侧肺代偿气肿或伴发肺纵隔疝；②一侧肺发育不全：患侧部分肺膨胀不全，或呈均匀致密影，纵隔向患侧移位；③肺叶发育不全：肺内密实影尖端指向肺门，支气管造影可见支气管扩张(图6-1)。

二、肺隔离症

（一）概述

肺隔离症是一种先天畸形，指没有功能的胚胎性、囊肿性肺组织从正常肺隔离出来。一般不与呼吸道相通连,供血动脉来自主动脉(胸主动脉或腹主动脉分支)。可分为两型,即叶内型及叶外型。叶内型较多见,病肺与其邻近正常肺组织被同一脏层胸膜所覆盖,可发生在任何肺叶内,但多见于肺下叶,尤以左侧后基底段为多。叶外型较少见,病部位于其邻近正常肺组织的脏层胸膜外,多数位于左肺下叶与横膈之间。

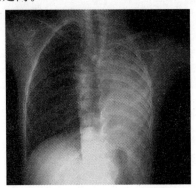

图 6-1 先天性肺发育不全 X 线影像表现

(二)临床表现与病理基础

病肺初始阶段可不与正常支气管相通,可无任何症状,仅在 X 线检查时发现胸内有肿块状阴影。可出现咳嗽、咳痰、发热和反复肺感染等症状。肺隔离症是肺的发育畸形,部分肺组织与主体肺分隔,并形成无功能囊性肿块。可分为叶内型和叶外型两种,叶内型即病肺周围系正常肺组织,二者有共同的胸膜包裹,与正常支气管系统相通,并有来自体循环的异常动脉,本型约60%位于左侧,几乎均在下叶的后基底段。叶外型者病变部分有自身的胸膜,也有来自体循环的异常动脉,多在肺下韧带内,同时有肺动脉、肺静脉回流至奇静脉、半奇静脉和门静脉系统,病变部位的支气管与正常的支气管不相通,故不具呼吸功能。

(三)X 线表现

肺野下叶后基底段近脊柱旁圆形或类圆形密度增高影,少数有分叶状,边界清晰,密度较均匀,常合并感染,与气道相通时可见囊状影像,可见气液平面。胸片主要是发现病灶及位置(图 6-2)。

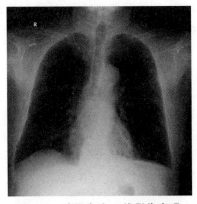

图 6-2 肺隔离症 X 线影像表现

第二节 肺 部 肿 瘤

一、肺癌

(一)概述

肺癌发生于支气管黏膜上皮称支气管肺癌。肺癌一般指的是肺实质部的癌症,通常不包含其他如肋膜起源的中胚层肿瘤,或者其他恶性肿瘤如类癌、恶性淋巴瘤,或是转移自其他来源的肿瘤。特指来自支气管或细支气管表皮细胞的恶性肿瘤,占肺实质恶性肿瘤的 90%～95%。肺癌目前是全世界癌症死因的首位,而且每年人数都在上升。而女性肺癌的发生率尤其有上升的趋势。本病多在 40 岁以上发病,发病年龄高峰在 60～79 岁。种族、家属史与吸烟对肺癌的发病均有影响。

肺癌起源于支气管黏膜上皮局限于基底膜内者称为原位癌,可向支气管腔内或邻近的肺组织浸润生长并可通过淋巴血行或经支气管转移扩散。生长速度和转移扩散的情况与肿瘤的组织学类型分化程度等生物学特性有一定关系。

右肺多于左肺,上叶多于下叶,从主支气管到细支气管均可发生。起源于主支气管肺叶支气管的肺癌位置靠近肺门者称为中央型肺癌;起源于肺段支气管以下的肺癌位置在肺的周围部分者称为周围型肺癌。

(二)临床表现与病理基础

临床表现按部位可分为原发肿瘤、肺外胸内扩展、胸外转移和胸外表现四类。原发肿瘤引起的症状和体征主要为咳嗽、血痰或咯血、气短或喘鸣、发热、体重下降等;肺外胸内扩展引起的症状和体征主要为胸痛、声音嘶哑、咽下困难、胸腔积液、上腔静脉阻塞综合征、Horner 综合征等;胸外转移至中枢神经系统可引起颅内压增高,精神状态异常等,转移至骨骼可引起骨痛和病理性骨折等,转移至胰腺,表现为胰腺炎症状或阻塞性黄疸;胸外表现,指肺癌非转移性胸外表现,或称之为副癌综合征,主要表现为肥大性肺性骨关节病、异位促性腺激素、分泌促肾上腺皮质激素样物、分泌抗利尿激素、神经肌肉综合征、高钙血症、类癌综合征等。

肺癌按病理组织学可分为非小细胞癌和小细胞癌两类:非小细胞癌包括鳞状上皮细胞癌、腺癌、大细胞癌等;小细胞癌包括燕麦细胞型、中间细胞型、复合燕麦细胞型。

(三)X 线表现

在大体病理形态上,肿瘤的发生部位不同,其 X 线平片表现亦不同。中央型肺癌 X 线胸片显示肺门肿块阴影,边缘清楚。若支气管被肿块阻塞,可引起相应肺段肺气肿、肺不张、肺炎,称为"肺癌三阻征"。中央型肺癌转移到邻近肺门淋巴结引起肺门阴影增大,若侵犯到膈神经可导致横膈的矛盾运动。周围型肺癌 X 线表现为肺内结节阴影,肿瘤密度一般较均匀,亦可发生钙化或形成空洞。肿瘤边缘多分叶不光滑,呈"分叶征""毛刺征"。若肿瘤侵犯邻近脏层胸膜,可表现为"胸膜凹陷征"。周围型肺癌转移常表现为肺内多发结节阴影。弥漫型肺癌表现为双肺多发弥漫结节或斑片状影像,结节呈粟粒大小至 1 cm 不等,以两肺中下部较多(图 6-3、图 6-4)。

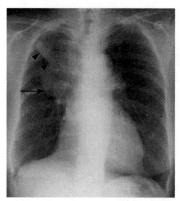

图 6-3　中央型肺癌 X 线影像表现

右肺门淋巴结增大(长箭头),右上肺不张(小箭头)

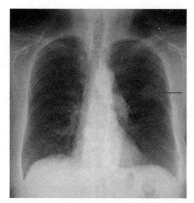

图 6-4　周围型肺癌 X 线影像表现

左上肺均匀结节影

二、肺转移瘤

(一)概述

原发于身体其他部位的恶性肿瘤经血道或淋巴道转移到肺称为肺转移瘤。据统计死于恶性肿瘤的病例中,20%～30%有肺转移。恶性肿瘤发生肺转移的时间早晚不一,大多数病例在原发癌出现后 3 年内发生转移,亦有长达 10 年以上者,但也有少数病例肺转移灶比原发肿瘤更早被发现。转移到肺的原发恶性肿瘤多来自乳腺、骨骼、消化道和泌尿生殖系统。

(二)临床表现与病理基础

症状轻重与原发肿瘤的组织类型、转移途径、受累范围有密切关系。多数病例有原发癌的症状。早期肺转移瘤多无明显的呼吸道症状。肺部病变广泛,则可出现干咳、痰血和呼吸困难等。病理表现与原发肿瘤的组织类型相关。以血行转移多见,即肺内或肺外肿瘤细胞经腔静脉回流至右心从而转移到肺内,癌细胞浸润并穿过肺小动脉及毛细血管壁,在邻近肺间质及肺泡内生长形成转移瘤;淋巴道转移前期类似血行转移,瘤细胞穿过血管壁累及支气管血管周围淋巴管,并在内增殖形成转移瘤;胸膜、胸壁或纵隔内肿瘤还可直接向肺内侵犯。

(三)X 线表现

原发性恶性肿瘤向肺内转移的途径有血行转移、淋巴转移及直接侵犯,转移方式不同其 X 线胸片表现亦不同。血行转移表现为两肺多发结节及肿块阴影、边缘清楚,以两中下肺野常见。也可表现为单发的结节及肿块,也有的表现为多发空洞影像,成骨肉瘤与软骨肉瘤的转移可有钙化。淋巴道转移表现为网状及多发细小结节阴影,若小叶间隔增生可见"Kerley B 线"。纵隔、胸膜、胸壁肿瘤向肺内直接侵犯表现为原发肿瘤邻近的肺内肿块(图 6-5)。

三、肺错构瘤

(一)概述

肺错构瘤的来源和发病原因尚不十分清楚,比较容易被接受的假说认为,错构瘤是支气管的一片组织在胚胎发育时期倒转和脱落,被正常肺组织包绕,这一部分组织生长缓慢,也可能在一定时期内不生长,以后逐渐发展才形成瘤。错构瘤大多数在 40 岁以后发病这个事实支持这一假说。常无临床表现,多为体检时影像学检查偶然发现。合理手术是最佳治疗方法,预后良好。

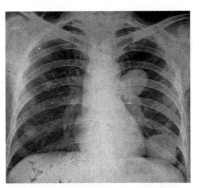

图 6-5 肺转移瘤 X 线影像表现

（二）临床表现与病理基础

错构瘤的发生年龄多数在 40 岁以上，男性多于女性。绝大多数错构瘤（80%以上）生长在肺的周边部，紧贴于肺的脏层胸膜之下，有时突出于肺表面，因此临床上一般没有症状，查体也没有阳性体征。只有当错构瘤发展到一定大小，足以刺激支气管或压迫支气管造成支气管狭窄或阻塞时，才出现相应的临床症状。

错构瘤病理学特征是正常组织的不正常组合和排列，这种组织学的异常可能是器官组织在数量、结构或成熟程度上的错乱。错构瘤的主要组织成分包括软骨、脂肪、平滑肌、腺体、上皮细胞，有时还有骨组织或钙化。

（三）X 线表现

根据肿瘤的发生部位，错构瘤可分为周围型及中央型。周围型错构瘤发生于肺段以下支气管与肺内，主要由软骨组织构成。中央型错构瘤发生于肺段及肺段以上支气管，主要由脂肪组织构成。周围型错构瘤表现为肺内的孤立结节，边缘清楚，无分叶，部分病变内会有爆米花样钙化。中央型错构瘤阻塞支气管引起阻塞性肺炎或肺不张，表现为斑片状模糊阴影或肺叶、肺段的实变、体积缩小（图 6-6）。

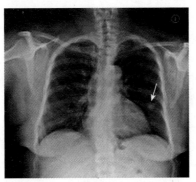

图 6-6 肺错构瘤 X 线表现

左上肺结节，边界清楚，无分叶（箭头）

第三节 胸 膜 疾 病

一、胸膜炎

(一)概述

胸膜炎又称"肋膜炎",是胸膜的炎症。胸膜炎是致病因素(通常为病毒或细菌)刺激胸膜所致的胸膜炎症。胸腔内可有液体积聚(渗出性胸膜炎)或无液体积聚(干性胸膜炎)。炎症消退后,胸膜可恢复至正常,或发生两层胸膜相互粘连。由多种病因引起,如感染、恶性肿瘤、结缔组织病、肺栓塞等。

(二)局部解剖

胸膜是衬覆于胸壁内面、膈上面、纵隔两侧面和肺表面等处的一层浆膜。被覆于胸壁内面、纵隔两侧面和膈上面及突至颈根部等处的胸膜部分称壁胸膜,覆盖于肺表面的称脏胸膜,两层胸膜之间密闭、狭窄、呈负压的腔隙称胸膜腔。壁、脏两层胸膜在肺根表面及下方互相移行,肺根下方相互移行的两层胸膜重叠形成三角形的皱襞称肺韧带。

壁胸膜依其衬覆部位不同分为以下四部分。

(1)肋胸膜是衬覆于肋骨、胸骨、肋间肌、胸横肌及胸内筋膜等诸结构内面的浆膜,其前缘位于胸骨后方,后缘达脊柱两侧,下缘以锐角反折移行为膈胸膜,上部移行为胸膜顶;膈胸膜覆盖于膈上面,与膈紧密相贴、不易剥离;纵隔胸膜衬覆于纵隔两侧面,其中部包裹肺根并移行为脏胸膜,纵隔胸膜向上移行为胸膜顶,下缘连接膈胸膜,前、后缘连接肋胸膜;胸膜顶是肋胸膜和纵隔胸膜向上的延续,突至胸廓入口平面以上,与肺尖表面的脏胸膜相对,在胸锁关节与锁骨中、内1/3 交界处之间,胸膜顶高出锁骨上方 1~4 cm,经锁骨上臂丛麻醉或针刺时,为防止刺破肺尖,进针点应高于锁骨上 4 cm。

(2)脏胸膜是贴附于肺表面,并伸入至叶间裂内的一层浆膜。因其与肺实质连接紧密故又称肺胸膜。

(3)胸膜腔是指脏、壁胸膜相互移行,二者之间围成的封闭的胸膜间隙,左、右各一,呈负压。胸膜腔实际是个潜在的间隙,间隙内仅有少许浆液,可减少摩擦。

(4)胸膜隐窝是不同部分的壁胸膜返折并相互移行处的胸膜腔,即使在深吸气时,肺缘也达不到其内,故名胸膜隐窝。主要包括肋膈隐窝、肋纵隔隐窝和膈纵隔隐窝等。①肋膈隐窝:左右各一,由肋胸膜与膈胸膜返折形成,是诸胸膜隐窝中位置最低、容量最大的部位,深度可达两个肋间隙,胸膜腔积液常先积存于肋膈隐窝;②肋纵隔隐窝位于心包处的纵隔胸膜与肋胸膜相互移行处,因左肺前缘有心切迹,所以左侧肋纵隔隐窝较大;③膈纵隔隐窝位于膈胸膜与纵隔胸膜之间,因心尖向左侧突出而形成,故该隐窝仅存在于左侧胸膜腔(图 6-7)。

(三)临床表现与病理基础

胸膜炎最常见的症状为胸痛。胸痛常突然出现,程度差异较大,可为不明确的不适或严重的刺痛,可仅在患者深呼吸或咳嗽时出现,亦可持续存在并因深呼吸或咳嗽而加剧。亦可表现为腹部、颈部或肩部的牵涉痛。胸膜炎是致病因素刺激胸膜所致的胸膜炎症,使胸膜充血、水肿,白细胞浸润并有多数内皮细胞脱落,胸膜面失去其原来的光泽。胸膜纤维蛋白渗出,致使胸膜增厚粗糙。

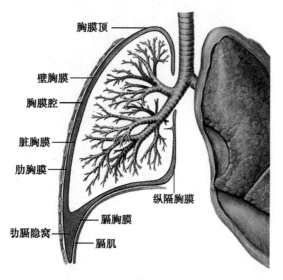

图 6-7　胸膜局部解剖图

（四）X 线表现

急性期主要表现为胸腔游离积液或包裹性积液,部分患者并发支气管胸膜瘘则可见气液平面。积液量少时可见肋膈角变钝。慢性期主要表现为胸膜增厚、粘连,甚至钙化,使患侧肋间隙变窄,胸廓塌陷,纵隔移向患侧,横膈上升。胸膜钙化时在肺野边缘呈片状、不规则点状或条状高密度影。包裹性胸膜炎时,胸膜钙化可呈弧线形或不规则环形。

二、胸膜间皮瘤

（一）概述

胸膜间皮瘤为胸膜原发性肿瘤,是来源于脏层、壁层、纵隔或横膈四部分胸膜的肿瘤。国外发病率高于国内,各为 0.07% ～0.11% 和 0.04%。死亡率占全世界所有肿瘤的 1% 以下。近年有明显上升趋势。50 岁以上多见,男女之比为 2∶1。与石棉接触有关。目前,恶性型尚缺乏有效的治疗方法。

（二）临床表现与病理基础

局限型者可无明显不适或仅有胸痛、活动后气促;弥漫型者有较剧烈胸痛、气促、消瘦等。患侧胸廓活动受限,饱满,叩诊浊音,呼吸音减低或消失,可有锁骨上窝及腋下淋巴结肿大。由于间皮瘤细胞形态的多样性,光镜下恶性间皮瘤组织学分型尚不统一。世界卫生组织曾将弥漫性恶性间皮瘤分为上皮型、肉瘤型和混合型。电镜检查示瘤细胞表面及瘤细胞内腔面有细长的蓬发样微绒毛,胞浆内丰富的张力微丝及糖原颗粒,有双层或断续的基底膜,瘤细胞间有较多的桥粒为恶性间皮瘤的超微结构特征。

（三）X 线表现

难以显示小的病灶,有时仅可见胸腔积液。病变较大时可以显示突入肺野的结节,呼吸时随肋骨运动（图 6-8）。

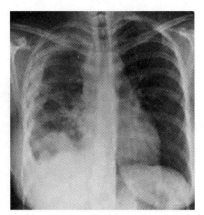

图 6-8　胸膜间皮瘤 X 线影像表现

三、气胸与液气胸

(一)概述

气胸是指气体进入胸膜腔,造成积气状态,称为气胸。通常分为三大类:自发性气胸、创伤性气胸和人工气胸。自发性气胸是由于肺部疾病使肺组织和脏层胸膜破裂,或由于靠近肺表面的微小泡和肺大疱破裂,肺和支气管内空气进入胸膜腔所致。液气胸则是指气胸的同时伴有胸腔内积液。

(二)临床表现与病理基础

起病大多急骤,典型症状为突发胸痛、继而胸闷或呼吸困难,并可有刺激性干咳。也有发病缓慢,甚至无自觉症状。部分患者发病前有用力咳嗽、持重物、屏气或剧烈活动等诱因,也有不少患者在正常活动或安静休息时发病。症状轻重取决于起病急缓、肺萎缩程度、肺原发疾病以及原有心肺功能状况等。胸部体征视积气多少而定。少量气胸可无明显体征,气体量多时患侧胸部饱满,呼吸运动减弱,触觉语颤减弱或消失,叩诊鼓音,听诊呼吸音减弱或消失。肺气肿并发气胸患者虽然两侧呼吸音都减弱,但气胸侧减弱更明显。大量气胸时纵隔向健侧移位。右侧大量气胸时肝浊音界下移,左侧气胸或纵隔气肿时在左胸骨缘处听到与心跳一致的咔嗒音或高音调金属音。当患者出现发绀、大汗、严重气促、心动过速和低血压时应考虑存在张力性气胸。

(三)X 线表现

可对气胸及液气胸做出诊断,并可判断肺组织被压缩的程度。气胸区无肺纹理,为气体密度。少量气胸时,气胸区呈线状或带状,可见被压缩肺的边缘,呼气时显示较清楚。大量气胸时,气胸区可占据肺野的中外带,内带为压缩的肺,呈密度均匀软组织影。同侧肋间隙增宽,横膈下降,纵隔向健侧移位,对侧可见代偿性肺气肿。

第七章

神经系统疾病的CT诊断

第一节 颅脑外伤

颅脑外伤是脑外科常见痛,国内统计占损伤的第 1～2 位,为年轻人第一位死因。颅脑外伤多由直接暴力所致,极少可由间接暴力引起。因受力部位不同和外力类型、大小、方向不同,可造成不同程度的颅内损伤,如脑挫裂伤、脑内、外出血等,脑外出血又包括硬脑膜外、硬脑膜下和蛛网膜下腔出血。急性脑外伤病死率高。CT 应用以来,脑外伤诊断水平不断提高,极大降低了病死率和病残率。

一、脑挫裂伤

(一)病理和临床概述

脑挫裂伤是临床最常见的颅脑扭伤之一,包括脑挫伤和脑裂伤。脑挫伤是指外力作用下脑组织发生局部静脉瘀血、脑水肿、脑肿胀和散在的小灶性出血。脑裂伤则是指脑膜、脑组织或血管撕裂。两者常合并存在,故统称为脑挫裂伤。

(二)诊断要点

CT 表现为低密度脑水肿区内,散布斑点状高密度出血灶。小灶性出血可以互相融合,病变小而局限时可以没有占位效应,但广泛者可以有占位征象(图 7-1)。

早期低密度水肿不明显,随着时间推移,水肿区逐渐扩大,第 3～5 天达到高峰,以后出血灶演变为低密度,最终形成软化灶。

(三)鉴别诊断

(1)部分容积效应,前颅底骨可能因部分容积效应导致脑额叶高密度影,但薄层扫描后即消失。

(2)出血性脑梗死,有相应的临床表现和病史。

(四)特别提示

CT 可以快速诊断,病变小者如治疗及时一般能痊愈,不遗留或很少有后遗症。病变较大者形成软化灶。

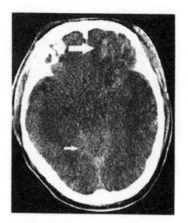

图 7-1　颅脑外伤 2 小时后 CT 检查

大箭头所示为左额叶挫裂伤,小箭头为小脑上池蛛网膜下腔出血

二、脑内血肿

(一)病理和临床概述

外伤性脑内血肿约占颅内血肿的 5%。多发生于额、颞叶,即位于受力点或对冲部位脑表面区,与高血压性脑出血好发位置不同。绝大多数为急性血肿且伴有脑挫裂伤和(或)急性硬脑膜下血肿。少数为迟发血肿,多于伤后 48~72 小时复查 CT 时发现。

(二)诊断要点

CT 表现为边界清楚的类圆形高密度灶(图 7-2)。血肿进入亚急性期时呈等密度,根据占位效应和周围水肿,结合外伤史,CT 仍能诊断。

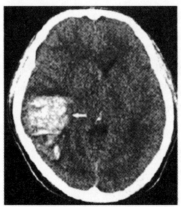

图 7-2　右颞脑内血肿

颅脑急性外伤后 6 小时行 CT 检查,可见右颞脑内血肿,周边可见低密度水肿带,右侧侧脑室受压改变,中线结构左移

(三)鉴别诊断

主要与高血压性脑出血鉴别,根据有无外伤史很容易鉴别。

(四)特别提示

CT 可以快速诊断,如果血肿较大,可以进行立体定向血肿穿刺抽吸术。如外伤后 CT 扫描原来无血肿患者有进行性意识障碍者,应及时进行 CT 复查,以除外迟发性血肿。

三、硬脑膜外血肿

(一)病理和临床概述

硬脑膜外血肿位于颅骨内板与硬脑膜之间的血肿,临床常见,占30%。主要因脑膜血管破裂所致,脑膜中动脉常见,血液聚集硬脑膜外间隙。硬脑膜与颅骨内板粘连紧密,故血肿较局限,呈梭形。临床表现因血肿大小、部位及有无合并伤而异。典型表现为外伤后昏迷、清醒、再昏迷。此外,有颅内压增高表现,严重者可出现脑疝。

(二)诊断要点

CT表现为颅板下见局限性双凸透镜形、梭形或半圆形高密度灶(图7-3),多数密度均匀,但亦可不均匀,呈高、等混杂密度影,主要是新鲜出血与血凝块收缩时析出的血清混合所致。

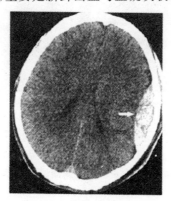

图7-3 硬脑膜外血肿

颅脑外伤后3小时行CT检查,左颞可见梭形高密度
影,手术证实为硬脑膜外血肿

硬脑膜外血肿多位于骨折附近,一般不跨越颅缝。跨越者常以颅缝为中心呈"3"字形。

(三)鉴别诊断

主要与高血压性脑出血鉴别,根据有无外伤史很容易鉴别。

(四)特别提示

CT对硬脑膜外血肿具有很重要的诊断价值,应注意的是硬脑膜外血肿一般伴有局部颅骨骨折。

四、硬脑膜下血肿

(一)病理和临床概述

硬脑膜下血肿是位于硬脑膜与蛛网膜之间的血肿,临床常见,占颅内血肿的40%。主要因静脉窦损伤出血所致,血液聚集于硬脑膜下腔,沿脑表面分布。急性期是指外伤后3天内发生的血肿,约占硬脑膜下血肿的70%,病情多较危重,常有意识障碍;亚急性期是指外伤后4天至3周发生的血肿,约占硬脑膜下血肿5%,原发损伤一般较轻,出血较慢,血肿形成较晚,临床表现较急性者出现晚且轻;慢性期是指伤后3周以上发生的血肿,约占20%。慢性硬脑膜下血肿并非是急性或亚急性硬脑膜下血肿的迁延,而是有其自身的病理过程。可为直接损伤或间接的轻微损伤,易忽略。好发老年人,为脑萎缩使脑表面与颅骨内板间隙增宽,外伤时脑组织在颅腔内移动度较大所致血管断裂出血。慢性硬脑膜下血肿常不伴有脑挫裂伤,为单纯性硬脑膜下血肿。患者症状轻微,多于伤后数周或数月出现颅内压增高、神经功能障碍及精神症状来就诊。

(二)诊断要点

急性期见颅板下新月形或半月形高密度影,常伴有脑挫裂伤或脑内血肿,脑水肿和占位效应明显(图7-4)。亚急性表现为颅板下新月形或半月形高、等密度或混杂密度区。2周后可变为等密度;慢性期表现为颅板下新月形或半月形低密度、等密度、高密度或混杂密度区。血肿的密度和形态与出血时间、血肿大小、吸收情况及有无再出血有关。

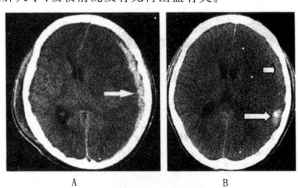

图 7-4　硬脑膜下血肿 CT 检查

A.颅脑外伤5小时后行 CT 检查,可见左侧额、颞、顶颅板下新月形高密度影,手术证实为硬脑膜下血肿;B.1 周前有颅脑外伤史的患者,CT 检查发现左侧额、颞、顶颅板下新月形等密度影(小箭头),部分有高密度(长箭头)为新鲜出血,手术证实为慢性硬脑膜下血肿伴少量新鲜出血

(三)鉴别诊断

主要与硬脑膜外血肿鉴别,硬脑膜下血肿呈新月形,可以跨越颅缝。

(四)特别提示

CT 对急性硬脑膜下血肿诊断很有价值,但对亚急性、慢性硬脑膜下血肿却显示欠佳,血液因其顺磁性,所以在 MRI 下显示非常清楚,应进一步行 MRI 检查。

五、外伤性蛛网膜下腔出血

(一)病理和临床概述

外伤性蛛网膜下腔出血,近期外伤史,蛛网膜小血管破裂所致,多位于大脑纵裂和脑底池。脑挫裂伤是外伤性蛛网膜下腔出血的主要原因,两者常并存。

(二)诊断要点

CT 表现为脑沟、脑池内密度增高影,可呈铸形。大脑纵裂出血多见,形态为中线区纵行窄带形高密度影。出血亦见于外侧裂池、鞍上池、环池、小脑上池或脑室内。蛛网膜下腔出血一般7天左右吸收。

(三)鉴别诊断

结核性脑膜炎,根据近期外伤史和临床症状容易鉴别。

(四)特别提示

CT 在急性期显示较好,积血一般数天后吸收消失。受伤5天后,CT 难以显示,血液因其顺磁性,所以在 MRI 下显示非常清楚,故应行 MRI 检查。

六、硬脑膜下积液

（一）病理和临床概述

硬脑膜下积液又称硬脑膜下水瘤,占颅脑外伤的0.5%～1%。系外伤致蛛网膜撕裂,使裂口形成活瓣,导致脑脊液聚积。可因出血而成为硬脑膜下血肿。临床上可无症状,也可以有颅内压增高的临床表现。

（二）诊断要点

呈颅骨内板下方新月形均匀低密度区,密度与脑脊液相似,多位于双侧额部。纵裂硬脑膜下积液表现为纵裂池增宽,大脑镰旁为脑脊液样低密度区(图7-5)。

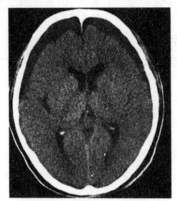

图 7-5　硬脑膜下积液

颅脑外伤7天后CT复查示双侧额、颞部颅板下可见新月形低密度影,为硬脑膜下积液

（三）鉴别诊断

老年性脑萎缩,根据年龄情况和其他部分脑实质有无萎缩等情况可以鉴别。

（四）特别提示

CT诊断硬脑膜下积液时应结合临床病史及年龄等因素。

第二节　颅 内 感 染

颅内感染的病种繁多,包括细菌、病毒、真菌和寄生虫感染,主要通过血行性感染或邻近感染灶直接扩散侵入颅内,少数可因开放性颅脑损伤或手术造成颅内感染。改变包括脑膜炎、脑炎和动静脉炎。

一、脑脓肿

（一）病理和临床概述

脑脓肿以耳源性常见,多发于颞叶和小脑;其次为血源性、鼻源性、外伤性和隐源性等。病理上分为急性炎症期、化脓坏死期和脓肿形成期。

(二)诊断要点

急性炎症期呈大片低密度灶,边缘模糊,伴占位效应,增强无强化;化脓坏死期,低密度区内出现更低密度坏死灶,轻度不均匀性强化;脓肿形成期,平扫见等密度环,内为低密度并可有气泡影,呈环形强化,其壁完整、光滑、均匀或多房分隔(图7-6)。

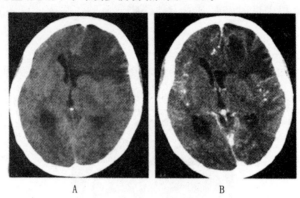

图 7-6 脑脓肿

男性患者,24岁,因头痛、呕吐 2 天入院,CT平扫显示左额叶不规则低密度灶,占位效应明显。增强可见病灶呈环形均匀强化,未见明显壁结节,中心低密度区无明显变化,周围水肿明显,左侧侧脑室前角明显受压移位变形。考虑为脓肿形成,经抗感染治疗后情况好转

(三)鉴别诊断

(1)胶质瘤:胶质瘤的环状强化厚薄不均,形态不规则,常呈花环状、结节状强化,中心坏死区密度不等,CT 值常>20 Hu。

(2)脑梗死多见于老年高血压患者,有明确突发病史,经复查随访,占位效应减轻。

(3)与肉芽肿病鉴别。

(四)特别提示

CT 诊断该病应结合病史、脑脊液检查。

二、结核性脑膜脑炎

(一)病理和临床概述

结核性脑膜脑炎是结核分枝杆菌引起脑膜弥漫性炎性反应,并波及脑实质,好发于脑底池。脑膜渗出和肉芽肿为其基本病变,可合并结核球、脑梗死和脑积水。

(二)诊断要点

CT 早期可无异常发现。脑底池大量炎性渗出时,其密度增高,失去正常透明度;增强扫描脑膜广泛强化,形态不规则。肉芽肿增生则见局部脑池闭塞并结节状强化。

脑结核球平扫呈等或低密度灶,增强扫描呈结节状或环形强化。

(三)鉴别诊断

蛛网膜下腔出血,平扫呈高密度,增强扫描无明显强化,脑底池形态规则,无局部闭塞及扩张改变;此外,需同脑囊虫病、转移瘤及软脑膜转移等鉴别,需结合病史。

(四)特别提示

CT 诊断应结合脑脊液检查、X 线胸片检查等。

三、脑猪囊尾蚴病

(一)病理和临床概述

脑猪囊尾蚴病系猪绦虫囊尾蚴在脑内异位寄生所致。人误食绦虫卵或节片后,卵壳被胃液消化后,蚴虫经肠道血流而散布于全身寄生。脑猪囊尾蚴病为其全身表现之一,分为脑实质型、脑室型、脑膜型和混合型。脑内囊虫的数目不一,呈圆形,直径为 4～5 mm。囊虫死亡后退变为小圆形钙化点。

(二)诊断要点

脑实质型 CT 表现为脑内散布多发性低密度小囊,多位于皮、髓质交界区,囊腔内可见致密小点代表囊虫头节。不典型者可表现为单个大囊、肉芽肿、脑炎或脑梗死。脑室型以第四脑室多见;脑膜型多位于蛛网膜下腔,和脑膜粘连,CT 直接征象有限,多间接显示局部脑室或脑池扩大,相邻脑实质光滑受压。常合并脑积水。囊壁、头节和脑膜有时可强化。

(三)鉴别诊断

1.蛛网膜囊肿

常位于颅中窝、侧裂池,边缘较平直,可造成颅骨压迫变薄。

2.转移癌

呈大小不一的圆形低密度灶,增强扫描环状、结节状强化,病灶周围明显水肿。

3.脑结核

结合病史、CT 特点可以区别。

(四)特别提示

需要结合有无疫区居住史、有无生食史等。

四、急性播散性脑脊髓炎

(一)病理和临床概述

急性播散性脑脊髓炎或称急性病毒性脑脊髓炎,可见于病毒(如麻疹、风疹、水痘等)感染后或疫苗(如牛痘疫苗、狂犬病疫苗等)接种后,临床表现为发热、呕吐、嗜睡、昏迷。一般在病毒感染后 2～4 天或疫苗接种后 10～13 天发病。发病可能与自身免疫机制有关。

(二)诊断要点

CT 表现急性期脑白质内多发、散在低密度灶,半卵圆中心区明显,有融合倾向,增强呈环形强化。慢性期表现为脑萎缩。

急性病毒性脑炎时,主要表现为早期脑组织局部稍肿胀,中、后期可以出现密度减低(图 7-7),增强扫描可以有局部软脑膜强化、增厚改变,脑沟显示欠清。

(三)鉴别诊断

同软脑膜转移、结核性脑膜炎等鉴别。

(四)特别提示

应进行脑脊液检查。MRI 成像及增强扫描对显示该病有很好的效果。

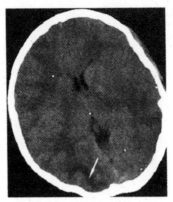

图 7-7 病毒性脑炎

女性患者,11 岁,因头昏嗜睡 2 天,CT 可见右侧枕叶局部脑
皮质肿胀、白质水肿改变,经脑脊液检查证实为病毒性脑炎

五、肉芽肿性病变

(一)病理和临床概述

肉芽肿种类繁多,主要有炎症性和非炎症性。侵犯脑内的肉芽肿主要有炎症性,其中以结核性最常见。炎症性肉芽肿是炎症局部形成主要以巨噬细胞增生构成的境界清楚的结节样病变。病因有结核、麻风、梅毒、真菌及寄生虫、异物、其他疾病等。临床表现与颅内占位类似。

(二)诊断要点

CT 平扫表现等或稍高密度的边界清楚的结节灶(图 7-8)。增强扫描呈结节样强化,也可以因内部发生坏死而呈环形强化,后者常见于结核性肉芽肿。少部分肉芽肿内可见钙化。可以单发或多发。好发于大脑皮质灰质下。

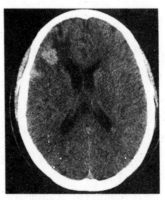

图 7-8 结核性肉芽肿

男性患者,32 岁,因头晕、嗜睡 3 天就诊,CT 平扫显示右侧额、颞叶大脑皮质灰质下及灰质区可见
高密度结节灶,右侧侧脑室前角扩大伴局部白质区低密度改变,手术病理检查为结核性肉芽肿

(三)鉴别诊断

(1)脑转移肿瘤:水肿较明显,增强扫描呈环状或结节状,一般有原发病史,临床复查随访进展明显。

(2)同部分脑肿瘤鉴别困难。

（四）特别提示

应进行脑脊液检查。MRI 成像及增强扫描对显示该病有很好的效果。

第三节 颅 内 肿 瘤

颅内肿瘤是中枢神经系统最常见的疾病之一。原发性颅内肿瘤可以发生在脑组织、脑膜、脑神经、垂体、血管及残余胚胎组织中，继发性颅内肿瘤多来源于身体各个部位的原发性肿瘤。颅内肿瘤的发生以 20～50 岁年龄组最常见，男性稍多于女性。以星形细胞肿瘤、脑膜瘤、垂体瘤、颅咽管瘤、听神经瘤和转移瘤等较常见。胶质瘤、脑膜瘤和垂体腺瘤为颅内三大原发性肿瘤。可以出现以下症状：颅内高压综合征、神经系统定位体征、内分泌功能失调、脑脊液循环障碍等。

CT 检查目的主要在于确定有无肿瘤，并对其做出定位、定量乃至定性诊断。根据病灶所在的位置及其与脑室、脑池和脑叶的对应关系以及同相邻硬脑膜与颅骨结构的比邻关系多不难做出定位诊断，但临界部位肿瘤，仅轴位扫描可能出现定位困难，需要薄层扫描后再进一步多方位重建。MRI 因多方位扫描，一般定位无困难。

CT 灌注扫描有助于脑瘤内血管生成及血流状态的研究，而脑瘤内血管生成对肿瘤生长、分级、预后有重要影响。CT 灌注可以反映血管生成引起血流量、血容量和毛细血管通透性的改变，从而有助于判断肿瘤的生物学特性，并估计预后情况。

一、星形细胞肿瘤

（一）病理和临床概述

星形细胞肿瘤成人多发生于大脑，儿童多见于小脑。按肿瘤组织学分为 6 种类型，且依细胞分化程度不同分属于不同级别。1993 年 WHO 分类，将星形细胞瘤分为局限性和弥漫性两类。Ⅰ级，即毛细胞型、多形性黄色星形细胞瘤及室管膜下巨细胞型星形细胞瘤，占胶质瘤 5%～10%，小儿常见；Ⅱ级星形细胞瘤，包括弥漫性星形细胞瘤、多形性黄色星形细胞瘤（Ⅱ级），间变性星形细胞瘤为Ⅲ级，胶质母细胞瘤为Ⅳ级。Ⅰ～Ⅱ级肿瘤的边缘较清楚，多表现为瘤内囊腔或囊腔内瘤结节，肿瘤血管较成熟；Ⅲ～Ⅳ级肿瘤呈弥漫浸润生长，肿瘤轮廓不规则，分界不清，易发生坏死、出血和囊变，肿瘤血管丰富且分化不良。

（二）诊断要点

Ⅰ级星形细胞瘤：①毛细胞型常位于颅后窝，具有包膜，一般显示为边界清楚的卵圆形或圆形囊性病变，但内部囊液 CT 值较普通囊液高，20～25 Hu；瘤周水肿和占位效应较轻；部分可呈实质性，但密度仍较脑实质为低（图 7-9）；增强扫描无或轻度强化，延迟扫描可见造影剂进入囊内。②多形性黄色星形细胞瘤通常位于大脑皮质的表浅部位，约一半以上为囊性，增强后囊内可见强化结节，囊壁不强化；不足一半为实质性，密度不均，有钙化及出血，增强后不均强化。③10%～15%结节性硬化患者可以发生此瘤，常位于室间孔附近，形成分叶状肿块，并可见囊变及钙化，增强扫描有明显强化。

Ⅱ级星形细胞瘤平扫呈圆形或椭圆形等或低密度区，边界常清楚，但可见局部或弥漫性浸润生长，15%～20%有钙化及出血，增强扫描一般不强化。

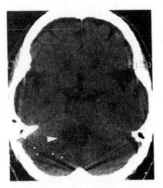

图 7-9　毛细胞型星形细胞瘤

男性患者,63 岁,因头昏不适 3 个月来院就诊,CT 显示小脑右侧低密度影,边界尚清;
第四脑室受压变形。病变内部 CT 值约 20 Hu。手术病理为毛细胞型星形细胞瘤

　　Ⅲ~Ⅳ级肿瘤多呈高、低或混杂密度的囊性肿块,可有斑点状钙化和瘤内出血,肿块形态不规则,边界不清,占位效应和瘤周水肿明显,增强扫描多呈不规则环形伴壁结节强化,有的呈不均匀性强化(图 7-10、图 7-11)。

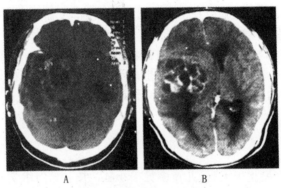

图 7-10　Ⅲ级星形细胞瘤

A、B 两图为男性患者,26 岁,因头昏 1 个月,癫痫发作 2 天,行 CT 扫描示左侧颞叶片状不规则高低混杂密度囊性肿块,边界不清,增强扫描呈不规则环形伴壁结节强化。手术病理为Ⅲ级星形细胞瘤

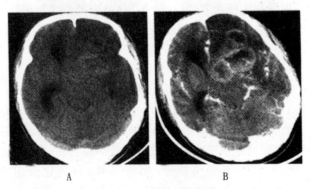

图 7-11　胶质母细胞瘤

A、B 两图为男性患者,17 岁,因头痛 2 个月来院就诊,CT 示左额叶密度不均肿块影,边界不清,中心及周围低密度,侧脑室受压变形,中线结构向右移位,增强呈环状中度不均强化肿块影,环形欠规则,厚薄不均,内为不均低密度,病灶前较大低密度水肿区。手术病理为胶质母细胞瘤

（三）鉴别诊断

（1）脑梗死：同Ⅱ级星形细胞瘤相鉴别。一般脑梗死与相应供血血管的区域形态相似，如楔形、扇形、底边在外的三角形等，无或轻微占位效应，并且2～3周增强扫描可见小斑片状或结节状强化。

（2）脑脓肿：有相应的临床症状，增强扫描厚壁强化较明显。

（3）转移瘤：一般多发，有明显的水肿。

（四）特别提示

CT对星形细胞瘤诊断价值有限，MRI对颅内病变显示尤为清晰，并可以多方位、多参数成像，应补充MRI检查。

二、脑膜瘤

（一）病理和临床概述

脑膜瘤多见于中年女性，起源于蛛网膜颗粒的帽细胞，多居于脑外，与硬脑膜粘连。好发部位为矢状窦旁、脑凸面、蝶骨嵴、嗅沟、桥小脑角、大脑镰和小脑幕等，少数肿瘤位于脑室内。肿瘤包膜完整，多由脑膜动脉供血，血运丰富，常有钙化，少数有出血、坏死和囊变。组织学分为上层型、纤维型、过渡型、砂粒型、血管瘤型等15型。脑膜瘤以良性为最常见，少部分为恶性，侵袭性生长。

（二）诊断要点

平扫肿块呈等或略高密度，常见斑点状钙化。多以广基底与硬脑膜相连，类圆形，边界清楚，瘤周水肿轻或无，静脉或静脉窦受压时可出现中度或重度水肿。颅板侵犯引起骨质增生或破坏。增强扫描呈均匀性显著强化（图7-12）。

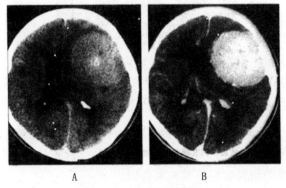

A   B

图7-12 纤维型脑膜瘤

A、B两图CT检查显示肿瘤为卵圆形，均匀的略高密度灶，与硬脑膜相连，邻近
脑沟消失，有白质受压征，增强后明显均匀强化。术后病理为纤维型脑膜瘤

少数恶性或侵袭性脑膜瘤可以侵犯脑实质及局部骨皮质，但基本也基于局部脑膜向内、外发展。

（三）鉴别诊断

（1）转移瘤：一般有大片裂隙样水肿及多发病变，较容易鉴别。

（2）胶质瘤：一般位于脑内，与脑膜有关系者，可见为窄基相接，增强强化不如脑膜瘤。

（3）神经鞘瘤：位于桥小脑角区时较难鉴别，但MRI有较大意义。

（四）特别提示

CT 对该病有较好的诊断价值,但显示与脑膜的关系不如 MRI。

三、垂体瘤

（一）病理和临床概述

绝大多数为垂体腺瘤。按其是否分泌激素可分为非功能性腺瘤和功能性腺瘤。直径 ≤10 mm者为微腺瘤,>10 mm 者为大腺瘤。肿瘤包膜完整,较大肿瘤常因缺血或出血而发生坏死、囊变,偶可钙化。肿瘤向上生长可穿破鞍隔突入鞍上池,向下可侵入蝶窦,向两侧可侵入海绵窦。

（二）诊断要点

肿瘤较大时,蝶鞍可扩大,鞍内肿块向上突入鞍上池,或侵犯一侧或者两侧海绵窦。肿块呈等或略高密度,内常有低密度灶,均匀、不均匀或环形强化。

局限于鞍内<10 mm 的微腺瘤,宜采取冠状面观察,平扫不易显示,增强呈等、低或稍高密度结节(图 7-13)。间接征象有垂体高度>8 mm,垂体上缘隆突,垂体柄偏移和鞍底下陷。

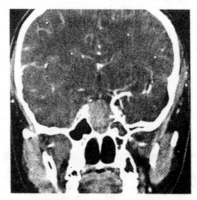

图 7-13　垂体腺瘤

CT 检查示垂体窝内可见类圆形稍高密度影,边界清楚,蝶鞍扩大,鞍底下陷;增强扫描肿瘤均匀强化。术后病理为垂体腺瘤。

（三）鉴别诊断

(1)颅咽管瘤:位于鞍区一侧,位于鞍区时鞍底无下陷或鞍底骨质无变化。

(2)脑膜瘤:位于蝶嵴的脑膜瘤与脑膜关系密切。

（四）特别提示

注意部分垂体微腺瘤 CT 需要冠状位扫描,可以显示垂体柄偏移,正常垂体柄位正中或下端极轻的偏斜(倾斜角为 1.5°左右),若明显偏移肯定为异常。MRI 矢状位、冠状位扫描对显示正常垂体及垂体病变有重要价值。

四、听神经瘤

（一）病理和临床概述

听神经瘤为成人常见的颅后窝肿瘤。起源于听神经鞘膜,早期位于内耳道内,以后长入桥小脑角池,包膜完整,可出血、坏死、囊变。

（二）诊断要点

头颅X线平片示内耳道呈锥形扩大，骨质可破坏。CT示桥小脑角池内等、低或高密度肿块，瘤周轻、中度水肿，偶见钙化或出血，均匀、非均匀或环形强化（图7-14）。第四脑室受压移位，伴幕上脑积水。骨窗观察内耳道呈锥形扩大。

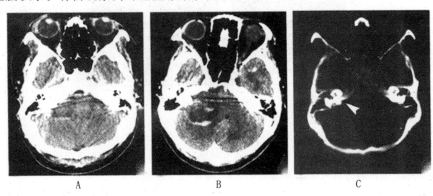

图7-14　听神经瘤CT检查

A、B.女性患者，29岁，右侧耳鸣7个月，近来加重伴共济失调，CT扫描可见右侧
桥小脑角区肿块，宽基于岩骨尖，内有大片囊变区；增强呈实质部分明显强化。
C.骨窗观察可见右侧内听道喇叭口扩大（箭头所指）

（三）鉴别诊断

1.桥小脑脚区的脑膜瘤

CT骨窗观察可见内听道无喇叭口样扩大是重要征象。

2.表皮样囊肿

匍行生长、沿邻近蛛网膜下腔铸型发展、包绕其内神经和血管、无水肿等可以鉴别，MRI对诊断该疾病有很好的优势。

3.颅咽管瘤

CT可见囊实性病变伴包膜蛋壳样钙化。

4.特别提示

内听道处应薄层扫描，内耳道呈锥形扩大。高强场MRI行局部轴位、冠状位扫描可以显示位于内听道内较小的肿瘤。

五、颅咽管瘤

（一）病理和临床概述

颅咽管瘤来源于胚胎颅咽管残留细胞的良性肿瘤，以儿童多见，多位于鞍上。肿瘤可分为囊性和实性，囊性多见，囊壁和实性部分多有钙化，常见为鸡蛋壳样钙化。

（二）诊断要点

鞍上池内类圆形肿物，压迫视交叉和第三脑室前部，可出现脑积水。肿块呈不均匀低密度为主的囊实性改变或呈类圆形囊性灶（图7-15A），囊壁可以有鸡蛋壳形钙化，实性部分也可以不规则钙化，呈高密度。囊壁和实性部分呈环形均匀或不均匀强化，部分颅咽管瘤呈实性（图7-15B）。

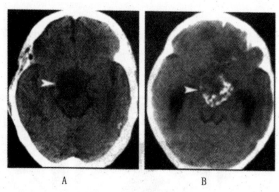

图 7-15　颅咽管瘤

A.男性患者,13 岁,头昏来院检查,CT 显示鞍上池内囊性占位,边界清楚,手术病理证
实为囊性颅咽管瘤;B.男性患者,65 岁,因双眼复视 3 年,近来数月有加重来院就诊,CT
显示鞍上池区囊实性肿块,壁多发钙化,边界清楚,手术病理为实性颅咽管瘤

（三）鉴别诊断

垂体瘤及囊变、脑膜瘤等。

（四）特别提示

冠状位扫描更有帮助,应补充 MRI 扫描。

六、转移瘤

（一）病理和临床概述

转移瘤多发于中老年人。顶枕区常见,也见于小脑和脑干。多来自肺癌、乳腺癌、前列腺癌、
肾癌和绒癌等原发灶,经血行转移而来。常为多发,易出血、坏死、囊变,瘤周水肿明显。临床上
一般有原发肿瘤病史后出现突发肢体功能障碍或头痛等症状,也有部分患者因出理神经系统症
状,经检查发现脑内转移灶后再进一步查找原发灶。

（二）诊断要点

典型征象是"小肿瘤、大水肿",部分肿瘤平扫无显示,增强扫描有明显强化后显示清晰,可以
只有很小的肿瘤病灶,便可出现大片指压状水肿低密度影(图 7-16)。

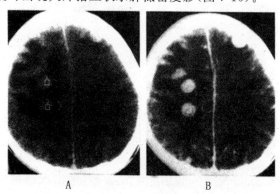

图 7-16　转移瘤

男性患者,68 岁,1 年前右下肺癌手术切除病史,7 天前无明显诱因下出现头痛、呕吐,CT 检查可见
双侧额顶叶可见多发类圆形结节灶,周围可见大片水肿带,增强病灶明显均匀强化,边界清晰

（三）鉴别诊断

（1）脑猪囊尾蚴病：有疫区居住史，可见壁结节或钙化，脑炎，一般结合临床表现及实验室检查可以做出诊断。

（2）多发脑膜瘤：根据有无水肿及与脑膜关系可以鉴别。

（3）胶质母细胞瘤：瘤内有出血、坏死，显著不均匀强化等。

（四）特别提示

需注意的是部分肿瘤要增强扫描才能显示，MRI显示效果要优于CT。

七、少枝胶质瘤

（一）病理和临床概述

少枝胶质瘤多发于30～50岁，约占颅内肿瘤的3％。以额叶、顶叶等常见，很少发生于小脑和脑桥。肿瘤发生于白质内，沿皮质灰质方向生长，常累及软、硬脑膜，可侵及颅骨和头皮。肿瘤乏血供，多钙化，钙化常位于血管壁和血管周围。可以伴囊变和出血。病理上可以分为单纯型和混合型，但影像学上难以区分。

（二）诊断要点

好发于额叶。肿瘤位置一般较表浅，位于皮质灰质或灰质下区，边界清楚或不清楚。肿瘤内囊变及钙化使密度不均匀，呈高、低混杂密度。钙化多为条带状、斑块状及大片絮状，囊变可以单或多囊，少见出血。瘤周水肿及占位效应较轻微（图7-17）。

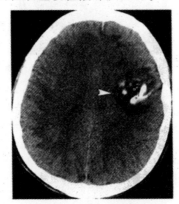

图7-17 少枝胶质瘤

男性患者，42岁，癫痫偶发1年，发作间隔缩短约2个月，CT显示左侧额顶叶边界清楚肿瘤，

内可见条片状钙化，钙化CT值约303 Hu，占位效应轻微。手术病理结果为少枝胶质瘤

（三）鉴别诊断

1.星形细胞瘤

常位于脑白质及其深部，而少枝胶质瘤位于脑表浅皮质和皮质灰质下区。

2.神经颜面综合征

一般为小点状钙化，有明显的三叉神经分布区域颜面部血管痣等。

（四）特别提示

需要注意的是与一般钙化和血管畸形的钙化相鉴别。MRI显示软组织肿瘤的效果要优于CT，但显示钙化的效果较差。

八、室管膜瘤

(一)病理和临床概述

室管膜瘤为发生于脑室壁与脊髓中央管室管膜细胞的神经上皮瘤,多发于儿童及青少年,占颅内肿瘤的1.9%～7.8%。占小儿颅内肿瘤的13%,男女比例为3：2。室管膜瘤为中等恶性程度肿瘤。多于术后通过脑脊液种植转移。好发部位第四脑室底部最为常见,其次为侧脑室、第三脑室、脊髓、终丝和脑实质。临床表现因肿瘤生长部位不同而异。一般主要有颅内高压、抽搐、视野缺损等,幕下肿瘤还可以伴有共济失调。

(二)诊断要点

幕下室管膜瘤为等、稍低密度软组织肿块,有时可以在肿瘤周围见到残存第四脑室及瘤周水肿,呈低密度环状影。CT可以显示瘤内钙化及出血,钙化约占一半,呈点状或位于瘤周。增强扫描肿瘤有轻至中度强化(图7-18)。

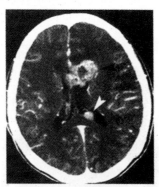

图 7-18　侧脑室内室管膜瘤伴种植转移

男性患者,19岁,因头昏1个月,抽搐1天就诊,CT扫描可见左侧侧脑室前角肿块,瘤内有囊变,左侧侧脑室体部后壁可见一结节灶。增强扫描肿块及结节有明显强化。手术病理为侧脑室内室管膜瘤伴种植转移。幕上室管膜瘤囊变及出血较幕下多见,肿瘤有较显著强化。

(三)鉴别诊断

(1)髓母细胞瘤:一般位于幕下,应行MRI矢状位扫描,可见显示发生部位为小脑蚓部。

(2)毛细胞星形细胞瘤。

(四)特别提示

MRI矢状位及冠状位扫描显示肿瘤与第四脑室关系非常有优势,对诊断有重大价值。

九、髓母细胞瘤

(一)病理和临床概述

髓母细胞瘤好发于颅后窝,以小脑蚓部最常见,多发于男性儿童,约占儿童颅后窝肿瘤的18.5%。髓母细胞瘤为原始神经外胚层瘤,恶性程度较高。一般认为起源于髓帆生殖中心的胚胎残余细胞,位于蚓部或下髓帆,再向下生长而填充枕大池。本病起病急,病程短,多在3个月内死亡。

(二)诊断要点

平扫为边缘清楚的等或稍高密度肿瘤,周边可见低密度第四脑室影(图7-19)。增强扫描主要呈中等或轻度强化,少部分可以明显强化或不强化。

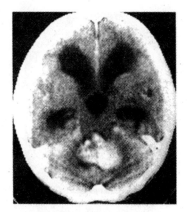

图 7-19 髓母细胞瘤

3 岁患者,因呕吐、步态不稳 2 周就诊,CT 增强扫描可见第四脑室内肿块,有中等均匀强化。手术病理为髓母细胞瘤

(三)鉴别诊断

同第四脑室室管膜瘤、毛细胞星形细胞瘤等鉴别。

(四)特别提示

MRI 矢状位及冠状位扫描显示肿瘤与第四脑室关系,非常有优势,对诊断有重大价值。

十、原发性淋巴瘤

(一)病理和临床概述

中枢神经系统原发性淋巴瘤是相对罕见的颅内肿瘤,占颅内原发瘤的 0.8%～1.5%。均为非霍奇金病。但近年来由于获得性免疫缺陷综合征(AIDS)及器官移植术后服用大量免疫抑制药的患者增多,淋巴瘤的发生率逐年增高。原发性淋巴瘤恶性程度高,病程短,如不及时治疗,患者将会在短期内死亡。因此早期诊断意义重大。好发于额叶、颞叶、基底核区、丘脑,也可以发生于侧脑室周围白质、胼胝体、顶叶、三角区、鞍区及小脑半球、脑干。临床表现无特异性,主要有:①基底部脑膜综合征,头痛、颈项强直、脑神经麻痹及脑积水等,脑脊液检查可见瘤细胞;②颅内占位症状,癫痫、精神错乱、痴呆、乏力及共济失调等。

(二)诊断要点

平扫大多数为稍高密度肿块,也可以表现为等密度,一般密度均匀,呈圆形或类圆形,边界多数较清楚或呈浸润性生长使边界欠清。瘤内囊变、出血、钙化相对少见。肿瘤可以单发亦可以多发,大小不等。病灶占位效应轻微,瘤周水肿轻或中等(图 7-20)。

继发于 AIDS 或其他免疫功能缺陷时,病理上常有瘤中心坏死,CT 上表现为低密度灶。增强扫描肿瘤大多数均匀强化,少数形态不规则,边缘不清及强化不均匀。沿室管膜种植转移者可见室管膜不均匀增厚并明显强化,侵及脑膜者亦如此。AIDS 患者,病灶可见低密度周围的环形强化。

(三)鉴别诊断

(1)继发淋巴瘤:临床上有 AIDS 或器官移植史,一般难以鉴别。

(2)转移瘤:多发,大片水肿。

(3)其他:需要鉴别的还有星形细胞瘤、脑膜瘤等。

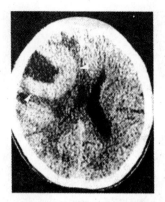

图 7-20　原发性淋巴瘤

男性患者,36 岁,因头痛 1 周来院就诊,CT 平扫见右侧额叶巨大肿块,呈类
圆形稍高密度,中央有低密度影,宽基于脑膜。手术病理为原发性淋巴瘤

(四)特别提示

CT 与 MRI 均可以作为首选方法,但 MRI 增强扫描时剂量增加后可以显示小病变,T_2WI
显示瘤周水肿效果非常好。

十一、血管母细胞瘤

(一)病理和临床概述

血管母细胞瘤又叫成血管细胞瘤或血管网状细胞瘤,系起源于内皮细胞的良性肿瘤,占中枢
神经系统原发性肿瘤的1.1%～2.4%。好发于小脑,亦见于延髓及脊髓,罕见于幕上。发生于任
何年龄,以中年男性多见。病理上常为囊性,含实性壁结节,壁结节常靠近软脑膜,以便于接受血
供。实性者常为恶性,预后较差。临床症状较轻微或呈间歇性,有头痛、头晕、呕吐、眼球震颤、言
语不清等症状。

(二)诊断要点

平扫时囊性肿瘤表现为均匀的低密度灶,囊液内因含蛋白及血液,密度较脑脊液稍高,囊性
肿瘤的壁结节多为等或稍低密度(图 7-21A)。增强后囊性肿瘤壁不强化或轻度强化,壁结节明
显强化(图7-21B)。

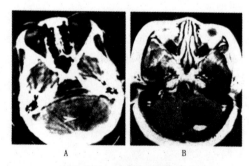

图 7-21　血管母细胞瘤

A.男性患者,48 岁,因头痛、呕吐及共济失调来院就诊,CT 平扫可见左侧小脑半
球囊性灶,边界及壁结节显示欠清,手术病理为血管母细胞瘤;B.与前者为同一患
者,MRI 增强显示囊性灶,壁轻微强化,后壁上有明显强化的壁结节

实性肿瘤多为等或稍低密度混杂灶,呈轻度或中等强化。

(三)鉴别诊断

囊性肿瘤需要与星形细胞瘤、脑脓肿、转移瘤相鉴别。实性肿瘤需要与星形细胞瘤等相鉴别。

(四)特别提示

CT 平扫不容易发现壁结节,增强效果较好,但与 MRI 比较应以后者作为首选方法,MRI 增强多方位扫描,显示壁结节效果极佳。

第八章

乳腺疾病的CT诊断

第一节 正常乳腺

乳腺位于前胸部,上界在第2～3前肋,下界达6～7肋,内缘达胸骨旁,外缘至腋窝前线。乳腺位于胸骨两侧的胸大肌表面,两侧外形基本对称。妇女一生中内分泌的变化将始终影响到乳腺结构的变化,在各期中乳腺结构发生不同的变化,此种变化在一定程度上,可在影像学上反映出来。

一、乳头及乳晕

乳头位于乳房顶端和乳晕的中央,乳头周围皮肤有色素沉着称为乳晕,呈盘状。

二、皮肤

皮肤覆盖在整个乳房表面,呈线样阴影,厚度一致。

三、皮下脂肪层

此层厚度随年龄及胖瘦而异,此间隙内可见到静脉阴影、乳腺悬吊韧带阴影。

四、输乳管

CT图像上表现为乳晕下方扇形结构,放射状深部走行,经2～3 cm后即不能重复见到,在老年乳房中显影最清晰。

五、腺体

由乳腺叶与乳腺小叶之间以纤维组织为主的间质和乳腺实质构成。年轻妇女中因腺体及结缔组织较丰富,乳腺多表现为致密影,随着年龄增加,腺体萎缩,由脂肪组织代替,乳房密度减低,层次及对比较为清晰。

六、乳后脂肪间隙

乳腺实质与胸壁肌肉之间的窄带状或线状脂肪密度区。若乳腺癌患者此间隙浑浊或消失，则提示肿瘤侵犯胸壁。

七、血管、淋巴管

在乳腺的皮下脂肪层可见到血管影，增强扫描部分供应乳腺的胸背动脉亦可显示，一般淋巴管不显示，如果发生淋巴回流受阻，可发生乳房水肿（图8-1）。

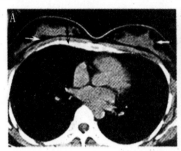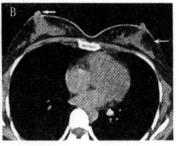

图 8-1 乳 腺

A.白大箭头所示为腺体，白小箭头所示为乳腺后脂肪组织，黑箭头所示为胸大肌；B.白大箭头所示为乳头，白小箭头所示为皮肤

第二节 乳腺良性病变

一、乳腺增生病

（一）病理和临床概述

乳腺增生病是一种非炎症性、非肿瘤性的以乳腺实质和间质有不同程度的增生为主要表现的病变，发病机制不清。乳腺增生病分为纤维性增生和囊性增生病两大类。临床表现为局部滑动性肿块，少数患者局部隐痛或刺痛，多无症状。

（二）诊断要点

1.纤维性增生病

CT图像上显示病变区—局限性致密阴影，界限不清，常被当作正常乳腺的一部分。

2.囊性增生病

乳腺小叶增生表现为多数斑片状密度增高影，边缘模糊。末端输乳管或腺泡增多，纤维组织明显增生时，则表现为弥漫而散在的小片状或大片状密度增高影，边界不清，正常腺体结构紊乱、变形、甚至消失。

（三）鉴别诊断

1.乳腺纤维瘤

多为单侧,增强CT时一般不难鉴别。

2.浸润型乳腺癌

具有血运增加、局部皮肤增厚及毛刺等恶性征象,如果再有细小钙化,就不难鉴别。

（四）特别提示

钼靶X线为首选检查,但诊断应密切结合临床资料。纤维性增生病临床罕见,囊性增生病易发生癌变,可采用CT进一步检查。

二、乳腺纤维瘤

（一）病理和临床概述

乳腺纤维瘤是最常见的乳腺良性肿瘤,多为年轻女性。肿瘤由乳腺纤维组织和末梢导管小叶单位上皮两种成分混合构成,镜下所见可分为管内形、管周型和混合型。临床多为无痛性肿物,仅少部分有轻度疼痛。

（二）诊断要点

表现为圆形或卵圆形肿块,密度与正常腺体相似,边缘光滑锐利,部分巨大的肿瘤内可出现散在的低密度囊性变,肿瘤可呈分叶状,肿瘤边缘仍光滑。动态增强扫描,肿瘤呈均匀性强化,发生囊变时内部可出现无明显强化区。

（三）鉴别诊断

1.乳腺囊肿

CT增强扫描一般不强化。

2.大导管乳头状瘤

后者发生在大导管部位,患者有溢乳,做乳腺导管造影可鉴别。

3.乳腺癌

有血运增加、局部皮肤增厚及毛刺等恶性征象,若出现细小钙化,则容易鉴别。

（四）特别提示

CT对乳腺纤维瘤的检出和诊断能力优于钼靶。乳腺纤维瘤若出现钙化,表明病变进入静止型,一般无需手术。

第三节 乳 腺 癌

一、病理和临床概述

乳腺癌发病率呈上升趋势,好发于生活水平和文化水平较高妇女,有家族倾向,但病因仍未明了。组织学上分为浸润型、非浸润型及乳头Paget病。临床上表现为局部肿块、局部间歇性疼痛、溢乳、乳头牵拉凹陷、皮肤改变等。

二、诊断要点

(1)可见到类圆形、分叶状或不规则的肿块影,肿块边缘可见毛刺,少部分癌肿(小叶浸润癌)仅可见致密浸润,无肿块。

(2)部分乳腺癌可见特征性钙化,成堆的针尖状微小钙化、小杆状钙化、小弧状钙化或线状分支状钙化。

(3)乳腺癌侵犯周围正常乳腺组织,造成乳头凹陷,常可见到"阳性乳管征""漏斗征""彗星尾征"等征象。

(4)增强后明显强化,乳腺恶性肿瘤血运明显增加,CT值增加到35 Hu左右时,高度怀疑为恶性。

(5)乳后脂肪的侵犯。

(6)腋窝淋巴结转移(图8-2)。

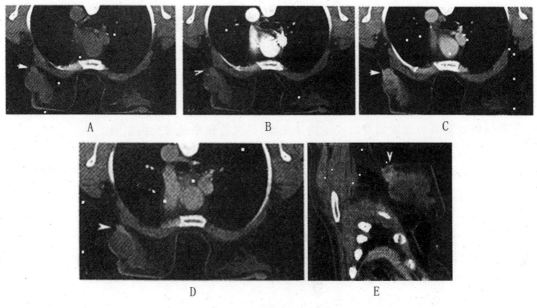

图8-2　左侧乳腺癌
CT显示箭头所指为瘤体,瘤体明显强化,瘤体下方见
一个不强化的囊性肿块。手术病理证实为腺样囊性癌

三、鉴别诊断

(1)乳腺良性肿瘤、囊肿。

(2)乳腺炎:临床有红、肿、热、痛,抗生素治疗短期复查,一般可鉴别。

四、特别提示

CT能检出最小直径为2～5 mm的癌灶;CT发现癌灶的能力和检测有无淋巴结转移的敏感性明显优于钼靶。但对钙化为主的乳腺癌诊断不如钼靶。

第九章

呼吸系统疾病的CT诊断

第一节　获得性气管-支气管异常

一、气管插管后狭窄

气管插管后狭窄为气管插管后发生的并发症,是气管狭窄最常见的原因。

(一)影像检查方法的选择

X线平片尤其是颈部侧位片可作为本病的筛选方法。多层螺旋CT气管、支气管三维重建可显示气管插管后引起狭窄的部位、形态、范围及内部特征,是较准确的无创性的诊断方法。

(二)影像与病理

气管切开一般位于第2~3软骨环。插管后可因压迫血管导致气管软骨缺血性坏死,48小时组织学有炎症反应,7天后浅表气管炎及黏膜溃疡,1~2周可有深溃疡及软骨暴露,进一步发展软骨遭受破坏。愈合期肉芽组织及纤维组织增生导致气管狭窄。

(三)影像诊断要点及比较影像学

1.X线平片

颈侧位片可显示颈段局部气管前壁内陷,气管狭窄。

2.CT表现

气管前壁和(或)两侧壁内陷使管腔呈三角形或漏斗状,狭窄部位常在声门下区,狭窄段一般长为1~4 cm,管壁轻度到显著的增厚。

3.比较影像学

颈部侧位片可显示气管狭窄,CT检查可更好地显示狭窄范围。

(四)影像与临床

临床症状与气管狭窄程度成正比,患者有气管插管的病史,在拔除气管插管后出现上呼吸道阻塞症状,气促、喘鸣、进行性呼吸困难,可有反复肺部感染。

(五)鉴别诊断

气管插管后狭窄有明确的病史,病变常位于颈段气管,与其他原因导致的气管狭窄较易鉴别。若仅从影像学上观察,需与气管肿瘤相鉴别。气管肿瘤造成的管腔狭窄常为偏心性的,腔内可见软组织肿块。

二、急性支气管炎

急性支气管炎是支气管黏膜的急性炎症,病原体是各种病毒或细菌或其合并感染。

（一）影像检查方法的选择

急性支气管炎一般不需影像学检查,胸部摄片是为观察肺部有无并发炎症,或有无肺气肿、肺不张等继发改变。

（二）影像与病理

病变的气管、主支气管和肺叶支气管黏膜充血、水肿及渗出,分泌物增多且黏度增高,妨碍黏膜上纤毛运动,继而纤毛上皮细胞脱落,黏膜下层白细胞浸润。

（三）影像诊断要点及比较影像学

1.X 线表现

胸片可无阳性发现,或两肺纹理增多、增粗、模糊,肺门影浓密,结构模糊,小儿常伴有肺气肿或肺不张。

2.比较影像学

X 线胸片为本病基本检查方法,主要是为了观察肺部并发症。

（四）影像与临床

本病是小儿最常见的呼吸道疾病之一。起病前有上呼吸道感染的症状如鼻塞、打喷嚏,部分有咳嗽、咳痰、胸痛,发热。一般无肺部体征,肺部听诊偶有干、湿啰音。

三、支气管哮喘

支气管哮喘是由多种细胞(包括炎性细胞、气道结构细胞)和细胞组分参与的气道慢性炎症性疾病,为儿童期最常见的慢性疾病,且近年来有明显上升趋势。

（一）影像检查方法的选择

首次因喘息就诊的患儿应行 X 线胸片检查,以除外肺部先天性或感染性疾病,如需要可行CT 检查,明确病变性质。对已确诊支气管哮喘的患者无需进行 X 线检查。长期哮喘的儿童应行 HRCT 扫描,观察肺间质病变情况,评估预后。

（二）影像与病理

哮喘发作期气道黏膜中有大量炎症细胞浸润,以嗜酸性粒细胞浸润为主。气道上皮损伤与脱落,纤毛细胞损伤脱落,甚至坏死。气道壁增厚,黏膜水肿,胶原蛋白沉着。支气管黏膜下黏液腺增生,杯状细胞肥大、增生,气道黏液栓形成。

（三）影像诊断要点及比较影像学

1.X 线表现

大多数缓解期哮喘儿童 X 线胸片正常,少数为肺纹理增多。哮喘发作期,多表现为肺纹理增多和肺气肿,部分病例肺内可见片状致密影。如黏液嵌塞支气管可引起肺不张。少数严重者可并发纵隔气肿。

2.比较影像学

X 线胸片检查可了解肺部病变及并发症,CT 检查尤其是 HRCT 可进一步明确肺间质性改变。

（四）影像与临床

反复发作喘息、咳嗽、气促、胸闷,多与接触变应原、冷空气、物理、化学性刺激、呼吸道感染及运动等有关,肺部可闻及哮鸣音。

（五）鉴别诊断

(1)气道异物:有异物吸入史,有纵隔摆动。

(2)气管狭窄、软化:临床易与支气管哮喘相混淆。两者 X 线胸片表现相似,如均可正常或肺气肿、肺不张,CT 检查可鉴别。

(3)支气管淋巴结结核:常易与支气管哮喘相混淆。前者临床上有结核中毒症状,胸片可发现肺内原发病灶或肺门淋巴结肿大。CT 检查可显示纵隔内肿大淋巴结及其钙化。

四、气道异物

气道异物是儿童期危急胸科急诊。好发于 3 岁以下幼儿。异物按是否透 X 线分为不透 X 线异物和透 X 线异物。

（一）影像检查方法的选择

X 线胸片与透视相结合,是诊断和随访气道异物最简便、快捷的方法,X 线胸片应包括呼、吸两相胸片。透视可动态反复观察,对判断纵隔摆动有重要价值。CT 扫描横断面及后处理技术如 MPR、仿真内镜可直接显示气道内的异物影,明确诊断,且定位准确,对支气管镜检查具有重要指导价值,是首选检查方法。应当注意的是必须同时用肺窗和纵隔窗仔细观察,因对于植物类的异物肺窗显示清楚,纵隔窗易漏诊;高密度异物如骨块、金属异物纵隔窗显示清楚,肺窗易漏诊。

（二）影像与病理

异物进入气道引起不同程度的气道阻塞,同时损伤和刺激局部黏膜,引起充血、水肿、渗出、肉芽组织及纤维组织增生,加重气道阻塞和损伤,48 小时后可发生较重的炎性改变。异物引起气道不全阻塞时,吸气时气道增宽,气体通过,呼气时气道变窄,异物将气道完全阻塞,产生气流能进不能出,引起阻塞性肺气肿。异物如在吸气时随气流向下移动,阻塞气道,呼气时异物上移,气流能出不能进,引起阻塞性肺不张。异物将气道完全阻塞,肺内气体吸收发生肺不张。

（三）影像诊断要点及比较影像学

1.X 线表现

(1)直接征象:对金属或碎骨头、鱼刺类不透 X 线异物通过胸部正侧位呼吸两相摄片或透视能够准确定位。如异物在气管内,且为片状或扁平状时,正侧位胸片上分别呈矢状面和冠状面,与食管异物相反。

(2)间接征象:X 线不能直接显示透 X 线异物,只能根据异物引起气道阻塞的间接 X 线征象推断异物部位以确定诊断。①气管异物:主要嵌于声门下,侧位片可直接显示颈段气管内声门区异物轮廓,相应气管变窄;透视下心影大小随呼、吸变化异常是诊断气管异物最重要的间接征象,表现为吸气相心影增大呼气相心影缩小。②支气管异物:阻塞性肺气肿,最为常见,肺气肿范围有助于异物定位诊断,单侧性肺气肿应警惕支气管异物存在;肺不张,患侧全肺、肺叶或段密度增高,严重者纵隔向患侧移位;纵隔摆动,纵隔摆动为单侧支气管异物最重要、最常见的 X 线征象。不论是吸气性活瓣阻塞还是呼气性活瓣阻塞,吸气时纵隔均向患侧移位,即吸气时纵隔向哪侧移位,异物就在哪侧。必须注意纵隔摆动征象无特异性,凡是气道阻塞造成两侧胸腔内压差加大者均可出现此征象,如气道炎症分泌物淤积、肺门淋巴结肿大压迫相应支气管等。肺部感染,表现为密度不均匀的斑片影。对于难治的肺部感染,特别是合并局部肺气肿,应考虑有气道异物的可能,必须透视观察有无纵隔摆动。

其他并发症,部分可有患侧胸腔积液、纵隔疝,少数有气胸、纵隔气肿及皮下气肿。

2.CT表现

(1)直接征象:显示异物及其所在位置,异物呈不同形状的软组织密度影,所在管腔气柱中断或狭窄,仿真内镜见局部管腔变窄或完全闭塞。

(2)间接征象:包括阻塞性肺气肿、阻塞性肺炎、肺不张、横膈双边征、纵隔双边影。横膈双边征表现为横膈影上方另有一与其平行的浅淡条带影,在冠状位上易于观察。纵隔双边影表现为纵隔影外缘另有一与其平行的浅淡条带影,左侧较明显,是纵隔摆动在CT上的表现。

3.比较影像学

X线胸片可直接显示不透X线异物,但对于气管内或较小的不透光异物可能漏诊。透X线异物通过气道阻塞的间接征象基本判断病变部位,应重视透视下观察心、肺、横膈的动态变化。对轻度纵隔摆动有时难以发现,常需要让患儿做深呼吸(或哭泣)及仔细观察才能发现。CT检查对本病诊断非常重要,可直接显示不同密度的异物,定位准确,确诊率高。

(四)影像与临床

临床表现取决于异物的性质、部位和气道阻塞程度。异物吸入气管时首先引起刺激性呛咳、喘鸣、青紫及呼吸困难等。异物可随呼气向上移动撞击声门下部,环甲区触诊有撞击感,听诊有气管拍击声。异物进入支气管后症状有所缓解,伴发支气管炎或肺炎时有咳嗽、发热等感染表现。

(五)鉴别诊断

患儿有明确异物吸入史及典型临床症状,通过X线和CT检查,可及时确诊及定位。对于异物史不明确而出现上述气道异物的间接X线征象者,需与各种气管、支气管疾病相鉴别。X线上气管内金属异物有时需与食管异物相鉴别,侧位胸片气管异物位于气道侧透明阴影内,而食管异物偏后;异物若为扁形,气管异物最大径位于矢状面,最小径位于冠状面,食管异物表现正好相反。

五、支气管扩张症

支气管扩张症是指各种因素引起支气管内径持久不可逆增宽和变形,少数为先天性的,多数为继发性的。先天支气管发育障碍是由于软骨发育不全或弹力纤维不足,局部管壁较薄或弹性较差,生后受呼吸活动影响形成支气管扩张。继发性的主要原因是肺部的感染、阻塞和牵拉,且互相影响,促使支气管扩张的发生和发展。

(一)影像检查方法的选择

X线胸片可显示支气管扩张所引起的肺部改变,如肺纹理增粗、轨道征或囊状影,但特异性不高。支气管造影对支气管显示好,属侵入性检查,对比剂不易排除,滞留肺泡内可形成机化性病灶。CT可显示胸片的"盲区",清楚显示支气管,尤其是HRCT,可显示支气管扩张的部位、范围及程度,还能显示肺小叶中央终末细支气管扩张及周围小叶实质炎变等细节,取代传统支气管造影,是筛查和诊断支气管扩张首选的检查方法。

（二）影像与病理

支气管扩张根据形态分为3种。①柱状型：扩张的支气管失去正常由粗逐渐变细的移行过程，远端支气管管径与近端相似，甚至比近端还粗；②静脉曲张状型：支气管管壁有局限性收缩，呈不规则串珠状；③囊状型：支气管末端明显扩张呈囊状，多个扩张的囊腔似葡萄串，是最严重的一种类型。

（三）影像诊断要点及比较影像学

1.X线胸片

（1）正常或肺纹理增多、增粗、紊乱、模糊。柱状型可见管状透明影呈双轨征或环状影，粗细不规则，如有分泌物潴留，表现为杵状增粗致密影。囊状型显示为多个圆形或卵圆形壁薄囊状影，直径为5～30 mm，分布不均匀，可呈蜂窝状。如囊腔内有液气平常提示合并感染。

（2）继发肺部感染：多呈斑片状密度增深影，边缘模糊。病变吸收缓慢，有时可在同一区域反复出现。

（3）肺不张：是儿童下叶肺不张最常见的原因，往往与支气管扩张同时存在，互为因果。肺不张可以是肺叶、肺段或肺亚段，表现为三角形、线样或盘状密度增深影，邻近的肺组织有代偿性肺气肿。

2.支气管造影

（1）柱状型表现为病变的支气管呈柱状增粗，失去正常由粗逐渐变细的移行过程，或远端反较近端粗。

（2）静脉曲张状型的支气管管腔形态不规则，粗细不一呈串珠状，似曲张的静脉。

（3）囊状型呈囊状，大小不一，对比剂可进入囊内，囊内形成液平面，较多的囊聚集在一起呈葡萄串或蜂窝状。

3.CT表现

取决于支气管的走行方向与扫描层面的关系、支气管内有无黏液栓、支气管扩张的类型和是否合并感染有关。

（1）柱状型，扩张的支气管增粗，胸膜下30 mm的肺周部内可见到支气管，比相伴行的动脉影粗，可见"印戒征"，即环状的支气管断面与相邻的圆形血管影形成特征性征象。

（2）静脉曲张状型，管壁局限性收缩造成边缘不规则呈串珠状。

（3）囊状型，呈多发环状含气的空腔，边缘光滑，呈散在或簇状分布的葡萄串样排列，腔内可有液气平面。

（4）其他征象，包括病变部位的支气管聚拢及扭曲，管壁增厚，管腔增宽，可有肺不张或反复同一部位的肺实变或浸润。

4.比较影像学

胸部平片对本病的诊断价值有限，确诊需支气管造影或CT检查尤其是高分辨CT。HRCT能取代大部分支气管造影检查或作为支气管造影前的筛选。其敏感性接近支气管造影。

（四）影像与临床

主要表现为慢性咳嗽和咳痰，痰液呈黏液或脓性，可痰中带血或有咯血。咯血多为成人，小儿少见。呼吸道反复感染，发生急性感染时有发热、咳嗽加剧、痰量增加。儿童、青年多发。早期体征多不明显，继发感染时病变部位叩诊可呈浊音，肺底常有湿啰音，或有呼吸音减低或管状呼吸音，部分有杵状指。

（五）鉴别诊断

当患者有反复咳嗽、咳痰、肺部感染的病史，通过 CT 检查，一般可见做出诊断，诊断时需判断是否为继发性支气管扩张，并且判断病因。

六、闭塞性细支气管炎

闭塞性细支气管炎是由小气道炎症病变引起的慢性气流阻塞的临床综合征。病变部位累及细支气管和肺泡小管，肺实质几乎不受累。

（一）影像检查方法的选择

胸部摄片可观察肺内的改变如透明肺等，是最基本的影像检查方法。薄层 CT 或 HRCT 比胸片更具有特征性，是进一步检查的首选方法。

（二）影像与病理

本病主要累及终末或呼吸性细支气管，病理学特征为细支气管及其周围炎症和纤维化，小气道的破坏和瘢痕形成，导致管腔狭窄、闭塞，管腔内无肉芽组织，肺泡正常。

（三）影像诊断要点及比较影像学

1.X 线胸片

无明显特异性改变，可为：①表现正常；②肺透光度增加，肺纹理增多，模糊；③病变肺段的实变或不张；④斑片状肺泡浸润影，呈磨玻璃样，边缘不清；⑤正常或体积较小的单侧透明肺。

2.HRCT

（1）支气管壁增厚和（或）支气管扩张，前者为本病的直接表现，后者出现于病程稍晚阶段。

（2）"马赛克灌注征"，表现为片状分布肺密度减低区域合并血管管径的减小，为间接表现。

（3）呼气时的气体滞留征，是间接表现，此征被认为敏感性及准确率最高

（4）肺实变或肺不张。

（5）黏液栓。

（6）网结影和树芽征（罕见）。

3.比较影像学

本病的 X 线表现多数无特异性，诊断不敏感。薄层 CT 或 HRCT 在病变密度、范围、分布明显优于 X 线胸片，可提示本病的诊断。

（四）影像与临床

急性感染或急性肺损伤后 6 周以上的反复或持续气促、喘息或咳嗽、喘鸣，运动耐受性差，重者可有三凹征，对支气管扩张剂无反应。可闻及喘鸣音和湿啰音。

（五）鉴别诊断

闭塞性细支气管炎初期的影像学表现与普通毛细支气管炎或病毒性肺炎难以区别，但前者影像学表现迁延不愈，且随呼吸道感染而加重。

第二节 肺 气 肿

肺气肿是常见病,在成人尸检中几乎都能见到。由于在生前取得肺组织做病理检查有困难,只能依赖胸片和肺功能检查做出间接的诊断。但除非是严重的患者,这两者对肺气肿的诊断均不很敏感。CT特别是HRCT能在肺小叶水平上显示肺气肿的病理解剖,为生前诊断肺气肿创造了非常有利的条件。

虽然肺气肿是慢性阻塞性肺病(COPD)中的一种常见病因,但它的定义是根据其形态学表现而不是其功能异常。肺气肿的定义是终末细支气管远端气腔的持久性异常增大,并伴有壁的破坏。所谓的气腔增大是指与正常肺的气腔大小比较而言。肺气肿患者中的气道阻塞性功能异常是呼气时气道萎陷所致,而后者在很大程度上是肺实质破坏,气道失去支持的结果。

一、病理表现

根据肺破坏区的解剖分布,通常把肺气肿从病理上分为以下4型。

(一)小叶中心型肺气肿

也有人称本型为腺泡中心型肺气肿或近侧腺泡肺气肿,但以小叶中心型肺气肿最为普遍接受。本型肺气肿早期改变为位于小叶中央的2、3级呼吸细支气管扩张,而小叶的周围部分肺泡囊、肺泡管和肺泡不受累。这种选择性的肺破坏导致正常肺和气肿样肺呈特征性的并列状,即破坏区周围常常绕以正常肺,形成病理标本上肉眼可见到的"气肿腔"。当病变进展时,病灶互相融合,累及全小叶甚至肺段,此时很难与全小叶肺气肿区分。但是,除非是最严重的病例,小叶中心型肺气肿在肺内是不均匀的,除了较大范围已融合的病灶外,常可以发现还有早期的局灶性气肿腔存在。小叶中心型肺气肿是最常见的肺气肿,病变多发生于两肺上、中部,特别是上叶尖、后段和下叶背段。大部分患者均有长期、大量的吸烟史并合并慢性支气管炎。在成人吸烟者的尸检中半数都可发现有小叶中心型肺气肿。

(二)全小叶型肺气肿

本型也称为非选择性肺气肿,因为病变是均匀的,无选择地累及整个肺小叶,即病变涉及终末细支气管以下的全部气道。扩张的气道使原来较大的肺泡管和肺泡之间的正常区别消失了。全小叶型肺气肿是肺气肿中最重要的类型,因为它常较严重,在肺内分布范围较广而导致患者的肺功能丧失。虽然病变在两肺内弥漫分布,但以下叶及前部为多。有的患者有家族史,并有α1-抗胰蛋白酶缺乏,导致由白细胞携带的蛋白水解酶逐渐破坏肺组织,由于下叶血流较多,故本型肺气肿亦以下叶为最多见。

(三)间隔旁肺气肿

本型也称远侧腺泡肺气肿、局限性肺气肿等。病变选择性地累及小叶的远侧部分,因此特征性地位于胸膜下区、肺周围部的小叶间隔旁。本型肺气肿的病理过程还不清楚。通常把直径超过1~2 cm的间隔旁肺气肿称作肺大疱,它们常位于肺尖,但也可位于肺内其他部位,可逐渐增大,并可形成自发性气胸。但肺大疱并不是间隔旁肺气肿的同义词,其他各型肺气肿也可见到肺大疱。偶尔,间隔旁肺气肿可十分大,造成邻近的肺不张,而产生呼吸困难等症状。

（四）瘢痕旁型或不规则型肺气肿

本型肺气肿指在肺瘢痕区周围发生的气腔增大和肺破坏。如见于肺结核、弥漫性肺纤维化、尘肺尤其是发生团块和进行性大块纤维化时。不规则型肺气肿一词强调了本型肺气肿的病变和肺小叶或腺泡的任何部分没有肯定的关系。在肺纤维化区域，本型肺气肿常和细支气管扩张共存，形成所谓"蜂窝肺"。

在病理标本上可用计点法或与标准片比较来估计肺气肿的范围，病变占全肺的 1%～5% 者为极轻度，5%～25% 者为轻度，25%～50% 者为中度，大于 50% 者为重度。病变范围小于 25% 者常无症状，大于 25% 者有 COPD 的临床症状。

二、临床及肺功能表现

早期病例其临床症状和体征可不明显，典型者有咳嗽、咳痰、气短，在发病过程中常有反复呼吸道感染并逐渐加重，后期发生低氧血症和高碳酸血症，并可发生肺源性心脏病。

肺功能检查对估计病变的严重程度及预后有很大意义。一般通过一秒钟用力呼气量（FEV_1）和 FEV_1 与肺活量（FVC）或用力肺活量的比例减少来确定有无气道阻塞性异常。

三、影像学表现

（一）CT

CT 的出现戏剧性地改变了肺气肿的诊断，使得可以在任何临床表现出现以前检出解剖性的肺气肿。1982 年，Goddard 首先描述了肺气肿的 CT 表现，由于 CT 能直接显示肺的破坏区，无疑，它在检出肺气肿上的能力要优于胸片，在 HRCT 上除了可以仿照病理上的计点法或与标准片对照法来估计肺气肿的范围和程度，或利用计算机正确计算肺气肿占全肺的百分比外，还可根据病变与肺小叶的关系来对较早期的肺气肿加以分型。在 CT 和 HRCT 上肺气肿的特征是出现无壁的异常低密度区。HRCT 由于较高的分辨率可以显示常规 CT 所不能发现的肺气肿，从而可以更好地评定病变的范围和严重程度。根据病变无明显的壁，可以与淋巴管肌瘤病中的含气囊肿或纤维化中的蜂窝鉴别。

1.各型肺气肿在 HRCT 上的表现

（1）小叶中心型肺气肿：直径大于 1 cm、周围为正常或几乎正常肺的低密度区为本型肺气肿在常规 CT 上的主要表现。这种局灶性低密度区多位于肺的非周围部，除非病变进展，才见于肺的周围部。轻至中度的小叶中心型肺气肿在 HRCT 上的特征性表现是直径几毫米的小圆形低密度区，无可见的壁，聚集在小叶中心附近。病理证实这种低密度区相当于小叶中心处的肺破坏区。它的这种小叶中心分布在常规 CT 上是不能辨认的。当病变进展到重度肺气肿时，破坏区发生融合，这种病灶在小叶中心分布，不再能从 HRCT 或病理上辨认。有时称此种肺气肿为融合性肺气肿。在弥漫性融合性小叶中心型肺气肿中，由于周围缺乏并列的正常肺作密度上的对比，而使得病灶显得不那样低密度。此时，肺血管纹理稀疏形成小叶中心型肺气肿的另一种 CT 征象。

（2）全小叶型肺气肿：本型肺气肿的特征是肺小叶的一致性破坏，导致较大范围的异常低密度区，如小叶中心型肺气肿那样的直径几毫米的小圆形低密度区在全小叶肺气肿中未见到过。在严重的全小叶型肺气肿中，由于广泛的肺破坏，表现为病变区内血管纹理变形、稀疏，形成弥漫性的"简化肺结构"，即肺野内仅剩下由血管、小叶间隔和支气管等肺内支持性结构，是容易和正常肺实质区分的。这种血管异常改变仅在肺组织有明显破坏时才有明确的表现。因此,轻度甚至中度的本型肺气肿常难以在 CT 上被确认。如前所述,全小叶型肺气肿在下叶最严重。

(3)间隔旁型肺气肿:由于本型肺气肿多发生于胸膜下、小叶间隔旁以及血管和支气管周围,故特别适用于 CT 诊断。它的典型 CT 表现为肺周围部局限性低密度区。HRCT 可检出位于胸膜下的直径为 0.5～1 cm 的小的间隔旁型肺气肿,对检出位于肺实质深部的直径为 2 cm 的局限性肺气肿也有满意的对比度。间隔旁型肺气肿可散在分布于其他为正常的肺野内,也可与全小叶型或小叶中心型肺气肿共存。特别是小叶中心型肺气肿也可向脏胸膜方向延伸,因此,当在其他层面上的非周围部肺野内有小叶中心型的小圆形低密度区存在时,则此时的肺周围部的局限性低密度区很可能就是小叶中心型肺气肿的一部分。

位于胸膜下,直径大于 1 cm 的局限性肺气肿通常称之为肺大疱,这不代表一种特殊的病理现象,而是以大疱为主要征象的肺气肿,多见于青年人。它常有可见的壁,但常很薄(<1 mm)。肺大疱常作为间隔旁型肺气肿的一种表现,但它也可见于所有各型肺气肿中,或单独存在。因此,所谓"大疱性肺气肿"的术语没有特异性。若大疱限于小叶间隔旁,大疱之间为正常肺,其他的肺气肿区都沿支气管血管束排列,也无弥漫性肺过度充气,提示为间隔旁型肺气肿。按其大小及内部结构,肺大疱可分为 3 型:第Ⅰ型较小,与胸膜接触面小,但有较重的肺过度膨胀,因此,不管其大小如何,内部无结构可见,也易于破裂。第Ⅲ型大,累及较大范围的肺区,与胸膜接触面大,常仅有中度的肺过度膨胀,大疱内有相当数量的残余肺组织血管。第Ⅱ型介于第Ⅰ、Ⅲ型之间。若肺大疱是小叶中心型肺气肿的一部分或合并有广泛的全小叶型肺气肿,手术切除后常易复发。第Ⅰ型肺大疱手术易切除,第Ⅲ型者手术后常发生支气管胸膜瘘。不管怎样,若肺大疱大于一侧胸部的 1/3、邻近的肺正常,手术切除后可改善患者的呼吸困难症状。

如肺大疱非常大,至少占据一侧胸腔的 1/3 以上时为特发性巨肺大疱肺气肿,也称为"消失肺综合征"。巨肺大疱主要位于上、中肺野,也可见于下肺野,直径 1～20 cm,多为 2～8 cm,两侧肺大疱常大小不对称,周围肺组织被压缩,多伴有间隔旁肺气肿,在吸烟者中还可伴有小叶中心型肺气肿,在拟对巨肺大疱行手术前需要考虑以上问题。

(4)瘢痕旁型或不规则型肺气肿:本型肺气肿常见于局灶性瘢痕附近、弥漫性肺纤维化及尘肺特别是在融合性团块和进行性大块纤维化中。当 CT 上有可见的肺内纤维灶时,认识本型肺气肿是容易的,常规 CT 上就可发现纤维化周围直径 1.5 cm 的本型肺气肿,但当它与仅在显微镜下才能见到的肺纤维化共存时,其 CT 表现难以和小叶中心型肺气肿区别。

2.根据 HRCT 上肺气肿的严重度和支气管壁表现的 COPD 分型

COPD 是一种综合征,包含了以慢性气流阻塞为共同特征的不同的肺气肿、小气道病变和细支气管炎等的一组疾病。文献上还有根据它们的 HRCT 表现分为下列 3 型:①气道型,无或仅有少许肺气肿[CT 上的肺部低衰减区(LAA)<25%],有或无支气管壁增厚;②肺气肿型,有肺气肿(LAA>50%),无支气管壁增厚;③混合型,有肺气肿及支气管壁增厚。气道型和肺气肿型比较:前者多为不吸烟者,弥散能力高,肺过度充气少,对支气管扩张剂有较大的可恢复性。根据上述 HRCT 表现的分型,Tatsumi 等对 1 438 例 COPD 病例的研究中 90% 为肺气肿型,10% 为气道型。

(二)CT 和病理、胸片的比较

应用以上叙述的诊断标准作肺气肿的 CT 诊断是可靠的。HRCT 表现和病理表现的对照研究证实在肺气肿的范围上两者间的相关系数为 0.85～0.91,是较为理想的。Foster 等的小叶中心型肺气肿的常规 CT 和病理比较中发现两者诊断一致者为 84％,CT 的假阴、阳性各为 8％,较胸片和病理对照的结果有显著的提高。当应用 HRCT 后,它与病理的符合率又有进一步提高,在 Hruban 的 20 例尸检材料的 HRCT 和病理比较中,15 例病理为小叶中心型肺气肿者,HRCT 均做出同样诊断,其中包括 4 例病理上为轻度肺气肿者,在 5 例病理上无小叶中心型肺气肿者中 HRCT 上 4 例正常,1 例将肺尖部陈旧性结核灶周围的瘢痕性肺气肿误为小叶中心型肺气肿。Kuwano 等发现在 HRCT 中,层厚为 1 mm 的 CT 图像对检出肺气肿的低密度区效果好,它更正确地反映了肺气肿的病理,而层厚为 5 mm 的图像对评价血管纹理的分布较好,但在早期肺气肿的诊断中检出低密度区要比评价血管纹理的分布重要得多。因此,作层厚为 1～2 mm 的 CT 扫描在早期肺气肿的诊断上是很重要的。胸片和尸检的对照结果表明,轻度肺气肿时胸片常正常,中度和重度肺气肿也分别仅 41％ 和 67％ 可从胸片上加以诊断。因此,可以认为胸片在肺气肿的诊断上是不敏感的。当比较胸片和 CT 在肺气肿诊断上的价值时,可以发现 CT 不仅较胸片的诊断敏感性为高(CT 能较胸片提高 28％～38％ 的肺气肿检出率),还较胸片有更高的诊断特异性,HRCT 在正常人和因其他原因在胸片上呈现肺过度充气的患者中也较少出现假阳性。CT 特别对检出位于肺尖、膈上或较小的肺大疱较胸片有较大的优越性。

(三)CT 和肺功能的比较

肺气肿患者的肺功能改变表现为气道阻塞和弥散功能降低,较胸片要敏感。但上述改变在其他病因引起的 COPD 中也可存在,不能加以鉴别,而且据估计肺组织要破坏达 30％ 以上时,才能出现肺功能改变,因此,肺功能正常时也不能除外肺气肿。虽然肺功能检查较胸片在肺气肿的诊断上有较高的敏感性,但不少报告研究了 CT 和肺功能检查在肺气肿定性和定量诊断上的关系,几乎一致肯定它们之间存在相当密切的关系。在肺功能检查中依赖用力 1 秒钟呼气量(FEV_1)和它占用的肺活量的多少(FEV_1/FVC)来反映气道有无阻塞,用一氧化碳弥散功能(DLCO)来反映肺泡毛细血管膜表面区域的减少程度。Goddard、Bergin、Sakai 等先后报告 CT 上见到肺气肿严重程度和肺功能检查之间有密切的阳性关系。随着 CT 上肺气肿严重度的增加,DLCO 和 FEV_1 均同步发生变化。Sanders 和潘纪成等都曾报告在肺功能诊断为肺气肿的患者中,91％～96％CT 上都有肺气肿的证据,说明 CT 在肺气肿的检出上至少和肺功能有相似的敏感性。更加重要的是在无肺功能改变的患者中 66.7％～69％ 在 CT 上发现有肺气肿的征象。Omori 等也曾对 615 例 40～69 岁低剂量肺癌普查中的男性病例作了 CT 和肺功能检出肺气肿的比较,在 380 例吸烟者中有 116 例在 CT 上显示有肺气肿,而其中 91 例(78％)的肺功能正常。因此,CT 在检出轻度肺气肿上较肺功能检查有更大的敏感性。Gurney 在比较 HRCT 和肺功能的结果中,也发现在肺功能正常者中 40％ 在 HRCT 上有肺气肿。他还发现在这些病例中肺气肿多位于上肺部,因而认为上肺部是一个沉默区,在该区可发生较广泛的肺破坏而无肺功能异常,也不出现症状。这使得好发于上肺部的小叶中心型肺气肿的临床诊断更为困难,对这些肺气肿的诊断目前只有依赖 HRCT。

(四)CT 诊断肺气肿的限度

虽然 HRCT 对肺气肿的诊断有很高的敏感性和特异性,但它仍有一定限度。Miller 曾报告 27 例 HRCT 和病理的对照研究,在病理上 4 例小叶中心型肺气肿,2 例轻至中度全小叶型肺气肿在 CT 上未见到肺气肿征象。在回顾性的对比研究中发现,直径小于 0.5 mm 或面积小于 0.25 mm² 的局灶性破坏区无论在 1.5 mm 或 10 mm 层厚的 CT 上均不能被发现。因此,可以得出以下结论:CT 特别是 HRCT 是当今诊断早期肺气肿的最敏感的无创性方法,但对最早期的肺气肿仍是不敏感的,也不能除外肺气肿。

(五)肺气肿的 CT 定量诊断

CT 可对肺气肿做出定性诊断,还可对它的分布范围和严重度做出正确的定量诊断。

1.视觉定量

对 CT 上所见到的肺气肿区用一种简单的视觉(肉眼)分级系统加以定量。Bergin 首先报告了 32 例肺气肿的视觉定量和病理所见的关系,结果显示在 CT 定量和病理估计之间有良好的相关,也和 DL_{CO}、FEV_1、FEV_1/FVC 等肺功能参数之间密切相关。计分时左右侧分别计分,每层面上的肺气肿区范围分为 0~4 级,0=正常,1=肺气肿区小于 25%,2=肺气肿区占 25%~50%,3=肺气肿区占 50%~75%,4=肺气肿区大于 75%;严重度分为 0=无肺气肿,1=有小于 5 mm 的低密度区,2=小于和大于 5 mm 的低密度区共存,3=弥漫性低密度区,无正常肺插入或呈融合性低密度区。各层面范围和严重度得分乘积的总和即为该例全肺肺气肿的得分,总分为 120 分,如除以层面数则为该例的肺气肿平均得分,≤8 分为轻度肺气肿,8.1~16 分为中度肺气肿,16.1~24 分为重度肺气肿。Sanders 等用相似的方法对 60 例男性肺气肿者作了胸片、CT、肺功能的比较,结果认为 CT 较胸片在肺气肿和肺功能参数之间有更好的相关。Eda 曾用相似的方法于吸气末和呼气末 CT 上,并取得呼气末得分和吸气末得分的比值(E/I),结果显示两者的得分和 E/I 比都和 FEV_1、FEV_1/FVC 和 FVC 有良好的相关,而 E/I 比和残气量/肺总量(RV/TLC)%有更好的相关,有学者认为肺气肿区得分反映的是肺气肿程度,而 E/I 比反映的是空气潴留,有利于区别在呼气 CT 上难以区分的肺气肿或空气潴留。

2.数字定量诊断

除上述用视觉读片方法来做肺气肿的 CT 诊断外,还可以利用测量像素的 CT 值来做肺气肿的 CT 数字定量诊断。早先是测定每层层面的平均 CT 值,Rosenblum 报告正常人吸气末的全肺平均 CT 值为 -813 Hu±37 Hu。我国正常成人为 -816 Hu±26 Hu,其值由上肺区至下肺区形成一个下降的梯度。由于肺部 CT 值是由血液、组织和空气三者的衰减值综合形成的,因此,若局部或普遍的远端气腔增大和(或)组织有破坏,如在肺气肿中那样,则空气和血液之比将增大,形成 -1 000~-900 Hu 范围内的 CT 值。由于在 10 mm 层厚的深吸气末的 CT 扫描上肺的平均衰减值为 -850~-750 Hu,在大于 2 个标准差以外的近 -900 Hu 处被视为是肺气肿的阈值。现在,大多数 CT 扫描机都具有选择性的使在一定范围内 CT 值的像素更明亮或用一种、多种假彩色的后处理软件,当把被选择的 CT 值限定在 -1 000~-900 Hu 内时即可将空气样密度的肺气肿区域检出。Müller 首先报告用密度屏蔽(density mask)的方法,使小于 -910 Hu 像素增亮,从而将肺气肿区域画出来,并计算位于该阈值以下像素的面积及其所占全肺野面积的比例,即像素指数(PI)。通过每层层面上肺气肿区域和正常肺区的比例计算,可得到该患者肺气肿范围的定量诊断,其结果与肺气肿的病理级别间是密切相关的,这种方法得到不少学者的支持。

Kinsella 也证实了密度屏蔽定量诊断的结果与肺功能检查的结果也是密切相关的。但这种用手工方法计算的定量诊断太费时间,不实用。后来,Archer 在上述像素 CT 值分析的基础上,发展了一种在 CT 层面上自动计算肺容积和肺气肿所占百分比的系统,大大地缩短了所需时间,其结果与用手工计量者无显著差异。现在利用多排 CT 取得的三维容积性资料,可作比像素衰减值测定更准确的体素衰减值测定。由于 CT 值的测定受多种因素影响,如扫描机型、扫描技术、层厚、呼吸状态等,究竟以何种阈值来分割有无肺气肿尚无一致的意见,其范围为 -960~

−900 Hu 不等,也曾提出了诊断不同严重度肺气肿的阈值,如阈值−960 Hu 用于严重的肺气肿,而阈值−856 Hu 则用于轻度肺气肿;用薄层 CT 和锐利算法重组时的阈值为−950 Hu,在呼气 CT 上则以−910 Hu 与病理的相关性最好。目前似乎视−950 Hu 为在 HRCT 上诊断肺气肿范围的有效阈值者较多,它和肺功能参数之间有良好的相关性。如前所述,需要注意的是在用定量技术作肺气肿的检出和定量时,选择作为肺气肿增亮区的肺密度值范围可能随 CT 扫描机而异,因此要首先决定每架 CT 机区分正常肺和气肿性肺之间的阈值。其次还要注意一些扫描技术包括层厚和是否用造影剂增强,都可以影响测量的 CT 值。如 Adams 等发现利用薄层 CT 扫描会使 CT 值为−1 000～−900 Hu 的区域从厚层的占平均 9.6％增加到 16.1％,而用造影剂增强后其面积从增强前的 8.9％降为3.3％。肺气肿的 CT 值定量诊断由于消除了在视觉读片时的主观解释上的差异,也解决了用不同窗条件时 CT 表现上的差异,在肺气肿的流行病学和纵向研究上是十分重要的。但 Stem 指出,在临床实践中,对 CT 图像直接观察作视觉上的分级和上述较复杂的定量方法的结果几乎是同样正确的。

（六）HRCT 诊断肺气肿的临床适应证

虽然 CT 是最敏感的生前诊断肺气肿的方法,但由于其成本较高,在临床实践中结合病史、肺功能改变及胸片上的肺容积增加和肺破坏的表现,还是多利用胸片作肺气肿的日常诊断。但在一些早期肺气肿的患者中,常无胸片及阻塞性肺功能改变,却可有气短或肺弥散功能异常,难以和间质性肺病或肺血管病区别,此时在 HRCT 上若可见有明显的肺气肿,则可避免行进一步的活检。由于 HRCT 在肺气肿的分型和定量诊断上的作用,它对肺移植术、肺大疱切除术及严重肺气肿患者的肺减容术的术前评定都有很大价值。

第三节 硅沉着病

硅沉着病(silicosis)是由于长期吸入游离二氧化硅粉尘所致的以肺部弥漫性纤维化为主的全身性疾病。是法定尘肺病中人数最多、危害最严重的。约占法定尘肺病发病总人数的 43％。

一、病因与接触机会

硅沉着病的病因是吸入游离二氧化硅,它是石英的主要成分,约 95％的矿物和岩石都含有石英。因此,凡与矿物、岩石的开采、使用有关的行业都有可能接触游离二氧化硅。①采矿业:金属矿石的开采,云母、氟石、硅质煤等的采掘;②开山筑路:隧道和涵洞的钻孔、爆破等;③建筑材料工业:石料的开采、轧石及石料的整理加工等;④钢铁冶金业的矿石原料加工、准备、炼钢炉的修砌;⑤机械制造业:铸造工艺中型砂准备、浇铸、铸件开箱、清砂整理、喷砂等;⑥耐火材料业:原料准备、成型、焙烧等;⑦制陶、瓷工业的原料准备、碾碎、加工磨细等;⑧玻璃制造业原料的准备;⑩造船业:喷砂除锈;⑪搪瓷业:原料制备和喷花、涂釉等。

二、分类

由于接触粉尘中的游离二氧化硅含量不同,其所引起的临床表现、疾病的发展和转归,甚至病理改变均有所不同。

（一）慢性或典型硅沉着病

粉尘中游离二氧化硅含量低于 30%，接触工龄一般在 20～45 年。病变以硅结节为主，以肺上叶为多，可能与肺下叶对粉尘的清除较好有关。这种单纯硅沉着病的硅结节一般小于 5 mm，对肺功能的损害也较少见或不严重。硅沉着病可形成进行性大块状纤维化，通常发生在两肺上部，是由于纤维结节融合所致。此种病变即使脱离粉尘接触之后也仍然会进展。

（二）快进型硅沉着病

粉尘中游离二氧化硅含量在 40%～80%，接触工龄一般在 5～15 年发病，纤维化结节较大，X 线片上可形成所谓"暴风雪"样改变，进行性大块状纤维化可发生在两肺中野，病变进展很快，肺功能损害常较严重。此型硅沉着病多见于石英磨粉工和石英喷砂工。

（三）急性硅沉着病

亦称硅性蛋白沉着症，是一种罕见的硅沉着病，发生在接触二氧化硅含量很高且浓度很高的粉尘作业工人中。此型硅沉着病首先由 Buechner 和 Ansari 在喷砂工中发现并报道。一般在接触 1～3 年发病，迅速进展并由于呼吸衰竭而死亡。其病理特征和非特异性肺泡蛋白沉着症所见相同，即肺泡由脂质蛋白物所填充。临床表现以呼吸困难、缺氧为明显，气体弥散功能严重受损。

三、病理

硅沉着病的基本病变是硅结节、弥漫性肺间质纤维化和硅沉着病团块的形成，硅结节是诊断硅沉着病的病理形态学依据。

尸检大体标本：肺呈灰黑色，体积增大，重量增加，质坚韧，胸膜增厚粘连；切面两肺分布有许多硅结节及间质纤维化，晚期可见单个或多个硅沉着病团块，质硬如橡胶；支气管-肺门淋巴结增大、变硬粘连。

硅结节外观：呈圆形灰黑色，质韧，直径为 2～3 mm，多位于胸膜下、肺小叶及支气管、血管周围淋巴组织中。典型硅结节境界清楚，胶原纤维致密扭曲，呈同心圆排列，中心可见不完整的小血管，纤维间无细胞反应，出现透明性变，其周围肺泡被挤压变形，偏光显微镜检查硅结节中可见折光的矽尘颗粒。

弥漫性肺间质纤维化在典型硅沉着病中并不突出，而主要表现为胸膜下、肺小叶间隔、小血管及小支气管周围和邻近的肺泡间隔有广泛的纤维组织增生，呈小片状或网状结构。严重者肺组织破坏，代之以成片粗大的胶原纤维，其间仅残存少数腺样肺泡及小血管。

硅沉着病团块形成是硅沉着病发展的严重阶段，多位于两肺上叶、中叶内段、和下叶背段。组织学上表现为硅结节的融合。团块可发生坏死、钙化，形成单纯的硅沉着病空洞，但较少见。也可并发结核形成硅沉着病结核空洞。

四、发病机制

各项研究学说很多，如表面活性学说、机械刺激学说、化学中毒学说、免疫学说等等。但都各有偏颇，仍不十分清楚。目前以 Heppleston 提出的细胞毒学说是研究热点。该学说认为，肺巨噬细胞吞噬石英粉尘颗粒后，发生崩解、坏死，继而释放出一种能促进成纤维细胞增生和促进胶原形成的细胞因子，称为 H 因子。该因子种类很多，均属炎性介质。如有肿瘤坏死因子（TNF）、成纤维细胞生长因子（FGF）、表面细胞生长因子（EGF）、转化细胞生长因子（TGF_β）、拟胰岛素生长因子（IGF）、血小板生长因子(PDGF)、白三烯(LTB_4、LTG_4)、白介素($IL1a$、$IL-6$)、淋巴因子(CD_4、CD_8)等。其中以白介素(IL-1)和肿瘤坏死因子(TNF)对肺损伤最突出,且有协同作用。

最近又有人提出氧自由基学说,认为石英粉尘可诱导氧自由基的产生,提示"粉尘-自由基-细胞因子"是硅尘毒性作用的连锁反应,是肺纤维化的启动点。

五、CT 表现

(一)圆形小阴影

圆形小阴影是硅沉着病的典型影像学表现。高千伏胸片常以 q、r 型为主;反之,则小阴影小、淡、稀疏,以 p 型为主。对前者,CT 表现为弥漫性分布的高密度小结节影,边缘清楚、锐利,其显示率与高千伏胸片相差不大。而对后者,高千伏胸片往往显示模糊,不易确定;CT 有明显的显示优势。表现为:两肺野内弥漫性分布的粟粒样影,密度较淡而均匀。早期多以两中下肺野为主,随病变发展可逐渐布满全肺野。部分病例亦可先出现于两上肺野。密集度较低时小粟粒影常呈簇状分布。有时小阴影与血管断面区别有一定困难,鉴别要点:血管断面是由近而远逐级分支的,有时可见分叉,分布有一定规律,且边缘清晰锐利;而尘肺小阴影较淡而模糊,无分叉,稀疏时常呈簇状分布。高分辨CT 显示更为清楚,与常规 CT 比较,尘肺小阴影的锐利度明显增加,但形态不一定呈圆形,也可呈星芒状。动态观察,随着硅沉着病病情进展,期别升高,肺气肿的加重,小阴影的密集度在下肺野逐渐稀疏,而上肺野逐渐密集,直至融合成为大阴影团块(图 9-1)。

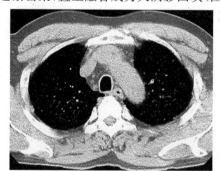

图 9-1 硅沉着病的圆形小阴影
双肺弥漫性高密度小结节影,边缘较模糊,密度较淡,无分叉

(二)不规则小阴影

其病理基础是肺间质纤维化。病变早期常以 s 型小阴影最早出现,高千伏胸片不易与紊乱的肺纹理鉴别,易发生误诊、漏诊。CT 表现为肺小叶间隔增厚,HRCT 显示明显优于常规 CT,观察应以 HRCT 为主。表现为:①与胸膜垂直或接近垂直的短线形影,多位于肺野外围,为小叶间隔增厚所致;其边缘多有毛糙、粗细不均、呈不规则状、有的呈结节或串珠状(图 9-2);②小叶内线影,起于胸膜下 1 cm 处呈分支状,但不与胸膜面接触,其形态基础是小叶内动脉及其伴行细支气管周围纤维组织增生。在肺外周出现多边形或分散紊乱的线状影,长短不一,在高分辨 CT 上显示更为清楚。随病变发展,不规则小阴影增多,可交织成网状,线状影也逐渐变粗,可牵拉周围肺组织,若病变位于叶间裂附近,可使之移位(图 9-3)。

(三)大阴影和融合团块

应用 CT 检查大阴影和融合团块并非单纯为了提高其检出率,一般都有明确的鉴别诊断目的和意义,一般有以下几种:①判定是否符合Ⅲ期标准;②与肿瘤鉴别;③观察是否合并肺结核;

④观察是否有空洞。CT可准确测量病灶大小，因而可准确掌握Ⅲ期标准。典型的Ⅲ期硅沉着病融合团块多发生于两肺上叶后段或下叶背段，CT表现为形态不规则的软组织密度团块，边界清楚，边缘常可见周围可有较粗大的纤维条索影或粗毛刺，呈典型的"伪足征"改变。其周围常显示肺组织、支气管变形、牵拉移位，扭曲，甚至闭塞，且多伴有支气管扩张及瘢痕旁肺气肿；大阴影内可伴有或不伴钙化，一般双侧对称出现。少数可发生于中叶或单侧，形态呈类圆形，也可见相邻支气管阻断，酷似肺癌，须与肺癌鉴别。CT增强扫描时，硅沉着病团块一般无强化，边缘有粗大毛刺，周围有瘢痕旁型肺气肿，其他肺野内可见尘肺小阴影背景。而肺癌肿块可见不规则强化，边缘可见分叶和细毛刺，且支气管有阻塞，常伴有阻塞性肺炎或阻塞性肺不张。硅沉着病团块因缺血坏死可出现空洞，但空洞内壁无结节样凹凸不平，此点与肺癌空洞明显不同。CT对肺结核的渗出性病灶的显示远较高千伏胸片准确。硅沉着病团块边界较清楚，而肺结核的渗出性病灶边界模糊，容易区分（图9-4）。

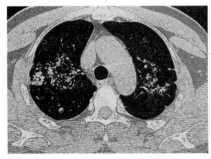

图9-2　硅沉着病不规则阴影

双肺上叶多发不规则短条索状影，边缘毛糙，粗细不均，还有与胸膜垂直的短线

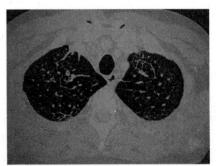

图9-3　硅沉着病小叶内线

双肺上叶见散在圆形小阴影，还有不规则长短不一的短线

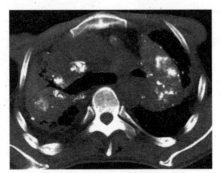

图9-4　硅沉着病融合团块

双肺上叶见融合团块影，内有多发不规则钙化

（四）支气管扩张

硅沉着病患者因肺内弥漫性纤维化的牵拉而常发生支气管扩张，此种支气管扩张多呈柱状，CT表现为肺野内条状透光影，或大于同级血管的小环形透光影，呈"印戒征"，常伴有支气管壁增厚，也可表现为支气管扭曲与并拢。有时可见支气管结石，呈不规则斑点状高密度影。支气管扩张和支气管结石可能都是硅沉着病患者咯血的原因之一。

（五）淋巴结肿大及钙化

CT 对纵隔、肺门淋巴结的观察远优于高千伏胸片。不论淋巴结钙化与否，均能显示，且能准确地分组。CT 观察硅沉着病患者的淋巴结肿大不仅限于肺门，且见纵隔内也可有多组淋巴结肿大。关于硅沉着病患者肺门淋巴结钙化，X 线胸片常以描述为"蛋壳样"钙化为最典型，但 CT 观察下的"蛋壳样"钙化并非真正的"蛋壳样"，而是呈不规则小斑片或小斑点样钙化为多，也可见环形钙化（图 9-5）。

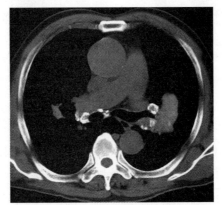

图 9-5　硅沉着病淋巴结钙化

双肺上叶融合团块，纵隔、肺门淋巴结钙化，部分为环状钙化

（六）胸膜增厚及钙化

CT 对胸膜增厚、粘连及其范围的显示十分敏感，硅沉着病患者胸膜增厚、粘连发生率很高，且范围很广。早期最先常发生于肺底部和肺尖部，高千伏胸片常不能发现，而 CT，尤其是 HRCT 可清晰显示。晚期可发生弥漫性胸膜增厚、粘连（图 9-6）。

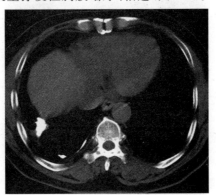

图 9-6　硅沉着病胸膜增厚

右下胸膜增厚伴钙化

（七）肺纹理

硅沉着病患者由于肺间质纤维化，可导致肺纹理的一系列改变，CT 主要表现为：①分布于肺外周部分的网状影，胸膜下 2 cm 范围内小血管 3 级以上分支明显增多；②胸膜下弧线影，为距胸膜 1 cm 以内长度大于 10 mm 的与胸膜平行的线样影（图 9-7）；③与胸膜相连且与胸膜垂直的胸膜下短线是位于肺组织深部的不规则线影（图 9-8）。

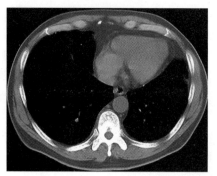

图 9-7 硅沉着病胸膜下线
双肺下叶靠近后胸膜处见弧形线样影

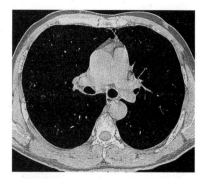

图 9-8 硅沉着病胸膜下短线影
右肺靠近胸膜处见散在与胸膜相连或垂直的短线影

（八）肺气肿

硅沉着病患者因肺间质纤维化而常发生肺气肿，CT能显示肺气肿的各种类型：①小叶中心型肺气肿，其特点是在肺野内出现散在分布的小圆形、无壁的低密度阴影，另外还有多发不规则低密度影，其内无明显的肺纹理，可见有环状不规则边缘区，直径为2～10 mm；②全小叶型肺气肿，其特点是全小叶的破坏而形成的较大范围的低密度区，且大小和形态多不规则，病变区内血管纹理明显减少，形成弥漫性"简化"的肺结构；③瘢痕旁型肺气肿，见于邻接局部肺实质瘢痕处，多发于尘肺团块纤维灶旁（图9-9）。

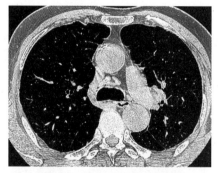

图 9-9 硅沉着病的肺气肿

六、鉴别诊断

（一）血行播散型肺结核

急性粟粒型肺结核，双肺粟粒状阴影常呈三均匀表现，分布均匀，密度均匀，大小均匀。肺尖常受累，结节可融合成片。

亚急性粟粒型肺结核，粟粒阴影大小不一，密度不一，分布不均。

上述两者均有典型的结核中毒症状，有时可见胸腔积液。痰涂片可查到抗酸杆菌，PPD试验阳性。且无粉尘职业接触史。与硅沉着病鉴别当无困难。

（二）特发性肺纤维化

病因不明，是一种肺泡壁的弥漫性机化性炎症，CT表现为毛玻璃样影和弥漫性小叶间隔增厚，病变以两中下肺野为重，尤其是高分辨CT上的毛玻璃影与硅沉着病可资鉴别。

（三）结节病

结节病是一种原因未明的多系统非干酪肉芽肿性疾病，最常累及肺。CT表现为肺门及纵隔淋巴结肿大，伴或不伴肺内纤维化。其特点是肺内病灶形态大小不一，活动期可见毛玻璃影，HRCT显示更为清楚，经治疗后病灶变化快。纵隔、肺门淋巴结肿大较硅沉着病明显，但一般无钙化。

（四）肺含铁血黄素沉着症

肺含铁血黄素沉着症是由于长期反复肺毛细血管扩张、淤血和破裂出血，含铁血黄素沉着于肺组织所引起的异物反应，患者常有风心病史。鉴别较容易。而特发性肺含铁血黄素沉着症则十分少见，应密切结合职业史。

（五）肺泡微石症

表现为两肺弥漫性分布的钙质细粒，自上而下逐渐增多，以下后部最密，其密度较硅沉着病高，可多年无变化。常伴胸膜和心包膜的钙化。本病与家族遗传有关。

（六）肺癌

硅沉着病团块常为双侧对称性，多发生于上肺野，形态不规则，边缘有粗大毛刺，肿块周围可见瘢痕旁型肺气肿，双侧肺野内可见尘肺小阴影的背景，增强后硅沉着病团块一般无强化，纵隔、肺门淋巴结多普遍肿大，常伴有钙化，但无淋巴结融合坏死。肺癌多为单侧，即使为罕见的双侧肺癌，也无对称性，形态多为分叶状类圆形，边缘为细毛刺，周围常有阻塞性肺炎或肺不张，增强后有不规则强化，纵隔、肺门淋巴结为不对称肿大，可融合成团并出现坏死。

第四节 肺 癌

一、发病率

肺癌是严重威胁人类健康和生命的恶性肿瘤，也是世界上发病最多的恶性肿瘤之一。

肺癌发病的趋势和地区内吸烟人数的趋势密切相关，美国和北欧、西欧男性吸烟人数已经从高峰下降，其男性肺癌发病也呈减缓趋势；发达国家女性因吸烟导致肺癌发病率和死亡率增高，而发展中国家因为女性吸烟稀少，故发病率低。受环境污染和国人吸烟人群庞大等肺癌危险因素和人口增长与老龄化的双重因素的影响，中国肺癌发病率显著增加。

导致肺癌发生有两大危险因素——吸烟和空气污染。近75%～90%肺癌和吸烟相关。烟叶中含有多种致癌物。吸烟与肺鳞状细胞癌、小细胞癌的相关性比与肺腺癌的相关性更强，而暴露在香烟环境中，即吸二手烟者承担的肺癌患病风险也和低剂量吸烟者相当。空气污染是导致肺癌的第二个危险因素，空气污染主要存在于室内，由建筑物内部逐渐释放而出，包括一些放射性物质。室内空气污染作为肺癌危险因素和吸烟具有协同作用。

二、病理学分类

按照组织解剖学对肺癌分类，能更方便临床诊断和治疗的需要。

（一）按解剖部位分

1.中央型肺癌

发生于肺段和肺段以上支气管的肺癌,约占所有肺癌的3/4,以鳞状上皮细胞癌和小细胞癌多见。

2.周围型肺癌

发生在段支气管以下的肺癌,约占肺癌的1/4,以腺癌多见。

3.弥漫型肺癌

癌组织沿肺泡管、肺泡弥漫浸润生长,累及部分肺叶或在肺内呈散在分布的多发结节。

（二）按组织学分

肺癌组织学分类有两大类:小细胞肺癌(small cell lung cancer,SCLC)和非小细胞肺癌(non small cell lung cancer,NSCLC),后者包括鳞状上皮细胞癌、腺癌、大细胞癌和鳞腺癌。

1.非小细胞肺癌

非小细胞肺癌占肺癌总数的75%左右,各型细胞分期、治疗相似,但是组织类型和临床表现各有差异。

（1）鳞癌:是最常见的肺癌,占整个肺癌的30%,好发于50岁以上的男性,一般有吸烟史,血行转移发生晚,因而手术切除效果好,约占肺癌手术切除病例的60%。多数起源于段和亚段支气管黏膜,形成肿块,堵塞管腔。肿块中央易发生坏死,空洞多见。多数鳞癌为中等分化或低分化。

（2）腺癌:是第二常见肺癌,占整个肺癌的25%,女性多于男性,早期就可以侵犯血管和淋巴管,引起远处转移,累及胸膜。腺癌主要起源于小支气管的黏液腺体,因此,3/4以上的腺癌发生于肺的周边,生长速度比较缓慢,约50%为孤立性肺结节,空洞少见。

在诊断上,肺腺癌常常需要与来自其他脏器(如肠道、乳腺、甲状腺和肾脏)的转移性腺癌相鉴别。肺腺癌也常发生于原先肺有损伤的区域,即所谓的瘢痕癌。

（3）大细胞癌:是一种高度恶性的上皮肿瘤,多位于肺的周边实质,占整个肺癌的15%。大细胞癌中有10%左右鳞状分化,80%左右腺样分化,而与鳞癌和腺癌难以区分。

（4）腺鳞癌:明确的腺癌和鳞癌结构混杂或分别存于同一肿块内。

2.小细胞肺癌

常见于较为年轻的男性,是肺癌中恶性程度最高者。肿瘤早期就发生血行和淋巴转移,肿瘤浸润性强,生长速度快,多数位于大的支气管,表现为中央型肺癌,在支气管黏膜下层呈浸润性生长,引起管腔狭窄。小细胞肺癌对放化疗敏感。

三、临床表现

除定期查体发现的肺癌者外,大多数肺癌患者在就诊时已经出现临床表现。其临床表现有肺癌原发肿瘤引起的刺激性咳嗽、持续性咳嗽、肺不张、咯血、胸闷、气促等;肿瘤在胸内蔓延可导致的胸痛、呼吸困难、声音嘶哑、上腔静脉阻塞、心包积液、胸腔积液等;肺癌远处转移导致的相应表现,以及非转移性肺外表现(包括内分泌异常、神经肌病、脑病、皮肤病变和全身性症状等)。

四、肺癌分期

肺癌的分期和患者的治疗方案选择、预后密切相关。无论临床诊断还是影像学诊断,都必须把分期诊断涵盖其中,才是完整的诊断。目前普遍采用的是1997年国际抗癌联盟(UICC)公布的肺癌国际分期标准。肺癌国际分期标准主要适用于非小细胞肺癌。小细胞肺癌由于通常不以手术作为首选,较多采用放疗,因此,以癌症是否局限于一个放射治疗照射野,分为局限期和广泛期。

五、原发性肺癌 CT 表现

按原发性支气管肺癌的 CT 表现可分为周围型肿瘤(起自肺门以远的支气管肿瘤)和位于中央支气管树的中央型肿瘤(起自与肺门密切相关的支气管)两种。

(一)周围型肺癌

约 40％支气管肺癌起源于段以后的支气管,其大小各异,但如小于 1 cm 时,胸片上不易发现,而 CT 因其分辨率较高,可检出较小的病灶,并可准确评价其大小和形态。

1.大小、形态和边缘

除了某些肺泡细胞癌或发生于间质纤维化区的周围型肺癌外,一般都表现为圆形或卵圆形,是影像学上成人孤立性肺结节诊断中的难题之一。在大于 20 mm 的孤立性肺结节中,恶性肿瘤的患病率达到80％～85％,如小于 5 mm 则恶性肿瘤的机会小于 1％,6～10 mm 的结节 24％为恶性结节,而 11～20 mm 的结节,33％为恶性结节。由于肿瘤各部分的生长速度不一,可出现分叶状边缘,在生长较慢处呈脐样切迹或凹陷,曾有学者把无钙化的孤立性肺结节的边缘形态在 CT 上分为 4 类:1 型为边缘锐利、光滑;2 型为中度光滑伴有一些分叶状;3 型为不规则起伏或轻度毛刺状;4 型为明显的不规则和毛刺状。也有人以分叶部分的弧度为准,把分叶状边缘分为浅分叶和深分叶两种,凡弦距/弦长＞2/5 为深分叶,后者在肺癌诊断中有重要意义,但分叶状边缘在 25％良性结节中也可见到,尤其是在错构瘤中。

CT 上的结节-肺界面对良、恶性的区别也有帮助。88％～94％的原发性肺癌可见到毛刺状边缘,表现为自结节向周围放射的无分支的细短线影,近结节端略粗,以在 HRCT 上所见最好。病理上,为结节中的促结缔组织增生反应引起的、向周围肺野内放射的纤维性线条。在恶性结节中它也可以是肿瘤直接向邻近支气管血管鞘内浸润或局部淋巴管扩张的结果,但它在 HRCT 上难以和由纤维性反应引起的毛刺区别,毛刺状边缘无完全的特异性,因为在慢性肺炎或肉芽肿中有时也能见到(图 9-10)。

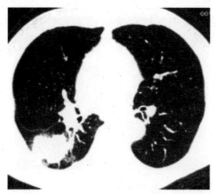

图 9-10　肺癌患者的横断面 CT 图

患者男性,67 岁,右下叶腺癌。肿瘤边缘呈分叶状,有细毛刺,为 4 型边缘

2.密度

在 Zuirewich 等报道的 68 例恶性结节中,80％呈不均匀密度,CT 上表现为钙化、磨玻璃影、

小泡样低密度区、空气支气管征、明显的空洞或无空洞的肿瘤坏死。

(1)钙化:在病理上,肺癌内可见钙化,钙化可由于肿瘤坏死区的营养不良或肿瘤本身的原因而致,后者可见于黏液性腺癌。但除了在肺标本上,肺癌中的钙化很少能在胸片上检出,而薄层CT在钙化的检出上较标准胸片敏感。据报告胸片在恶性结节中钙化的检出率仅为 0.6%～1.3%,但在 CT 上其钙化检出率可达 7%～13.4%,几乎为胸片的 10 倍。6%～10% 的肺癌在CT 上可仅用肉眼即见到其内部的钙化,在有疑问者中则可用测量结节或肿块内的衰减值,以确定其有无钙化,许多学者采用的区分钙化和非钙化的衰减值为 200 Hu。

肺癌中的钙化多数表现为结节或肿块内偏心性的针尖状或云雾状钙化。不常出现大块钙化区,钙化仅占据结节的一小部分,常在 10% 体积以下(图 9-11)。非小细胞肺癌或小细胞肺癌都可发生钙化,钙化与细胞类型也无关,虽然小的周围型肺癌可发生针尖状钙化,但大多数发生钙化的肺癌直径都大于 5 cm。

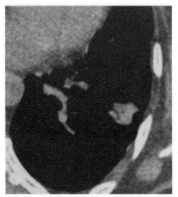

图 9-11　肺癌患者的横断面 CT 图(1)

患者男性,56 岁,鳞腺癌。CT 纵隔窗,肿瘤内可见支气管

充气征、空泡征及小于 10% 面积的钙化

(2)磨玻璃影成分:虽然大部分非钙化的周围型肺癌是实性的,即肿瘤表现为软组织密度,但有些可出现全部或局灶性磨玻璃影密度,前者称为非实性结节,后者为部分实性结节(图 9-12)。

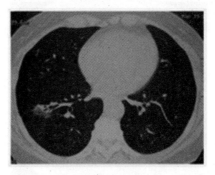

图 9-12　肺癌患者的横断面 CT 图(2)

患者女性,70 岁,右下叶结节。边缘有分叶,80% 为磨玻璃

影组成,并牵拉斜裂,手术病理为细支气管肺泡癌

(3)空泡征:空泡征表现为结节内 1～2 mm 的点状低密度透亮影。病理上,小泡样低密度区在有些病例中为小的未闭合的含气支气管,在细支气管肺泡癌中也可为伴有乳头状肿瘤结构的

小含气囊样间隙。小泡样低密度区可见于50%的细支气管肺泡癌病例中,较其他恶性病变多见,也可偶见于良性结节中。

(4)空气支气管征:当在CT上见到一支气管直接进入结节或在结节内包含有支气管时称为支气管征或支气管充气征。表现为上、下层连续的长条状或分支状小透亮影。但局限性机化性肺炎可能是一个例外,因为其中50%的病灶可见支气管征。在恶性结节中,则以腺癌出现支气管征的病例为多。

(5)空洞:指在结节内有较大而无管状形态的低密度透亮影,在CT图像上应大于5 mm或相应支气管的2倍,而且与上、下层面支气管不相连的圆形或类圆形低密度透亮影(图9-13、图9-14);病理上为结节内坏死液化并已排出;肿瘤性空洞多为厚壁空洞,壁不规则,可有壁结节;壁厚≤4 mm者倾向于良性,≥15 mm者倾向于恶性。在HRCT上见到有明显的空洞的结节或肿块者,几乎都是恶性的,其中腺癌要较鳞状细胞癌为多。

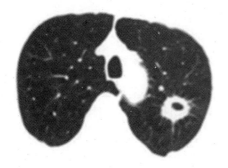

图 9-13 肺癌患者的横断面 CT 图(3)

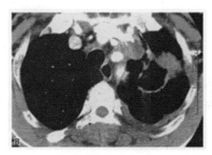

图 9-14 肺癌患者的横断面 CT 图(4)

3.结节和胸膜的关系

位于肺周围的孤立性肺结节和邻近的胸膜之间可见所谓"胸膜尾征"(pleural tag),它表现为从结节外缘走向胸膜的三角形或放射状线条影,也称"兔耳征"或胸膜皱缩。在病理上,是结节的一种促结缔组织反应而形成的结缔组织带牵扯胸膜向内(图9-15);"胸膜尾征"最常见于恶性结节中。它们绝大多数见于腺癌和细支气管肺泡癌(63.3%~78.6%)中,少数见于鳞状细胞癌和类癌中,但从未见于转移瘤中。要注意27%的良性结节也可见到"胸膜尾征",特别是结核和机化性炎症,这说明在HRCT上见到的该种征象对恶性结节来说并不是特异性的;如仅见局部胸膜增厚、粘连,也有结节和胸膜间的条状连接,但无胸膜皱缩为胸膜反应,可为炎症纤维化或肺肿瘤对胸膜的侵犯。

4.生长速度

大多数肺癌的体积倍增(或直径增加26%)的时间为1~18个月,其中细支气管肺泡癌、黏液表皮样癌和囊腺癌生长较慢。在一项研究中,未分化癌的平均倍增时间为4.1个月,鳞状细胞癌为4.2个月,腺癌为7.3个月。

5.增强扫描

对无钙化的肺内孤立性结节的增强扫描研究中,注意到注射对比剂前后结节CT衰减值和密度形态学上的改变对鉴别结节的良、恶性上有重要价值。

(1)增强后CT衰减值的改变:增强在20 Hu左右的病例其诊断可靠性减少,增强在16~24 Hu时应视为不定性结节,若≥25 Hu时则可诊断为恶性结节,此时应进一步做包括经皮针吸活检,经支气管镜活检,直至开胸探查等有创性检查。若增加仅≤15 Hu则可在临床密切观察下作定期 X 线复查。

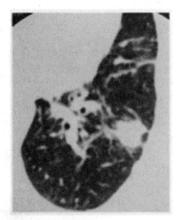

图 9-15　肺癌患者的横断面 CT 图(5)

肺窗图像,结节外缘和胸膜之间可见胸膜尾征,还有血管向肿瘤集中征

从增强后的时间-密度曲线研究中可知:恶性结节的曲线上升速率较快,达到峰值后曲线维持在较高值;炎性结节的曲线上升更快,峰值更高,但达峰值后下降较快;良性结节的曲线低平或无升高。目前,多数学者认为增强≤20 Hu者高度提示良性,20～60 Hu 提示恶性,大于 60 Hu以炎症结节可能性大。

(2)增强后的密度形态学改变:根据注射后肉眼观察到的密度改变,Yamashita 等把孤立性肺结节分为 4 型:中央增强型,增强位于占结节 60% 的中央部;周围增强型;完全增强型,结节的周围及中央部均见增强;包囊增强型,仅周围部的最外围增强,此型结节常在注射后早期表现无增强,而在延迟扫描中出现包囊增强。完全增强型多提示为肺癌,周围增强型和包囊增强型见于结核球及大的错构瘤,该两型在 CT 值的测量中常呈无或仅轻度增强,因为测量时多取结节中央部之故。肺癌有大面积坏死时也可呈周围增强型,此时其 CT 值增强可小于 20 Hu。因此,直径大于 3 cm 的结节作增强扫描时可出现不规则增强的形态学表现(图 9-16)。

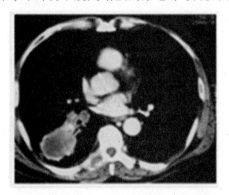

图 9-16　肺癌患者的横断面增强 CT 图(1)

患者男,62 岁,右下叶鳞癌。增强 CT 见肿瘤呈周围强化

(二)中央型肺癌

中央型肺癌最常见的 CT 表现为病变侧伴支气管管腔变窄或阻塞的肺门部软组织肿块和肿

块远侧的肺不张和实变。

1.肺门部肿块

肺门部肿块是中央型肺癌的直接征象,肿块可来自肿瘤本身、因转移而肿大的肺门淋巴结和肿瘤周围的实变或炎症。肿块的边缘不规则,与纵隔之间分界不清,如肺门部肿块的边缘分叶状越明显,则越可能有肿大的淋巴结。肿块的密度一般较均匀,呈软组织密度(图 9-17)。

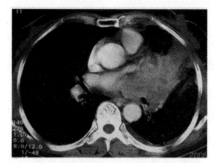

图 9-17　肺癌患者的横断面增强 CT 图(2)

早期病例在肿块内或其内侧的支气管管壁内缘呈不规则的高低不平,以后管壁增厚,发生不同程度的管腔狭窄,但导致管腔完全阻塞者不多。此时,多可见管壁周围有肿块形成。

中央型肺癌可直接侵犯纵隔胸膜及各种纵隔器官和组织,如心脏、大血管、气管、食管和脊柱。如仅见到上述器官的轮廓线中断,只能假定上述器官有侵犯,而仅有的较可靠的纵隔侵犯的诊断征象是由于肿瘤蔓延而致的纵隔脂肪线的消失。胸膜或心包积液并不是胸膜浸润的可靠征象,而完整的纵隔边缘也不足以除外早期的肿瘤浸润。CT 和手术对比的结果显示,在 CT 上肿瘤和纵隔面的接触未超过 3 cm 时常仍可切除,但这常需用薄层 CT 来证实。

2.肿块远侧的肺不张和实变

支气管狭窄、闭塞后将发生一系列继发性改变,如阻塞性肺气肿、阻塞性肺炎、阻塞性肺不张和支气管扩张等,它们并无特征性,是中央型肺癌的间接表现。

大支气管阻塞可导致肺不张和支气管和(或)肺内分泌物的潴留;由于鳞状细胞癌较常见,并且起源于中央气道者也较多,因此是最容易发生肺不张和实变的肺癌类型。由于存在侧支通气这种阻塞后的改变可以是完全的或不完全的,它们都在 CT 上形成致密影,呈斑片状或均匀性密度增高,常伴有肺容积缩小。虽然支气管充气征在胸片上不易见到,但在 CT 上的检出比胸片多,特别在治疗后,肿瘤有缩小时。在肿瘤远侧的气道可因黏液潴留而扩张,CT 上表现为致密的不张区内出现分支状、结节状的低密度结构,为支气管充液征,在增强扫描后更明显。

当中央型肺癌合并阻塞性肺不张或实变时,要明确肿瘤的大小有困难,在 CT 平扫时,肿瘤和非肿瘤的肺不张或实变的密度相似,要区别两者是困难的,而在初次诊断时了解肿瘤的位置和大小对肿瘤的处理又是很重要的。快速系列增强扫描有帮助,但要注意扫描的速度和时间,在肺动脉期扫描时肿瘤的强化程度小,而远端的肺不张则呈明显的均匀强化,从而可区分两者。

(三)肺门纵隔淋巴结转移

无论是中央性或周围性肺癌在发展过程中会发生肺门和(或)纵隔淋巴结转移而致的淋巴结肿大。在初次诊断肺癌时,常已有肺门或纵隔淋巴结转移,特别在腺癌和小细胞癌中。肿瘤直径大于 3 cm(T_2)时淋巴结转移的发生率要比较小的肿瘤为多,原发肿瘤的位置越靠中央淋巴结受侵的机会也越多。淋巴结的转移常有一定的顺序,首先到同侧的段、叶间或叶淋巴结(N_1),以后到达同侧纵隔淋巴结(N_2);但33%病例可见跳跃地转移到纵隔淋巴结,而无肺门淋巴结转移,跳跃转移到对侧纵隔淋巴结(N_3)者也不少见。

当肺癌尚局限于胸部时,有无纵隔淋巴结转移是决定大部分患者最后结果的最重要的指征。如对侧纵隔淋巴结被累及(N_3),已不能手术;在有症状的同侧纵隔淋巴结被侵犯时(N_2),手术也可能是不合适的;在手术中发现有 N_2 淋巴结的预后要比术前 CT 或纵隔镜已发现有 N_2 者为佳,其5年生存率可达20%~30%。

六、转移性肺癌 CT 表现

直径大于 6mm 的血源性肺转移瘤可在胸片上发现,但 CT 的灵敏度更高,CT 可显示直径大于 2 mm 的胸膜下转移瘤,而在中央肺部则需要直径大于 4 mm 时才能检出。

（一）多发性血源性肺转移瘤

在一个有已知肿瘤病例中,CT 见到多发性软组织密度的肺结节时常表明为肺转移瘤。结节的大小不一,自几毫米至几厘米,位于肺周围部者较多。边缘多清楚、光滑(图 9-18),少数来自腺癌的转移瘤可表现为边缘不规则或边缘模糊。在一篇报告中,30%~75%的转移瘤可见肺血管直接进入转移瘤内,但在 CT 与病理的对照研究中,其检出率小于20%,薄层 CT 在该征象的检出上较可靠。约5%的肺转移瘤发生空洞,常见于来自宫颈癌、结肠癌和头颈部癌(图 9-19)。空洞和转移瘤的大小无关,可能和原发肿瘤的病理过程有关,如鳞状细胞癌中的角蛋白液化和腺癌中的黏蛋白/类黏蛋白变性。来自头颈部鳞癌的空洞性转移瘤可很小,壁很薄,可同时有实心结节。钙化见于成骨肉瘤和软骨肉瘤的病例中,偶见于来自产生黏液的肿瘤,如结肠或乳腺癌。

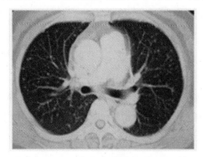

图 9-18　肺癌患者的横断面 CT 图(6)

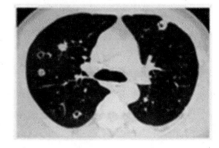

图 9-19　直肠癌肺转移患者的横断面 CT 图
患者男,70 岁,直肠癌患者的胸部 CT,见两肺血源性转移瘤,大小不一,有空洞,也有实心结节

（二）孤立性肺转移瘤

在一项有胸外恶性肿瘤一年后肺内出现孤立性结节的报告中,63%为原发瘤,25%为转移瘤。在原发病灶为鳞癌患者中65%、腺癌中50%的孤立性肺结节为原发瘤,而肉瘤者则几乎都为转移瘤。Quint 等报告在原发为头颈、膀胱、乳腺、宫颈、胆管、食管、卵巢、前列腺或胃等癌中的孤立性肺结节多为原发瘤[转移:原发=(3~8):(25~26)];在原发为涎腺、肾上腺、结肠、腮腺、肾、甲状腺、胸腺、子宫等癌中两者机会相似(转移:原发=13:16);而原发为黑色素瘤、肉瘤、睾丸癌者中则多为转移瘤(转移:原发=23:9)。

孤立性肺转移瘤的CT表现和良性结节十分相似，多数为直径小于2cm、边缘光滑的圆形结节，有时可呈卵圆形。60%位于胸膜下，25%位于肺周围部，2/3位于两侧下叶。有时可见到结节-血管征，即在转移性结节和相邻动脉分支之间有相连（图9-20）。另一个有助于与良性结节区别的征象是转移性结节远侧的低密度区，这可能是由于转移瘤阻塞了肺血管造成了其远侧血流灌注不良的结果，良性结节中无此征象。少数孤立性转移瘤的边缘有分叶和毛刺，多来自腺癌的转移，和原发性肺腺癌不易区别。

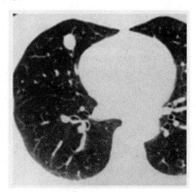

图9-20 结肠癌肺转移患者的横断面CT图
患者男，60岁，结肠癌病例肺内边缘光滑的孤立性转移瘤，
病理证实；在HRCT上，可见血管进入结节内

七、鉴别诊断

原发性肺癌的CT表现，特别是其中的周围性肺癌要和许多肺内孤立性肺结节鉴别，纵隔内的转移性淋巴结肿大要和各种肺门或（和）纵隔淋巴结肿大的病变鉴别。

（一）孤立性肺结节的鉴别

1.结核球

约60%的孤立性肺结节是肉芽肿，可发生于任何年龄组的病例中。据统计，在年龄小于35岁的患者的孤立性肺结节中90%为肉芽肿。肉芽肿多由结核、组织胞浆菌病及球孢子菌病所致，在中国大多数的肉芽肿为结核性。直径≥2.0cm的类圆形纤维干酪灶称为结核球，<2.0cm者称为结核结节。结核球的内容物多为凝固状的干酪坏死，有时有钙化，周围有厚约1mm的纤维包膜。

结核球或结核结节在CT平扫上多呈直径为0.5～4cm或更大些的圆形或卵圆形病变，大多位于上叶，右侧多于左侧。典型的结核球边缘光滑、锐利（图9-21），但少数也可模糊，甚至呈分叶状，90%的病例其周围可见到卫星灶，发生空洞者也不少见，空洞多呈偏心性，裂隙状或新月状。结核的重要特征是经常发生钙化，各种良性钙化形态如弥漫性、靶心性、点状、爆米花状及层状等，均可见于结核球中，尤其层状或全部钙化几乎是结核球的特征性表现，经常伴有肺门淋巴结钙化。

此外，多数的结核球有胸膜粘连带，也是本病在CT上的另一重要特征。结核球在CT上可保持几个月或几年不变，偶有进行性增大者。通常，病变越大，其活动性可能越大。在增强扫描时结核球CT值增加常低于12Hu，平均3Hu±6Hu。结核球在增强扫描后的形态学表现上也有较特征性的表现，Murayama等曾对12例经手术切除的无钙化结核球作了CT增强类型的观察,发现 7 例(58%)呈环状边缘增强,其中 2 例为不完全的环状增强;2 例(17%)于结节中央部可见弧线状增强;其余 3 例(25%)为无特异性的增强,其中 2 例呈部分增强,1 例为均匀增强。

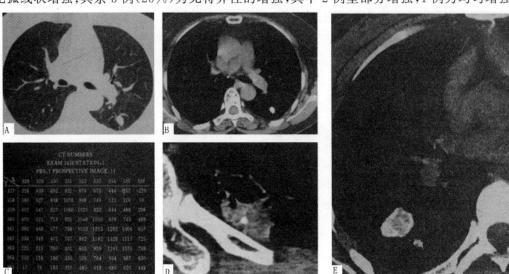

图 9-21　结核球患者的横断面 CT 图

A.左下叶背段结核球,CT 肺窗示病灶呈结节状,边缘较光滑;B.纵隔窗,结节呈弥漫性全钙化;C.为上述病灶的像素 CT 值分析,多在 300 Hu 以上;D.左下叶结核球,CT 平扫纵隔窗示病灶边缘不规则,内部见靶心钙化;E.右下叶结核球,CT 平扫纵隔窗见病灶边缘呈环状钙化,周围有小的钙化卫星灶

结核球主要需和周围型小肺癌鉴别。周围型肺癌的形态不规则,边缘毛糙,有分叶,而且多为深分叶,并可见毛刺,可有空泡征和支气管充气征,但钙化少见;而结核球边缘多光整,空洞多呈偏心性,钙化常见,周围多有卫星灶等可资鉴别,如有困难可作增强扫描,结核球多无强化或呈边缘强化,而肺癌多为均匀或不均匀强化,强化幅度多在 20 Hu 以上。

2.错构瘤

错构瘤是最常见的肺部良性肿瘤,占手术切除的肺结节病例中的 6%～8%,仅次于肺癌和肉芽肿病(结核球)。起源于支气管的未分化间质细胞,由间质和上皮组织混合组成,有不同程度钙化和骨化的软骨、脂肪或黏液瘤样结缔组织是其突出的组织成分。

CT 表现为肺内结节或肿块,呈圆形或类圆形,77% 的直径在 3 cm 以下,但也可达到 10 cm 以上,边缘光滑,可有分叶,密度均匀,内部可有钙化或代表脂肪的低密度区。CT 诊断标准为:①结节直径小于 2.5 cm;②边缘光滑;③结节内含有 CT 值在 -40～-140 Hu 的局灶性脂肪区,或有与脂肪共存的 CT 值大于 170 Hu 的钙化(图 9-22)。有时分叶较深,可误诊为肺癌,但后者除有分叶外,常有细短毛刺和棘状突起,胸膜凹陷,结节内有时有支气管充气征或空泡,有利于鉴别诊断。

3.炎性假瘤

本病的细胞成分多样,病程长短不一,临床上有多种不同的命名,但本质上并非是真正的肿瘤,而是一种非特异性的慢性炎症性增生,其病理基础是肺实质炎性增生性瘤样肿块,属于不吸收或延迟吸收的肺炎。

在 CT 表现上具有良性病变的征象,但无特征性。大多呈圆形或类圆形的结节或肿块,大小为 2～6 cm,多在 3 cm 以内,但少数可达 10 cm 以上,多位于肺周围或紧贴胸膜并可与其发生粘连,边缘较清楚或毛糙,分叶少见,邻近胸膜常有尖角样胸膜反应。密度较均匀,偶有钙化,少数病例可出现洞壁光滑的空洞或支气管充气征。平扫时 CT 值略高,增强时呈不均匀的明显强化,部分病例不强化或仅有边缘强化。纵隔内多无淋巴结肿大,此点有助于良性病变的诊断。

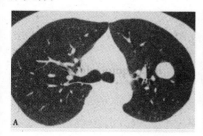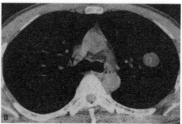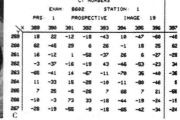

图 9-22　错构瘤患者的横断面 CT 图

患者男,45 岁,无症状。图 A 为左肺上叶直径 2 cm 结节,边缘光滑;图 B 为纵隔窗,见结节密度均匀,取小区域为兴趣区,测量其内部像素的 CT 值;图 C:兴趣区内有 15 个像素的 CT 值在 −40～−140 Hu 之间,提示有脂肪存在,手术证实为错构瘤

随访中可长期无变化或缓慢增大,如边缘出现分叶、毛刺等征象时要想到恶变的可能。

4.局限性机化性肺炎

本病为不吸收或延迟吸收的肺炎,占全部肺炎的 5%～10%。病理上可见肺泡和呼吸细支气管内的炎性渗出物机化,并有炎性细胞浸润,是不可逆的病变。

根据 Kokno 的经验,本病都位于肺周围部,39% 和胸膜相接,44% 直径小于 2 cm,大部分(72%)呈卵圆形、梭形或梯形,呈圆形者仅 28%。94% 边缘清楚而不规则,50% 病例可见胸膜尾征和空气支气管征,56% 病灶周围有卫星灶,在随访中 3/4 病例病灶有缩小、密度减低或消失(图 9-23)。

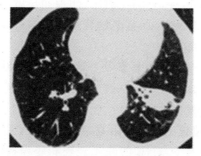

图 9-23　机化性肺炎患者的横断面 CT 图

患者男,45 岁,左肺下叶内前基底段,斜裂下梭形结节,内有大小不等的低密度影,并可见胸膜尾征。手术证实为机化性肺炎

由于本病病灶边缘不规则,病灶内有空气支气管征等常难以与肺癌鉴别,但本病位于肺周围部胸膜下,呈卵圆形、梭形或梯形,病灶周围有卫星灶等特征有助于本病的诊断,如不能肯定,应及早进行肺活检,必要时,可在较短间隔期(3～4 周)后复查,观察病灶有无缩小。

5.真菌病

多种真菌可在肺部形成病灶,其中较常见的有曲霉菌、毛霉菌、白色念珠菌、隐球菌和组织胞浆菌等。它们大多是继发在全身性疾病、机体免疫力下降的基础上,导致肺部真菌病的发生。

各种肺部真菌感染在 CT 上多无特征性表现,不能加以区分,也难以和其他病因所致的肺炎、结核、肿瘤或脓肿鉴别。常见的 CT 表现有呈累及多个肺段或肺叶的炎症性改变,边缘模糊,内可有空洞形成;肺内单个或多个结节也不少见,大小不一,多位于肺的中外带,边缘多较模糊,有的结节边缘围绕以磨玻璃影,出现所谓"晕征",是病变累及小肺动脉导致出血性梗死的结果;当多个结节增大融合时可形成肿块,其边缘可呈分叶状,有的周围也有"晕征",肿块内部密度均匀或不均匀,有坏死液化时出现空洞,一般空洞内壁较光滑,厚薄不一。真菌感染还可引起肺门和(或)纵隔淋巴结肿大、胸腔积液、胸膜增厚,甚至肋骨破坏等。

孤立性真菌感染所致的结节或肿块须与周围型肺癌、结核球、炎性假瘤等鉴别。周围型肺癌多有分叶或毛刺的边缘,一般周围无晕征,有胸膜尾征等,较易鉴别。结核球的边缘清晰,较光滑,周围有卫星灶,内部密度较高,多有钙化等也常可与之鉴别。

(二)肺门和(或)纵隔淋巴结肿大的鉴别

许多其他疾病,包括肺癌以外的肿瘤、感染、结节病和反应性增生等都可引起纵隔和肺门淋巴结肿大,需要和肺癌转移所致的肿大淋巴结鉴别。在肿瘤中包括恶性淋巴瘤、转移瘤、白血病等。转移瘤常来自支气管、食管和乳腺,如原发肿瘤位于胸外时,则多来自肾、睾丸和头颈部。感染中最常见者为结核和真菌,后者常见者为组织胞浆菌病和球孢子菌病;结节病是又一种经常引起淋巴结肿大的原因。淋巴结肿大还可见于其他各种疾病,如硅沉着病、煤工肺尘埃沉着症、石棉沉着病、Castleman 病、淀粉样变、慢性铍肺、Wegener 肉芽肿、多发性骨髓瘤、组织细胞增生症 X、严重的肺静脉压力增高和药物引起的淋巴结病等。反应性过度增生是淋巴结对肺感染、细胞碎屑和异物反应性改变,是一种急或慢性、非特异性的炎症过程,产生了淋巴结的炎症和过度增生。它们见于肺感染、支气管扩张和各种急、慢性间质性肺病等的淋巴引流区。

1.淋巴瘤

恶性淋巴瘤是淋巴过度增生病中的一部分,现在一般把恶性淋巴瘤分为霍奇金淋巴瘤(HD)和非霍奇金淋巴瘤(NHL)两种,它们在临床、病理和预后上均有所不同,在 HD 中可见到 Reed-Sternberg 细胞,而 NHL 中没有,而且恶性程度较 HD 高,预后差。每种又根据组织学改变分为几个型,它们都可累及胸部。

上纵隔淋巴结肿大是 HD 的标志,最易累及上纵隔和气管旁淋巴结链,不累及肺门淋巴结者也很少见,其他区的淋巴结——隆突下、膈上、食管旁和乳内等区的发生率依次下降。在治疗前淋巴结很少钙化,在治疗后则可发生钙化。

广泛的纵隔淋巴结肿大可造成上腔静脉阻塞、对食管或气管的压迫。病变还可累及肺部及胸膜,但检出率要较淋巴结者为少。NHL 的临床表现和病理特征都较 HD 复杂。病变在全身较为广泛,仅 40% 累及胸部,在全部 NHL 中 10% 仅累及纵隔。

在病理上一般先根据病变的大体表现分为低、中、高三个等级,然后再分为 10 类,一般 NHL 在发现时要较 HD 为严重,但它不像 HD 那样,解剖部位的分期并不重要,而是其病理组织学改变和肿瘤的大小更重要。

在 CT 表现上,虽然两种淋巴瘤在全身分布可不一样,但在胸内淋巴结的表现是相似的。典型表现为两侧但不一定是对称的肺门淋巴结肿大,一侧肺门淋巴结肿大者非常少见。纵隔中气管旁淋巴结和隆突下淋巴结受累者至少和气管支气管淋巴结一样多或还要多,累及前纵隔和胸骨后淋巴结者也不少,当它们很大时,甚至可直接破坏胸骨,当肺部有病变时都有纵隔淋巴结肿大。但在 NHL 的组织细胞亚型可仅有肺部改变而无淋巴结肿大。在淋巴瘤中增大的淋巴结可呈散在状或融合成块,边缘清楚或模糊,大多数病例中增大的淋巴结在增强扫描中有增强,大部分为轻度或中度增强,小部分可增强达 50 Hu 以上,后者多为霍奇金淋巴瘤,但也有不增强者。

20%病例的淋巴结内有低密度囊状坏死区,在治疗后淋巴结有缩小时,囊状坏死区可继续存在。治疗前淋巴结内有钙化者很少见,在经化疗或放疗后淋巴结内可发生钙化,呈不规则、蛋壳状或弥漫性钙化。

在与肺癌转移而致的肺门和(或)纵隔淋巴结肿大的鉴别上肿大淋巴结的位置很重要,肺癌转移而致的肿大淋巴结的分布位置多沿原发肺癌的淋巴转移的途径发生,常有肺门淋巴结肿大,至晚期才有对侧纵隔或肺门淋巴结肿大,而此时肺内的原发病灶多已较明显;而淋巴瘤者肺内可无原发病灶,其肿大的淋巴结多为两侧对称,好融合成片,淋巴结之间的界线消失,不易分出该组中的每个淋巴结,增强扫描时为中度增强,较肺癌所致者为低,这些均有助于鉴别。

2.结节病

结节病也是一种常引起肺门和纵隔淋巴结肿大的全身疾病,淋巴结肿大是结节病最常见的胸部表现,发生于 75%～80% 的患者中。

在笔者等报告的一组病例中 78.1% 可见淋巴结肿大,他们除左上气管旁区(2L 区)、左气管支气管区(10L 区)外,其余各区均可被累及,尤以右下气管旁区(4R 区)、右气管支气管区(10R 区)、主-肺动脉窗区(5 区)及隆突下区(7 区)为多见,其检出率均在 60% 以上。

两侧对称的肺门淋巴结肿大伴有气管旁淋巴结肿大是结节病的典型表现,右侧气管旁淋巴结比左侧者发生率高。病变淋巴结的大小各异,肿大的肺门淋巴结的边缘清楚、常呈分叶状。两侧对称分布是结节病的又一大特点(图 9-24),因为在其他淋巴结肿大的病变,如结核、淋巴瘤和转移瘤中很少是两侧对称的。纵隔内的肿大淋巴结常多区同时发生,可累及前、中和后纵隔等各区淋巴结,在 CT 上 25%～66% 累及前纵隔,但都伴有它区的淋巴结肿大,如仅为前纵隔淋巴结肿大,强烈提示为结节病以外的疾病,特别是淋巴瘤;结节病的淋巴结可发生钙化,在 CT 上的检出率为 44%～53%,钙化仅发生在有病变的淋巴结内,是纤维组织营养不良的表现,而与高钙血症或合并结核无关。钙化可发生于任何区的淋巴结中,但以肺门和气管旁为多见。钙化的形态也无特异性,但有的表现为蛋壳状钙化较有特异性,因为它仅见于结节病和硅沉着病中,偶见于结核中。在增强扫描中淋巴结多为中度的弥漫性增强,很少有呈环状强化者。

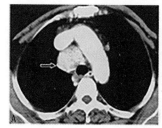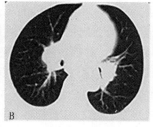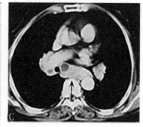

图 9-24 结节病横断面 CT 图

患者女,53 岁,结节病。增强 CT 纵隔窗见右气管旁(4R 区)淋巴结肿大(图 A 箭头),增强后呈弥漫性强化,CT 值较高,达 80 Hu。图 B 为图 A 的向下层面,见两侧叶间区(11 区)淋巴结肿大,气管旁+两侧肺门淋巴结增大是结节病的典型表现。图 C 为图 B 的增强 CT 纵隔窗,除 11 区淋巴结肿大外,还可见隆突下(7 区)淋巴结肿大,并有囊变(箭头)

在与肺癌转移而致淋巴结肿大的鉴别上,淋巴结的位置仍很重要,虽然有些结节病病例肺内可见到大小不等的结节或肿块,但其肿大淋巴结的位置和肺内病变无肯定的关系;结节病中的肿大淋巴结虽然也可以长得很大,但常仍可见到各个淋巴结的边缘,肿大淋巴结可发生钙化,增强扫描时多为中、高度增强,较肺癌转移者稍高;而肺癌转移所致的淋巴结肿大可发生融合,并很少发生钙化;大多数结节病患者在第一次检查时淋巴结已达最大的大小,在以后的3~6个月减小,2/3在1年后不再可见,仅6%在2年后仍可见但也有减小,淋巴结逐渐缩小,这也有助于和纵隔淋巴瘤或转移瘤鉴别。

3.纵隔淋巴结结核和真菌感染

纵隔和(或)淋巴结结核多见于儿童的原发性结核中,近年来随着抗结核药物的滥用和艾滋病的流行,成人中继发结核性纵隔淋巴结炎也不少见,以中老年人和免疫损害者为多见,在笔者等报告的一组成人病例中的平均年龄为45.9岁。患者多无症状或有因肿大的淋巴结压迫邻近纵隔组织而引起相应的症状。

在CT上,几乎各区的淋巴结都可以被累及,但60%左右位于右气管旁上区(2R区),20%左右位于右气管旁下区(4R区)和主-肺动脉窗区(5区)内。淋巴结的大小对判断病变的活动性上有一定意义,Moon等认为活动性者和非活动性者的平均长径分别为2.8 cm和2.1 cm。平扫时淋巴结的密度对诊断也有重要意义,Im等认为直径大于2 cm的淋巴结在平扫上呈中央相对低密度区时表明病变为干酪坏死期。增强CT扫描对本病的诊断和鉴别诊断有决定性意义。在增强时85%~100%的活动性者的淋巴结呈明显环形强化(CT值101~157 Hu),而中央区密度较低(CT值40~50 Hu),当有液化时CT值将更低,有的淋巴结的边缘较模糊也提示病变有淋巴结外蔓延;上述表现经抗结核治疗后有明显好转或完全消失,证实为活动性病变。非活动性者则在增强扫描时呈均匀状,而无边缘环状强化、中央低密度的表现。

本病虽然肺内常无实质性活动病变,但67%可见肺内有陈旧性结核病变。

在纵隔淋巴结结核与肺癌转移而致的淋巴结肿大的鉴别上,平扫时淋巴结中央低密度和增强扫描时典型的边缘环形增强有重要意义。特别是边缘环形增强在肺癌转移而致者中不多见,但CT并不是经常都能区别它们。MRI可能有用,如肿大淋巴结在MRI的T_1和T_2权重像上都呈低信号强度而考虑为炎性肿块时,必须考虑纵隔淋巴结结核的可能。

真菌感染中常见者为组织胞浆菌病和球孢子菌病,它们在我国较少见,当组织胞浆菌病累及肺和(或)纵隔及胸外组织时,常见纵隔淋巴结肿大,表现为伴或不伴有肺部改变的一侧或两侧肺门淋巴结、纵隔淋巴结或肺内淋巴结肿大。肺部改变可表现为局灶性肺炎、一个或多个结节,可出现空洞或钙化,在无肺部改变的本病中,诊断需结合流行病学、临床材料和实验室资料。

4.肺癌以外的其他胸部恶性肿瘤的纵隔淋巴结转移

(1)食管癌:食管淋巴管构成围绕食管的不间断的致密的黏膜下丛,上2/3食管淋巴管向头侧引流,下1/3的淋巴管向下引流至腹部,也可在多水平上直接和邻近的胸导管交通,作为这种广泛引流系统的结果,常发生跳跃性转移,在远处发生淋巴结转移,而不累及中间的淋巴结。上中部食管的播散常累及气管旁淋巴结,下部食管癌转移的最常见淋巴结为胃小弯和胃左动脉淋巴结(胃肝韧带淋巴结)。

食管癌因纵隔淋巴结转移而肿大时,其肿大程度可能较因肺癌而转移者为小,Schroder对1 196个因食管癌而切除的淋巴结的研究中表明,129个(10.8%)为恶性,其大小和转移无明显相关。无转移淋巴结平均为5 mm,转移淋巴结平均为6.7 mm,仅12%转移淋巴结直径大于

10 mm。但 Dhar 报告直径小于 10 mm 的转移淋巴结的预后要较大于 10 mm 者为好。由于食管癌病例发现有纵隔淋巴结肿大时,其进食困难的症状多已较明显,在临床上和肺癌淋巴结转移的区别一般不困难。

(2)恶性胸膜间皮瘤:恶性胸膜间皮瘤起自脏层和膈肌胸膜,其自然的播散是通过脏层胸膜到肺,局部扩张到胸壁和膈肌。上中部前胸膜淋巴引流到内乳淋巴结,下部胸膜淋巴引流到膈肌周围淋巴结。后胸膜淋巴引流到胸膜外淋巴结,后者位于脊柱旁邻近肋骨头的胸膜外脂肪内。膈肌胸膜有丰富的淋巴管网络,沟通胸腔和腹腔。膈肌的前部和侧方淋巴管引流入内乳和前纵隔淋巴结,后部膈肌淋巴管引流到主动脉旁和后纵隔淋巴结。后纵隔淋巴管再向上引流和中纵隔淋巴管交通,也可向下引流到胃肝韧带和腹腔动脉淋巴管。

恶性胸膜间皮瘤的纵隔淋巴结转移可表现为累及一侧肺门或支气管肺淋巴结,也可累及隆突下和包括内乳淋巴结的同侧纵隔淋巴结,严重时累及对侧纵隔或内乳淋巴结。此时胸膜间皮瘤的结节或肿块多已十分明显(图 9-25)。

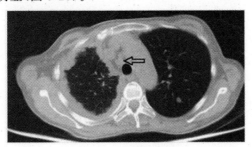

图 9-25　胸膜间皮瘤

患者女,58 岁,胸膜间皮瘤。右侧胸膜呈典型的环状增厚,表面
高低不平。纵隔内可见右下气管区(4R 区)淋巴结肿大(箭头)

5.肺尘埃沉着症(尘肺)

在长期吸入生产性粉尘的工人中也会发生肺门和纵隔淋巴结的变化,表现为淋巴结的肿大和(或)钙化(图 9-26)。在笔者等报告的 100 例煤工尘肺的 CT 检查中,83% 淋巴结有肿大,88% 有淋巴结钙化。在有大块纤维化的Ⅲ期尘肺患者中的肿大淋巴结检出率较无大块纤维化的Ⅰ、Ⅱ期尘肺明显增多。此时,要和肺癌所致者鉴别,除尘肺的大块纤维化的 CT 表现和肺癌有不同外,尘肺中的肿大淋巴结较小,以直径在 1.5 cm 以下者为多,而且钙化的发生率高,有助于鉴别。

6.Castleman 病

Castleman 病也称良性巨淋巴结增生症,原因不明,在青年人(平均为 33 岁)中多见。它也可为多灶性累及胸内、外淋巴结,以在纵隔内最多见。

在组织学上,它分为两型:透明血管型(90%)和浆细胞型。前者的 CT 表现为纵隔或肺门部有一侧或两侧软组织密度肿块,边缘清楚,可有分叶,有时可十分巨大,并发生钙化,肿块可延伸至颈部或腹膜后。平扫时的 CT 值为 43～55 Hu,平均为 47 Hu,在增强扫描时肿块有非常明显的增强,CT 值可达 80～125 Hu,平均为 90 Hu,在动态扫描中可见从周边到中央的逐渐强化,这有助于鉴别诊断。鉴别诊断中要包括各种在增强扫描中有强化的病变,如结节病、结核病、血管免疫母细胞性淋巴结病和血管性转移瘤,特别是来自肾细胞癌、甲状腺乳头状癌和小细胞肺癌者。

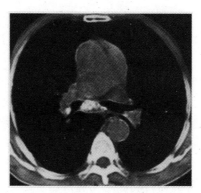

图 9-26　尘肺患者横断面 CT

患者男性,55 岁,煤工尘肺。隆突下(7 区)淋巴结肿大,并有大量钙化

第五节　纵隔占位性病变

一、纵隔淋巴结结核

纵隔淋巴结结核为小儿肺结核的常见表现,原发性肺结核患者的 90% 可出现淋巴结结核。由于成人对结核有抵抗力,纵隔淋巴结结核的出现率大约在 4.4%。女性高于男性,比例为 (1.9~2.8):1。

（一）临床表现

主要为乏力、盗汗和咳嗽等全身症状,大多数患者症状少或无症状。

（二）病理表现

显微镜下,结核性淋巴结内主要为干酪性坏死、液化和肉芽组织增生。

（三）CT 表现

结核性淋巴结增大,典型特征为强化扫描后的中心低密度、周边强化的结节（图 9-27）。Jung 等发现,淋巴结结核在 CT 平扫图像上,可表现为低密度（<30 Hu）或软组织密度（>35 Hu）。强化后 CT 值为 101~157 Hu,可表现出以下几种强化形式。

1.周边强化

增大淋巴结周边有均匀、薄层和完整的强化环。厚而不规则的完整或不完整的强化环;位于周边或中心的球状强化。淋巴结一般>2.0 cm,强化区的 CT 值约为 100 Hu。这类患者最常见,也往往有严重的全身症状（图 9-28）。

2.不均匀强化

淋巴结内多个低密度区的存在,之间有不规则的强化和分隔或薄的斑片状强化（图 9-29）。

3.均匀强化不伴低密度区

均匀强化的淋巴结最大径常<2.0 cm,症状少或无症状（图 9-30）。

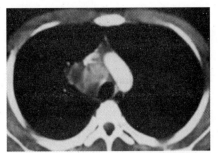

图 9-27　纵隔淋巴结结核典型特征

CT 强化扫描示气管前、腔静脉后间隙淋巴结
增大、融合，边缘强化，中心见低密度坏死区

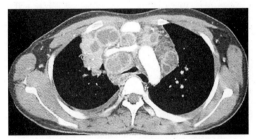

图 9-28　纵隔淋巴结结核周边强化

纵隔多发淋巴结增大，周边有强化环

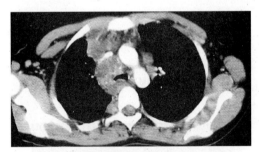

图 9-29　纵隔淋巴结结核不均匀强化

增强扫描纵隔淋巴结增大，不均匀强化

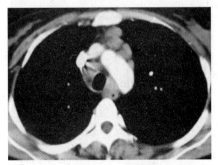

图 9-30　纵隔淋巴结结核均匀强化

CT 强化扫描示血管前间隙多发淋巴结增大，密度均匀，部分融
合，部分为边界清楚的软组织结节。中、后纵隔见增大淋巴结

4.不强化

淋巴结增大融合,其内低密度区伸至结外,周围的纵隔脂肪线消失。

淋巴结结核的活动性不同,在 CT 图像上的表现也有所差别。Moon 等发现,活动性淋巴结结核,大多数结内有多个低密度区或周边强化中心低密度,少数为均匀强化,结内钙化灶的出现率为 19%,大约有 73%的患者有全身症状。而非活动性淋巴结结核的结内常无低密度改变,几乎 100%的表现为均匀密度,83%伴发钙化灶。活动性淋巴结较非活动性大。抗结核治疗后,淋巴结可缩小,结内低密度区减少或消失,钙化增加。

(四)CT 病理对照

CT 图像上淋巴结显示为周边强化中心低密度,病理为淋巴结中心完全坏死(干酪坏死或液化)。不均匀强化淋巴结为结内肉芽组织存在及炎性血管增生,干酪坏死少于周边强化者。

总之,CT 扫描有助于确定或证明淋巴结增大的存在,通过显示淋巴结的中心低密度周边强化的 CT 特征,来确诊纵隔结核性淋巴结炎。

二、结节病

结节病是一种不明原因的全身性疾病,女性好发,可累及全身多个器官、组织。绝大多数患者有胸部淋巴结的累及,并沿淋巴管累及肺内组织。

(一)病理表现

为非干酪样肉芽肿性炎性疾病。

(二)临床表现

乏力,轻咳等。

(三)CT 表现

结节病主要表现为肺门和纵隔的淋巴结增大(图 9-31)。60%~90%的结节病有肺门和纵隔淋巴结的增大,两者常同时出现,且为对称性表现。41%的结节病同时有肺和纵隔的异常,43%的患者单独表现为肺的异常。

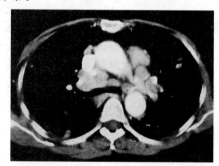

图 9-31　结节病淋巴结增大

CT 强化扫描示纵隔各间隙淋巴结增大及双肺门多发
淋巴结增大,增大的淋巴结密度均匀,有融合

结节病引起的纵隔内淋巴结增大主要在气管旁、主肺动脉窗、隆突下和血管前间隙。其他间隙淋巴结也可增大,但相对少。增大的淋巴结可融合形成肿块,但不如淋巴瘤的淋巴结大,可见均匀性、点状或蛋壳样钙化,少有强化或有坏死的出现。

结节病可侵犯双肺实质,范围从 5%~85%。HRCT 能充分显示结节病的肺部异常改变,包括:磨玻璃样征、不规则线样影和小叶间隔增厚,其出现率分别为83%、72%和89%。肺内结节(图9-32)包括沿支气管血管束的结节(100%)、胸膜下结节(100%)和小叶间隔的结节(89%)。此外,也可见含气囊腔,出现率为39%,肺内结构扭曲为50%,两种征象可长期存在。

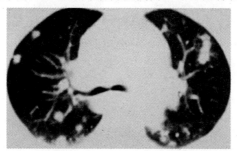

图 9-32　结节病肺内结节

肺窗示双肺多发结节,与血管纹理关系密切

磨玻璃样征是结节病最早的肺内征象,它代表活动性肺泡炎或广泛扩散的微小间质性肉芽肿,继而出现纤维化。不规则线样影被认为预后差的表现之一。Müller等认为具有不规则线样影的患者比有结节的患者肺功能差,但并不提示有不可恢复的纤维化存在。当不规则线样影伴有结构的扭曲、肺门和叶裂移位、囊性灶和收缩性肺不张时,肺纤维化可诊断。

总之,肺结节病可表现出肺门和纵隔淋巴结的增大以及肺内结构的异常。淋巴结增大以肺门和纵隔淋巴结对称性增大为特征;肺的磨玻璃样征、肺结节、不规则线和增厚的小叶间隔代表疾病的可恢复性;囊性腔、结构扭曲为不可恢复性的CT表现。

三、淋巴瘤

恶性淋巴瘤为全身淋巴网状系统的原发性肿瘤,分为霍奇金淋巴瘤(Hodgkin disease,HD)和非霍奇金淋巴瘤(non-Hodgkin lymphoma,NHL),两者均可累及胸部淋巴结,HD更易累及纵隔淋巴结。

(一)霍奇金淋巴瘤

HD可发生在任何年龄,好发年龄为30~40岁。女性多于男性,男女之比为1:(1.39~1.94)。占新发恶性肿瘤的0.5%~10%。80%的淋巴瘤伴有胸部纵隔的累及。

1.病理表现

淋巴瘤的肿瘤大体标本剖面呈鱼肉样,镜下瘤组织由胶原纤维带分隔成多个细胞结节,其内主要为增生的淋巴瘤细胞,且大小不等,并见特异的R-S(Reed-Stemberg)细胞及陷窝细胞。可分为淋巴细胞突出型、结节硬化型、混合细胞型及淋巴细胞消减型。不同的组织类型预后有差别。

2.CT表现

淋巴瘤累及纵隔,主要导致纵隔淋巴结的增大。其最常累及部位为血管前间隙、气管旁淋巴结,其次是肺门淋巴结(28%~44%)、隆突下(22%~44%)、心膈角(8%~10%)、内乳淋巴结(5%~37%)和后纵隔淋巴结(5%~12%)。若仅有一组淋巴结受累,多在血管前间隙。常多个淋巴结群同时受累。CT扫描为检查纵隔淋巴瘤的首选手段,尤其是显示隆突下、内乳旁、主肺动脉窗的淋巴结。

CT强化图像上常见表现如下。

（1）淋巴结增大呈密度均匀的软组织结节，可融合成较大肿块，均匀强化（图 9-33）。

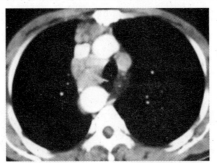

图 9-33　霍奇金淋巴瘤多发淋巴结增大

CT 增强扫描示纵隔多发淋巴结增大，融合，密度均匀

（2）多发增大淋巴结并存，且边界清楚、锐利（图 9-34）。

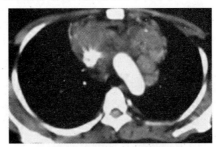

图 9-34　霍奇金淋巴瘤淋巴结并存

CT 增强扫描示多发增大淋巴结，部分融合，部
分呈单个结节，且边界清楚、锐利

少见 CT 征象为增强后，增大淋巴结显示为低密度或坏死性或囊性结节（图 9-35）。更少见的征象表现在未治疗患者的淋巴结内出现细砂样钙化。

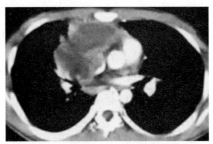

图 9-35　霍奇金淋巴瘤淋巴结结节

CT 增强扫描示前纵隔边缘不规则肿块，偏向右侧
胸腔生长，密度不均匀，呈结节状、片状强化

（二）非霍奇金淋巴瘤

NHL 常发生在 55 岁左右年龄，较 HD 少累及胸部。在小儿淋巴瘤中，NHL 多于 HD 累及胸部。NHL 有 40％～50％的患者有胸部累及，仅为 HD 的一半。

1.病理表现

NHL 肉眼观瘤体较大，灰白色，有凝固坏死灶。在显微镜下，肿瘤的主要成分包括淋巴母细胞性淋巴瘤和大细胞淋巴瘤,前者由曲核和非曲核、中等大小的瘤细胞构成,后者由胞质丰富明亮、个体较大的瘤细胞构成,可呈实体癌巢或小叶状分布并被纤维组织包绕。

2.CT表现

NHL累及纵隔常只有一个淋巴结组。最常为上纵隔(74%)(血管前间隙和上份气管前)(图9-36),其次为隆突下(13%)、肺门(9%)和心膈淋巴结(7%)。相对于HD,NHL更易累及后纵隔淋巴结(10%)(图9-37)。

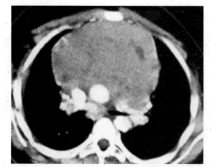

图9-36 非霍奇金淋巴瘤前纵隔肿块
CT增强扫描示前纵隔实性肿块,边缘不规则,密度不均匀,内见点片状低密度区,周围不规则强化。肿块侵入血管间隙内

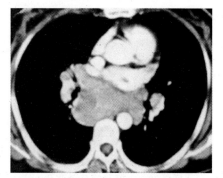

图9-37 非霍奇金淋巴瘤后纵隔肿块
CT增强扫描示后纵隔实性肿块,密度均匀。双肺门淋巴结增大,均匀强化

NHL可表现为多个边界清楚、密度均匀的增大淋巴结,也可为融合成团形成较大的孤立肿块,密度可均匀或不均匀。当较大的肿块形成时,密度多不均匀,有灶性坏死。淋巴结钙化为少见改变。结外累及多于HD,包括肺(13%)、胸膜(20%)、心包(8%)和胸壁(5%)。HD和NHL累及纵隔淋巴结,均优势累及气管旁及主肺动脉窗淋巴结,其次为隆突下及右肺门淋巴结。

3.鉴别诊断

需与纵隔淋巴结结核和淋巴结转移性肿瘤和结节病鉴别。结核性的淋巴结常大于20 mm,呈中心低密度周边强化的强化方式,易累及右气管侧旁及右肺门淋巴结。转移性淋巴结的增大区域与肺内原发肿瘤的位置有关。多数转移性淋巴结增大呈均匀强化密度表现,少数淋巴结中心有液化坏死,常因原发病灶的位置而存在着不同的优势解剖分布。结节病的淋巴结呈对称性的双肺门淋巴结增大伴纵隔淋巴结增大,增大的淋巴结密度均匀,可有点状或蛋壳样钙化,极少发生坏死。

NHL在前纵隔形成孤立的肿块时,有时较难与纵隔生殖细胞瘤和胸腺癌鉴别。

四、纵隔神经鞘膜瘤

神经源性肿瘤主要位于后纵隔,占成人纵隔肿瘤的9%,小儿的29%。主要来自周围神经、神经鞘和交感神经节。在成人的神经源性肿瘤中75%是神经鞘瘤和神经纤维瘤,而小儿的85%是交感神经源性肿瘤。神经鞘瘤又名雪旺氏瘤,来源于神经鞘细胞。

临床特征:30~40岁为好发年龄,男女发病一致。大多数患者无症状,仅一小部分患者因肿瘤压迫或椎管内扩张而有感觉异常或疼痛。

（一）病理表现

起源于周围神经鞘细胞。神经鞘瘤为单发性肿块,圆形或卵圆形,包膜完整,境界清楚,切面灰白或稍带黄色,实体性,部分为黏液变性和囊变。可由呈束状排列的长梭形瘤细胞或由疏松的黏液样组织及微小囊腔合并泡沫状组织细胞和淋巴细胞构成,分为束带型和网状型。

(二)CT 表现

神经鞘瘤位于椎体旁,或沿迷走神经、膈神经、喉返神经和肋间神经分布。CT 图像上为边界清楚、光滑、圆形或椭圆形的肿块,大多数为软组织密度,有不同程度的强化,常为环状强化(图 9-38)。也可为低密度表现(图 9-39),其原因主要为肿瘤内有富含液体的纤维细胞、脂肪细胞以及肿瘤的囊性变。

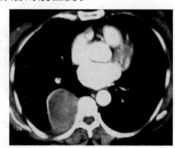

图 9-38　神经鞘瘤环状强化

CT 增强扫描示后纵隔右旁类圆形肿块,边缘光滑,密度欠均匀,内见点、片状强化。邻近胸膜增厚。右侧胸腔少量积液

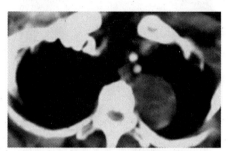

图 9-39　神经鞘瘤低密度表现

CT 增强扫描示左上纵隔旁肿块,密度较低(CT 值 16.6 Hu),边界清楚。肿块紧邻胸椎体左旁生长

恶性神经鞘瘤不常见,占神经鞘瘤的 5%～15%,一半来自神经纤维瘤病,极少为神经鞘瘤发展而来。临床上有持续几月或几年的疼痛、肿块和神经刺激症状。CT 鉴别良恶性较困难。恶性神经鞘瘤相对较大(>5 cm)、不规则、密度不均匀,中心可因坏死和出血表现为低密度,可侵蚀纵隔和胸壁结构,并可血行转移到肺,很少有淋巴结的转移。

五、胸腺脂肪瘤

胸腺脂肪瘤为纵隔少见的良性肿瘤,来源于胸腺或通过蒂与胸腺相连,约占胸腺肿瘤的 2%。可发生于任何年龄,最常见于小儿和青年人。几乎不伴有重症肌无力。

(一)病理表现

肿瘤大体标本与一般的皮下脂肪瘤无区别,呈黄色分叶状,有薄层完整的包膜,包含成熟脂肪组织和数量不等的胸腺组织,两者的比例在不同的个体不同。

(二)临床表现

大多不伴临床症状,常为胸片偶然发现。发现时常较大,可达 36 cm,突入胸腔。由于脂肪的柔韧性,肿块可伸进心膈角,在胸片上可误为心脏增大、胸膜或心包肿瘤、肺段不张,甚至肺隔离症。

(三)CT 表现

始终位于胸腺位置的脂肪密度肿块,有三种类型表现:①等量的脂肪和软组织混合存在的圆形或卵圆形肿块影,或片状影;②脂肪成分为主,伴岛状软组织密度影;③纯软组织肿块影。

肿块邻近结构可受压,出现率为 50%。CT 是评价胸腺脂肪瘤的存在、范围及其对周围结构影响的有效检查手段。

六、纵隔畸胎瘤

畸胎瘤占纵隔生殖源性肿瘤的60%～70%。包括成熟型、未成熟型和恶性畸胎瘤。可发生于任何年龄，以小儿和青年人最多，男女发病一致。畸胎瘤可发生于体内许多位置。位于纵隔内的分布比例为：前纵隔的血管前间隙占80%，中后纵隔和多间隙占20%。

（一）病理表现

病变较小无症状，病变较大时，可引起胸痛、咳嗽和呼吸困难。成熟型畸胎瘤含至少两个胚层的结构，为成熟的软骨、脂肪和成熟的鳞状和腺状上皮组织，为良性肿瘤。未成熟畸胎瘤含较少外胚层成分，有成熟的上皮、结缔组织和未成熟的神经外胚层组织，婴幼儿时为良性，成人时表现出进展和恶性。恶性畸胎瘤含恶性组织成分，包括各种肉瘤组织，预后差，几乎全是男性发病。

（二）CT表现

畸胎瘤主要表现为前纵隔的肿块，少部分为弥漫的纵隔增宽或纵隔肿块与邻近实变的肺组织分界不清。肿瘤大多突向纵隔一侧生长，主要突向左侧胸腔。常累及纵隔一个间隙（86%），且多在前纵隔。典型表现为有完整包膜、边界清楚的混杂密度肿块，可呈分叶状或边缘光滑的球形。包含液体、脂肪、软组织、钙化多种成分。这些特点有别于胸腺瘤和淋巴瘤。钙化出现率为20%～80%，表现为局灶、环状钙化，代表牙齿和骨结构的存在。脂肪的出现率为50%（图9-40）。特殊征象为脂肪与液体的分层界面在肿块内出现。液体、脂肪和钙化同时出现率为39%，可合并软组织存在。不含脂肪或钙化的非特异囊肿占15%。

成熟畸胎瘤成分多样，为边界清楚、分叶、不对称和含脂肪、液体、软组织和钙化的肿块（图9-41）。软组织成分可表现为肿块周边线状影形成包膜（<3 mm），其次可表现为肿块中心的软组织分隔，将液体或其他组织分隔开，少部分为结节状软组织影，在强化CT图像上均有强化表现。成熟畸胎瘤可因肿瘤内胰腺或小肠黏膜分泌的消化酶的存在，致其破裂至邻近结构，如支气管、胸腔、肺，甚至心包。

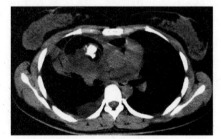

图9-40 纵隔畸胎瘤

右前纵隔肿块影，密度不均，内有高密度的骨质，也有低密度的脂肪

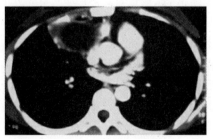

图9-41 成熟畸胎瘤

CT增强扫描示前纵隔肿块，突向右侧胸腔生长，形态不规则，密度不均匀，边缘强化，内含脂肪成分

恶性畸胎瘤为结节状边界不清的实性软组织肿块，含脂少，可囊变，有较厚的强化包膜，可见出血和坏死（图9-42）。

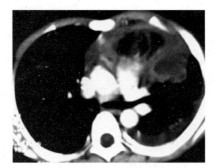

图 9-42　恶性畸胎瘤

CT 增强扫描示前中纵隔肿块突向左侧胸腔生长，形态不规则，密度不
均匀，内含脂肪成分，与血管的脂肪间隙消失，伴左侧胸腔积液

七、胸腺瘤

胸腺位于前纵隔，成人大多萎缩，被脂肪代替。在未退化完全的胸腺左叶常大于右叶，但边缘光滑、平整。当胸腺呈分叶状改变时应疑胸腺肿块的存在。胸腺肿块占纵隔肿瘤的 20%，包括胸腺瘤、胸腺癌、胸腺类癌、胸腺囊肿、胸腺脂肪瘤和淋巴瘤。

胸腺瘤是纵隔最常见的原发肿瘤，占纵隔肿瘤的 15%。好发年龄为 50～60 岁，很少出现在 20 岁以前。25 岁以下年龄者，尽管胸腺有时很大，但此年龄段胸腺瘤较少，因而诊断应慎重。大于 40 岁者，胸腺常为脂肪组织所代替，容易诊断胸腺瘤。

（一）病理表现

大体观肿瘤呈球形、卵圆形，可有结节状突出，瘤表面有纤维性包膜，切面瘤实质膨隆呈淡黄或灰红色，由纤维组织分隔形成分叶状或呈髓样均质形，可有坏死、囊变或出血。镜下瘤组织由上皮细胞和淋巴细胞组成。传统组织学分类包括上皮类、淋巴组织类和混合类。Marino，Müller-Hermelink 分类（根据形态学和组织学）为皮质型、髓质型、混合型。

根据 Ricci 报道，以髓质为主要成分的胸腺瘤多为良性，出现年龄较晚。以皮质为主要成分的胸腺瘤出现年龄较早，尽管经积极的治疗，5 年死亡率可达 50%，生存率为 53%～87%。

组织学表现不能区分良、恶性胸腺瘤，恶性是指肿瘤侵及包膜或周围组织，因此胸腺瘤分为侵袭性与非侵袭性。3% 胸腺瘤有侵袭性，可侵入邻近结构，而少有胸外的转移。侵犯内容包括：①邻近肺组织及胸壁侵犯；②局部纵隔结构：气管、上腔静脉等大血管；③胸膜和心包种植，可为一侧胸腔受累，也可种植在膈表面，并直接侵入腹腔。

胸腺瘤可分为 3 期。Ⅰ期：肿瘤与包膜相邻；Ⅱ期：肿瘤累及包膜和纵隔脂肪组织；Ⅲ期：肿瘤周围器官受侵和胸腔种植。

（二）临床表现

可无临床症状，有 30%～50% 的胸腺瘤患者伴有重症肌无力。

（三）CT 表现

肿瘤大多为软组织密度的肿块，强化后密度均匀（图 9-43），少数肿瘤表现肿块内的钙化（图 9-44），或肿瘤囊变伴结节。80% 的胸腺瘤位于前纵隔的血管前间隙、心脏上方；20% 胸腺瘤因胸腺组织异位至颈部，而位于颈部或胸廓入口处，与甲状腺肿块相似。在 CT 图像上，肿瘤与纵隔结构直接接触，脂线消失，不能表明有浸润；而脂线清晰，则说明无局部浸润。

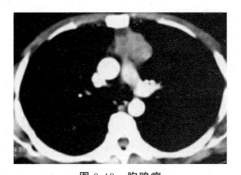

图9-43 胸腺瘤

CT扫描示血管前间隙的肿块,密度均匀,边界清楚

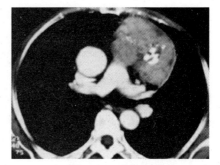

图9-44 胸腺瘤

CT扫描示血管前间隙的软组织肿块,边界清楚,内见不规则形态的块状钙化

侵袭性胸腺瘤在CT图像上表现为形态不规则、密度不均匀的较大肿块,且侵入血管间隙,与血管间的脂肪间隙消失,并常出现胸腔积液和心包积液(图9-45～9-47)。

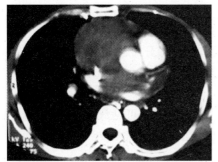

图9-45 侵袭性胸腺瘤(1)

CT增强扫描示前中纵隔肿块,密度不均匀,侵入血管间隙,血管受压,左侧少量胸腔积液

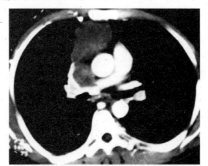

图9-46 侵袭性胸腺瘤(2)

CT增强扫描示前中纵隔肿块,密度不均匀,推压并侵入上腔静脉。右侧少量胸腔积液

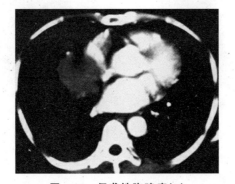

图9-47 侵袭性胸腺瘤(3)

CT增强扫描示前纵隔偏右生长的分叶状肿块,大小4 cm×5 cm,密度不均,肿块突向右肺中叶。术前CT诊断误为右肺中叶癌

八、纵隔生殖源性肿瘤

原发性生殖细胞瘤占纵隔原发肿瘤的10%～15%,也占所有前纵隔肿瘤的10%～15%。生

殖细胞瘤最常见于前纵隔,仅 5% 位于后纵隔。

好发年龄为 20～40 岁。来源于前纵隔内胚胎组织迁徙过程受阻滞的生殖细胞。

生殖细胞瘤包括:良、恶性畸胎瘤、精原细胞瘤、内胚窦癌(卵黄囊瘤)、绒毛膜癌、胚胎瘤和混合型生殖细胞瘤。80% 为良性,主要是畸胎瘤。良性肿瘤中男女发病率一致,但在恶性生殖细胞瘤中男性比例可达 99%。在恶性生殖细胞瘤中,精原细胞瘤占 30%～40%,胚胎瘤占 10%,恶性畸胎瘤为 10%、绒毛膜癌为 5%、内胚窦癌为 5%,余下的 30%～40% 为混合型的恶性肿瘤。

目前 CT 有助于评价恶性生殖细胞瘤的进展、恶性程度,检测治疗效果。

(一)精原细胞瘤

原发的纵隔精原细胞瘤为恶性肿瘤,几乎全为男性发病,女性极少见。发病年龄范围较大,以 30～40 岁常见。

1.临床表现

胸痛为最常见症状,其次为呼吸道症状,如呼吸困难和咳嗽,以及较大肿块压迫或侵蚀上腔静脉引起的上腔静脉综合征。实验室检查,有 10% 的单纯精原细胞瘤 HCG 升高,而无 AFP 升高。

2.病理表现

瘤体常较大而软,黄褐色,可有出血和坏死灶。镜下,由巢状分布的大多角细胞(精原细胞)构成,伴淋巴细胞浸润和散在分布的合体滋养层细胞。

3.CT 表现

前纵隔肿块,常较大,平扫密度均匀,强化后扫描呈不均匀强化,可见低密度区,但不含脂肪,肿块边缘不规则,呈浅分叶状生长,并明显推压前纵隔的血管,并可见肿瘤组织伸入血管间隙,侵蚀心包和胸膜,引起心包和胸腔积液(图 9-48,图 9-49)。

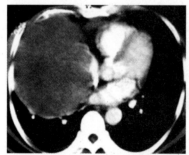

图 9-48　精原细胞瘤(1)
CT 增强扫描示前中纵隔肿块,12 cm×15 cm 大小,偏向右侧胸腔生长,软组织密度,较均匀。推压上腔静脉致其变形,与血管的脂肪间隙消失,心包增厚,右侧胸腔少量积液

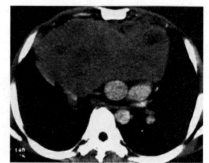

图 9-49　精原细胞瘤(2)
CT 增强扫描示前纵隔巨大软组织密度肿块,轻度强化,可见点、片状低密度坏死区

(二)非精原细胞瘤

非精原细胞瘤很少见,常以混合成分存在。内胚窦瘤由管状或乳头状分布的瘤细胞构成,在瘤组织内形成大小不等的腔隙,腔隙互相沟通呈网状排列,AFP 阳性。纵隔绒毛膜癌由单核的细胞滋养层及多核合体滋养层细胞构成,瘤组织内有丰富血窦和大片出血区,β-HCG 阳性。

CT 表现:非精原细胞瘤均可表现为密度不均匀的肿块(图 9-50),还因坏死、出血、囊变形成边界不清的低密度肿块。不含脂肪,有棘状突起,呈浸润性,可见钙化。

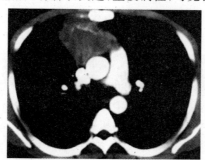

图 9-50 非精原细胞瘤(内胚窦癌、胚胎癌成分混合肿瘤)

CT 增强扫描示前纵隔软组织密度肿块,形态不规则,可见片状和线状强化

九、巨淋巴结增生

巨淋巴结增生(Castleman 病)是一种淋巴结瘤样增生性疾病,1954 年由 Castleman 首先报告。由于其组织学改变特殊,病因不明,故当时只能以人名命名,称为 Castleman 病。后来沿用的名称很多,如滤泡性淋巴网状瘤、血管性淋巴错构瘤、良性巨淋巴结、类胸腺瘤样局限性纵隔淋巴结肿大等。目前病因仍不清,但有两种学说:第一种认为是霍奇金淋巴瘤的变异型,有潜在的恶性;第二种认为是由炎症或某些未知抗原引起的淋巴反应性增生。本病可发生于有淋巴结存在的任何部位,以纵隔最多见,占 70%,颈部约占 14%,腹膜后和盆腔占 4%,腋淋巴结占 2%。巨大淋巴结直径一般在 2~10 cm,最大者可达 21 cm,多数包膜完整,少数可侵犯包膜外。另外,淋巴结外病灶可无包膜。局限型一般为单发。系统型则为多灶性侵犯,甚至为全身性淋巴结病。组织学上分为 3 型:①血管透明型,占 80%~90%,滤泡内和滤泡间淋巴组织增生,滤泡中心含大量透明性的毛细血管;②浆细胞型,占 10%~20%,以显著成片的浆细胞浸润为主,周围绕以免疫母细胞;③中间型,为上述两种类型的混合存在,可见于多中心型。

(一)病理表现

无或轻微临床症状,病程缓慢,预后较好。浆细胞型常多发,发病较早,侵袭性较强,可合并其他系统疾病,病程发展快,预后不良。病变发展缓慢,病程较长,历时数年余,患者仅表现为非特异性临床症状,亦有报道全身同时多处病变并肝大、脾大,呈恶性过程,短期内死亡,并认为这与免疫缺陷有关。

对于本病的良恶性问题,根据临床过程的不同将其分为 4 组:①稳定型;②慢性复发型;③进展型;④恶变型。局限型者见于稳定型和慢性复发型,多中心性者为进展型。

好发部位早期报道多发生于纵隔淋巴结,后来发现从浅表淋巴结到内脏均可发生。而且有报道发生于心、胸腔、颅内、肌肉、咽部、肺、外阴等处者。目前根据侵犯部位不同,分为局限性与系统性。

发病年龄:局限性者发病年龄在 20 岁左右,系统性者在 57 岁左右。二者显然不同,男性多于女性。

(二)CT 表现

巨淋巴结增生的影像学特征为多个结节,大小不一,有的可达 5 cm 以上,平扫示肿块边缘光整,实质均匀,偶尔可见钙化及卫星结节,不侵及邻近组织。增强后肿块呈明显均匀强化,尤其是血管透明型病变,其强化程度与邻近大血管相似。肿块明显强化是因为肿块具有较多支供血血管和丰富的毛细血管所致。中心可见液化坏死区,尤其是侵袭性生长,周围可见小结节影(图 9-51,图 9-52)。

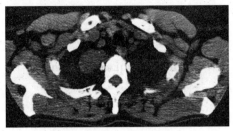

图 9-51 巨淋巴结增生症(1)

纵隔右侧见一肿块影,平扫与软组织密度相似

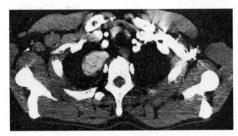

图 9-52 巨淋巴结增生症(2)

与图 9-51 为同一患者,增强扫描后,纵隔右侧肿块影明显强化

(三)鉴别诊断

巨淋巴结增生无特异性临床表现和影像学特征,最后的确诊仍需活检病理证实,但是当患者无或仅有轻微症状,纵隔内和腹膜后出现单个慢性巨大肿块,CT 平扫示肿块边缘清楚,实质密度均匀,尤其是肿块呈显著强化和邻近大血管一致时,提示本病的可能。即使实质密度不均匀,中心液化坏死,但实质部分呈显著强化,与邻近大血管相似时,在鉴别诊断中仍然要考虑到本病的可能。

第六节 胸膜肿瘤

一、胸膜脂肪瘤

胸膜脂肪瘤是一种少见的胸膜肿瘤,CT 表现有特征,一般诊断并不难。起于胸膜间皮层下,部位较局限,生长缓慢,突入胸膜腔内。

(一)临床表现

患者常无明显的临床表现,通常是因胸部其他疾病做检查时无意中发现。

（二）CT表现

胸壁弧形影向胸腔内突出，椭圆形阴影。密度较淡、均匀、边锐，紧贴于胸壁，边界清晰锐利。纵隔窗上可能见不到。肺窗示胸膜下见梭形影，以宽基底部与胸膜相贴（图9-53），边缘锐利，CT值可为-100 Hu左右。病灶密度均匀，与胸部皮下脂肪密度相等（图9-54）。CT因有良好的密度分辨率可直接测出其脂肪密度，结合常规纵隔窗无异常发现，而肺窗病灶明显，一般可做出诊断（图9-55，图9-56）。

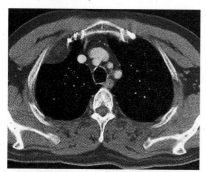

图9-53 胸膜脂肪瘤（1）

右前上胸膜见一梭形包块影，宽基底与胸膜相连，肺野侧边缘光整，密度低

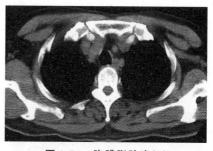

图9-54 胸膜脂肪瘤（2）

右侧前上胸膜包块影，胸壁弧形影向胸腔内突出，椭圆形阴影。密度较淡、均匀，紧贴于胸壁，边界清晰锐利

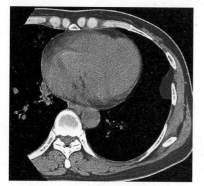

图9-55 胸膜脂肪瘤（3）

肺窗可见左侧胸壁宽基底与胸膜相连的结节影，跨斜裂

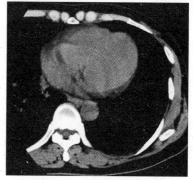

图9-56 胸膜脂肪瘤（4）

与图9-55为同一患者，纵隔窗见包块密度低，而且均匀

二、局限性胸膜纤维瘤

局限性胸膜纤维瘤是胸膜较为常见的肿瘤之一，有别于弥漫性胸膜间皮瘤。

（一）病理表现

局限性胸膜纤维瘤起源于间皮下纤维组织，多源于脏层胸膜，突入胸膜腔生长，也有学者认为多数来源于小叶间隔的间质细胞或来源于肺组织。50%以上的肿瘤带蒂，也有无蒂而附着于胸膜表面者。

局限性胸膜纤维瘤患者可有Poland综合征，Poland综合征在临床上表现为胸大肌缺损及同侧短指（趾）并指（趾）畸形，有学者认为同时出现局限性胸膜纤维瘤和Poland综合征可能与中胚层发育异常有关。

部分学者认为有良、恶性之分,但是并未得到多数人的认可。

(二)临床表现

局限型胸膜纤维性肿瘤可发生于任何年龄,男女发病机会相当。本病发病率低,无特异症状,术前易误诊。临床症状有胸痛、胸闷、咳嗽,肿瘤增大到一定程度压迫周围组织器官引起相应症状,少数可伴肺源性骨关节病、杵状指、低血糖。

(三)CT表现

CT平扫多表现为密度均匀、边界光整、紧邻胸壁的孤立性椭圆形肿块。肿块边缘与胸壁交角多数为钝角(图9-57)。

CT增强扫描示肿块强化较显著,可均匀也可不均匀,CT值在35~65 Hu,肿块内可见簇状小血管影,向外压迫推移周围组织结构。部分病例可见肿瘤与胸膜之间的蒂,为位于肿瘤与胸膜之间的小结节影,强化较肿瘤组织更明显(图9-58)。

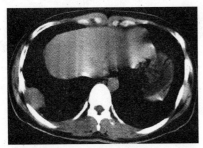

图9-57　胸膜纤维瘤

右侧胸膜紧贴胸壁的包块影,边缘光整,密度均匀

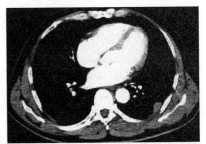

图9-58　胸膜纤维瘤

左侧胸膜包块影,增强扫描强化均匀,

与胸膜为钝角相连

(四)鉴别诊断

(1)有胸大肌缺损及同侧短指(趾)并指(趾)畸形,高度支持局限性胸膜纤维瘤的诊断。

(2)CT片上发现肿瘤与胸膜之间的蒂,有利于局限性胸膜纤维瘤的诊断。蒂内含有较粗的血管,CT轴位图像上于肿瘤边缘可见一结节状影,增强扫描后结节影内有明显的血管强化表现。

(3)必要时需做胸膜穿刺活检,以明确诊断。

三、胸膜间皮瘤

胸膜间皮瘤是胸膜原发性肿瘤,是一种少见肿瘤,据报道占肿瘤的0.04%左右,但近年其发病率有逐年增加趋势。其发病与石棉的关系已被证实,长期接触石棉的人比一般人的发病率高100~300倍,从接触石棉到发现间皮瘤长达20~40年。临床上分为弥漫型及局限型,弥漫型绝大多数是恶性。

(一)病理表现

纽约纪念医院自1939—1972年共治疗胸膜间皮瘤76例,其中良性单发局限者占13%。世界卫生组织曾将弥漫性恶性间皮瘤分为上皮型、肉瘤型和混合型。Adams等根据胸膜尸检材料将该瘤分为上皮样型、腺管乳头状型、肉瘤样型、黏液样型、硬纤维瘤样型及混合型。细胞学检查常查不到恶性瘤细胞,但可见到大量间皮细胞。胸液透明质酸酶常增高。超微检查瘤细胞表面及瘤细胞内腔面有细长的蓬发样微绒毛,胞浆内丰富的张力微丝及糖原颗粒,有双层或断续的基底膜,瘤细胞间有较多的桥粒为弥漫性胸膜间皮瘤的超微结构特征。

（二）临床表现

胸膜间皮瘤发病年龄为 40～70 岁，男性 2 倍于女性，右胸腔比左胸腔常见。常见症状为咳嗽、胸痛、呼吸困难，部分患有可有杵状指、肺性肥大性骨关节病。50％的患者有大量胸腔积液，胸痛并不随胸腔积液的增多而减轻，胸液 50％为血性，较为黏稠，为渗出液，细胞总数和白细胞不多。

（三）CT 表现

（1）局限性胸膜间皮瘤表现为胸膜的局限性结节影，宽基底与胸膜相连，肿瘤与胸膜大多呈钝角。密度均匀，边缘光整（图 9-59）。少数有胸腔积液。局限性胸膜间皮瘤多位于侧胸膜，呈丘状或卵圆形软组织密度肿块（图 9-60）。病灶边缘光整与胸膜外脂肪分界清楚。较大肿块内可有坏死、囊变或出血区（图 9-61）。增强扫描，肿瘤呈均匀性显著强化，瘤体较大者可呈不均匀性强化或周边为均匀性强化，极少伴胸腔积液或胸膜增厚。

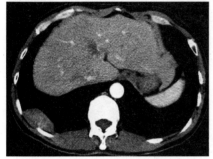

图 9-59 局限性胸膜间皮瘤(1)
右侧胸膜包块影，宽基底与胸膜相连，
密度均匀，边缘光整

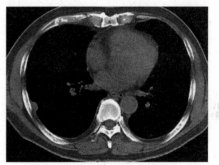

图 9-60 局限性胸膜间皮瘤(2)
右侧胸膜小结节影，边缘光整

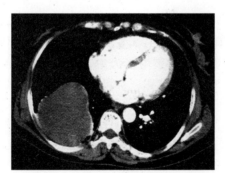

图 9-61 局限性胸膜间皮瘤(3)
右侧下部胸膜间皮瘤，呈囊性，且与胸膜为锐角相连

（2）弥漫性胸膜间皮瘤显示胸膜呈弥漫性增厚，并可见到有结节样肿块，比较多的累及横膈胸膜和纵隔胸膜面。肺容量明显缩小（图 9-62）。也可为多发的胸膜"D"字形结节影。常有胸腔积液。单侧弥漫性结节状胸膜肥厚伴大量胸腔积液，增厚的胸膜厚度在 1 mm 以上。纵隔固定使有病侧胸腔变小。也有的侵犯胸壁组织（图 9-63，图 9-64）。

（四）鉴别诊断

需要与恶性间皮瘤鉴别的疾病主要有以下几种。

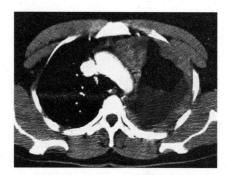

图 9-62 弥漫性胸膜间皮瘤(1)

左侧胸膜弥漫性增厚,并成结节状,左侧胸腔积液

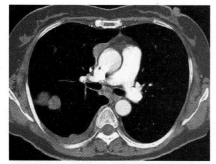

图 9-63 弥漫性胸膜间皮瘤(2)

右侧水平裂、叶间裂大小不等的结节影,边缘光整

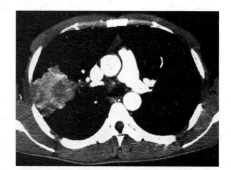

图 9-64 似肺癌的胸膜间皮瘤

右肺叶间裂胸膜间皮瘤,形态不规则,密度不均,容易与肺癌混淆

1.结核性胸膜炎

(1)临床表现:结核性胸膜炎患者常有少量胸液时可出现胸痛,当出现大量胸液时胸痛减轻,抗结核治疗胸痛可以消除,而间皮瘤患者有大量胸腔积液时,胸痛仍存在,胸膜增厚。

(2)CT 表现:结核性胸膜炎是以胸膜增厚为主,很少有胸膜结节影。陈旧性结核性胸膜炎还有胸廓塌陷,相邻肺组织有纤维条索状影。弥漫性胸膜间皮瘤以胸膜的结节包块多见,一般胸膜增厚较结核性胸膜炎更厚。不伴胸廓塌陷。

2.肺癌

(1)临床表现:出现咯血或痰中带血的症状支持肺癌的诊断,因为胸膜间皮瘤不侵犯肺内支气管。

(2)肺癌常可以找到肺内病灶支持。广泛胸膜增厚伴结节影胸膜间皮瘤较胸膜转移瘤多见。另外,胸膜间皮瘤与胸膜多为广基底钝角接触,胸膜转移瘤多为锐角接触。弥漫性胸膜间皮瘤侵犯膈或纵隔胸膜多见。

3.间皮细胞增生

两者鉴别较困难,前者为良性过程,可达 10 年以上,少数病例可自愈,病理显示间皮细胞核仁不显著,染色质无过度染色,缺乏有丝分裂呈良性细胞表现。

与其他原因引起的恶性胸腔积液比较,几乎所有的恶性间皮瘤在首诊时均有症状(其他原因的恶性胸腔积液患者约 25% 在首诊时无症状),主要表现为胸痛、呼吸困难和咳嗽。

四、胸膜神经鞘膜瘤

神经鞘膜瘤好发于四肢及躯干等身体表面,据报道发生在胸部占肿瘤的 2.3％～6.6％,发生在胸膜神经鞘膜瘤发生率非常低,容易误诊。

（一）起源

胸膜神经鞘膜瘤多起源于脊神经,病灶多见于后纵隔脊椎旁区。少数来源于肋间神经、迷走神经和膈神经。

（二）CT 表现

在后胸壁病灶呈孤立结节影,边界光滑、密度均匀、类圆形致密阴影。软组织肿块,紧贴外侧胸壁,平扫 CT 值为 10～35 Hu。肺组织明显受压(图 9-65)。多发肿块型,一侧或双侧胸膜多发包块影,结节影,密度均匀,边缘不规则。常伴有胸腔积液(图 9-66,图 9-67)。肺、支气管明显受压迫。肺浸润,呈小斑状影或多发粟粒状影。肋骨受压变形,可伴骨质破坏,可有胸腔积液。病灶边缘较光整或边缘毛糙。病灶呈网格样强化,不均匀强化,内有不规则囊性区域。

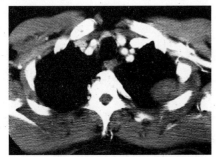

图 9-65 孤立性胸膜神经鞘膜瘤
左侧胸腔靠近侧胸膜处结节影,边缘光整,密度不均

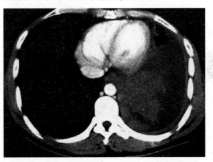

图 9-66 多发肿块性胸膜神经鞘膜瘤(1)
左侧胸腔见靠近胸膜处,尤其是靠近纵隔胸膜多发包块影,边缘不规则。左侧胸腔积液

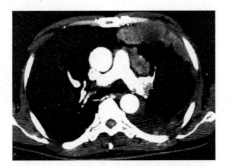

图 9-67 多发肿块性胸膜神经鞘膜瘤(2)
左侧胸膜多发包块影,结节影,形态不规则。左侧胸腔积液

（三）鉴别诊断

1.与胸膜间皮瘤鉴别

(1)良性胸膜间皮瘤,病程进展慢,密度均匀,边缘光整,与良性胸膜神经鞘膜瘤难以鉴别。

(2)恶性胸膜间皮瘤病程发展快,临床表现重。CT 表现一侧广泛胸膜增厚,一般厚度超过1 cm,并有多发胸膜结节影。增强扫描密度不均,但是与胸膜神经鞘膜瘤的不规则强化有不同,胸膜间皮瘤的不规则强化多为条形,与胸膜面平行,而恶性胸膜神经鞘膜瘤的不规则强化多为其内的液性类圆形囊性低密度影。

2.胸膜转移瘤

(1)肺癌胸膜转移常可以找到肺癌的依据,肺内包块影或支气管阻塞,淋巴结增大等。

(2)胸膜转移瘤分为胸膜小结节转移和广泛胸膜转移,小结节胸膜转移容易与神经鞘膜瘤区别,仅仅为胸膜上的散在小结节影。广泛胸膜转移,表现为不规则增厚的胸膜与多发胸膜肿块影共存。

3.胸膜神经鞘膜瘤的良恶性鉴别

CT鉴别胸膜神经鞘膜瘤的良恶性有很大的局限性,以下供鉴别时参考。

(1)增强扫描肿瘤内密度不均,有囊性低密度影多为恶性,密度均匀多为良性。

(2)有肺内浸润的多为恶性,恶性胸膜神经鞘膜瘤可以表现为肺内小斑状影,多发粟粒状影浸润。

(3)有相邻肋骨骨质破坏的为恶性胸膜神经鞘膜瘤。

(4)出现胸腔中到大量积液的多为恶性胸膜神经鞘膜瘤。

五、胸膜淋巴瘤

胸膜淋巴瘤和淋巴瘤胸膜浸润并非十分少见的疾病,据报道淋巴瘤的胸膜侵犯占淋巴瘤的7%～30%。其中原发于胸膜的淋巴瘤较少见,全身淋巴瘤尤其肺内淋巴瘤的胸膜浸润较多见。

（一）病理

最多累及脏层胸膜,也有部分累及到壁层胸膜。镜下见一些小型类圆恶性肿瘤细胞,细胞大小不均,核大,圆或不规则圆形,染色质颗粒状,核仁显露不一,1～2个,质少,多淡蓝色,无颗粒,偶见少数小空泡。

（二）临床表现

胸痛,不规则高热。感到胸隐痛,经止痛治疗无缓解。数月后可以出现胸痛加重,呈刀割样。不规则高热,体温有时自降至正常,数天后又上升。偶有咳嗽,咳少许黏液痰。有大量胸腔积液时可有呼吸困难、端坐呼吸。

（三）CT表现

1.原发胸膜淋巴瘤

主要表现为由胸膜突向肺内的结节或沿胸膜浸润生长的斑片影,或结节与斑片影共存(图9-68)。胸膜局限性增厚,厚处均超过1.0 cm。呈厚薄不均的饼状,胸腔积液。极少数还出现胸壁肿胀、肋骨破坏、心包积液(图9-69)。

2.淋巴瘤胸膜浸润

淋巴瘤胸膜浸润是有其他部位的淋巴瘤表现加胸膜增厚伴结节影,胸腔积液。如肺内淋巴瘤浸润胸膜,表现为肺内包块影、斑片状影、小点状影及纵隔双侧肺门淋巴结增大,同时伴有胸膜结节影、饼状影、胸腔积液。

（四）鉴别诊断

1.与胸膜间皮瘤鉴别

胸膜间皮瘤可发生于任何部位的胸膜,以弥漫性病变多见,一般不伴纵隔及肺门淋巴结肿大。其CT表现为胸膜常普遍受累,脏、壁层胸膜彼此粘连,呈波浪状增厚及结节,患侧肺常被包裹,体积缩小。而胸膜淋巴瘤呈不均匀的局部胸膜增厚,伴有程度不等的占位效应,胸廓较少塌陷。受累的脏、壁层胸膜可为胸腔积液分离,且脏层胸膜受累更多见。

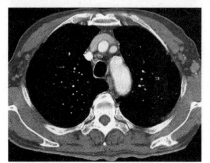

图 9-68 胸膜淋巴瘤(1)
左侧胸膜多发小结节影,大小不均,边缘光整。双侧腋窝淋巴结增大

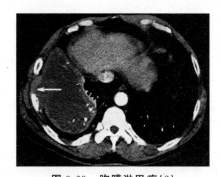

图 9-69 胸膜淋巴瘤(2)
右侧胸腔积液,胸膜有结节样增厚,并有右侧胸壁侵犯及肋骨破坏(箭头所指)

2.与胸膜转移瘤鉴别

胸膜转移瘤常发生在肺癌、乳腺癌或侵袭性胸腺瘤对胸膜的直接浸润,原发肿瘤易于确定。而远处肿瘤胸膜转移常伴有相邻的肋骨破坏,这与胸膜淋巴瘤不同。

3.与良性病变的胸膜增厚鉴别

良性病变的反应性胸膜炎常不累及纵隔胸膜。慢性胸膜炎症性改变往往出现胸膜的纤维性收缩,CT显示患侧胸膜增厚、胸腔狭小、胸廓塌陷。胸膜淋巴瘤不会导致显著的胸廓塌陷,相反,还可能有局部占位效应出现。

六、黏膜相关性淋巴瘤胸膜浸润

黏膜相关性淋巴瘤胸膜浸润是一种罕见疾病,属于非霍奇金淋巴瘤在胸膜上的一种侵犯。

(一)一般表现

黏膜相关性淋巴瘤属非霍奇金淋巴瘤的一个亚型,有病程长、进展慢、发病率低、全身症状少等特点,约占同期淋巴瘤的5%,据报道,肺部黏膜相关淋巴瘤占全部淋巴瘤的10%。自然病程4~6年,治疗后可达7~12年,对治疗敏感,但难以获得长期缓解及治愈。淋巴瘤累及胸膜多由淋巴管浸润。

(二)CT表现

胸膜局限性结节影,有的呈"D"型表现。边缘光整,密度均匀,也有少数表现为密度欠均匀。周围胸膜轻度增厚。胸腔积液少见。经随访观察变化不大(图9-70)。

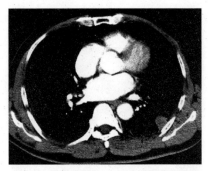

图 9-70　黏膜相关性淋巴瘤胸膜浸润

左侧胸膜见一"D"形结节影,密度不均,边缘清晰

（三）鉴别诊断

黏膜相关性淋巴瘤胸膜浸润依靠影像学诊断与鉴别诊断非常困难,一般结合临床表现及较长时间的 CT 随访观察,提出可能诊断。确诊依靠胸膜穿刺活检,甚至开胸胸膜活检。

七、胸膜转移瘤

胸膜转移瘤是较常见的胸膜病变,其中孤立性胸膜转移瘤是胸膜转移瘤中的一种表现形式,容易与胸膜的其他肿瘤混淆,有时还需要与肺部肿瘤鉴别。

（一）病因

乳腺癌和支气管癌最常引起胸膜转移性肿瘤。据报道乳腺癌占胸膜转移瘤的 $20\%\sim50\%$,支气管癌占胸膜转移瘤的 $10\%\sim45\%$。大约有 20% 的胸膜转移瘤不能寻找到原发癌的来源。

（二）CT 表现

1.胸膜包块影或结节影

表现为孤立性椭圆形、圆形、扁丘状胸膜肿块（图 9-71）。CT 发现相邻肋骨破坏及胸壁深部软组织浸润。甚至出现巨大包块影,与肺内巨大包块影需要鉴别（图 9-72,图 9-73）。

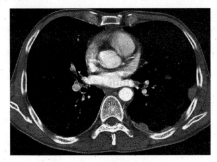

图 9-71　胸膜转移瘤(1)

左侧胸膜多发小结节状影,呈椭圆形、圆形、扁丘状,与胸膜相交为钝角

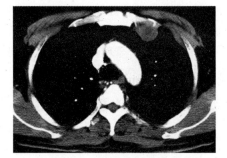

图 9-72　胸膜转移瘤(2)

左侧前胸膜见一结节影,扁丘状,与胸膜呈钝角

2.环绕性胸膜增厚

结节样胸膜增厚厚度＞1 cm,瘤样胸膜增厚、纵隔胸膜受累及纵隔淋巴结肿大为恶性胸膜病变较具特征的征象。如果出现胸腔积液,在积液里看到壁层胸膜上结节影、饼状影是胸膜转移瘤的有力证据（图 9-74）。

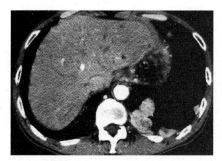

图 9-73　胸膜转移瘤(3)

左侧胸膜包块影,形态不规则,大小不均。有强化

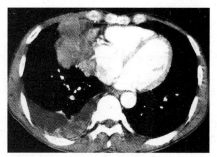

图 9-74　胸膜转移瘤(4)

右侧胸膜饼状影、包块影。右侧胸腔少许积液

3.胸膜上小点状影

胸膜出现小点状影,分布不均。胸膜有粘连。部分合并有胸腔积液(图 9-75)。

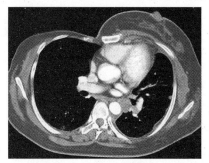

图 9-75　胸膜转移瘤(5)

右侧乳腺癌术后,左侧胸膜小结节影转移

(三)鉴别诊断

1.与胸膜间皮瘤鉴别

对于胸膜转移瘤与弥漫型胸膜间皮瘤,许多学者认为大多数病例在影像学上都不易鉴别。我们认为胸膜面上各自分离的多个小结节状阴影以转移瘤可能性大;单发胸膜肿瘤,伴胸壁软组织及肋骨受侵多见于转移瘤。胸膜弥漫性增厚呈驼峰样大结节状阴影提示为弥漫型胸膜间皮瘤。恶性胸膜间皮瘤远处转移较少见。

2.孤立性胸膜转移瘤的鉴别

孤立型胸膜转移瘤鉴别依据原发灶的帮助以及恶性肿瘤的治疗病史。必要时需要胸膜穿刺。

3.与良性胸膜增厚的鉴别

线状粘连增厚和钙化,胸膜穿刺活检未见肿瘤细胞,CT 追踪观察胸膜增厚无明显变化,多为良性病变所见。胸膜弥漫性增厚伴结节样或瘤样增厚提示恶性,而均匀性弥漫性增厚,厚度<1 cm则不易鉴别良恶性。单纯胸腔积液而无胸膜增厚,不能除外恶性病变。应查找原发灶,或进一步做胸腔积液细胞学检查明确诊断。

第十章

消化系统疾病的CT诊断

第一节　胃十二指肠常见疾病

一、溃疡性疾病

（一）病理和临床概述

胃十二指肠溃疡是消化道常见疾病，十二指肠溃疡较胃溃疡多见，与胃酸水平及幽门螺杆菌感染有关。病理表现为胃壁溃烂缺损，形成壁龛。临床表现长期反复上腹疼痛。

（二）诊断要点

CT、MR对胃十二指肠溃疡的诊断价值不大，尤其是良性溃疡；恶性溃疡较不典型时表现为胃壁不规则增厚或腔外软组织肿块。

（三）鉴别诊断

需活检与溃疡型胃癌鉴别。

（四）特别提示

溃疡性病变主要靠钡剂造影或胃镜诊断，CT在观察溃疡穿孔、恶变等方面有一定优势。

二、憩室

（一）病理和临床概述

十二指肠憩室占消化道憩室首位，胃憩室少见。病因不清，可能与先天性肠壁发育薄弱有关，病理为多层或单层肠壁向腔外呈囊袋状突出，多位于十二指肠内侧。单纯憩室无症状，合并憩室炎或溃疡可有上腹痛、恶心、呕吐等症状。

（二）诊断要点

表现为圆形或卵圆形囊袋状影，与肠腔关系密切，三维重组常见一窄颈与肠腔相连。其内密度混杂，含有气体、液体或高密度对比剂。十二指肠乳头旁憩室常引起胆管及胰管扩张（图10-1）。

（三）鉴别诊断

胃十二指肠憩室具有典型表现，行钡剂造影检查一般可确诊。

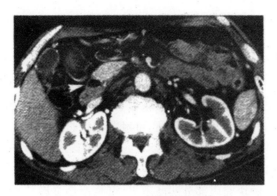

图 10-1　胃十二指肠球后憩室

CT 显示可见十二指肠降部前方类圆形空气集聚

（四）特别提示

对于胆管、胰管扩张患者，在排除结石及肿瘤后，应考虑到十二指肠壶腹部憩室可能。

三、胃淋巴瘤

（一）病理和临床概述

胃淋巴瘤（GL）原发性起源于胃黏膜下层淋巴组织，肿瘤局限于胃肠壁及其周围区域淋巴结；也可继发全身恶性淋巴瘤。临床症状除上腹痛、消瘦及食欲减退外，可有胃出血、低热等。

（二）诊断要点

胃壁广泛或节段性增厚，胃腔变形缩小，增厚胃壁密度较均匀。增强扫描增厚胃壁均匀强化，其强化程度较皮革样胃低。肾门上下淋巴结肿大或广泛主动脉旁淋巴结肿大，常侵犯胰腺（图 10-2）。

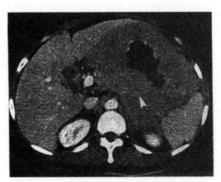

图 10-2　淋巴瘤

CT 检查显示胃体部胃壁弥漫性增厚，强化均一，胃腔狭窄

（三）鉴别诊断

需与胃癌鉴别，胃壁增厚、胃腔缩小不明显、较少侵犯胃周脂肪层及增强强化效应不及胃癌等征象有助于胃淋巴瘤诊断。

（四）特别提示

CT 对检出早期淋巴瘤比较困难，但能充分显示中晚期淋巴瘤的病变全貌。病变确诊依靠活检。

四、胃间质瘤

(一)病理和临床概述

胃间质瘤是一类独立来源于胃间叶组织的非定向分化肿瘤,以往将其诊断为平滑肌或神经源性肿瘤,多数间质瘤为恶性,好发胃体,以膨胀性、腔外性生长为主,肿瘤越大恶性可能性越大。临床表现进行性上腹疼痛,有呕血及柏油样便,可触及包块。

(二)诊断要点

肿瘤较大,常在 5 cm 以上,腔外肿块常向腹腔薄弱区域突出,肿块密度不均,有坏死囊变,增强扫描中等度不均质强化;肿块腔内部分凹凸不平,可见溃疡龛影。腔外肿块有向邻近结构浸润现象(图 10-3)。

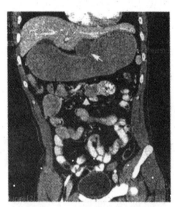

图 10-3　多发间质瘤

CT 显示胃小弯及十二指肠旁腔外肿块,密度不均,有
坏死囊变,增强扫描中等度不均质强化

(三)鉴别诊断

同胃癌、肝肿瘤、淋巴瘤等鉴别,膨胀性、腔外性生长有助于间质瘤诊断。

(四)特别提示

CT 重建有助于判断肿瘤起源部位。要明确病理诊断必须进行光镜检查及免疫组化检测,包括c-KIT、PDGFRα 和 CD34。

五、胃癌

(一)病理和临床概述

胃癌在我国居消化道肿瘤首位。病因至今不明,好发年龄为 40～60 岁,可发生在胃任何部位,以胃窦、小弯、贲门常见。胃癌起于黏膜上皮细胞,都为腺癌。早期胃癌临床症状轻微,进行期胃癌表现为上腹痛、消瘦及食欲减退。

(二)诊断要点

胃壁局限或广泛增厚,胃腔狭窄,胃腔内形成不规则软组织肿块,表面凹凸不平,早期扫描肿瘤强化明显。周围组织受侵时表现为胃周脂肪层模糊消失,腹腔腹膜后淋巴结增大,常伴肝转移(图 10-4)。

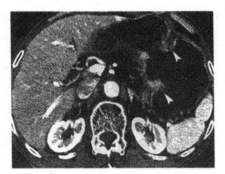

图 10-4 胃癌

CT 显示胃小弯侧前、后壁不规则增厚,后壁见浅大腔
内溃疡,增强扫描动脉期明显强化

(三)鉴别诊断

胃平滑肌瘤,边界光整规则,瘤内易出现出血坏死、囊变及钙化,有套叠征、胃溃疡。

(四)特别提示

胃肠造影检查只能观察胃腔内结构,CT 检查意义在于发现胃周结构侵犯情况,腹膜后有无淋巴结转移等,对临床分期有重要意义。

第二节 肝脏常见疾病

一、肝囊肿

(一)病理和临床概述

肝囊肿是比较常见的良性疾病,根据发病原因不同,可将其分为非寄生虫性和寄生虫性肝囊肿。非寄生虫性又分为先天性和后天性(如创伤、炎症性和肿瘤性,又称为假性囊肿)。以先天性肝囊肿最常见,先天性起源于肝内迷走的胆管或因肝内胆管和淋巴管在胚胎期发育障碍所致。可单发或多发,肝内两个以上囊肿者称为多发性肝囊肿。有些病例两肝散在大小不等的囊肿,又称为多囊肝,通常并存有肾、胰腺、脾、卵巢及肺等部位囊肿。本部分主要讨论先天性肝囊肿表现。临床一般无表现,巨大囊肿可压迫肝和邻近脏器产生相应症状(图 10-5)。

(二)诊断要点

CT 上表现为单个或多个、圆形或椭圆形、密度均匀、边缘光滑的低密度区,CT 值接近于水。合并出血或感染时密度可以增高。增强后囊肿不强化。

(三)鉴别诊断

囊性转移瘤;肝包虫囊肿;肝囊肿无强化,密度均匀可鉴别。

(四)特别提示

肝囊肿的诊断和随访应首选 B 超,其敏感度和特异性高。对于疑难病例,可选用 CT 或 MR。其中 MR 对小囊肿的准确率最高,CT 因部分容积效应有时不易区分囊性或实质性。

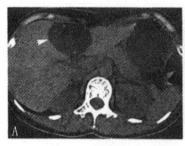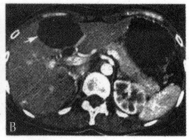

图 10-5　肝囊肿

A.CT 平扫可见左侧肝叶呈低密度囊性改变,张力较高;B.CT 增强
扫描可见左侧肝叶囊性病变未见强化

二、肝内胆管结石

（一）病理和临床概述

我国肝内胆管结石发病率约为 16.1%,几乎全是胆红素钙石,由胆红素、胆固醇、脂肪酸与钙盐组成。可为双侧肝内胆管结石,也可限于左肝或右肝。肝内胆管结石的形成与细菌感染、胆汁滞留有关。肝内胆管结石与肝内胆管狭窄、扩张并存较多见。因此有胆汁的滞留。狭窄于两侧肝管均可见到,以左侧多见,也可见于肝门左、右肝管汇合部。主要临床表现有:①患者疼痛不明显,发热、寒战明显,周期发作;②放射至下胸部、右肩胛下方;③黄疸;④多发肝内胆管结石者易发生胆管炎,急性发作后恢复较慢;⑤肝大、肝区叩击痛;⑥多发肝内胆管结石者,多伴有低蛋白血症及明显贫血;⑦肝内胆管结石广泛存在者,后期出现肝硬化、门静脉高压。

（二）诊断要点

（1）单纯肝内胆管结石或伴肝外胆管结石、胆囊结石,按结石成分 CT 表现可分为 5 种类型:高密度结石、略高密度结石、等密度结石、低密度结石、环状结石。胆石的 CT 表现与其成分有关,所以,CT 可以提示结石的类型。肝内胆管结石主要 CT 表现为管状、不规则高密度影,典型者在胆管内形成铸型结石,密度与胆汁相比以等密度到高密度不等,以高密度为多见。结石位于远端较小分支时,肝内胆管扩张不明显;结石位于肝内较大胆管者,远端小分支扩张。

（2）肝内胆管结石可以伴感染,主要有胆管炎、胆管周围脓肿形成等。CT 表现为胆管壁增厚,有强化;对胆管周围脓肿,CT 可以表现为胆管周围可见片状低密度影或呈环形强化及延迟强化等表现。

（3）肝内胆管结石伴胆管狭窄,CT 可以显示结石情况及逐渐变细的胆管形态。

（4）肝内胆管结石伴胆管细胞癌,CT 增强扫描可以在显示肝内胆管结石外及扩张胆管的同时,对肿块的位置、大小、形态及其对周围肝实质侵犯情况可以精确分析,动态增强扫描有特异性的表现。依表现分两型,肝门型和周围型。肝门型主要表现有,占位近侧胆管扩张,70% 以上可显示肿块,呈中度强化。局限于腔内的小结节时,可以显示胆管壁增厚和强化,腔内软组织影和显示中断的胆管。动态增强扫描其强化方式呈延迟强化,具有较高的特异性。周围型病灶一般较大,在平扫和增强扫描中,都表现为低密度,多数病例有轻度到中度强化,以延迟强化为主,常伴有病灶内和（或）周围区域胆管扩张。

（三）鉴别诊断

肝内胆管结石容易明确诊断,主要需要将肝内胆管结石伴间质性肝炎与胆管细胞癌相鉴别。

（四）特别提示

肝内胆管结石的影像学检查一般首选B超、CT和MR，由于单纯的胆管结石较少，伴有胆管炎、胆管狭窄的居多，所以，磁共振胰胆管成像（MRCP）因其可以完整显示胆管系统又成为一项重要的检查项目；但单纯MRCP对伴有胆管细胞癌或不伴胆管扩张的胆管结石显示效果不佳，CT和MR及增强扫描的价值重大（图10-6）。

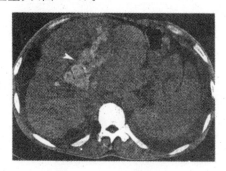

图 10-6　肝内胆管结石
CT显示左肝内胆管内多发结节状高密度
灶，肝内胆管扩张，肝脾周围少量积液

三、肝脏挫裂伤

（一）病理和临床概述

肝脏挫裂伤，肝脏由于体积大，肝实质脆性大，包膜薄等特点，在腹部受到外力撞击容易产生闭合伤，多由高处坠落、交通意外引起。临床表现为肝区疼痛，严重者失血性休克。

（二）诊断要点

1. 肝包膜下血肿

包膜下镰状或新月状等低密度区，周围肝组织弧形受压。

2. 肝实质血肿

肝内圆形、类圆形或星芒状低密度灶。

3. 肝撕裂

为多条线状低密度影，边缘模糊（图10-7）。

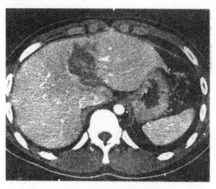

图 10-7　肝挫裂伤
CT显示肝左叶内片状低密度灶，边缘模糊，
增强扫描内部轻度不均质强化

（三）鉴别诊断

结合病史，容易诊断。

（四）特别提示

CT检查能准确判断肝外伤的部位、范围、肝实质损伤和大血管的关系、腹腔积血的量，为外科决定手术或保守治疗提供重要依据。

四、肝脏炎性病变——肝脓肿

（一）病理和临床概述

肝脓肿是肝内常见炎性病变，分细菌性、阿米巴性、真菌性、结核性等，以细菌性、阿米巴性肝脓肿多见。肝脓肿病理改变可分为3层结构，中心为组织液化坏死，中间为含胶原纤维的肉芽组织构成，外周为移行区域，为伴有细胞浸润及新生血管的肉芽组织。临床表现肝大、肝区疼痛、发热及血白细胞计数升高等急性感染表现。

（二）诊断要点

平扫肝实质圆形或类圆形低密度病灶，中央为脓腔，密度均匀或不均匀，CT值高于水低于肝，有时可见积气或液平面。脓腔壁为较高密度环状阴影，急性期可见壁外水肿带，边缘模糊。增强扫描脓肿壁明显环状强化，中央坏死区无强化，典型称"双环"征，代表强化脓肿壁及水肿带。

双环征和脓肿内积气为肝脓肿特征性表现（图10-8）。

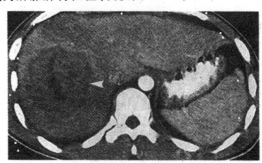

图10-8　肝脓肿

CT检查显示肝右叶类圆形混杂密度团块，增强扫描脓肿壁见环状
强化，外缘见晕征，中心区域低密度脓腔未见强化

（三）鉴别诊断

肝癌、肝转移瘤，典型病史及"双环"征有助于肝脓肿诊断。

（四）特别提示

临床起病急，进展快有助于肝脓肿诊断，不典型病例需随访观察。

五、肝硬化

（一）病理和临床概述

肝硬化是以肝脏广泛纤维结缔组织增生为特征的慢性肝病，正常肝小叶结构被取代，肝细胞坏死、纤维化，肝组织代偿增生形成再生结节，晚期肝脏体积缩小。引起肝硬化主要原因有乙肝、丙肝、酗酒、胆道疾病、寄生虫等。早期无明显症状，后期可出现腹胀、消化不良、消瘦、贫血及颈静脉怒张、肝脾大、腹水等症状。

（二）诊断要点

（1）肝叶比例失调，肝左叶尾叶常增大，右叶萎缩，肝裂增宽，肝表面凹凸不平，表面呈结节状，晚期肝硬化体积普遍萎缩。

（2）肝脏密度不均匀，肝硬化再生结节为相对高密度，动态增强扫描见强化。

（3）脾大（＞5个肋单位），脾静脉、门静脉扩张及侧支循环建立，出现胃短静脉、胃冠静脉及食管静脉曲张，部分患者见脾肾分流。

（4）腹水，表现为腹腔间隙水样密度灶。少量腹水常积聚于肝脾周围，大量腹水时肠管受压聚拢，肠壁浸泡水肿（图10-9）。

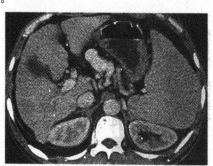

图10-9　肝硬化
CT检查显示肝脏体积缩小，肝叶比例失调，
脾大，门静脉扩张伴侧支循环形成

（三）鉴别诊断

弥漫型肝癌，增强扫描动脉期肝内结节明显强化及门静脉癌栓，AFP显著升高等征象均有助于肝癌诊断。

（四）特别提示

CT可直观显示肝脏形态和轮廓改变，观察肝密度改变，可初步判断肝硬化程度。同时可全方位显示肝内血管，为经颈静脉肝内门体静脉内支架分流（TIPSS）手术的操作进行导向。

六、脂肪肝

（一）病理和临床概述

脂肪肝为肝内脂类代谢异常，诱发三酰甘油和脂肪酸在肝内聚积、浸润和变性，分局灶性脂肪浸润及弥漫性脂肪浸润两种。常见原因有肥胖、糖尿病、肝硬化、激素治疗及化疗后等。临床表现为肝大、高脂血症等症状。

（二）诊断要点

（1）局灶性脂肪浸润，表现为肝叶或肝段局部密度减低，密度低于脾脏，无占位效应，其内见血管纹理分布。

（2）弥漫性脂肪浸润，表现为全肝密度降低，肝内血管异常清晰（图10-10）。

（3）常把肝/脾CT比值作为脂肪肝治疗后的观察指标。

（三）鉴别诊断

肝癌、血管瘤、肝转移瘤、局限性脂肪肝或弥漫性脂肪肝中残存肝岛有时呈圆形或类圆形，易误诊为肿瘤或其他病变。增强扫描表现、无占位效应、无门静脉肝静脉阻塞移位征象，可作为鉴别诊断依据。

（四）特别提示

对于肝岛、局灶性脂肪浸润及脂肪肝基础上伴有病变的检查，MRI具有优势。

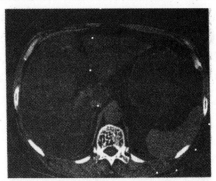

图 10-10　脂肪肝

CT检查显示肝脏平扫密度均匀性减低，低
于脾脏密度，肝内血管纹理异常清晰

七、肝细胞腺瘤

（一）病因、病理及临床概述

肝细胞腺瘤与口服避孕药或合成激素有关，肿瘤由分化良好、形似正常的肝细胞组织构成，无胆管，表面光滑，有完整假包膜。主要见于年轻女性，多无症状，停用避孕药肿块可以缩小或消失。

（二）诊断要点

平扫为圆形低密度块影，边缘锐利。少数为等密度，增强扫描动脉期较明显强化。有时肿瘤周围可见脂肪密度包围环，为该肿瘤特征。

（三）鉴别诊断

1.肝癌

与肝细胞癌相比腺瘤强化较均匀，无结节中结节征象。

2.局灶性结节增生

中央瘢痕为其特征。

3.血管瘤

肝动脉造影"早出晚归"征象，可多发。

（四）特别提示

肝腺瘤在CT上与其他实质性肿瘤表现相似，不易做出定性诊断。若有长期口服避孕药史，可供诊断参考。

八、肝脏局灶性结节增生

（一）病因、病理及临床概述

肝脏局灶性结节增生（FNH），是一种相对少见的肝脏良性富血供占位。病变常为单发，易发生于肝包膜下，边界多清晰，但无包膜，其病理表现为实质部分由肝细胞、Kupffer细胞、血管和胆管等组成,肝小叶的正常排列结构消失;肿块内部有放射性纤维瘢痕、瘢痕组织内包含一条或数条供血滋养动脉为其病理特征。临床多见于年轻女性,通常无临床症状。

（二）诊断要点

平扫表现为等或略低密度,中央瘢痕为更低密度;动态增强扫描 FNH 表现基本恒定,表现为动脉期明显均匀强化(中央瘢痕除外),程度强于肝细胞肝癌及海绵状血管瘤,门静脉期强化程度降低,略高于正常肝组织,中央瘢痕一般延时强化(图 10-11)。

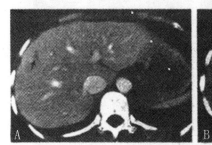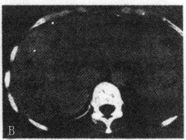

图 10-11　肝局灶性结节增生

CT 检查显示增强扫描肝右前叶类圆形团块强化,中央星芒瘢痕延迟期强化

（三）鉴别诊断

主要与肝细胞肝癌鉴别,FNH 无特殊临床症状,中央瘢痕为其特征。

（四）特别提示

CT 可动态反映病灶血供特点,定性能力强。对于不典型者,以放射性核素扫描和 MR 检查意义大。

九、肝脏血管平滑肌脂肪瘤

（一）病因、病理及临床概述

肝血管平滑肌脂肪瘤（HAML）,是一种较为少见的肝脏良性间叶性肿瘤,由血管、平滑肌和脂肪 3 种成分以不同比例组成。随着病理诊断水平的不断提高,近年来对其报道逐渐增多,但由于该瘤的形态学变异多样化,因此大多数病倒易误诊为癌、肉瘤或其他间叶性肿瘤。

（二）诊断要点

HAML 病理成分的多样化导致临床准确诊断 HAML 存在一定困难。根据 3 种组织成分的不同比例将肝血管平滑肌脂肪瘤分 4 种类型:①混合型,各种成分比例基本接近(脂肪 10%～70%),混合型 HAML 是 HAML 中常见的一种类型,CT 平扫为含有脂肪的混杂密度,各种成分的比例相近,增强扫描动脉期软组织成分有明显强化,多数能持续到门静脉期,病灶中心或边缘可见高密度血管影(图 10-12A～B);②平滑肌型,脂肪<10%,根据其形态分为上皮样型、梭形细胞型等,平滑肌型 HAML 中脂肪含量<10%,动脉期及门静脉期强化都略高于周围肝组织,但术前准确诊断困难(图 10-12C～E);③脂肪型(脂肪≥70%),脂肪型 HAML 影像学表现相对有特征性,脂肪影是其特征性 CT 表现之一,其他成分的比例相对较少,因此在 CT 扫描时发现有低密度脂肪占位应高度怀疑 HAML(图 10-12F);④血管型,血管型 HAML 诊断依靠动态增强扫描,发现大多数此类的 HAML 在注射对比剂后 40 秒,病灶达到增强峰值,延迟期(>4 分钟)病灶仍然强化,强化方式酷似血管瘤,造成鉴别诊断困难,主要靠病灶内含有脂肪及中心高密度点状血管影加以区分。

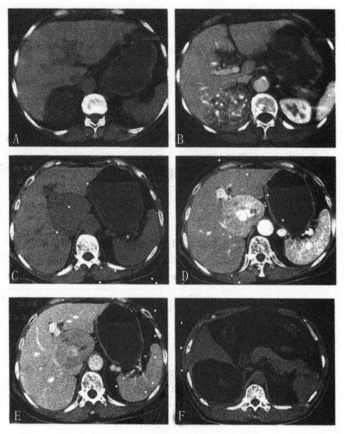

图 10-12　肝脏血管平滑肌脂肪瘤

A～B.为混合型:可见脂肪低密度及软组织影、增强的血管影;C～E.为上皮样型:实质内未见明显脂肪密度,中央可见粗大畸形的血管影,增强扫描为"快进快出"模式;F.为脂肪型,大部分为脂肪密度

(三)鉴别诊断

(1)脂肪型 HAML 首先要与肝脏含脂肪组织的肿瘤鉴别。①脂肪瘤及脂肪肉瘤:CT 值多在－60 Hu 以下,而且无异常血管及强化组织,脂肪肉瘤形态不规则,边缘不光滑;②肝局灶性脂肪浸润:常呈扇形或楔形,无占位表现,其内有正常血管穿过;③肝癌病灶内脂肪变性:分布弥散,界限不清,伴有液化坏死和血管侵犯,有肝硬化和甲胎蛋白升高;④髓源性脂肪瘤:由于缺乏血供,血管造影呈缺乏血供或少血供。

(2)平滑肌型 HAML 需要与肝癌、血管瘤、腺瘤等相鉴别。①肝细胞癌:增强扫描"早进早出",动脉期多为明显强化,呈高密度,但门静脉期及平衡期强化不明显,密度相对低于周围正常肝组织;肝血管平滑肌脂肪瘤的软组织成分在门静脉期仍呈稍高密度,尤其对于脂肪成分少的HAML 容易误诊为肝癌。②肝脏转移瘤或腺瘤:鉴别诊断主要依赖于病史,瘤内出血、坏死有助于鉴别肝腺瘤。③血管型平滑肌脂肪瘤的强化方式和血管瘤的强化方式相似,在平衡期仍然为较高密度;肝血管瘤由扩张的血管及血窦组成,血窦内衬内皮细胞,有厚薄不一的纤维隔,其血供特点为"快进慢出",在增强扫描时强化密度与肝动脉相近,动脉期、门静脉期均多为明显强化,而平衡期多为稍高密度;较大的肝血管瘤内可有纤维化,呈低密度,与肝血管平滑肌脂肪瘤内含脂肪的低密度明显不同,因而鉴别诊断主要依靠 HAML 内有脂肪成分及中心血管影。

（四）特别提示

动态增强多期扫描可充分反映 HAML 的强化特征,有助于提高 HAML 诊断的准确性,但是对不典型病灶必须结合临床病史和其他影像检查方法,CT 引导下细针抽吸活检对肝脏 HAML 诊断很有帮助。少脂肪的 HAML 可以行 MR 同相位、反相位扫描。

十、肝脏恶性肿瘤

（一）肝癌

1.病因、病理及临床概述

肝癌是成人最常见的恶性肿瘤之一,肝癌患者大多具有肝硬化背景。有 3 种组织学类型:肝细胞型、胆管细胞型、混合细胞型。肿瘤主要由肝动脉供血,易发生出血、坏死、胆汁郁积。肿块>5 cm 为巨块型;<5 cm 为结节型;细小癌灶广泛分布为弥漫型。纤维板层样肝细胞癌为一种特殊类型肝癌,以膨胀性生长并较厚包膜及瘤内钙化为特征,多好发青年人,无乙型肝炎、肝硬化背景。

2.诊断要点

（1）肝细胞型肝癌,表现为或大或小、数目不定低密度灶。CT 值低于正常肝组织 20 Hu 左右。有包膜者边缘清晰;边缘模糊不清,表明浸润性生长特征,常侵犯门静脉及肝静脉。有些肿瘤分化良好平扫呈等密度。增强扫描表现多种多样,通常动脉期癌灶明显不均匀强化,门静脉期及延迟期快速消退,即所谓"快进快出"强化模式（图 10-13）。

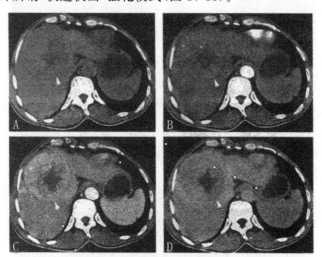

图 10-13 **肝癌的平扫、动脉期、静脉期及延迟扫描**

A~D 为 CT 显示动脉期扫描肝脏右叶病灶明显强化,见条状供血血管影。静脉期及延迟期扫描病灶强化程度降低,见假包膜强化

（2）胆管细胞型肝癌,平扫为低密度肿块,增强动脉期无明显强化,门静脉期及延迟期边缘强化、并向中央扩展。发生在较大胆管者,可见肿瘤近端胆管呈节段性扩张（图 10-14）。

3.鉴别诊断

同肝血管瘤、肝硬化再生结节、肝转移瘤等区别,乙型肝炎病史、AFP升高、并肝内胆管结石及门静脉癌栓等均有助于肝癌诊断。

4.特别提示

一般肝癌通过典型 CT 表现、慢性肝病史、AFP 升高可确诊。部分不典型者可通过影像引导下穿刺活检明确诊断。

（二）肝转移瘤

1.病因、病理及临床概述

肝转移瘤，由于肝脏为双重供血，其他脏器恶性肿瘤容易转移至肝脏，尤以门静脉为多，故消化系统肿瘤转移占首位，其次为肺、乳腺等肿瘤。肝转移性肿瘤多为结节或圆形团块状，中心易发生坏死、出血和囊变，钙化较常见。

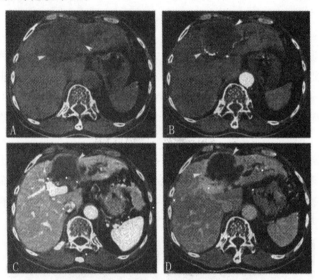

图 10-14　左肝外叶胆管细胞癌

A.左肝外叶萎缩，平扫可见肝内低密度肿
块；B～D.左肝肿块逐渐强化，边缘不规则

2.诊断要点

可发现 90％以上肿瘤，表现为单发或多发圆形低密度灶，大部分病灶边缘较清晰，密度均匀，CT 值为 15～45 Hu，若中心坏死、囊变密度则更低。若有出血、钙化则局部为高密度。增强扫描瘤灶边缘变清晰，呈花环状强化，称"靶环征"，部分病灶中央延时强化，称"牛眼征"（图 10-15）。

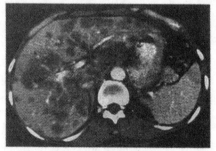

图 10-15　乳腺癌肝转移

CT 检查显示肝内见广泛低密度结节及团块状转移瘤，
境界较清，增强扫描边缘环状强化

3.鉴别诊断

同肝癌、肝血管瘤、肝硬化再生结节、局灶性脂肪浸润等鉴别，结合原发病灶，一般诊断不难。

4.特别提示

结合原发病灶,一般诊断不难。多血供肿瘤有平滑肌肉瘤、肾癌、甲状腺癌、胰岛细胞瘤;少血供肿瘤有胃癌、胰腺癌及恶性淋巴瘤;黏液腺癌易产生钙化;结肠癌、平滑肌肉瘤易发生出血、坏死;直肠癌可为单发巨大肿块;卵巢癌常见肝包膜种植转移。

十一、肝脏血管性病变

(一)肝海绵状血管瘤

1.病因、病理及临床概述

海绵状血管瘤,起源于中胚叶,为中心静脉和门静脉发育异常所致。由大小不等血窦组成,血窦内充满血液,与正常肝组织间有薄的纤维包膜。瘤体小至数毫米,大至数十厘米,直径>4 cm称巨大血管瘤。小血管瘤无症状,巨大血管瘤引起压迫症状,血管瘤破裂致肝内或腹腔出血。

2.诊断要点

平扫为圆形或类圆形低密度灶,边缘清晰,密度均匀。动态增强扫描动脉期病灶周边结节或环状强化,门静脉期逐渐向中心充填,延迟期(5~10分钟)病灶大部或全部强化。整个强化过程称"早出晚归"为血管瘤特征性征象。巨大血管瘤可见分隔或钙化。大血管瘤内部多有纤维、血栓及分隔而不强化(图10-16)。

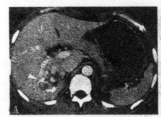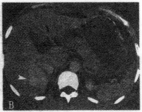

图 10-16　肝海绵状血管瘤

A、B.两图为 CT 检查显示增强扫描示右肝病灶边缘结节环状强化,平衡期病灶被充填呈高密度改变

3.鉴别诊断

肝细胞癌、肝转移瘤,肝细胞癌的"快进快出"强化模式与血管瘤容易鉴别,转移瘤一般有原发病史,且呈环状强化。

4.特别提示

CT 是诊断血管瘤主要手段,但若未做延迟扫描或时间掌握不好,可能会误诊;特别是伴有脂肪肝的患者,CT 诊断较困难,可选用 MR 检查,MR 诊断血管瘤有特征表现。

(二)布-加综合征

1.病因、病理及临床概述

布-加综合征(BCS)是指肝静脉流出道阻塞和由此引起的相应表现,阻塞可以发生于肝与右心房之间的肝静脉或下腔静脉内。BCS 是一全球性疾病,其发病率、病因、病变类型及临床表现具有一定地域性。在亚洲,BCS 多由下腔静脉膜性闭塞所致,多无明确病因。临床主要表现为下腔静脉梗阻和门静脉高压症状,发病年龄以 20~40 岁为多见,男性略高于女性,如诊断不及时可以导致肝实质纤维化、肝硬化甚至肝功能衰竭而死亡。BCS 依据其病变类型和阻塞部位临床分为肝静脉阻塞型、下腔静脉阻塞型及肝静脉下腔静脉均阻塞型。

2.诊断要点

CT 表现有以下特征：①肝静脉和（或）下腔静脉明显狭窄或闭塞，CT 可以直接显示肝静脉和下腔静脉的情况。②肝实质内呈网格状改变或局部低密度影，增强扫描时呈渐进式强化，为肝淤血所致的局部区域有相对减弱的动脉血流，窦后压力增高，门静脉血流减慢所致；显示门静脉高压征象包括腹水及胆囊水肿与胆囊静脉显示和侧支循环形成等。③肝内侧支血管，在 CT 增强上表现多发"逗点状"异常强化灶，为扭曲祥状血管，尤其在延迟期扫描可以显示肝内迂曲高密度影。④肝硬化改变，伴或不伴轻度脾大。⑤肝脏再生结节，病理检查中，60%～80%的 BCS 患者肝内可见到＞5 mm 的多发的再生结节，也称腺瘤性增生结节或结节样再生性增生；通常为散在多发，圆形或类圆形，边界清楚，大小不等，通常直径为0.2～4.0 cm，少数可达 7～10 cm；部分位于周边的结节可引起肝轮廓改变(图 10-17)。

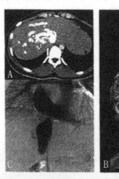
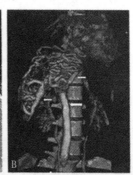
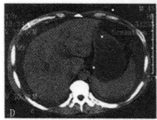
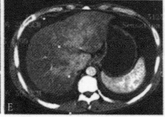
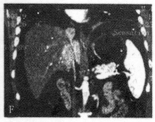

图 10-17　布-加综合征

A、B.为 CT 增强延迟扫描和 VRT 重建，可见肝中、右静脉造影剂滞留，下腔静脉内造影剂滞留明显；C.DSA 下腔静脉造影可见膜状物

D～F.为另一例患者，男，45 岁，平扫肝脏密度不均匀，有腹水；增强扫描可见肝实质明显不均匀强化；冠状位重建可见下腔静脉肝内段明显受压

3.鉴别诊断

(1)多发性肝转移瘤，其强化多为边缘强化，多个转移结节呈明显均一强化者少见，与 BCS 再生结节不同，结合其他影像学表现及临床资料不难鉴别。

(2)与可能合并的肝细胞癌进行鉴别，肝细胞癌有其特征性的"快进快出"强化模式，血浆甲胎蛋白浓度的升高可提示肝细胞癌的发生。

(3)局灶性结节增生(FNH)，FNH 在延迟扫描可以有进一步强化。但鉴别意义不大，因为两者都是属于肝细胞及血管等间质过度增殖形成的良性结节。

4.特别提示

MR 和 CT 能很好地显示肝脏实质信号或密度的改变，增强以后能清楚地显示血管结构及血供变化情况。另外,MR 可以多方位做肝血管成像,最大限度显示血管结构而不用静脉注射造影剂。特别对于那些因血管病变严重或肝静脉开口闭塞即使行血管造影也难以显示的血管结构,能够清楚地显示。相位敏感技术及 MR 血管造影有助于评价门静脉通畅度和血流方向。超声检查是诊断 BCS 的首选检查方法,可为临床病变的定位、分型提供可靠的诊断,但 US 的局限性在于不能全面评价凝血块或肿瘤累及下腔静脉或肝静脉的情况。静脉造影是诊断的金标准,目前采用介入方法治疗 BCS 已十分普遍。

(三)肝小静脉闭塞病

1.病因、病理及临床概述

肝小静脉闭塞病(VOD)是指肝小叶中央静脉和小叶下静脉损伤导致管腔狭窄或闭塞而产生的肝内窦后性门静脉高压症。本病的致病原因据目前所知有两大类,一是食用含吡咯双烷生物碱植物或被其污染的谷类;二是肿瘤化疗药物和免疫抑制药的应用。另有文献认为,肝区放疗3～4周,对肝照射区照射剂量超过 35 Gy 时也可发生本病。含吡咯双烷生物碱的植物与草药有野百合碱、猪屎豆、千里光(又名狗舌草)、"土三七"等。

病理表现:急性期肝小叶中央区肝细胞由于静脉回流不畅致出血坏死,无炎细胞浸润;亚急性期肝小叶、肝小静脉支内皮增生、纤维化致管腔狭窄,出现血液回流障碍,周围有广泛的纤维组织增生;慢性期呈同心源性肝硬化的表现。

急性期起病急骤,上腹剧痛、腹胀、腹水;黄疸、下肢水肿少见,有肝功能异常;亚急性的特点是持久性的肝大,反复出现腹水;慢性期表现以门静脉高压为主。

2.诊断要点

(1)CT 平扫:肝大,密度降低,严重者呈"地图状"、斑片状低密度,呈中到大量腹水。

(2)增强动脉期:肝动脉呈代偿改变,血管增粗、扭曲,肝脏可有轻度的不均匀强化。

(3)门静脉期:特征性的"地图状"、斑片状强化和低灌注区;肝静脉显示不清,下腔静脉肝段明显变扁,远端不扩张亦无侧支循环,下腔静脉、门静脉周围"晕征"或"轨道征",胃肠道多无淤血表现(图 10-18)。

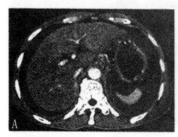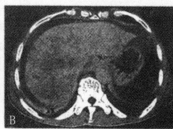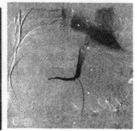

图 10-18　肝小静脉闭塞病

A、B、C 三图为该患者服用"土三七"20 天后出现腹水,肝功能损害。CT 示肝淤血改变,肝静脉未显示,门静脉显示正常,侧支循环较少。造影见下腔静脉通畅,副肝静脉显示良好

(4)延迟期:肝内仍可有斑片、"地图状"的低密度区存在。

3.鉴别诊断

布-加综合征:主要指慢性型约有 60%的患者伴有躯干水肿、侧腹部及腰部静脉曲张与下腔静脉梗阻的表现,而 VOD 无这种表现;CT 平扫及增强可发现 BCS 的梗阻部位,肝内和肝外侧支血管形成等血流动力学改变等。

4.特别提示

对临床有明确病史、符合肝脏 CT 三期增强表现特征者,可以提示 VOD 的诊断,并根据平扫和增强前后的肝实质密度改变程度和肝内血管的显示清晰程度,提供临床对肝脏损害程度的判断。明确诊断应行肝静脉造影和肝穿刺活检。临床无特异性治疗。

(四)肝血管畸形

1.病理和临床概述

肝血管畸形分为先天性和特发性两类,前者为遗传性出血性毛细血管扩张症(HHT)的肝血管异常表现的一部分,较为多见;后者为单纯肝血管畸形,而无其他部位或脏器的血管畸形。文献报道,HHT 有4个特征:家族性,鼻咽部出血,脏器出血及内脏动、静脉畸形。一般认为如果上述症状出现三项即可诊断 HHT,在肝脏的发生率占总发生率的 8%,主要的临床表现为肝硬化,继而出现肝性脑病,食管静脉曲张及充血性心力衰竭等。HHT 的病变主要累及毛细血管、小静脉及小中动脉,表现为毛细血管扩张,动、静脉畸形及动、静脉瘘。这种改变可累及皮肤、黏膜、肺、胃肠道、肝脏和中枢神经系统,肝脏受累概率为8%～31%,可形成肝硬化改变。特发性肝动脉畸形仅指肝动脉异常,而无其他脏器和部位相应血管畸形,但同 HHT 比较两者的肝动脉畸形改变是类似的。

2.诊断要点

CT 和增强造影示患者有典型的肝内动、静脉瘘,轻度门静脉、肝静脉瘘,肝血管畸形有许多伴发改变,如增粗肝动脉压迫局部胆管,可使胆管扩张,由于血流动力学改变致肝大、尾叶萎缩等(图 10-19)。

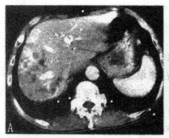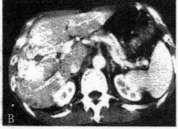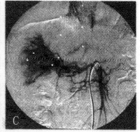

图 10-19 特发性肝血管畸形

A、B、C.CT 检查显示动脉期肝内异常强化灶,门静脉提前出现。造影见肝动脉杂乱,肝静脉、门静脉提前出现。该患者给予两次 α-氰基丙烯酸丁酯(NBCA)栓塞畸形血管,肝功能良好

增强扫描动脉期肝实质灌注不均匀,可见斑片状强化区并其间夹杂散在点状强化,腹腔动脉干及肝内动脉明显增宽、扭曲改变,同时伴肝脏增大,动脉期全肝静脉清晰显影,门静脉期肝实质密度强化基本均匀,门静脉一般无明显异常改变。

3.鉴别诊断

肿瘤所致动、静脉瘘,可见肝脏肿块,有临床病史,一般可以鉴别。

4.特别提示

双期螺旋 CT、CTA、MRA 能特别有助于显示血管畸形的血流特征及空间关系,同时可以发现肝脏动、静脉畸形的其他伴发表现,这些很难被其他影像技术很好地显示,可以充分认识病灶的影像学特征,为诊治提供可靠的影像学信息。动态增强 MRA 也可以直观显示肝动脉畸形改变,是 US 和传统 CT 不可比拟的。肝动脉造影是诊断肝血管畸形的金标准。

第三节　胆囊常见疾病

一、胆囊结石伴单纯性胆囊炎

(一)病理和临床概述

胆囊结石伴单纯性胆囊炎,急性胆囊炎病理改变是胆囊壁充血水肿及炎性渗出,严重者胆囊壁坏死或穿孔形成胆瘘,常合并结石。临床常有慢性胆囊炎或胆囊结石病史,症状为右上腹疼痛,放射至右肩,为持续性疼痛并阵发性绞痛,伴畏寒、呕吐。

(二)诊断要点

平扫示胆囊增大,一般横径＞4 cm,长径＞10 cm,胆囊壁弥漫性增厚超过 3 mm,常见胆囊结石;增强扫描增厚胆囊壁明显均匀强化。胆囊窝可有积液,若胆囊壁坏死穿孔,可见液平面(图 10-20)。

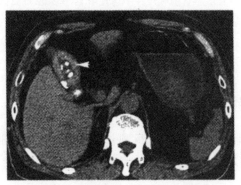

图 10-20　胆囊结石伴单纯性胆囊炎
CT 检查示胆囊壁明显增厚,胆囊内见多发小结节状高密度结石

(三)鉴别诊断

慢性胆囊炎;胆囊癌,胆囊癌常表现为胆囊壁不规则增厚,伴相邻肝脏浸润。

(四)特别提示

超声为急性胆囊炎、胆囊结石最常用检查方法。CT 显示胆囊窝积液、胆囊穿孔及气肿性胆囊炎方面有较高价值。

二、黄色肉芽肿性胆囊炎

(一)病理和临床概述

黄色肉芽肿性胆囊炎(XGC)是一种以胆囊慢性炎症为基础,伴有胆汁肉芽肿形成,重度增生性纤维化,以及泡沫状组织细胞为特征的炎性疾病。常见于女性,患者常有慢性胆囊炎或结石病史,临床表现与普通胆囊炎相似。

（二）诊断要点

（1）不同程度胆囊壁增厚，弥漫性或局限性，胆囊增大。

（2）胆囊壁可见大小不一、数目不等的圆形或椭圆形低密度灶，病灶可融合，增强无明显强化。胆囊壁轻中度强化。

（3）可显示黏膜线。

（4）胆囊周围侵犯征象，胆囊结石或钙化（图10-21）。

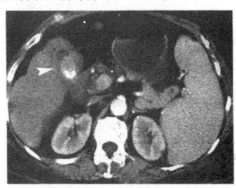

图 10-21　黄色肉芽肿性胆囊炎

CT检查示胆囊壁弥漫性不均性增厚，中央层可见低密
度，呈"夹心饼干"征。胆囊壁轻中度强化，胆囊腔内见
高密度结石，胆囊窝模糊不清

（三）鉴别诊断

胆囊癌，急性水肿或坏死性胆囊炎，鉴别困难。

（四）特别提示

CT常易误诊为胆囊癌伴周围侵犯。诊断需由切除的胆囊做病理检查后才能最终确诊。

三、胆囊癌

（一）病理和临床概述

胆囊癌病因不明，可能与胆囊结石及慢性胆囊炎长期刺激有关。多见于中老年，以女性多见，早期无明显症状，进展期表现为右上腹持续性疼痛、黄疸、消瘦、肝大及腹部包块。约80％合并胆囊结石，70％～90％为腺癌，80％呈浸润性生长。晚期肿瘤侵犯肝脏、十二指肠、结肠肝曲等周围器官，可通过肝动脉、门静脉及胆道远处转移。

（二）诊断要点

分胆囊壁增厚型、腔内型、肿块型和弥漫浸润型。表现为胆囊壁不规则性增厚或腔内肿块，增强扫描明显强化，常并存胆管受压扩张，邻近肝组织受侵表现为低密度区（图10-22）。

（三）鉴别诊断

有时与慢性胆囊炎或胆囊腺肌增生症鉴别困难。

（四）特别提示

CT虽然在诊断胆囊癌上很有价值，但有一定的局限性，如早期胆囊癌，CT易漏诊；而晚期胆囊癌，CT不易区分肿瘤来源；胆囊癌胆管内播散不易发现等。

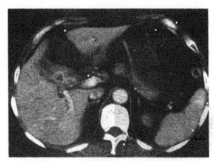

图 10-22 胆囊癌侵犯局部肝脏

CT 增强扫描可见胆囊正常结构消失,胆囊壁不规则增
厚伴延迟不均匀强化,局部肝脏可见受累

第四节 脾脏常见疾病

一、脾脏梗死及外伤

（一）脾脏梗死

1.病因、病理及临床概述

脾脏梗死指脾内动脉分支阻塞,造成脾组织缺血坏死所致。风湿性心脏病二尖瓣病变和肝
硬化是引起脾梗死常见原因。临床多无症状,有时可有上腹痛、发热、左侧胸腔积液等。

2.诊断要点

平扫表现为脾内三角形或楔形低密度区,多发于脾前缘近脾门方向。增强扫描周围脾组织
明显强化,而梗死灶无强化,境界变清(图 10-23)。

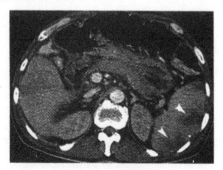

图 10-23 脾梗死

CT 检查显示脾内多发楔形低密度灶,尖端
指向脾门,增强扫描未见强化

3.鉴别诊断

脾梗死容易诊断,慢性期有时需与脾肿瘤鉴别,增强有助于鉴别。

4.特别提示

脾梗死一般不需要处理。CT 扫描的目的在于观察梗死的程度。MR 价值同 CT 相仿。

(二)脾挫裂伤

1.病因、病理及临床概述

脾挫裂伤绝大部分是闭合性的直接撞击所致。脾是腹部外伤中最常累及的脏器。病理包括脾包膜下血肿、脾脏挫裂伤、脾撕裂、脾脏部分血管阻断和脾梗死。临床表现为腹痛、血腹、失血性休克等。

2.诊断要点

(1)脾包膜下血肿:包膜下新月形低密度灶,相应脾脏实质呈锯齿状。

(2)脾实质内出血:脾内多发混杂密度,呈线状。圆形或卵圆形改变,增强扫描斑点状不均质强化。

(3)其他:腹腔积血(图 10-24)。

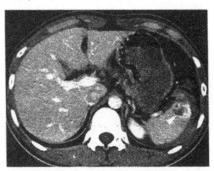

图 10-24 脾挫裂伤

CT 检查显示脾包膜下新月形血肿,脾实质
内不规则低密度灶,增强扫描不均质强化

3.鉴别诊断

平扫脾挫裂伤与脾分叶、先天切迹及扫描伪影有时难以鉴别,应行增强扫描观察。

4.特别提示

急性脾损伤患者平扫有时可表现正常,应行增强扫描观察。CT 检查对脾挫裂伤诊断非常准确,累及脾门时应考虑手术。

二、脾脏血管瘤

(一)病因、病理及临床概述

脾脏血管瘤是脾脏最常见的良性肿瘤,多发生于 30～60 岁,女性稍多。成人为海绵状血管瘤,小儿多为毛细血管瘤。较大血管瘤可有上发痛、左上腹肿块、压迫感及恶心、呕吐等症状。约 25% 产生自发性破裂急腹症而就诊。

(二)诊断要点

平扫为比较均匀低密度影,多为单发,边缘清晰,形态规则,合并出血时密度增高或不均匀,瘤体较大可伴有钙化。增强扫描瘤体边缘见斑点状强化,逐渐向中心部充填,延迟期整瘤增强(图 10-25)。

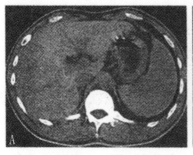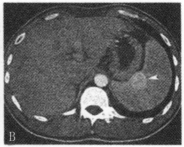

图 10-25 CT 平扫及增强扫描

A、B.两图 CT 检查显示可见脾门处结节状
稍低密度灶,增强扫描明显强化,边缘光整

（三）鉴别诊断

脾脏错构瘤,密度不均匀,发现脂肪密度为其特征。

（四）特别提示

因脾脏血管瘤网状内皮增厚及中心血栓、囊变等原因,少部分脾状血管瘤强化充填缓慢。MR 显示脾血管瘤的敏感性高于 CT。

三、脾脏淋巴瘤

（一）病因、病理及临床概述

脾脏淋巴瘤分脾原发性恶性淋巴瘤及全身恶性淋巴瘤脾浸润两种。病理上分为弥漫性脾大、粟粒状肿物及孤立性肿块。临床表现有脾大及其相关症状。

（二）诊断要点

(1)脾原发性恶性淋巴瘤表现脾大,脾内稍低密度单发或多发占位病变,边缘欠清,增强扫描不规则强化、边缘变清。

(2)全身恶性淋巴瘤脾浸润表现脾大、弥漫性脾内结节灶,脾门部淋巴结肿大(图 10-26)。

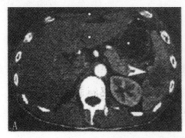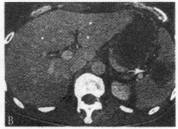

图 10-26 脾内多发类圆形低密度灶

A、B.两图 CT 显示边缘不规则强化,胰尾受累

（三）鉴别诊断

转移瘤,有时鉴别困难,需密切结合临床。

（四）特别提示

淋巴瘤的诊断要依靠病史,CT 上淋巴瘤病灶可互相融合成地图样,此点同转移瘤不同。MR 平面梯度快速回波增强扫描对淋巴瘤的诊断很有帮助。

第五节　肠道常见疾病

一、肠梗阻

肠梗阻是临床最常见的急腹症之一,可见于各年龄段。肠梗阻的病因很多,其临床表现复杂多变且无特异性,不但引起肠管本身解剖和功能的改变,并且导致全身性正常生理功能紊乱。腹部 X 线平片对肠梗阻的诊断具有重要作用。但对 20%～52% 的病例尚不能做出肯定诊断,对梗阻原因、有无闭襻和绞窄的诊断价值十分有限。钡剂检查对明确结肠肠梗阻有一定的诊断价值,并对小儿肠套叠有重要治疗意义,但对不完全性小肠梗阻价值有限,并存在使完全性小肠梗阻患者梗阻程度加重的危险。螺旋 CT 作为一种先进的无创性检查技术具有良好的密度分辨率和时间分辨率,对气体和液体分辨均很敏感,将 X 线腹部平片上相互重叠的组织结构在横断面显示清晰,结合其强大的后处理功能,能全面显示和判断肠梗阻是否存在、梗阻部位及程度、梗阻原因,CT 发现有无闭襻和绞窄比出现临床症状、体征早数小时,并且对肿瘤引起梗阻的病灶性质判断、周围情况显示、分期等具有显著的优越性,越来越被广泛认可。

肠梗阻一般可以分为机械性、动力性(包括假性肠梗阻)、血运性梗阻三大类,其中大部分为机械性肠梗阻。机械性肠梗阻按照梗阻的病变位置可以分为肠壁、肠腔内和肠腔外 3 种。按照有无绞窄又可分为单纯性机械性肠梗阻和绞窄性机械性肠梗阻。本书简单介绍以下几种常见的和部分罕见但可能会导致严重并发症的机械性肠梗阻类型,以便读者获得感性认识,在临床工作中能综合分析和进行正确诊断。

(一)肿瘤性肠梗阻

1.病理和临床概述

肿瘤性肠梗阻,肠道肿瘤是引起肠梗阻重要原因之一。临床表现为腹痛、腹胀、呕吐、肛门停止排便、排气。

2.诊断要点

可显示梗阻近、远段肠管情况,以阳性对比剂充盈肠管并追踪梗阻点,以重组分析梗阻段情况,常能显示肠腔或肠壁肿块,同时显示供血动脉及引流静脉。

以下 CT 表现支持肠道恶性肿瘤:①肠壁肿块局部僵硬,较明显强化,中央有坏死;②移行带狭窄不规则,肠壁不规则增厚;③淋巴结肿大(图 10-27)。

3.鉴别诊断

炎症;粘连;粪石性肠梗阻。发现肠道内不均匀肿块和淋巴结肿大有助于肿瘤性肠梗阻的诊断。

4.特别提示

小肠是内镜检查盲区,螺旋 CT 应用使诊断肠梗阻发生了革命性变化,它能分析肠梗阻原因、明确梗阻部位。

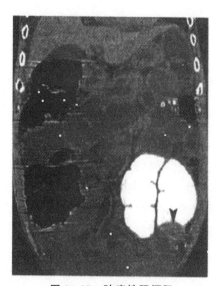

图 10-27 肿瘤性肠梗阻

三维重建显示降结肠腔内充盈缺损,手术病理为降结肠腺癌

(二)肠扭转

1.病理和临床概述

肠扭转是严重急腹症,以小肠多见,原因有先天发育异常、术后粘连、肠道肿瘤、胆道蛔虫及饱餐后运动等;另外小肠内疝(部分小肠疝入手术形成空隙内)实质上也是肠扭转。临床表现为急性完全性肠梗阻,常在体位改变后剧烈腹痛。

2.诊断要点

(1)漩涡征:为肠曲及肠系膜血管紧紧围绕某一中轴盘绕聚集。

(2)鸟嘴征:扭转开始后未被卷入"涡团"的近端肠管充气、充液而扩张,紧邻漩涡肠管呈鸟嘴样变尖。

(3)肠壁强化减弱、靶环征及腹水:为肠扭转时造成局部肠壁血运障碍所致,靶环征指肠壁环形增厚并出现分层改变,为黏膜下层水肿增厚所致(图 10-28)。

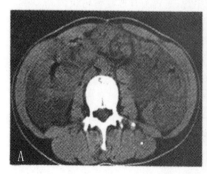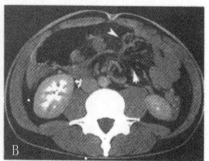

图 10-28 肠扭转

A.肠系膜血管 360°旋转,呈典型漩涡征,同时见肠管梗阻、肠壁水肿及腹水;B.可见附属肠系膜血管"漩涡征"

3.鉴别诊断

肠道肿瘤、其他原因肠梗阻。

4.特别提示

诊断肠扭转必须具备肠管及肠系膜血管走行改变,即肠管及血管漩涡征。CT 扫描结合后处理诊断肠扭转具有明显优势。

（三）肠套叠

1.病理和临床概述

肠套叠是一段肠管套入邻近肠管,并导致肠内容物通过障碍。常因系膜过长或肠道肿瘤所致,以回盲部或升结肠多见。婴幼儿表现为突然发生的阵发性剧烈腹痛、哭闹、果酱样血便。成人肠套叠常继发于肿瘤、炎症、粘连及坏死性肠炎等,最常见是脂肪瘤。临床表现为不全性肠梗阻或完全性肠梗阻,症状不典型,并可以因反复肠套叠,反复出现腹部包块。

2.诊断要点

可以分 3 类:小肠-小肠型、小肠-结肠型和结肠-结肠型,以小肠-结肠型为最常见。

典型征象:出现 3 层肠壁,最外层为鞘部肠壁,第 2 层为套入之折叠层肠壁,第 3 层为中心套入部肠腔。鞘部及套入部均可有对比剂或气体,呈多层靶环状表现,即"同心圆征"或"肠内肠征"。原发病灶一般位于肠套叠的头端(图 10-29)。CT 重建可见肠系膜血管卷入征。

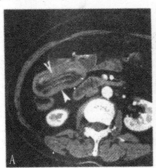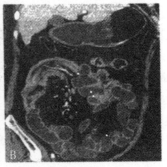

图 10-29 肠套叠

A、B.两图 CT 检查显示肠套叠的横断位增强扫描和冠状位
重建,因套叠部长轴与扫描层面平行,表现为肾形或香肠状,
并可见肠系膜动脉嵌入,即"肠内肠征"及"血管卷入征"

3.鉴别诊断

肠道肿瘤,CT 重建有助于鉴别。

4.特别提示

CT 扫描及重建对肠套叠有非常重要的价值,对原发病的检出也有重要意义。少部分坏死性肠炎所致及慢性肠套叠 CT 征象不典型,需密切结合临床。

（四）粘连性肠梗阻

1.病理和临床概述

粘连性肠梗阻的诊断与治疗是临床上一个棘手问题,而能否及时正确诊断,对患者治疗效果甚至预后有重大影响。以往,肠梗阻的诊断一般依赖于传统 X 线平片,但螺旋 CT 的应用显著提高了粘连性肠梗阻的定性定位诊断正确率。主要继发于腹部手术后,由于以不全性肠梗阻为主,大部分病例临床症状较轻,以反复腹痛为主。

2.诊断要点

(1)梗阻近段的肠管扩张和远端肠塌陷。

(2)在梗阻部位可见移行带光滑

(3)增强扫描肠壁局部延迟强化,但肠壁未见增厚

(4)局部见"鸟嘴征"、粘连束带及假肿瘤征(图10-30)。

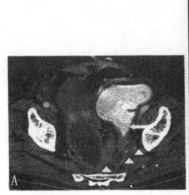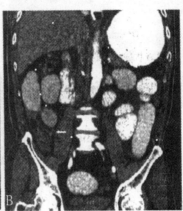

图10-30 粘连性肠梗阻

A.在梗阻部位可见移行带光滑,肠壁未见明显增厚,但局部后期强化更明显,近段肠管扩张,并可见局部粘连束带,后方见光整移行带及粘连束带,局部呈"鸟嘴征";B.在单纯回肠末段粘连性肠梗阻病例的 MPR 重建,可见回肠末段呈鸟嘴样改变,梗阻段肠管明显变细,其外可见束带影(白箭头)

3.鉴别诊断

其他原因所致肠梗阻,如肠道肿瘤、扭转等。

4.特别提示

一些有反复不全性肠梗阻症状患者,行螺旋 CT 扫描及各种方法重组,对肠梗阻定性、定位诊断具有重要临床价值。

(五)肠内疝

1.病理和临床概述

肠内疝、小肠内疝是罕见的肠梗阻原因之一,及时正确诊断并进行手术治疗对抢救患者生命具有重大意义。分先天性、后天性小肠内疝两种。胚胎发育期,中肠的旋转与固定不正常将导致内疝。腹腔内会有一些腹膜隐窝或裂孔形成如十二指肠旁隐窝、回盲肠隐窝、回结肠隐窝、小网膜孔(Winslow孔)、肠系膜裂孔等。后天性小肠内疝常见胃空肠吻合术后(如 Roux-en-Y),上提的空肠襻与后腹膜间可形成间隙,另外还有末端回肠与横结肠吻合后形成系膜间隙等。一个正常的腹腔内并无压力差,肠管的各种运动(主要是蠕动)和肠内容物之重力作用以及人体体位突然改变,而致使肠管脱入隐窝、裂孔或间隙,由于肠管的蠕动,进入孔洞的肠曲增多,无法自行退回则会发生嵌闭、扭转、绞窄,甚至坏死。部分内疝由于肠管的运动,可自行退回复位,这就是间断出现发作性或慢性腹痛的原因。小肠内疝临床表现不典型,一直以来,正确的术前诊断是难点和重点。

2.诊断要点

(1)左侧十二指肠旁疝:①胃、胰腺之间囊性或囊袋状肿块,重建观察与其余腹内肠管相连,为移位、聚集的小肠;②肠系膜血管异常征,包括肠系膜血管聚集、牵拉、扭转与充盈,

肠系膜血管干左移或右移,超过一个主动脉宽度,并可见粗大的肠系膜血管进入病灶内;③肠系膜脂肪延伸进入病灶内;滑动薄层最大密度投影(STS-MIP)观察有时可见疝口,其他肠段移位,可见十二指肠第四段受压移位(图10-31)。

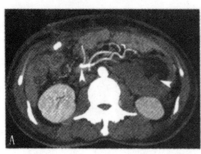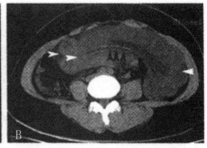

图 10-31　肠内疝

A.左侧十二指肠旁疝 STS-MIP 重建示,肠系膜上动脉主干移位,超过 1 个主动脉宽度(上箭头),并可见肠系膜脂肪与病变内脂肪相连续;B.先天性肠系膜裂孔所致的空、回肠内疝,部分肠襻经裂孔向左侧疝入(右向箭头),肠系膜血管受牵拉(多个星号),所累肠管因水肿呈"靶环征"及少量腹水(左向箭头)

(2)经肠系膜疝的主要征象有:①肠管或肠襻聚集、移位及拥挤、拉伸及"鸟嘴征",肠襻经肠系膜裂孔疝入后,继续蠕动进入更多肠襻,可以显示聚集拥挤的肠襻;②其附属肠系膜血管异常征,包括肠系膜血管聚集、牵拉、扭转与充盈等,上述征象在 STS-MIP 重建时可以观察到;③肠系膜脂肪延伸进入病灶内,可见附属于疝入肠襻的肠系膜脂肪受牵拉进入;④其他肠段移位,原来位置的腹腔空虚及疝入小肠襻对该位置的肠管推移;⑤可见疝口;⑥并发肠扭转时,可以显示为肠管及附属肠系膜血管的"漩涡征"。

(3)其他继发性征象有:①肠梗阻,位于疝口附近的近段肠管有梗阻扩张积液征象;②靶环征,为疝入肠管缺血水肿所致;③腹水,早期可较少,位于疝入侧的结肠隐窝内,后期可以明显增加,提示绞窄性梗阻甚至有坏死并弥漫性腹膜炎趋势。

3.鉴别诊断

粘连性肠梗阻,肠扭转,左侧十二指肠旁疝和腔外型胃间质瘤进行鉴别肠道肿瘤、其他原因肠梗阻。

4.特别提示

螺旋 CT 扫描及 MPR、STS-MIP 重建对小肠内疝的诊断具有重要价值,在检查急腹症或肠梗阻患者时,发现肠管或肠襻聚集、移位及拥挤、拉伸及"鸟嘴征",附属肠系膜血管有充盈、拥挤等异常征象,其他肠段移位等征象时,并且临床上有腹部手术史,尤其是 Roux-en-Y 术式,或有慢性间歇性腹痛史,应该考虑到此病的可能。

(六)胆石性肠梗阻

1.病理和临床概述

胆石性肠梗阻最早(1896 年)由 Bouveret 报道,以胃的幽门部梗阻为特征,主要是指由于胆结石(多数为较大的胆囊结石)通过胆肠瘘移行在胃的远侧部分或十二指肠近侧部分,所造成的胃肠输出段的梗阻胆石性肠梗阻是临床上极为少见的肠梗阻类型;已经发现许多较小的胆结石通过胆囊与十二指肠之间瘘管后,可以滑入小肠而引起小肠梗阻。患者有胆囊结石及慢性胆囊炎病史,临床症状和体征缺乏特异性,主要包括恶心、呕吐和上腹部疼痛等非特异性征象。

2.诊断要点

确诊胆石性肠梗阻的直接征象为：①肠腔内胆结石；②胆囊与消化道之间瘘管。

有第一直接征象，以下任两种间接征象以上可以确诊为胆石性肠梗阻：①肠梗阻；②胆囊塌陷及胆囊与十二指肠之间边界不清；③胆囊和胆管积气(图10-32)。

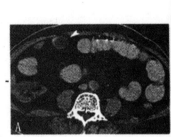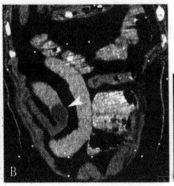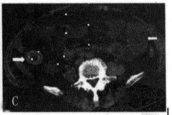

图10-32 肠石性肠梗阻

A、B.阴性结石所致的肠梗阻，可见空回肠交界处低密度灶，局部肠壁有强化；C.为阳性结
石所致的肠梗阻，可见回肠近段同心圆样结石密度灶(大箭头)，近段肠管扩张(小箭头)

3.鉴别诊断

与粪石性肠梗阻、肿瘤性肠梗阻、粘连性肠梗阻鉴别。

4.特别提示

胆石性肠梗阻是临床上极为少见的肠梗阻类型，由于胆石性肠梗阻发病年龄较大，并发症较多，手术的风险性也随之增加，据文献总结，其病死率可高达33%。螺旋CT诊断胆石性肠梗阻上具有高度的敏感性和特异性。

(七)粪石性肠梗阻

1.病理和临床概述

粪石性肠梗阻的粪石的形成主要是因为某些食物中含有的鞣酸成分遇胃酸后形成胶状物质，胶状物质与蛋白质结合成为不溶于水的鞣酸蛋白，再有未消化的果皮、果核及植物纤维等相互凝集而成。粪石嵌入小肠引起粪石性肠梗阻。临床症状和体征同胆石性肠梗阻。

2.诊断要点

(1)大部分粪石CT上呈类圆形、相对低密度，有筛状结构及"气泡征"，与大肠内容物相似，但小肠内容物一般无此形态，增强无强化。

(2)肠梗阻的一般CT征象(图10-33)。

3.鉴别诊断

与胆石性肠梗阻、肿瘤性肠梗阻、粘连性肠梗阻、肠套叠鉴别。

4.特别提示

结合临床病史，螺旋CT在粪石性肠梗阻的定位、定性上具有高度的敏感性和特异性，为临床正确诊断与治疗提供重要依据。

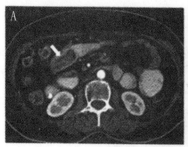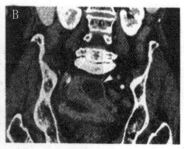

图 10-33　粪石性肠梗阻

A.空肠内粪石呈卵圆形低密度灶（箭头），内部有气泡
征；B.为回肠粪石冠状位重建，可见粪石呈低密度影
（横箭头），内有气泡及筛孔结构，其远段肠管塌陷

二、肠道炎症

（一）Crohn 病

1.病理和临床概述

小肠 Crohn 病是一原因不明的疾病，多见于年轻人。表现为肉芽肿性病变，合并纤维化和溃疡。好发于末段回肠，同时常侵犯回肠和空肠。临床常表现为腹痛、慢性腹泻。

2.诊断要点

受累肠管的肠壁及肠系膜增厚，肠管狭窄，邻近淋巴结肿大和炎性软组织肿块，邻近腹腔内脓肿或瘘管形成（图 10-34）。

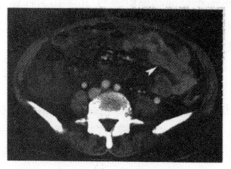

图 10-34　小肠 Crohn 病

CT 检查显示左侧小肠肠壁增厚、强化，相应
肠管狭窄，远段肠管正常（箭头）

3.鉴别诊断

（1）肠结核：其他部位有结核病灶者有助于诊断，鉴别困难可行抗结核药物实验性治疗。

（2）肠淋巴瘤：小肠多发病灶，有腹腔淋巴结肿大，临床表现更明显。

（3）慢性溃疡性空回肠炎：肠管狭窄和扩张，临床腹痛腹泻明显。

4.特别提示

小肠插管气钡双重造影是诊断 Crohn 病的首选方法。CT 扫描的作用在于显示病变侵入腹腔的情况，可明确腹部包块的性质和腹腔内病变范围。

（二）肠结核

1.病理和临床概述

肠结核好发于回盲部,也可见于空回肠和十二指肠,多见于青壮年人。以肠壁和相邻淋巴结的纤维化和炎症为特征。临床常表现为腹痛、腹泻和便秘交替、低热等。

2.诊断要点

病变肠管狭窄,肠壁增厚,邻近淋巴结肿大。若伴有结核性腹膜炎,则可显示腹水和腹膜增厚。

3.鉴别诊断

Crohn病;肠淋巴瘤,增殖型肠结核同淋巴瘤有时鉴别困难,淋巴瘤范围广,淋巴结肿大,肠道受压移位,伴有肝脾大。

4.特别提示

小肠钡剂造影是诊断肠结核的主要方法。

三、肠道肿瘤

（一）小肠腺癌

1.病理和临床概述

小肠腺癌起源于肠黏膜上皮细胞,好发于十二指肠降段和空肠,多见于老年男性。病理上分肿块型和浸润狭窄型。肿瘤向腔内生长或沿肠壁浸润,产生梗阻症状。

2.诊断要点

肠壁局限性增厚或肿块形成,近段肠腔梗阻扩张,增强扫描病变不均质强化,可伴肠系膜淋巴结肿大。部分腺癌呈局部肠壁水肿增厚改变,但增强扫描有不均匀强化（图10-35）。

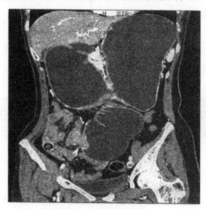

图 10-35　空肠腺癌

CT 冠状位重建可见局部肠管狭窄（箭头）、肠壁明显增厚,增强扫描
有不均匀强化,近段肠管明显扩张

3.鉴别诊断

（1）十二指肠布氏腺增生:增强扫描为均匀一致,同肠壁表现相仿。

（2）小肠淋巴瘤:病灶常呈多发改变。

4.特别提示

小肠造影是诊断小肠肿瘤的常用方法。CT 有助于显示肿块大小、形态、范围,以及同周围器官的关系、转移情况。必要时可行 CT 引导下穿刺活检。

（二）小肠淋巴瘤

1.病理和临床概述

小肠淋巴瘤可原发于小肠，也可为全身淋巴瘤一部分。淋巴瘤起源于肠壁黏膜下层淋巴组织，向内浸润黏膜，使黏膜皱襞变平、僵硬，向外侵入浆膜层、系膜及淋巴结。临床常有高位肠梗阻症状。

2.诊断要点

肠壁增厚，肠腔狭窄，局部形成肿块，病变向肠腔内、外生长，增强扫描病变轻中度强化。肠系膜及后腹膜常受累（图 10-36）。

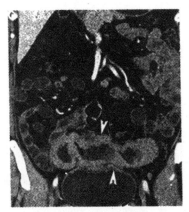

图 10-36 回肠淋巴瘤

CT 增强扫描后冠状位重建可见下腹部回肠肠壁明显增厚，范围较

广，肠腔未见明显狭窄，增强扫描呈中度均匀强化

3.鉴别诊断

同小肠腺癌、小肠 Crohn 病等鉴别。

4.特别提示

小肠造影是诊断小肠肿瘤的常用方法。CT 有助于显示肿块大小、形态、范围以及同周围器官的关系、转移情况。必要时可行 CT 引导下穿刺活检。

（三）结肠癌

1.病理和临床概述

结肠癌为常见消化道肿瘤，好发直肠及乙状结肠。病理多为腺癌，分增生型、浸润型、溃疡型。临床常有便血及肠梗阻症状。

2.诊断要点

结肠或直肠壁不规则增厚，累及部分或全周肠壁，肠腔内见分叶或菜花状肿块，晚期肠腔狭窄并侵犯浆膜，肠外脂肪层密度增高，周围淋巴结肿大。增强扫描病灶强化较明显（图 10-37）。

3.鉴别诊断

（1）肠结核：病灶多同时累及盲肠、升结肠和回盲部，表现为管腔狭窄变形，三维重建有助于诊断。

（2）溃疡性结肠炎：常先累及直肠和左半结肠，病变呈连续状态，无明显肿块。

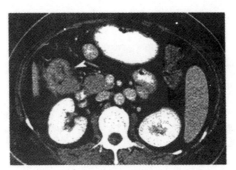

图 10-37 **结肠肝曲癌**

CT 检查示结肠肝曲肠壁不规则增厚,局部
见菜花状肿块突入肠腔,相应肠腔狭窄

4.特别提示

在日常工作中,部分肠梗阻患者因梗阻存在,临床不能行内镜检查,常不能明确梗阻原因,行
CT 检查,能较明确诊断结肠癌。

第十一章

神经系统疾病的MR诊断

第一节 颅 脑 外 伤

一、硬脑膜外血肿

（一）临床表现与病理特征

硬脑膜外血肿位于颅骨内板与硬脑膜之间，约占外伤性颅内血肿的30％。出血来源包括：脑膜中动脉，脑膜中动脉经棘孔入颅后，沿着颅骨内板的脑膜中动脉沟走行，在翼点分两支，均可破裂出血；上矢状窦或横窦，骨折线经静脉窦致出血；板障静脉或导血管，颅骨板障内有网状板障静脉和穿透颅骨导血管，损伤后出血沿骨折线流入硬脑膜外形成血肿；脑膜前动脉和筛前、筛后动脉；脑膜中静脉。

急性硬脑膜外血肿患者常有外伤史，临床容易诊断。慢性硬脑膜外血肿较少见，占3.5％～3.9％。其发病机制、临床表现及影像征象与急性血肿有所不同。临床表现以慢性颅内压增高症状为主，症状轻微而持久，如头痛、呕吐及视盘水肿。通常无脑局灶定位体征。

（二）MRI表现

MRI可见血肿与脑组织之间的细黑线，即移位的硬脑膜（图11-1）。急性期硬脑膜外血肿在多数序列与脑皮质信号相同。

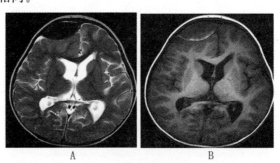

图11-1 硬脑膜外血肿

A、B.轴面 T_2WI 及 T_1WI 显示右额硬脑膜外双凸状异常信号，其内可见液平面，右额皮质受压明显

（三）鉴别诊断

包括脑膜瘤、转移瘤及硬脑膜结核瘤。脑膜瘤及硬脑膜结核瘤均可见明显强化的病灶,而转移瘤可能伴有邻近颅骨病变。

二、硬脑膜下血肿

（一）临床表现与病理特征

硬脑膜下血肿发生于硬脑膜和蛛网膜之间,是最常见的颅内血肿。常由直接颅脑外伤引起,间接外伤亦可。1/3～1/2 为双侧性血肿。外伤撕裂了横跨硬脑膜下的桥静脉,导致硬脑膜下出血。

依照部位不同及进展快慢,临床表现多样。慢性型自外伤到症状出现之间有一静止期,多由皮质小血管或矢状窦旁桥静脉损伤所致。血液流入硬脑膜下间隙并自行凝结。因出血量少,此时可无症状。3 周以后血肿周围形成纤维囊壁,血肿逐渐液化,蛋白分解,囊内渗透压增高,脑脊液渗入囊内,致血肿体积增大,压迫脑组织而出现症状。

（二）MRI 表现

MRI 在显示较小硬脑膜下血肿和确定血肿范围方面更具优势。冠状面、矢状面 MRI 有助于检出位于颞叶之下中颅凹内血肿、头顶部血肿、大脑镰及靠近小脑幕的血肿(图 11-2)。硬脑膜在 MRI 呈低信号,有利于确定血肿在硬脑膜下或是硬脑膜外。在 FLAIR 序列,硬脑膜下血肿表现为条弧状、月牙状高信号,与脑回、脑沟分界清楚。

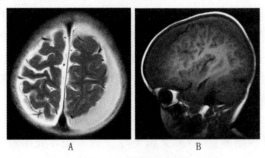

图 11-2　硬脑膜下血肿

A.轴面 T_2WI;B.矢状面 T_1WI 显示左侧额顶骨板下新月形血肿信号

（三）鉴别诊断

主要包括硬脑膜下水瘤,硬脑膜下渗出及由慢性脑膜炎、分流术后、低颅内压等所致硬脑膜病。

三、外伤性蛛网膜下腔出血

（一）临床表现与病理特征

本病系颅脑损伤后由于脑表面血管破裂或脑挫伤出血进入蛛网膜下腔,并积聚于脑沟、脑裂和脑池。因患者年龄、出血部位、出血量多少不同,临床表现各异。轻者可无症状,重者昏迷。绝大多数病例外伤后数小时内出现脑膜刺激征,表现为剧烈头痛、呕吐、颈项强直等。少数患者早期可出现精神症状。腰椎穿刺脑脊液检查可确诊。

（二）MRI 表现

MRI 在亚急性和慢性期可以弥补 CT 的不足(图 11-3)。在 GRE T_2WI,蛛网膜下腔出血呈沿脑沟分布的低信号。本病急性期在常规 T_1WI、T_2WI 无特异征象,在 FLAIR 序列则显示脑沟、脑裂、脑池内条弧线状高信号。

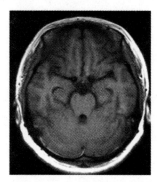

图 11-3　蛛网膜下腔出血
轴面 T_1WI 显示颅后窝蛛网膜下腔线样高信号

四、弥漫性轴索损伤

(一)临床表现与病理特征

脑弥漫性轴索损伤(DAI)又称剪切伤(shear injury),是重型闭合性颅脑损伤病变,临床症状重,死亡率和致残率高。病理改变包括轴索微胶质增生和脱髓鞘改变,伴有或不伴有出血。因神经轴索折曲、断裂,轴浆外溢而形成轴索回缩球,可伴有微胶质细胞簇形成。脑实质胶质细胞不同程度肿胀、变形,血管周围间隙扩大。毛细血管损伤造成脑实质和蛛网膜下腔出血。

DAI 患者表现为意识丧失和显著的神经学损害。大多数在伤后立即发生原发性持久昏迷,无间断清醒期或清醒期短。昏迷的主要原因是广泛性大脑轴索损伤,使皮质与皮质下中枢失去联系,故昏迷时间与轴索损伤的数量和程度有关。

(二)MRI 表现

MRI 特征包括:①弥漫性脑肿胀,双侧大脑半球皮髓质交界处出现模糊不清的长 T_1、长 T_2 信号,在 FLAIR 序列呈斑点状不均匀中高信号;脑组织呈饱满状,脑沟、裂、池受压变窄或闭塞,且为多脑叶受累。②脑实质出血灶,单发或多发,直径多<2.0 cm,均不构成血肿,无明显占位效应;主要分布于胼胝体周围、脑干上端、小脑、基底核区及皮髓质交界部;在急性期呈长 T_1、短 T_2 信号(图 11-4),在亚急性期呈短 T_1、长 T_2 信号,在 FLAIR 呈斑点状高信号。③蛛网膜下腔和(或)脑室出血,蛛网膜下腔出血多见于脑干周围,尤其是四叠体池、环池,以及幕切迹和(或)侧脑室、第三脑室;在出血超急性期或急性期,平扫 T_1WI、T_2WI 显示欠佳,但在亚急性期,呈短 T_1、长 T_2 信号,在FLAIR 呈高信号。④合并其他损伤,DAI 可合并硬脑膜外、硬脑膜下血肿,颅骨骨折。

(三)鉴别诊断

1.DAI 与脑挫裂伤鉴别

前者出血部位与外力作用无关,出血好发于胼胝体、皮髓质交界区、脑干及小脑等处,呈类圆形或斑点状,直径多<2.0 cm;后者出血多见于着力或对冲部位,呈斑片状或不规则形,直径可>2.0 cm,常累及皮质。

2.DAI 与单纯性硬脑膜外、硬脑膜下血肿鉴别

DAI 合并的硬脑膜外、下血肿表现为"梭形"或"新月形"稍高信号,但较局限,占位效应不明

显,可能与其出血量较少和弥漫性脑肿胀有关。

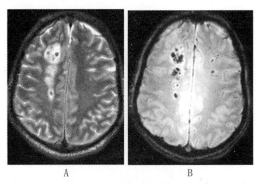

图 11-4 弥漫性轴索损伤

A.轴面 T_2WI 显示双额灰白质交界区片状长 T_2 异常信号,混杂有点状出血低信号;B.轴面 GRE 像显示更多斑点状出血低信号

五、脑挫裂伤

(一)临床表现与病理特征

脑挫裂伤是最常见的颅脑损伤之一。脑组织浅层或深层有散在点状出血伴静脉淤血,并脑组织水肿者为脑挫伤,凡有软脑膜、血管及脑组织断裂者称脑裂伤,两者习惯上统称脑挫裂伤。挫裂伤部位以直接接触颅骨粗糙缘的额颞叶多见。脑挫裂伤病情与其部位、范围和程度有关。范围越广、越接近颞底,临床症状越重,预后越差。

(二)MRI 表现

MRI 征象复杂多样,与挫裂伤后脑组织出血、水肿及液化有关。对于出血性脑挫裂伤(图 11-5),随着血肿内的血红蛋白演变,即含氧血红蛋白→去氧血红蛋白→正铁血红蛋白→含铁血黄素,病灶的 MRI 信号也随之变化。对于非出血性脑损伤病灶,多表现为长 T_1、长 T_2 信号。由于脑脊液流动伪影,或与相邻脑皮质产生部分容积效应,位于大脑皮质、灰白质交界处的病灶不易显示,且难鉴别水肿与软化。FLAIR 序列抑制自由水,显示结合水,在评估脑挫裂伤时,对确定病变范围、检出重要功能区的小病灶、了解是否合并蛛网膜下腔出血有重要的临床价值。

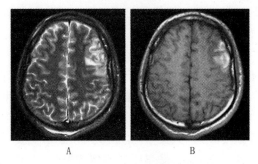

图 11-5 脑挫裂伤

A、B.轴面 T_2WI 及 T_1WI 显示左额叶不规则形长 T_2 混杂信号及短 T_1 出血信号

第二节 颅 脑 肿 瘤

一、星形细胞瘤

(一)临床表现与病理特征

神经胶质瘤是中枢神经系统最常见的原发性肿瘤,约占脑肿瘤的40%,呈浸润性生长,预后差。在胶质瘤中,星形细胞瘤最常见,约占75%,幕上多见。按照WHO肿瘤分类标准,星形细胞瘤分为Ⅰ级、Ⅱ级、Ⅲ级(间变型)、Ⅳ级(多形性胶质母细胞瘤)。

(二)MRI表现

星形细胞瘤的恶性程度和分级不同,MRI征象也存在差异。低度恶性星形细胞瘤边界多较清晰,信号较均匀,水肿及占位效应轻,出血少见,无强化或强化不明显。高度恶性星形细胞瘤边界多模糊,信号不均匀,水肿及占位效应明显,出血相对多见,强化明显(图11-6、图11-7)。常规T_1WI增强扫描能反映血-脑屏障破坏后对比剂在组织间隙的聚集程度,并无组织特异性。血-脑屏障破坏的机制是肿瘤破坏毛细血管,或病变组织血管由新生的异常毛细血管组成。肿瘤强化与否,在反映肿瘤血管生成方面有一定的局限性。

虽然常规MRI对星形细胞瘤的诊断准确率较高,有助于制订治疗方案,但仍有局限性。因治疗方法的选择,应以病理分级不同而异。一些新的扫描序列,如DWI、PWI、MRS等,有可能对星形细胞瘤的诊断、病理分级、预后及疗效做出更准确的评价。

二、胶质瘤病

(一)临床表现与病理特征

胶质瘤病为一种颅内少见疾病,主要临床症状有头痛、记忆力下降、性格改变及精神异常,病程数周至数年不等。病理组织学特点是胶质瘤细胞(通常为星形细胞)在中枢神经系统内弥漫性过度增生,病变沿血管及神经轴突周围浸润性生长,神经结构保持相对正常。病灶主要累及脑白质,累及大脑灰质少见;病灶区域脑组织弥漫性轻微肿胀,边界不清;肿瘤浸润区域脑实质结构破坏不明显,坏死、囊变或出血很少见。

(二)MRI表现

肿瘤细胞多侵犯大脑半球的2个或2个以上部位,皮质及皮质下白质均可受累,白质受累更著,引起邻近脑中线结构对称性的弥漫性浸润,尤以胼胝体弥漫性肿胀最常见。病变多侵犯额颞叶,还可累及基底核、脑干、小脑、软脑膜及脊髓等处。MRI特点为,在T_1WI呈片状弥散性低信号,在T_2WI呈高信号,信号强度较均匀(图11-8)。T_2WI显示病变更清楚。病灶边界模糊,常有脑水肿表现。病变呈弥漫性浸润生长,受累区域脑组织肿胀,脑沟变浅或消失,脑室变小。由于神经胶质细胞只是弥漫性瘤样增生,保存了原有的神经解剖结构,因此MRI多无明显灶性出血及坏死。

(三)鉴别诊断

脑胶质瘤病是肿瘤性质的疾病,但肿瘤细胞在脑组织中浸润性散在生长,不形成团块,影像表现不典型,易误诊。鉴别诊断主要应排除下列疾病:多中心胶质瘤,其他恶性浸润胶质瘤,各种脑白质病及病毒性脑炎。

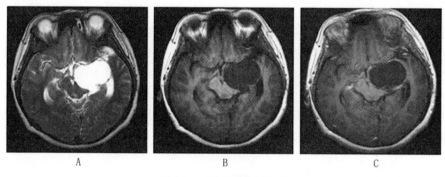

图 11-6 星形细胞瘤(1)

A、B.轴面 T_2WI 及 T_1WI 显示左侧颞叶内侧团状长 T_2、长 T_1 异常信号,边界清晰,相邻脑室颞角及左侧中脑大脑脚受压;C.增强扫描 T_1WI 显示肿瘤边缘线样强化

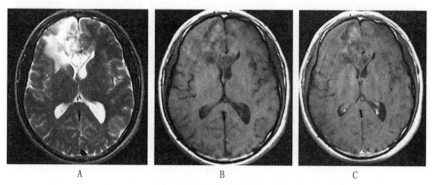

图 11-7 星形细胞瘤(2)

A、B.轴面 T_2WI 及 T_1WI 显示右侧额叶及胼胝体膝部混杂异常信号,周边可见水肿,右侧脑室额角受压;C.增强扫描 T_1WI 显示肿瘤不均匀强化

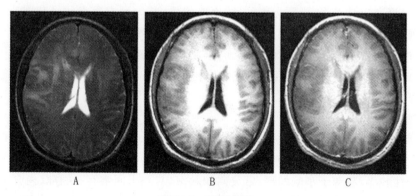

图 11-8 胶质瘤病

A、B.轴面 T_2WI 及 T_1WI 显示双侧额颞叶及胼胝体膝部片状稍长 T_1、稍长 T_2 异常信号,弥漫性浸润生长,边界不清;C.轴面增强扫描 T_1WI 显示肿瘤强化不明显

三、室管膜瘤

（一）临床表现与病理特征

室管膜瘤起源于室管膜或室管膜残余部位，比较少见。本病主要发生在儿童和青少年，5岁以下占50%，居儿童期幕下肿瘤第三位。男性多于女性。其病程与临床表现主要取决于肿瘤的部位，位于第四脑室者病程较短，侧脑室者病程较长；常有颅内压增高表现。

颅内好发部位依次为第四脑室、侧脑室、第三脑室和导水管。幕下占60%～70%，特别是第四脑室。脑实质内好发部位是顶、颞、枕叶交界处，绝大多数含有大囊，50%有钙化。病理学诊断主要依靠瘤细胞排列呈菊形团或血管周假菊形团这一特点。肿瘤细胞脱落后，可随脑脊液种植转移。

（二）MRI表现

（1）脑室内或以脑室为中心的肿物，以不规则形为主，边界不整，或呈分叶状边界清楚的实质性占位病变（图11-9）。

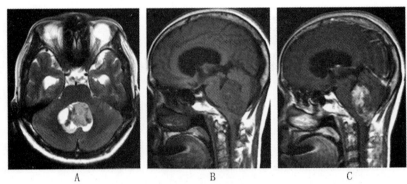

图11-9　室管膜瘤

A.轴面 T_2WI 显示第四脑室内不规则形肿物，信号不均匀；B、C.矢状面 T_1WI 和增强 T_1WI 显示肿瘤突入小脑延髓池，强化不均匀，幕上脑积水

（2）脑室内病变边缘光滑，周围无水肿，质地略均质，其内可有斑点状钙化或小囊变区；脑实质内者以不规则形为主，常见大片囊变区及不规则钙化区，周围有水肿带。

（3）脑室内病变者常伴不同程度的脑积水，脑实质内者脑室系统受压改变。

（4）实质成分在CT主要为混杂密度，或略高密度病灶；在 T_1WI 呈略低信号，T_2WI 呈略高信号或高信号，增强扫描不均匀强化。

（三）鉴别诊断

室管膜瘤需要与以下疾病鉴别。

1.局限于第四脑室的室管膜瘤应与髓母细胞瘤鉴别

后者为恶性肿瘤，起源于小脑蚓部，常突向四脑室，与脑干间常有一间隙（内含脑脊液），其表面较光滑，强化表现较室管膜瘤更明显，病程短，发展快，囊变及钙化少见，病变密度/信号多均匀一致。此外，髓母细胞瘤成人少见，其瘤体周围有一环形水肿区，而室管膜瘤不常见。

2.脉络丛乳头状瘤

好发于第四脑室，肿瘤呈结节状，边界清楚，悬浮于脑脊液中，脑积水症状出现更早、更严重，脑室扩大明显，其钙化与强化较室管膜瘤明显。

3.侧脑室室管膜瘤应与侧脑室内脑膜瘤鉴别

后者多位于侧脑室三角区,形状较规则,表面光整,密度均匀,强化明显。室管膜下室管膜瘤常发生于孟氏孔附近,大多完全位于侧脑室内,境界清楚,很少侵犯周围脑组织,脑水肿及钙化均少见,强化轻微或无。

4.大脑半球伴有囊变的室管膜瘤需与脑脓肿鉴别

后者起病急,常有脑膜脑炎临床表现,病灶强化与周围水肿较前者更显著。

5.星形细胞瘤及转移瘤

发病年龄多在40岁以上,有明显的花环状强化,瘤周水肿与占位效应重。

四、神经元及神经元与胶质细胞混合性肿瘤

本类疾病包括神经节细胞瘤、小脑发育不良性节细胞瘤、神经节胶质瘤、中枢神经细胞瘤。这些肿瘤的影像表现,特别是MRI表现各具有一定特点。

(一)神经节细胞瘤

1.临床表现与病理特征

为单纯的神经元肿瘤,无胶质成分及恶变倾向,组织结构类似正常脑,缺乏新生物特征。大多数为脑发育不良,位于大脑皮质或小脑。单侧巨脑畸形时可见奇异神经元,伴星形细胞数量及体积增加。

2.MRI表现

在T_2WI为稍高信号,T_1WI为低信号,MRI确诊困难。合并其他脑畸形时,T_1WI可见局部灰质变形,信号无异常或轻度异常,T_2WI呈等或低信号,PD序列呈相对高信号。CT平扫可为高密度或显示不明显。注射对比剂后,肿瘤不强化或轻度强化。

3.鉴别诊断

神经节细胞瘤需与神经母细胞瘤相鉴别,前者坏死囊变区少见,强化程度相对较弱,瘤直径以3～5 cm多见,无包膜突破或侵犯,多见于成人,而后者以幼儿多见,多突破包膜及包绕血管。

(二)神经节胶质瘤

1.临床表现与病理特征

临床主要表现为长期抽搐及高颅内压症状,生存时间长,青年多见。

神经节胶质瘤可能具有神经内分泌功能。实性、囊性各约占50%,囊性伴壁结节,生长缓慢,部分有恶变及浸润倾向。

2.MRI表现

典型影像表现为幕上发生,特别是额叶及颞叶的囊性病灶(图11-10),伴有强化的壁结节。肿瘤在T_1WI呈低信号团块,囊性部分信号更低。在质子密度像,肿瘤囊腔如含蛋白成分高,其信号高于囊壁及肿瘤本身。在T_2WI囊液及肿瘤均为高信号,局部灰白质界限不清。注射Gd-DTPA后,病变由不强化至明显强化,以结节、囊壁及实性部分强化为主。1/3病例伴有钙化,CT可清楚显示,MRI不能显示。

3.鉴别诊断

神经节胶质瘤的影像学诊断应与以下疾病鉴别:①蛛网膜囊肿位于脑外,CSF信号;②表皮样囊肿位于脑外,信号类似。

（三）中枢神经细胞瘤

1.临床表现与病理特征

本病常见于青年人（平均年龄 31 岁），临床症状少于 6 个月，表现为头痛及高颅内压症状。

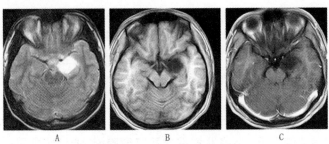

图 11-10　神经节胶质瘤

A、B.轴面 T_2WI 及 T_1WI 显示左侧颞叶内侧不规则形长 T_1、长 T_2 异常信号，边界欠清；C.轴面 T_1WI 增强扫描，病变强化不明显

肿瘤来源于 Monro 孔之透明隔下端，呈现分叶状，局限性，边界清楚。常见坏死、囊变灶。部分为富血管，可有出血。肿瘤细胞大小一致，分化良好，似少枝胶质细胞但胞质不空，似室管膜瘤但缺少典型之菊花团，有无核的纤维区带。电镜下可见细胞质内有内分泌样小体。有报告称免疫组化显示神经元标记蛋白。

2.MRI 表现

中枢神经细胞瘤位于侧脑室体部邻近莫氏孔，宽基附于侧脑室壁。在 T_1WI 呈不均匀等信号团块，肿瘤血管及钙化为流空或低信号；在 T_2WI，部分与皮质信号相等，部分呈高信号；注射 Gd-DTPA后，强化不均匀（图 11-11）；可见脑积水。CT 显示丛集状、球状钙化。

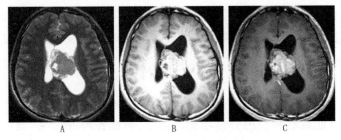

图 11-11　中枢神经细胞瘤

A、B.轴面 T_2WI 及 T_1WI 显示左侧脑室不规则形团块，信号不均匀，透明隔右移；C.轴面增强 T_1WI 显示病变中度不均匀强化

3.鉴别诊断

应包括脑室内少枝胶质细胞瘤，室管膜下巨细胞星形细胞瘤，低级或间变星形细胞瘤，室管膜瘤。

（四）小脑发育不良性节细胞瘤

1.临床表现与病理特征

本病又称 LD 病，结构不良小脑神经节细胞瘤。为一种低级小脑新生物，主要发生在青年人，且以小脑为特发部位。临床表现为颅后窝症状，如共济障碍，头痛，恶心，呕吐等。

正常小脑皮质构成：外层为分子层，中层为普肯野细胞层，内层为颗粒细胞层。本病的小脑脑叶肥大与内颗粒层及外分子层变厚有关。中央白质常明显减少，外层存在怪异的髓鞘，内层存在许多异常大神经元。免疫组化染色提示大多数异常神经元源自颗粒细胞，而非浦肯野细胞。本病可单独存在，也可合并多发错构瘤综合征、巨脑、多指畸形、局部肥大、异位症及皮肤血管瘤。

2.MRI 表现

MRI 显示小脑结构破坏和脑叶肿胀，边界清楚，无水肿。病变在 T_1WI 呈低信号，在 T_2WI 呈高信号，注射对比剂后无强化。脑叶结构存在，病灶呈条纹状（高低信号交替带）为本病特征（图 11-12）。可有邻近颅骨变薄，梗阻性脑积水。

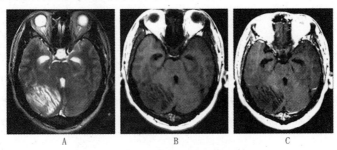

图 11-12　小脑发育不良性节细胞瘤

A、B.轴面 T_2WI 及 T_1WI 显示右侧小脑条纹状长 T_1、长 T_2 异常信号，边界清楚；C.轴面增强 T_1WI 显示病变强化不明显

五、胚胎发育不良神经上皮肿瘤

(一)临床表现与病理特征

胚胎发育不良神经上皮肿瘤（dysembryoplastic neuroepithelial tumor，DNET）多见于儿童和青少年，常于 20 岁之前发病。患者多表现为难治性癫痫，但无进行性神经功能缺陷。经手术切除 DNET 后，一般无须放疗或化疗，预后好。

(二)MRI 表现

MRI 平扫，在 T_1WI 病灶常呈不均匀低信号，典型者可见多个小囊状更低信号区；在 T_2WI 大多数肿瘤呈均匀高信号，如有钙化则显示低信号。病灶边界清晰，占位效应轻微，水肿少见（图 11-13），是本病影像特点。T_1WI 增强扫描时，DNET 表现多样，多数病变无明显强化，少数可见结节样或点状强化。

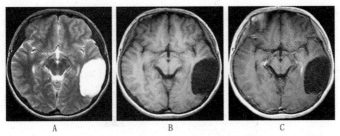

图 11-13　胚胎发育不良神经上皮肿瘤

A、B.轴面 T_2WI 及 T_1WI 显示左侧颞叶囊性异常信号，边界清楚，周边无水肿；C.轴面增强 T_1WI 显示病变强化不明显

六、脑膜瘤

（一）临床表现与病理特征

肿瘤起病慢，病程长，可达数年之久。初期症状及体征可不明显，以后逐渐出现颅内高压及局部定位症状和体征。主要表现为剧烈头痛、喷射状呕吐、血压升高及眼底视盘水肿。

脑膜瘤起源于蛛网膜颗粒的内皮细胞和成纤维细胞，是颅内最常见非胶质原发脑肿瘤，占颅内肿瘤的 15%～20%。常为单发，偶可多发，较大肿瘤可分叶。WHO 1989 年分类，根据细胞形态和组织学特征，将其分为脑膜细胞型、成纤维细胞型、过渡型、乳头型、透明细胞型、化生型脑膜瘤、脊索样脑膜瘤和富于淋巴细胞浆细胞的脑膜瘤。

（二）MRI 表现

多数脑膜瘤在 T_1WI 和 T_2WI 信号强度均匀，T_1WI 呈灰质等信号或略低信号，T_2WI 呈等或略高信号。少数信号不均匀，在 T_1WI 可呈等信号、高信号、低信号。由于无血-脑屏障破坏，绝大多数在增强扫描 T_1WI 呈均一强化，硬脑膜尾征对脑膜瘤的诊断特异性高达 81%（图 11-14）。MRI 可以显示脑脊液/血管间隙，广基与硬脑膜相连，骨质增生或受压变薄膨隆，邻近脑池、脑沟扩大，静脉窦阻塞等脑外占位征象。

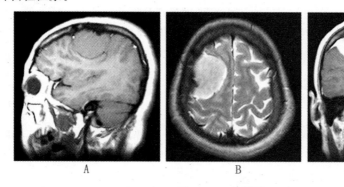

图 11-14　脑膜瘤

A、B.矢状面 T_1WI 及轴面 T_2WI 显示右侧额叶凸面等 T_1、等 T_2 占位病变，边界清楚，相邻皮质受压、移位；C.冠状面增强 T_1WI 显示肿物明显均匀强化，可见硬脑膜"尾征"

约 15% 的脑膜瘤影像表现不典型，主要包括以下几种情况：①少数脑膜瘤可整个肿瘤钙化，即弥漫性钙化的沙粒型脑膜瘤，在 T_1WI 和 T_2WI 均呈低信号，增强扫描显示轻度强化；②囊性脑膜瘤；③多发性脑膜瘤，常见部位依次为大脑凸面、上矢状窦旁、大脑镰旁、蝶骨嵴、鞍上及脑室内。

（三）鉴别诊断

常见部位的脑膜瘤，诊断不难；少见部位脑膜瘤须与其他肿瘤鉴别。

七、脉络丛肿瘤

（一）临床表现与病理特征

脉络丛肿瘤（choroid plexus tumors，CPT）是指起源于脉络丛上皮细胞的肿瘤，WHO 中枢神经系统肿瘤分类（2007）将其分为良性的脉络丛乳头状瘤、非典型脉络丛乳头状瘤和恶性的脉络丛癌 3 类，分属Ⅰ级、Ⅱ级和Ⅲ级肿瘤。绝大多数为良性，恶性仅占 10%～20%。CPT 好发部位与年龄有关,儿童多见于侧脑室,成人多见于第四脑室。脑室系统外发生时,最多见于桥小脑角区。CPT 的特征是脑积水,原因主要有:①肿瘤直接导致脑脊液循环通路梗阻(梗阻性脑积水);②脑脊液生成和吸收紊乱(交通性脑积水)。CPT 发生的脑积水、颅内压增高及局限性神经功能障碍多为渐进性,但临床上部分患者急性发病,应引起重视。

(二)MRI 表现

MRI 检查多可见"菜花状"的特征性表现,肿瘤表面不光滑不平整,常呈粗糙颗粒状;而肿瘤信号无特征,在 T_1WI 多呈低或等信号,在 T_2WI 呈高信号,强化较明显(图 11-15)。

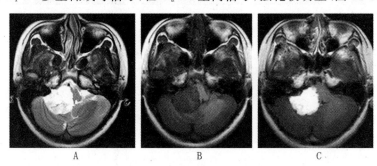

图 11-15 脉络丛乳头状瘤

A、B.轴面 T_2WI 及 T_1WI 显示肿瘤位于右侧桥小脑角区,信号欠均匀,"菜花状"外观,边界清楚;C.轴面增强 T_1WI 显示肿物强化明显

(三)鉴别诊断

(1)与室管膜瘤鉴别:后者囊变区较多见,且多有散在点、团状钙化,增强扫描时中等均匀或不均匀强化;发生于幕上者,年龄较大,发生于幕下者年龄较小,与前者正好相反。

(2)与脑室内脑膜瘤鉴别:后者除具有脑膜瘤典型特征外,脑积水不如前者显著,好发于成年女性,以侧脑室三角区多见。

八、髓母细胞瘤

(一)临床表现与病理特征

髓母细胞瘤是一种高度恶性小细胞瘤,极易沿脑脊液通道转移。好发于小儿,特别是 10 岁左右儿童,约占儿童脑瘤的 20%。本病起病急,病程短,多在 3 个月之内。由于肿瘤推移与压迫第四脑室,导致梗阻性脑积水,故多数患者有明显颅内压增高。

肿瘤起源于原始胚胎细胞残余,多发生于颅后窝小脑蚓部,少数位于小脑半球。大体病理检查可见肿瘤呈灰红色或粉红色,柔软易碎,边界清楚,但无包膜,出血、钙化及坏死少。镜下肿瘤细胞密集,胞质少,核大且浓染,肿瘤细胞可排列成菊花团状。

(二)MRI 表现

MRI 不仅能明确肿瘤大小、形态及其与周围结构的关系,还能与其他肿瘤鉴别诊断。MRI 检查时,肿瘤的实质部分多表现为长 T_1、长 T_2 信号,增强扫描时实质部分显著强化(图 11-16);第四脑室常被向前推移,变形变窄;大部分合并幕上脑室扩张及脑积水。MRI 较 CT 有一定优势,能清楚显示肿瘤与周围结构及脑干的关系;矢状面或冠状面 MRI 易显示沿脑脊液种植的病灶。

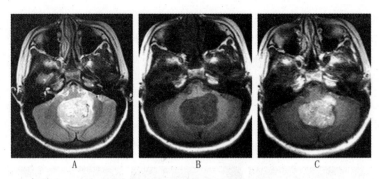

图 11-16　髓母细胞瘤

A、B.轴面 T_2WI 及 T_1WI 显示肿瘤位于小脑蚓部,形态欠规则,边界
清楚,第四脑室前移;C.轴面增强 T_1WI 显示肿物不均匀强化

（三）鉴别诊断

本病需与星形细胞瘤、室管膜瘤、成血管细胞瘤及脑膜瘤相鉴别。

1.星形细胞瘤

星形细胞瘤是儿童最常见的颅内肿瘤,其病灶大多位于小脑半球,肿块边缘形态欠规则,幕
上脑室扩大较少见, T_1WI 呈低信号, T_2WI 呈高信号,增强扫描时不如髓母细胞瘤强化明显。

2.室管膜瘤

位于第四脑室内,肿块周围可见脑脊液,呈环形线状包绕,肿瘤内囊变及钙化较多见,肿物信
号常不均匀。

3.脑膜瘤

第四脑室内脑膜瘤于 T_1WI 呈等信号, T_2WI 呈高信号,增强扫描时均匀强化,可见脑膜
尾征。

4.成血管细胞瘤

常位于小脑半球,表现为大囊小结节,囊壁无或轻度强化,壁结节明显强化。

九、生殖细胞瘤

（一）临床表现与病理特征

生殖细胞瘤主要位于颅内中线位置,占颅内肿瘤的 11.5% ,常见于松果体和鞍区,以松果体
区最多。发生在基底核和丘脑者占 $4\%\sim10\%$ 。鞍区及松果体区生殖细胞瘤来源于胚胎时期神
经管嘴侧部分的干细胞,而基底核及丘脑生殖细胞瘤来自第三脑室发育过程中异位的生殖细胞。

本病男性儿童多见,男女比例约 2.5:1。好发年龄在 $12\sim18$ 岁。早期无临床表现,肿瘤压
迫周围组织时,出现相应神经症状。鞍区肿瘤主要出现视力下降、下丘脑综合征及尿崩症;松果
体区肿瘤出现上视不能、听力下降;基底核区出现偏瘫;垂体区肿瘤出现垂体功能不全及视交叉、
下丘脑受损表现。患者均可有头痛、恶心等高颅内压表现。因松果体是一个神经内分泌器官,故
肿瘤可能影响内分泌系统。性早熟与病变的部位和细胞种类相关。

（二）MRI 表现

生殖细胞瘤的发生部位不同,MRI 表现也不相同。分述如下。

1.松果体区

瘤体多为实质性,质地均匀,圆形、类圆形或不规则形态,可呈分叶状或在胼胝体压部有切

迹,边界清楚。一般呈等 T_1、等或稍长 T_2 信号(图 11-17)。大多数瘤体显著强化,少数中度强化,强化多均匀。少数瘤体内有单个或多个囊腔,使强化不均匀。

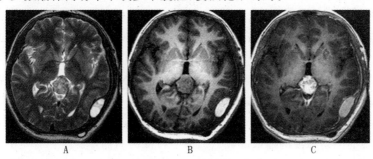

图 11-17　生殖细胞瘤

A、B.轴面 T_2WI 及 T_1WI 显示肿瘤位于第三脑室后部,类圆形,呈等 T_1、等 T_2 异常信号,信号欠均匀,边界清楚;C.轴面增强 T_1WI 显示肿瘤强化明显,但不均匀

2.鞍区

根据肿瘤具体部位,分为 3 类。Ⅰ类:位于第三脑室内,包括从第三脑室底向上长入第三脑室,瘤体一般较大,常有出血、囊变和坏死。Ⅱ类:位于第三脑室底,仅累及视交叉、漏斗、垂体柄、视神经和视束,体积较小,形态多样;可沿漏斗垂体柄分布,呈长条状,或沿视交叉视束分布,呈椭圆形;一般无出血、囊变、坏死,MRI 多呈等或稍长 T_1、稍长 T_2 信号,明显或中等程度均匀强化。Ⅲ类:仅位于蝶鞍内,MRI 显示鞍内等 T_1、等或长 T_2 信号,明显或中度均匀强化,MRI 信号无特征,与垂体微腺瘤无法区别。

3.丘脑及基底核区

肿瘤早期在 T_1WI 为低信号,T_2WI 信号均匀,显著均匀强化,无中线移位,边缘清晰。晚期易发生囊变、坏死和出血,MRI 多呈混杂 T_1 和混杂长 T_2 信号,不均匀强化。肿瘤体积较大,但占位效应不明显,瘤周水肿轻微。肿瘤可沿神经纤维束向对侧基底核扩散,出现斑片状强化;同侧大脑半球可有萎缩。

(三)鉴别诊断

鞍区生殖细胞瘤主要累及神经垂体、垂体柄及下丘脑。瘤体较大时,易与垂体瘤混淆。垂体瘤也呈等 T_1、等 T_2 信号,但多为直立性生长,而生殖细胞瘤向后上生长,可资鉴别。瘤体仅于鞍内时,MRI 显示垂体饱满,后叶 T_1 高信号消失,表现类似垂体微腺瘤。但垂体腺瘤为腺垂体肿瘤,瘤体较小时仍可见后叶 T_1 高信号,可资鉴别。另外,如发现瘤体有沿垂体柄生长趋势,或增强扫描时仅见神经垂体区强化,均有助于生殖细胞瘤诊断。

十、原发性中枢神经系统淋巴瘤

(一)临床表现与病理特征

中枢神经系统淋巴瘤曾有很多命名,包括淋巴肉瘤、网织细胞肉瘤、小胶质细胞瘤、非霍奇金淋巴瘤(NHL)等。肿瘤分原发性和继发性两类。原发性中枢神经系统淋巴瘤是指由淋巴细胞起源,且不存在中枢神经系统以外淋巴瘤病变。继发性中枢神经系统淋巴瘤是指原发于全身其他部位,后经播散累及中枢神经系统。近年来,根据免疫功能状态,又将淋巴瘤分为免疫功能正常及免疫功能低下型。后者主要与人体免疫缺陷病毒(HIV)感染,器官移植后免疫抑制剂使用及先天遗传性免疫缺陷有关。

中枢神经系统淋巴瘤可在任何年龄发病,高峰在 40～50 岁。有免疫功能缺陷者发病年龄较早。男性多于女性,比例为 2∶1。临床症状包括局灶性神经功能障碍,如无力、感觉障碍、步态异常或癫痫发作。非局灶性表现包括颅内压增高,如头痛、呕吐、视盘水肿,或认知功能进行性下降。

(二)MRI 表现

中枢神经系统淋巴瘤主要发生在脑内,病灶大多位于幕上,以深部白质为主要部位。多数病灶邻近脑室。病灶形态多为团块状,较典型表现如同"握拳"者。位于胼胝体压部的病灶沿纤维构形,形如蝴蝶,颇具特征(图 11-18)。瘤周水肿的高信号不仅表示该部位脑间质水分增加,还有肿瘤细胞沿血管周围间隙浸润播散的成分。另一特征为瘤周水肿与肿瘤体积不一致。多数肿瘤体积相对较大,具有较明显占位效应,但周边水肿相对轻微。非免疫功能低下者发生淋巴瘤时,瘤体内囊变、坏死少见。本病也可发生在中枢神经系统的其他部位,脑外累及部位包括颅骨、颅底、脊髓等。

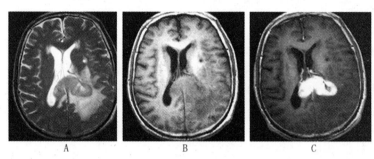

图 11-18　淋巴瘤

A、B.轴面 T_2WI 及 T_1WI 显示肿瘤位于胼胝体压部,累及双侧侧脑室枕角,
周边可见水肿;C.轴面增强 T_1WI 显示瘤体形似蝴蝶,强化明显,边界清楚

(三)鉴别诊断

中枢神经系统淋巴瘤的鉴别诊断主要包括以下疾病。

1.转移癌

多位于灰白质交界处,MRI 多为长 T_1、长 T_2 信号,而淋巴瘤多为低或等 T_1、等 T_2 信号;注射对比剂后,转移癌呈结节状明显强化,病灶较大者常有中心坏死,而在淋巴瘤相对少见;转移癌周围水肿明显,一些患者有中枢神经系统以外肿瘤病史。

2.胶质瘤

MRI 多为长 T_1、长 T_2 信号,浸润性生长特征明显,境界不清,某些类型胶质瘤(如少枝胶质细胞瘤)可有钙化,而中枢神经系统淋巴瘤很少钙化。胶质母细胞瘤强化多不规则,呈环形或分枝状。

3.脑膜瘤

多位于脑表面邻近脑膜部位,形态类圆形,边界清楚,有周围灰质推挤征象。而在中枢神经系统的淋巴瘤少见这种现象。脑膜瘤特征为 CT 高密度,MRI 等 T_1、等 T_2 信号;注射对比剂后均匀强化,有脑膜增强"尾征"。

4.感染性病变

发病年龄相对年轻,部分有发热病史。MRI 增强扫描时,细菌性感染病变多为环状强化,多发性硬化多为斑块状强化。近年来 HIV 感染上升,由此引起的免疫功能低下型淋巴瘤增多,此淋巴瘤病灶常多发,环状强化多见,肿瘤中心坏死多见。

十一、垂体瘤

（一）临床表现与病理特征

垂体腺瘤是常见良性肿瘤,起源于脑腺垂体,系脑外肿瘤,约占颅内肿瘤的 10%。发病年龄,一般在 20～70 岁,高峰在 40～50 岁,10 岁以下罕见。临床症状包括占位效应所致非特异性头痛、头晕、视力下降、视野障碍等。根据分泌的激素水平不同,可有不同内分泌紊乱症状:催乳素（PRL）腺瘤表现为月经减少、闭经、泌乳等;ACTH 及 TSH 腺瘤对垂体正常功能影响最严重,引起肾上腺功能不全及继发甲状腺功能低下;GH 腺瘤表现为肢端肥大症。部分患者临床表现不明显。

依据生物学行为,垂体腺瘤分为侵袭性垂体腺瘤和微腺瘤。垂体腺瘤生长、突破包膜,并侵犯邻近的硬脑膜、视神经、骨质等结构时称为侵袭性垂体腺瘤。后者的组织学形态属于良性,而生物学特征却似恶性肿瘤,且其细胞形态大部分与微腺瘤无法区别。直径＜10 mm 者称为微腺瘤。

（二）MRI 表现

肿块起自鞍内,T_1WI 多呈中等或低信号,当有囊变、出血时呈更低或高信号。T_2WI 多呈等或高信号,有囊变、出血时信号更高且不均匀。增强扫描时,除囊变、出血、钙化区外,肿瘤均有强化。

MRI 显示垂体微腺瘤具有优势。诊断依据可参考:典型临床表现,实验室化验检查有相关内分泌异常;高场强 3 mm 薄层 MRI 示垂体内局限性信号异常（低、中信号为主）;鞍底受压侵蚀、垂体柄偏移;垂体上缘局限性不对称性隆起、垂体高度异常。依据病灶部位,可对各种微腺瘤进行功能诊断。腺垂体内 5 种主要内分泌细胞通常按功能排列:分泌 PRL 和 GH 的细胞位于两侧,分泌 TSH 和促性腺激素的细胞位于中间;分泌 ACTH 的细胞主要在中间偏后部位。这种解剖关系与垂体腺瘤的发生率相符。注射Gd-DTPA后即刻扫描,微腺瘤的低信号与正常垂体组织对比明显,冠状面 T_1WI 显示更清晰（图 11-19）。在动态增强扫描早期,肿瘤信号低于正常垂体信号,晚期信号强度则高于或等于正常垂体信号。

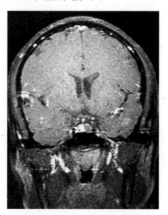

图 11-19　垂体微腺瘤

冠状面动态增强扫描 MRI 显示垂体膨隆,左侧强化延迟

MRI可预测肿瘤侵袭与否。垂体腺瘤浸润性生长的指征包括:垂体腺瘤突破鞍底,向蝶窦内突出;海绵窦正常形态消失,边缘向外膨隆,海绵窦与肿瘤间无明显分界,在增强扫描早期见肿瘤强化等海绵窦受侵表现(图11-20);颈内动脉被包绕,管径缩小、变窄,或颈内动脉分支受累;斜坡骨质信号异常,边缘不光整等表现。

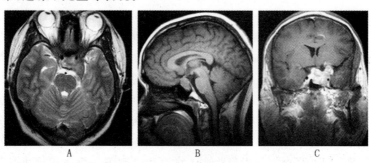

图 11-20　侵袭性垂体瘤

A.轴面 T_2WI 显示肿瘤为等 T_2 信号,累及左侧海绵窦;B.矢状面 T_1WI 显示肿瘤
位于鞍内及鞍上,触及视交叉;C.冠状面增强 T_1WI 显示鞍底下陷,相邻结构受累

(三)鉴别诊断

绝大多数垂体大腺瘤具有典型 MRI 表现,可明确诊断。但鞍内颅咽管瘤及鞍上脑膜瘤与巨大侵袭性生长的垂体腺瘤有时鉴别较难。

1.颅咽管瘤

鞍内颅咽管瘤,或对来源于鞍内、鞍上不甚明确时,以下征象有利于颅咽管瘤诊断:①MRI 显示囊性信号区,囊壁相对较薄,伴有或不伴有实质性部分;②CT 显示半数以上囊壁伴蛋壳样钙化,或瘤内斑状钙化;③在 T_1WI 囊性部分呈现高信号,或含有高、低信号成分,而垂体腺瘤囊变部分为低信号区。

2.鞍上脑膜瘤

脑膜瘤在 MRI 信号强度及强化表现方面颇似垂体瘤。少数鞍上脑膜瘤可向鞍内延伸,长入视交叉池,与垂体瘤难以区分。以下 MRI 所见有利于脑膜瘤诊断:①显示平直状鞍隔,无"腰身征";②鞍结节或前床突有骨质改变;③肿瘤内存在流空信号,尤其是显示肿瘤内血管蒂,为脑膜瘤佐证。

十二、神经鞘瘤

(一)临床表现与病理特征

神经鞘瘤来源于神经鞘膜的施万细胞,是可以发生于人体任何部位的良性肿瘤,25%～45%在头颈部。脑神经发生的肿瘤中,以神经鞘瘤多见,以听神经、三叉神经发生率最高。颅后窝是Ⅳ～Ⅻ对脑神经起源或脑神经出颅前经过的区域,脑神经肿瘤大部分发生于此。这些肿瘤的临床症状与相应脑神经的吻合性不高,肿瘤可能表现为其他脑神经和小脑的症状。仅从临床角度考虑,有时难以准确判断肿瘤的真正起源。

神经鞘瘤的病理特征是肿瘤于神经干偏心生长,有完整包膜,瘤内组织黄色、质脆。生长过大时,瘤体可出现液化和囊变。瘤细胞主要是梭形 Schwan 细胞,按其排列方式分为Antoni A 型和 Antoni B 型,以前者为主。

（二）MRI表现

MRI为颅后窝神经肿瘤检查的首选。大多数神经鞘瘤诊断不难。因为大多数肿瘤边界清楚，MRI提示脑实质外肿瘤，且多数肿瘤为囊实性。神经鞘瘤MRI信号的特点是，T_1WI实性部分呈等或稍低信号，囊性部分呈低信号；T_2WI实性部分呈稍高或高信号，囊性部分信号更高。增强扫描时，实性部分明显强化，囊性部分不强化，肿瘤整体多呈环状或不均匀强化（图11-21）。<1.5 cm的鞘瘤可呈均匀实性改变，且与相应脑神经关系密切，有助于诊断。

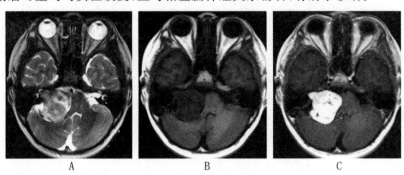

图11-21 听神经瘤

A、B.轴面T_2WI及T_1WI显示肿瘤位于右侧桥小脑角区，呈等T_1、混杂T_2信号，形态不规则，右侧听神经明显增粗；C.轴面增强T_1WI显示肿瘤明显强化，边界清楚，瘤内可见坏死灶

第三节 脑 白 质 病

脑白质病可分为髓鞘形成异常和脱髓鞘病两大部分。在此分述如下。

髓鞘形成异常是一组髓鞘形成障碍的疾病，其原因包括染色体先天缺陷或某些特异酶缺乏，导致正常代谢障碍，神经髓鞘不能正常形成。与脱髓鞘疾病不同，髓鞘形成异常通常不伴有特异性炎性反应，而且病变范围广泛、弥漫。该组疾病包括中枢神经系统海绵状变性、异染性脑白质营养不良及先天性皮质外轴索再生障碍症等异常。

一、中枢神经系统海绵状变性

（一）临床表现与病理特征

本病是一种较罕见的家族遗传性疾病，呈常染色体隐性遗传。以犹太人多见。病理改变为慢性脑水肿、广泛的空泡形成、大脑白质海绵状变性。以皮质下白质及深部灰质受累为主，中央白质相对较轻。髓磷脂明显缺失。星形细胞肿胀、增生。临床表现为出生后10个月内起病，以男婴多见，发病迅速，肢体松弛，举头困难，而后肌张力增高，去大脑强直与抽搐发作，视神经萎缩及失明。稍大儿童可有巨脑。常在2～3岁时死亡。5岁以后发病以智力障碍为主，可有小脑性共济失调。

（二）MRI 表现

MRI 显示大脑白质长 T_1、长 T_2 异常信号，广泛、弥漫、对称，不强化。头颅巨大、颅缝分开。晚期脑萎缩，脑室扩大。

二、肾上腺脑白质营养不良

（一）临床表现与病理特征

本病又称性连锁遗传谢尔德病。为染色体遗传的过氧化物酶体病变。由于全身性固醇或饱和极长链脂肪酸在细胞内异常堆积，致使脑和肾上腺发生器质与功能性改变。由于是在髓鞘形成以后又被破坏，严格讲本病属于脱髓鞘病变。病理检查见大脑白质广泛性、对称性脱髓鞘改变，由枕部向额部蔓延，以顶颞叶变化为著。可累及胼胝体，但皮质下弓形纤维往往不被侵及。脱髓鞘区可见许多气球样巨噬细胞，经 Sudan IV 染色为橘红色。血管周围呈炎性改变，并可有钙质沉积。电镜下，巨噬细胞、胶质细胞内有特异性的板层状胞浆包涵体。肾上腺萎缩及发育不全可同时存在。晚期，脑白质广泛减少，皮质萎缩，脑室扩大。

根据发病年龄及遗传染色体不同分为 3 种类型。①儿童型：最常见，为 X 性连锁隐性遗传，仅见于男性，通常在 4～8 岁发病。表现为行为改变、智力减退及视觉症状，可有肾上腺功能不全症状（异常皮肤色素沉着）。病程进行性发展，发病后数年内死亡。②成人型：较常见，属性染色体隐性遗传，见于20～30 岁男性。病程长，有肾上腺功能不全、性腺功能减退，小脑共济失调和智力减退。③新生儿型：为常染色体隐性遗传。于出生后 4 个月内出现症状。临床表现有面部畸形、肌张力减低及色素性视网膜炎。精神发育迟缓，常有癫痫发作。一般在 2 岁前死亡。

（二）MRI 表现

病灶周边可有明显强化。经与病理对照发现，这种周边强化实际上代表炎性活动，而疾病后期的无强化，则反映完全性髓鞘结构丧失。在 T_2WI，双侧枕叶白质内可见片状高信号，并向视放射及胼胝体压部扩展（图 11-22）。在部分病例，病变可通过内囊，外囊及半卵圆中心向前发展，但较少累及皮质下弓状纤维。偶有病变最先发生在额叶，并由前向后发展。在成人型病例，MRI 表现无特异性，可见白质内长 T_1、长 T_2 局灶性异常信号，可有轻度脑萎缩。

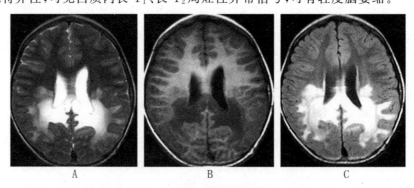

图 11-22　肾上腺脑白质营养不良

A、B.轴面 T_2WI 及 T_1WI 显示双侧颞后枕叶对称性片状长 T_1、长 T_2信号，胼胝体受累；C.轴面 FLAIR 像显示病变白质为高信号

三、类球状脑白质营养不良

(一)临床表现与病理特征

本病又称 Krabbe 病,属于溶酶体异常,为常染色体隐性遗传疾病。由于 β-半乳糖苷酶缺乏,使脑苷酯类代谢障碍,导致髓鞘形成不良。病理检查见大脑髓质广泛而对称性的缺乏髓鞘区,轴索常受累,并可累及小脑及脊髓,病变区星形胶质细胞增生明显,其特征性改变为在白质小血管周围常见丛集的所谓类球状细胞。这种细胞为体积较大的多核类上皮细胞,胞体内含大量脑苷酯类物质。发病有家族遗传史,首发症状见于生后 2～6 个月(婴儿型)。临床表现为发育迟缓、躁动、过度兴奋、痉挛状态。检查可见痴呆、视神经萎缩、皮质盲、四肢痉挛性瘫痪。一般在 3～5 年内死亡。偶有晚发型。

(二)MRI 表现

在疾病早期,丘脑、尾状核、脑干、小脑和放射冠可见对称性弥漫性长 T_2 异常信号。中期可见脑室周斑状异常信号。晚期呈弥漫性脑白质萎缩。

四、异染性脑白质营养不良

(一)临床表现与病理特征

本病为常染色体隐性遗传疾病,脑脂质沉积病之一。因芳香基硫酸酯酶 A 缺乏,导致硫脂在巨噬细胞和胶质细胞内的异染颗粒里异常沉积而发病。病理改变为大脑半球、脑干及小脑白质内广泛脱髓鞘,以少枝胶质细胞脱失明显。用甲苯胺蓝染色可见颗粒状的红黑色异染物质广泛分布。临床表现可根据发病年龄分为以下四型:①晚期婴儿型,最常见,1～2 岁时开始不能维持正常姿势,肌张力下降,运动减少,以后智力减退,由软瘫转为硬瘫,并可有小脑共济失调、眼震、视神经萎缩、失语,逐渐去脑强直、痴呆,多于 5 岁前死于继发感染;②少年型,于 4～5 岁起病,进展缓慢,常有人格改变及精神异常;③婴儿型,生后 6 个月内发病,又称 Austin 病;④成人型,16 岁后发病。

(二)MRI 表现

不具特异性。MRI 显示脑白质内弥漫性融合性长 T_1、长 T_2 信号(图 11-23)。早期病变以中央白质区为主,并累及胼胝体。晚期累及皮质下白质,脑萎缩。无强化,无占位效应。

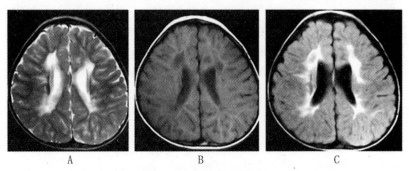

图 11-23 异染性脑白质营养不良
A、B.轴面 T_2WI 及 T_1WI 显示双侧脑室旁片状长 T_1、长 T_2
信号;C.轴面 FLAIR 像显示双侧脑室旁高信号病变

五、多发性硬化(MS)

(一)临床表现与病理特征

MS是一种慢性进行性疾病,特征是在大脑及脊髓发生多处播散的脱髓鞘斑块,从而引起多发性与变化不一的神经症状与体征,且有反复加重与缓解的特点。病因不清,可能与自身免疫反应或慢性病毒感染有关。病理检查见散在的脱髓鞘斑块或小岛,少突胶质细胞破坏,伴有血管周围炎症。病变主要发生于白质内,尤其是脑室周围、视神经、脊髓侧柱与后柱(颈胸段常发生),中脑、脑桥、小脑也受累。大脑皮质及脊髓灰质也有病变。早期,神经细胞体及轴突可保持正常;晚期,轴突破坏,特别是长神经束轴突,继而胶质纤维增生,表现为"硬化"。不同时期病灶可同时存在。

MS多见于20～40岁,女性多于男性。部分病例发病前有受寒、感冒等诱因及前驱症状。症状特点是多灶性及各病灶性症状此起彼伏,恶化与缓解相交替。按主要损害部位可分为脊髓型、脑干小脑型及大脑型。

(二)MRI表现

MRI显示MS的早期脱髓鞘病变优于CT,敏感度超过85%。FLAIR序列,包括增强后FLAIR序列,是目前显示MS斑块最有效的MR序列之一。MS斑块呈圆形或卵圆形,在 T_2 FLAIR序列呈高信号,在 T_1WI 呈等或低信号。注射对比剂后增强扫描时,活动性病灶表现为实性或环状强化(图11-24),而非活动性病灶往往不强化。对于不典型病例,需要综合临床表现、免疫生化及影像检查结果,方可正确诊断。

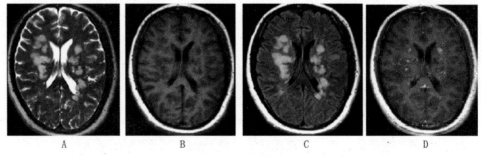

图11-24　多发性硬化

A、B.轴面 T_2WI 及 T_1WI 显示双侧脑室旁白质内多发的斑块状长

T_1、长 T_2 异常信号;C.轴面FLAIR像显示双侧脑室旁白质内高信号

病灶更明显;D.轴面增强 T_1WI 显示斑点和斑片状强化病灶

六、弥漫性硬化

(一)临床表现与病理特征

本病是一种罕见的脱髓鞘疾病。病理改变为大脑白质广泛性脱髓鞘,呈弥漫不对称分布,常为一侧较明显。病变多由枕叶开始,逐渐蔓延至顶叶、颞叶与额叶,或向对侧扩展。白质髓鞘脱失由深至浅融合成片,可累及皮质。脑干、脊髓也可见脱髓鞘后形成的斑块。晚期因髓质萎缩出现第三脑室及侧脑室扩大,脑裂、脑池增宽。

患者多在 10 岁前发病,起病或急或缓。根据受累部位不同出现不同症状。枕叶症状:从同侧偏盲至全盲,从视力减退至失明,瞳孔功能与眼底常无改变;顶颞叶症状:失听、失语、失用与综合感觉障碍;额叶症状:智力低下、情感不稳、行为幼稚。也可出现四肢瘫或偏瘫,癫痫大发作或局限性运动性发作。

(二)MRI 表现

病灶大多位于枕叶,表现为长 T_2 异常信号;在 T_1WI,病灶可为低信号、等信号或高信号;注射对比剂后病灶边缘可强化。病变晚期主要表现为脑萎缩。

七、急性播散性脑脊髓炎

(一)临床表现与病理特征

常发生于病毒感染(如麻疹、风疹、天花、水痘、腮腺炎、百日咳、流感)或细菌感染(如猩红热)之后,也可发生于接种疫苗(如狂犬病、牛痘)之后。病理改变为脑与脊髓广泛的炎性脱髓鞘反应,以白质中小静脉周围的髓鞘脱失为特征。病变区血管周围有炎性细胞浸润、充血、水肿,神经髓鞘肿胀、断裂及脱失,形成点状软化坏死灶,并可融合为大片软化坏死区,可有胶质细胞增生。病灶主要位于白质,但也可损及灰质与脊神经根。临床急性起病,儿童及青壮年多发,发病前1～2周有感染或接种史。首发症状多为头痛、呕吐,体温可再度升高。中枢神经系统受损广泛,出现大脑、脑干、脑膜及脊髓症状与体征。

(二)MRI 表现

双侧大脑半球可见广泛弥散的长 T_1、长 T_2 异常信号,病灶边界清楚,可累及基底核区及灰质。急性期因水肿使脑室受压、变小。注射对比剂后,病灶无强化,或呈斑片状、环状强化。较大孤立强化病灶的影像表现可类似肿瘤,应结合病史进行鉴别。晚期灰白质萎缩,脑沟裂及脑室增宽。

八、胼胝体变性

(一)临床表现与病理特征

本病病理改变特征为胼胝体中央部脱髓鞘,坏死及软化灶形成。病变也可侵及前、后联合或其他白质区。病灶分布大致对称,病灶周边结构保持完好。临床表现为局限性或弥漫性脑部受损症状及体征,如进行性痴呆,震颤、抽搐等。病情渐进发展无缓解,对各种治疗无明显反应。一般数年内死亡。

(二)MRI 表现

特征性 MRI 表现为胼胝体内长 T_1、长 T_2 异常信号(图 11-25),边界清楚、局限。注射对比剂后病变区可强化。病变常累及脑室额角前白质,表现为长 T_1、长 T_2 异常信号区。晚期胼胝体萎缩。

九、脑桥中央髓鞘溶解症

(一)临床表现与病理特征

本病可能与饮酒过度、营养不良以及电解质或酸碱平衡紊乱(特别是快速纠正的低血钠)有关。病理改变为以脑桥基底的中央部开始的髓鞘溶解,并呈离心性扩散,神经细胞及轴索可不受损害,神经纤维束之间存在巨噬细胞,其作用为吞噬溶解的髓鞘及脂肪颗粒。病变严重者,整个脑桥均受累,并可累及中脑及脑桥外结构,如内囊、丘脑、基底核、胼胝体及半卵圆中心。典型患者为中年酒徒。此外,本病也可发生于患恶性肿瘤、慢性肺部疾病或慢性肾衰竭者。患者多表现为严重的代谢障碍,脑神经麻痹及长束征。病程进展很快,存活率低。

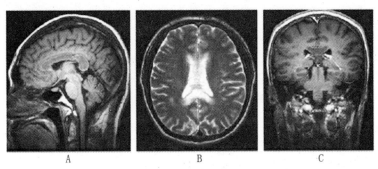

图 11-25　胼胝体变性

A、B.矢状面 T_1WI 及轴面 T_2WI 显示胼胝体长 T_1、长 T_2 异常信号;C.冠状面增强 T_1WI 显示胼胝体病变无明显强化

(二)MRI 表现

MRI 在检出脑桥病灶、评估轴索(皮质脊髓束)保留以及发现脑桥外病灶方面均优于 CT。在 T_2WI,病变呈高信号,无占位效应。在 T_1WI,脑桥中心部呈低信号区,脑桥边缘仅剩薄薄的一层(图 11-26)。通常不累及被盖部。有时可见中脑、丘脑和基底核受累。病灶强化表现多变,可无强化或轻度环状强化。病变后期脑桥萎缩。

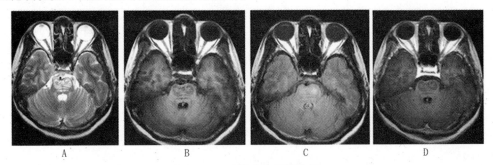

图 11-26　脑桥中央髓鞘溶解

A、B.轴面 T_2WI 及 T_1WI 显示脑桥片状不均匀稍长 T_1、稍长 T_2 信号;C.轴面 FLAIR 像显示脑桥病灶为稍高信号;D.轴面增强 T_1WI 显示脑桥病灶强化不明显

第四节　脑血管病

一、高血压脑出血

(一)临床表现与病理特征

高血压脑动脉硬化为脑出血的常见原因,出血多位于幕上,小脑及脑干出血少见。患者多有

明确病史,突然发病,出血量一般较多,幕上出血常见于基底核区,也可发生在其他部位。脑室内出血常与尾状核或基底神经节血肿破入脑室有关,影像学检查显示脑室内血肿信号或密度,并可见液平面。脑干出血以脑桥多见,由动脉破裂所致,由于出血多,压力较大,可破入第四脑室。

(二)MRI表现

高血压动脉硬化所致脑内血肿的影像表现与血肿发生时间密切相关。对于早期脑出血,CT显示优于MRI。急性期脑出血,CT表现为高密度,尽管由于颅底骨性伪影使少量幕下出血有时难以诊断,但大多数脑出血可清楚显示,一般出血后6～8周,由于出血溶解,在CT表现为脑脊液密度。血肿的MRI信号多变,并受多种因素影响,除血红蛋白状态外,其他因素包括磁场强度、脉冲序列、红细胞状态、凝血块的时间、氧合作用等。

MRI的优点是可以观察出血的溶解过程。了解出血的生理学改变,是理解出血信号在MRI变化的基础。简单地说,急性出血由于含氧合血红蛋白及脱氧血红蛋白,在T_1WI呈等至轻度低信号,在T_2WI呈灰至黑色(低信号);亚急性期出血(一般指3天至3周)由于正铁血红蛋白形成,在T_1WI及T_2WI均呈高信号(图11-27)。随着正铁血红蛋白被巨噬细胞吞噬、转化为含铁血黄素,在T_2WI可见在血肿周围形成一低信号环。以上出血过程的MRI特征,在高场强磁共振仪显像时尤为明显。

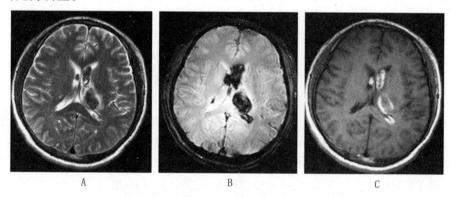

图11-27 脑出血
A.轴面T_2WI;B.轴面梯度回波像;C.轴面T_1WI;MRI显示
左侧丘脑血肿,破入双侧侧脑室体部和左侧侧脑室枕角

二、超急性期脑梗死与急性脑梗死

(一)临床表现与病理特征

脑梗死是常见疾病,具有发病率、死亡率和致残率高的特点,严重威胁人类健康。伴随着脑梗死病理生理学的研究进展,特别是提出"半暗带"概念和开展超微导管溶栓治疗后,临床需要在发病的超急性期及时明确诊断,并评价缺血脑组织血流灌注状态,以便选择最佳治疗方案。

MRI检查是诊断缺血性脑梗死的有效方法。发生在6小时内的脑梗死称为超急性期脑梗死。梗死发生4小时后,由于病变区持续性缺血缺氧,细胞膜离子泵衰竭,发生细胞毒性脑水肿。6小时后,血-脑屏障破坏,继而出现血管源性脑水肿,脑细胞出现坏死。2周后,脑水肿逐渐减轻,坏死脑组织液化,梗死区出现吞噬细胞,清除坏死组织。同时,病变区胶质细胞增生,肉芽组织形成。8～10周后,形成囊性软化灶。少数缺血性脑梗死在发病24小时后,可因血液再灌注,发生梗死区出血,转变为出血性脑梗死。

(二)MRI 表现

常规 MRI 用于诊断脑梗死的时间较早。但由于常规 MRI 特异性较低,往往需要在发病 6 小时以后才能显示病灶,而且不能明确病变的范围及半暗带大小,也无法区别短暂性脑缺血发作(TIA)与急性脑梗死,因此其诊断价值受限。随着 MRI 成像技术的发展,功能性磁共振检查提供了丰富的诊断信息,使缺血性脑梗死的诊断有了突破性进展。

在脑梗死超急性期,T_2WI 上脑血管出现异常信号,表现为正常的血管流空效应消失。T_1WI 增强扫描时,出现动脉增强的影像,这是最早的表现。它与脑血流速度减慢有关,此征象在发病 3～6 小时即可发现。血管内强化一般出现在梗死区域及其附近,皮质梗死较深部白质梗死更多见。基底核、丘脑、内囊、大脑脚的腔隙性梗死一般不出现血管内强化,大范围的脑干梗死有时可见血管内强化。

由于脑脊液的流动伪影及与相邻脑皮质产生的部分容积效应,常规 T_2WI 不易显示位于大脑皮质灰白质交界处、岛叶及脑室旁深部脑白质的病灶,且不易鉴别脑梗死分期。FLAIR 序列由于抑制脑脊液信号,同时增加 T_2 权重成分,背景信号减低,使病灶与正常组织的对比显著增加,易于发现病灶。FLAIR 序列的另一特点是可鉴别陈旧与新鲜梗死灶。陈旧与新鲜梗死灶在 T_2WI 均为高信号。而在 FLAIR 序列,由于陈旧梗死灶液化,内含自由水,T_1 值与脑脊液相似,故软化灶呈低信号,或低信号伴周围环状高信号;新鲜病灶含结合水,T_1 值较脑脊液短,呈高信号。但 FLAIR 序列仍不能对脑梗死做出精确分期,同时对于 <6 小时的超急性期病灶,FLAIR 的检出率也较差。DWI 技术在脑梗死中的应用解决了这一问题。

DWI 对缺血改变非常敏感,尤其是超急性期脑缺血。脑组织急性缺血后,由于缺血、缺氧、Na^+-K^+-ATP 酶泵功能降低,导致钠水滞留,首先引起细胞毒性水肿,水分子弥散运动减慢,表现为 ADC 值下降,继而出现血管源性水肿,随后细胞溶解,最后形成软化灶。相应地在急性期 ADC 值先降低后逐渐回升,在亚急性期 ADC 值多数降低。DWI 图与 ADC 图的信号表现相反,在 DWI 弥散快(ADC 值高)的组织呈低信号,弥散慢(ADC 值低)的组织呈高信号。人脑发病后 2 小时即可在 DWI 发现直径为 4 mm 的腔隙性病灶。急性期病例 T_1WI 和 T_2WI 均可正常,FLAIR 部分显示病灶,而在 DWI 均可见脑神经体征相对应区域的高信号。发病 6～24 小时,T_2WI 可发现病灶,但病变范围明显 <DWI,信号强度明显低于 DWI。发病 24～72 小时后,DWI 与 T_1WI、T_2WI、FLAIR 显示的病变范围基本一致。72 小时进入慢性期,随诊观察到 T_2WI 仍呈高信号,而病灶在 DWI 信号下降,且在不同病理进程中信号表现不同。随时间延长,DWI 信号继续下降,表现为低信号,此时 ADC 值明显升高。因此,DWI 不仅能对急性脑梗死定性分析,还可通过计算 ADC 与 rADC 值做定量分析,鉴别新鲜和陈旧脑梗死,评价疗效及预后。

DWI、FLAIR、T_1WI、T_2WI 敏感性比较:对于急性脑梗死,FLAIR 序列敏感性高,常早于 T_1WI、T_2WI 显示病变,此时 FLAIR 成像可取代常规 T_2WI;DWI 显示病变更为敏感,病变与正常组织间的对比更高,所显示的异常信号范围均不同程度大于常规 T_2WI 和 FLAIR 序列,因此 DWI 敏感性最高。但 DWI 空间分辨率相对较低,磁敏感性伪影影响显示颅底部病变(如颞极、额中底部、小脑),而 FLAIR 显示这些部位的病变较 DWI 清晰。DWI 与 FLAIR 技术在评价急性脑梗死病变中具有重要的临床价值,两者结合应用能准确诊断早期梗死,鉴别新旧梗死病灶,指导临床溶栓灌注治疗。

磁共振灌注成像(PWI)显示脑梗死病灶比其他 MRI 更早,且可定量分析脑血流量(CBF)。在大多数病例,PWI 与 DWI 表现存在一定差异。在超急性期,PWI 显示的脑组织血流灌注异常区域大于 DWI 的异常信号区,且 DWI 显示的异常信号区多位于病灶中心。缺血半暗带是指围绕异常弥散中心的周围正常弥散组织,它在急性期灌注减少,随病程进展逐渐加重。如不及时治疗,于发病几小时后,DWI 所示异常信号区域将逐渐扩大,与 PWI 所示血流灌注异常区域趋于一致,最后发展为梗死灶。同时应用 PWI 和 DWI,有可能区分可恢复性缺血脑组织与真正的脑梗死(图 11-28、图 11-29)。

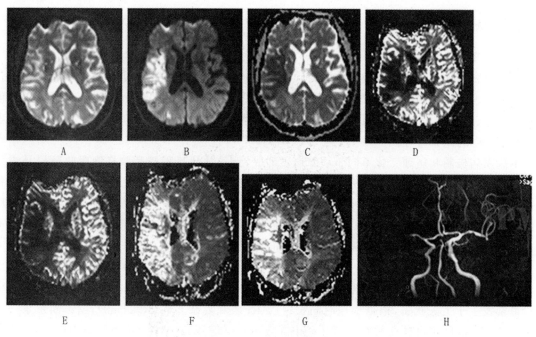

图 11-28 超急性期脑梗死

A.轴面 DWI(b=0),右侧大脑中动脉分布区似见高信号;B.DWI(b=1 500)显示右侧大脑中动脉分布区异常高信号;C.ADC 图显示相应区域低信号;D.PWI 显示 CBF 减低;E.PWI 显示脑血容量(CBV)减低;F.PWI 显示平均通过时间(MTT)延长;G.PWI 显示达峰时间(TTP)延长;H.MRA 显示右侧 MCA 闭塞

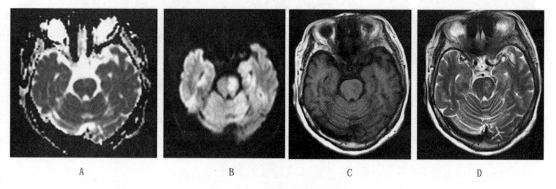

图 11-29 脑桥急性脑梗死

A.轴面 ADC 图未见明显异常信号;B.DWI 显示左侧脑桥异常高信号;C.轴面 T₁WI,左侧脑桥似见稍低信号;D.在 T₂WI,左侧脑桥可见稍高信号

　　磁共振波谱(MRS)可区分水质子信号与其他化合物或原子中质子产生的信号,使脑梗死的

研究达到细胞代谢水平。这有助于理解脑梗死的病理生理变化,早期诊断,判断预后和疗效。急性脑梗死^{31}P-MRS主要表现为磷酸肌酸(PCr)和ATP下降,无机磷(Pi)升高,同时pH降低。发病后数周^{31}P-MRS的异常信号改变可反映梗死病变不同演变的代谢状况。脑梗死发生24小时内,^{1}H-MRS显示病变区乳酸持续性升高,这与葡萄糖无氧酵解有关。有时可见N-乙酸门冬氨酸(NAA)降低,或因髓鞘破坏出现胆碱(Cho)升高。

三、静脉窦闭塞

(一)临床表现与病理特征

脑静脉窦血栓是一种特殊类型的脑血管病,分为非感染性与感染性两大类。前者多由外伤、消耗性疾病、某些血液病、妊娠、严重脱水、口服避孕药等所致,后者多继发于头面部感染,以及化脓性脑膜炎、脑脓肿、败血症等疾病。主要临床表现为颅内高压,如头痛、呕吐、视力下降、视盘水肿、偏侧肢体无力、偏瘫等。

本病发病机制和病理变化不同于动脉血栓形成,脑静脉回流障碍和脑脊液吸收障碍是主要改变。若静脉窦完全阻塞并累及大量侧支静脉,或血栓扩展到脑皮质静脉时,出现颅内压增高和脑静脉、脑脊液循环障碍,导致脑水肿、出血、坏死。疾病晚期,严重的静脉血流淤滞和颅内高压将继发动脉血流减慢,导致脑组织缺血、缺氧,甚至梗死。因此,临床表现多样性是病因及病期不同、血栓范围和部位不同,以及继发脑内病变综合作用的结果。

(二)MRI表现

MRI诊断静脉窦血栓有一定优势,一般不需增强扫描。MRV可替代DSA检查。脑静脉窦血栓最常发生于上矢状窦,根据形成时间长短,MRI表现复杂多样(图11-30),给诊断带来一定困难。急性期静脉窦血栓通常在T_1WI呈中等或明显高信号,T_2WI显示静脉窦内极低信号,而静脉窦壁呈高信号。随着病程延长,T_1WI及T_2WI均呈高信号;有时在T_1WI,血栓边缘呈高信号,中心呈等信号,这与脑内血肿的演变一致。T_2WI显示静脉窦内流空信号消失,随病程发展甚至萎缩、闭塞。

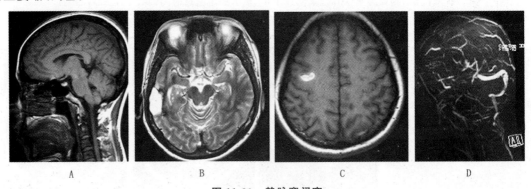

图11-30 静脉窦闭塞

A.矢状面T_1WI显示上矢状窦中后部异常信号;B.轴面T_2WI显示右颞部长T_2信号,周边见低信号(含铁血红素沉积);C.轴面T_1WI显示右额叶出血灶;D.MRV显示上矢状窦、右侧横窦及乙状窦闭塞

需要注意,缩短TR时间可使正常人脑静脉窦在T_1WI信号增高,与静脉窦血栓混淆。由于磁共振的流入增强效应,在T_1WI正常人脑静脉窦可由流空信号变为明亮信号,与静脉窦血栓表现相同。另外,血流缓慢可使静脉窦信号强度增高;颞静脉存在较大逆流,可使部分发育较小的

横窦呈高信号;乙状窦和颈静脉球内的涡流也常在 SE 图像呈高信号。因此,对于疑似病例,应通过延长 TR 时间、改变扫描层面,以及 MRV 检查进一步鉴别。

MRV 可反映脑静脉窦的形态和血流状态,对诊断静脉窦血栓具有一定优势。静脉窦血栓的直接征象为受累静脉窦闭塞、不规则狭窄和充盈缺损。由于静脉回流障碍,常见脑表面及深部静脉扩张、静脉血淤滞及侧支循环形成。但是,当存在静脉窦发育不良时,MRI 及 MRV 诊断本病存在困难。对比剂增强 MRV 可得到更清晰的静脉图像,弥补这方面的不足。大脑除了浅静脉系统,还有深静脉系统。后者由 Galen 静脉和基底静脉组成。增强 MRV 显示深静脉比 MRV 更清晰。若 Galen 静脉形成血栓,可见局部引流区域(如双侧丘脑、尾状核、壳核、苍白球)水肿,侧脑室扩大。一般认为 Monro 孔梗阻由水肿造成,而非静脉压升高所致。

四、动脉瘤

(一)临床表现与病理特征

脑动脉瘤是脑动脉的局限性扩张,发病率较高。患者主要症状有出血、局灶性神经功能障碍、脑血管痉挛等。绝大多数囊性动脉瘤是先天性血管发育不良和后天获得性脑血管病变共同作用的结果,此外,创伤和感染也可引起动脉瘤,高血压、吸烟、饮酒、滥用可卡因、避孕药、某些遗传因素也被认为与动脉瘤形成有一定关系。

动脉瘤破裂危险因素包括瘤体大小、部位、形状、多发、性别、年龄等。其中瘤体大小是最主要因素,基底动脉末端动脉瘤最易出血,高血压、吸烟、饮酒可增加破裂危险性。32%～52%的蛛网膜下腔出血为动脉瘤破裂引起。治疗时机不同,治疗方法、预后和康复差别很大。对于未破裂的动脉瘤,目前主张早期诊断及早期外科手术。

(二)MRI 表现

动脉瘤在 MRI 呈边界清楚的低信号,与动脉相连。血栓形成后,动脉瘤可呈不同信号强度(图11-31),据此可判断血栓的范围、瘤腔的大小及是否并发出血。瘤腔多位于动脉瘤的中央,呈低信号,如血液滞留可呈高信号。血栓因血红蛋白代谢阶段不同,其信号也不同。

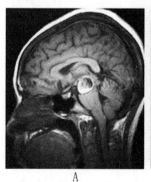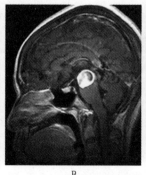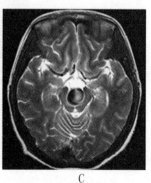

图 11-31 基底动脉瘤
A.矢状面 T_1WI 显示脚间池圆形混杂信号,可见流动伪影;B.增强 T_1WI
可见动脉瘤瘤壁强化明显;C.轴面 T_2WI 显示动脉瘤内混杂低信号

动脉瘤破裂时常伴蛛网膜下腔出血。两侧大脑间裂的蛛网膜下腔出血常与前交通动脉瘤破裂有关,外侧裂的蛛网膜下腔出血常与大脑中动脉瘤破裂有关,第四脑室内血块常与小脑后下动脉瘤破裂有关,第三脑室或双侧侧脑室内血块常与前交通动脉瘤和大脑中动脉瘤破裂有关。

五、血管畸形

(一)临床表现与病理特征

血管畸形与胚胎发育异常有关,包括动静脉畸形、毛细血管扩张症、海绵状血管瘤(最常见的隐匿性血管畸形)、脑静脉畸形或静脉瘤等。各种脑血管畸形中,动静脉畸形最常见,为迂曲扩张的动脉直接与静脉相连,中间没有毛细血管。畸形血管团大小不等,多发于大脑中动脉系统,幕上多于幕下。由于动静脉畸形存在动静脉短路,使局部脑组织呈低灌注状态,形成缺血或梗死。畸形血管易破裂,引起自发性出血。临床表现为癫痫发作、血管性头痛、进行性神经功能障碍等。

(二)MRI表现

脑动静脉畸形时,MRI 显示脑内流空现象,即低信号环状或线状结构(图 11-32),代表血管内高速血流。在注射钆(Gd)对比剂后,高速血流的血管通常不增强,而低速血流的血管往往明显增强。GRE 图像有助于评价血管性病变。CT 可见形态不规则、边缘不清楚的等或高密度点状、弧线状血管影,钙化。

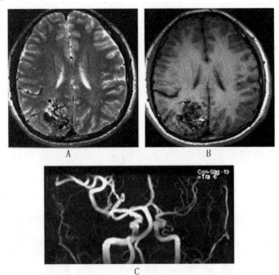

图 11-32　动静脉畸形

A.轴面 T_2WI 显示右顶叶混杂流空信号及增粗的引流静脉;B.轴面 T_1WI
显示团状混杂信号;C.MRA 显示异常血管团、供血动脉、引流静脉

中枢神经系统的海绵状血管瘤并不少见。典型 MRI 表现为:在 T_1WI 及 T_2WI,病变呈高信号或混杂信号,部分病例可见桑葚状或网络状结构;在 T_2WI,病灶周边由低信号的含铁血黄素构成。在 GRE 图像,因磁敏感效应增加,低信号更明显,可以提高小海绵状血管瘤的检出率。MRI 的诊断敏感性、特异性及对病灶结构的显示均优于 CT。部分海绵状血管瘤具有生长趋势,MRI 随诊可了解其演变情况。毛细血管扩张症也是脑出血的原因之一。CT 扫描及常规血管造影时,往往为阴性结果。MRI 检查显示微小灶性出血,提示该病;由于含有相对缓慢的血流,注射对比剂后可见病灶增强。

脑静脉畸形或静脉瘤较少引起脑出血,典型 MRI 表现为注射 Gd 对比剂后,病灶呈"水母头"样,经中央髓静脉引流(图 11-33)。合并海绵状血管瘤时,可有出血表现。注射对比剂前,较大的静脉分支在 MRI 呈流空低信号。有时,质子密度像可见线样高或低信号。静脉畸形的血流速度缓慢,MRA 成像时如选择恰当的血流速度,常可显示病变。血管造影检查时,动脉期表现正常,静脉期可见扩张的髓静脉分支。

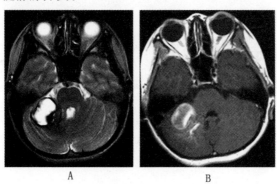

图 11-33 静脉畸形

A.轴面 T_2WI 显示右侧小脑异常高信号,周边有含铁血黄素沉积(低信号环);B.轴面 T_1WI 增强扫描,可见团状出血灶及"水母头"样静脉畸形

第十二章

乳腺疾病的MR诊断

第一节　乳腺增生性疾病

一、临床表现与病理特征

临床上,乳腺增生性疾病多见于 30～50 岁的妇女,症状为乳房胀痛和乳腺内多发性"肿块",症状常与月经周期有关,月经前期症状加重,月经后症状减轻或消失。

乳腺增生性疾病的病理诊断标准及分类尚不统一,故命名较为混乱。一般组织学上将乳腺增生性疾病描述为一类以乳腺组织增生和退行性变为特征的改变,伴有上皮和结缔组织的异常组合,它是在某些激素分泌失调的情况下,表现出乳腺组织成分的大小和数量构成比例及形态上的周期性变化,是一组综合征。乳腺增生性疾病包括囊性增生病、小叶增生、腺病和纤维性病。其中囊性增生病包括囊肿、导管上皮增生、乳头状瘤病、腺管型腺病和顶泌汗腺样化生,它们之间有依存关系,但不一定同时存在。囊肿由末梢导管扩张而成,单个或多个,大小不等,最大者直径可以超过 5 cm,小者如针尖状。

二、MRI 表现

在 MRI 平扫 T_1WI,增生的导管腺体组织表现为低或中等信号,与正常乳腺组织信号相似;在 T_2WI 上,信号强度主要依赖于增生组织内含水量,含水量越高信号强度亦越高。当导管、腺泡扩张严重,分泌物潴留时可形成囊肿,常为多发,T_1WI 上呈低信号,T_2WI 上呈高信号。少数囊肿因液体内蛋白含量较高,T_1WI 上亦可呈高信号。囊肿一般不强化,少数囊肿如有破裂或感染时,其囊壁可有强化(图 12-1)。在动态增强扫描时,乳腺增生多表现为多发性或弥漫性小片状或大片状轻至中度的渐进性强化,随时间的延长强化程度和强化范围逐渐增高和扩大(图 12-2、图 12-3),强化程度通常与增生的严重程度成正比,增生程度越重,强化就越明显,严重时强化表现可类似于乳腺恶性病变。

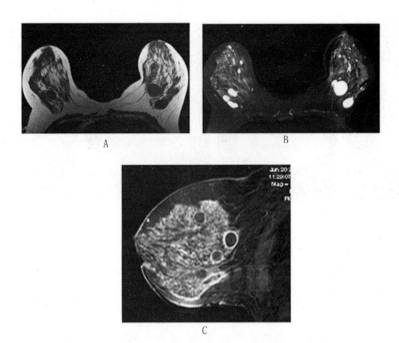

图 12-1 双侧乳腺囊性增生病

A.MRI 平扫横轴面 T_1WI；B.MRI 平扫横轴面脂肪抑制 T_2WI，显示双乳腺内可见多发大小不等肿物，T_1WI呈低信号，T_2WI 呈高信号，边缘清晰光滑，内部信号均匀；C.MRI 增强后矢状面 T_1WI，显示部分肿物未见强化，部分肿物边缘可见规则环形强化

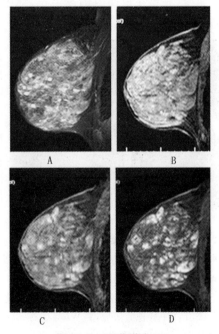

图 12-2 双乳增生(1)

A.左乳 MRI 平扫矢状面脂肪抑制 T_2WI；B、C、D.分别
为左乳 MRI 平扫、动态增强后 1、8 分钟

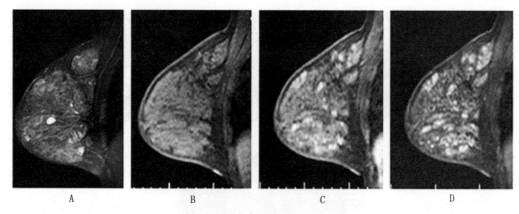

图 12-3　双乳增生(2)

A.右乳 MRI 平扫矢状面脂肪抑制 T_2WI；B、C、D.分别为右乳 MRI 平扫、动态增强后 1、8 分钟,显示双乳呈多量腺体型乳腺,平扫 T_2WI 双乳腺内多发大小不等液体信号灶,动态增强后双乳腺内弥漫分布多发斑点状及斑片状渐进性强化,随时间的延长强化程度和强化范围逐渐增高和扩大

　　DWI 和 MRS 检查有助于良、恶性病变的鉴别,通常恶性病变在 DWI 呈高信号,ADC 值降低；而良性病变在 DWI 上 ADC 值较高。在 ^{1}H-MRS 上,70%～80% 的乳腺癌于 3.2 ppm 处可出现胆碱峰；而大多数良性病变则无胆碱峰出现。但部分文献曾报道在乳腺实质高代谢的生理状态如哺乳期也可测到胆碱峰,也有作者认为由于胆碱是细胞膜磷脂代谢的成分之一,参与细胞膜的合成和退变,无论良性或恶性病变,只要在短期内迅速生长,细胞增殖加快,膜转运增加,胆碱含量就可以升高,MRS 即可测到胆碱峰(图 12-4、图 12-5)。

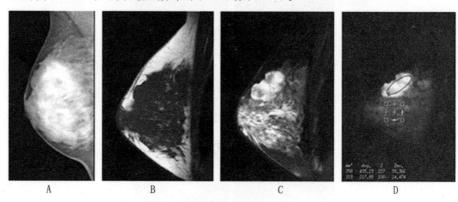

图 12-4　(右乳腺)腺泡型腺病(1)

A.右乳 X 线内外侧斜位片,外上方腺体表面局限性突出,呈中等密度,所见边缘光滑,相邻皮下脂肪层及皮肤正常；B.MRI 平扫矢状面 T_1WI；C.MRI 平扫矢状面脂肪抑制 T_2WI,显示右乳外上方不规则形肿物,呈分叶状,T_1WI 呈较低信号,T_2WI 呈中等、高混杂信号,边界尚清楚；D.DWI 图,病变呈异常高信号,ADC 值略降低

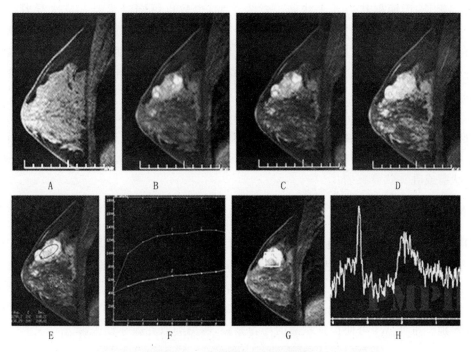

图 12-5 （右乳腺）腺泡型腺病(2)

A、B、C、D.分别为 MRI 平扫、动态增强后 1、2、8 分钟；E.F.动态增强后病变
和正常腺体感兴趣区测量及时间-信号强度曲线,显示动态增强后病变呈明
显强化且随时间延迟信号强度呈逐渐升高趋势；G.病变区 MRS 定位像；
H.MRS 图,于病变区行 MRS 检查,在 3.2 ppm 处可见异常增高胆碱峰

三、鉴别诊断

(1)局限性乳腺增生,尤其是伴有结构不良时需与浸润型乳腺癌鉴别:局限性增生多为双侧性,通常无皮肤增厚及毛刺等恶性征象；若有钙化,亦较散在,而不似乳腺癌密集。动态增强MRI 检查有助于鉴别,局限性增生多表现为信号强度随时间延迟而渐进性增加,于晚期时相病变的信号强度和强化范围逐渐增高和扩大,而浸润型乳腺癌的信号强度呈快速明显增高且快速降低模式。

(2)囊性增生的囊肿需与良性肿瘤(如多发纤维腺瘤)鉴别:MRI 可鉴别囊肿和纤维腺瘤。囊肿呈典型液体信号特征,T_1WI 低信号,T_2WI 高信号。

第二节　乳腺大导管乳头状瘤

一、临床表现与病理特征

乳腺大导管乳头状瘤是发生于乳晕区大导管的良性肿瘤,乳腺导管上皮增生突入导管内

并呈乳头样生长,因而称其为乳头状瘤。常为单发,少数也可同时累及几支大导管。本病常见于经产妇,以 40～50 岁多见。发病与雌激素过度刺激有关。乳腺导管造影是诊断导管内乳头状瘤的重要检查方法。主要临床症状为乳头溢液,可为自发性或挤压后出现,溢液性质可为浆液性或血性。约 2/3 患者可触及肿块,多位于乳晕附近或乳房中部,挤压肿块常可导致乳头溢液。

在大体病理上,病变大导管明显扩张,内含淡黄色或棕褐色液体,肿瘤起源于乳导管上皮,腔内壁有数量不等的乳头状物突向腔内,乳头一般直径为数毫米,>1 cm 者较少,偶有直径达 2.5 cm 者,乳头的蒂可粗可细,当乳头状瘤所在扩张导管的两端闭塞,形成明显的囊肿时,即称为囊内乳头状瘤或乳头状囊腺瘤。

二、MRI 表现

MRI 检查不是乳头溢液的首选检查方法。乳头状瘤在 MRI T_1WI 上多呈低或中等信号,T_2WI 上呈较高信号,边界规则,发生部位多在乳腺大导管处,增强扫描时纤维成分多、硬化性的乳头状瘤无明显强化,而细胞成分多、非硬化性的乳头状瘤可有明显强化,时间-信号强度曲线亦可呈流出型,而类似于恶性肿瘤的强化方式(图 12-6)。因此,单纯依靠增强后曲线类型有时难与乳腺癌鉴别。重 T_2WI 可使扩张积液的导管显影,所见类似乳腺导管造影。

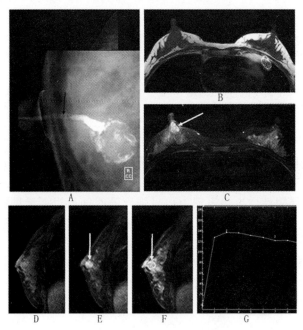

图 12-6　右乳腺大导管乳头状瘤

A.右乳导管造影局部放大片,显示乳头下大导管扩张,管腔内可见一 0.8 cm×1.0 cm 充盈缺损,充盈缺损区边缘和内部可见对比剂涂布,充盈缺损以远导管未见显影,扩张大导管腔内多发小的低密度影为气泡(黑箭);B.MRI 平扫横断面 T_1WI;C.MRI 平扫横断面脂肪抑制 T_2WI,显示右乳头后方类圆形边界清楚肿物,T_1WI 呈中等信号,T_2WI 呈较高信号(白箭),内部信号欠均匀;D、E、F.分别为 MRI 平扫和动态增强后 1、8 分钟(白箭);G.动态增强后病变时间-信号强度曲线图,显示动态增强后病变呈明显不均匀强化,时间-信号强度曲线呈流出型,于延迟时相病变边缘强化较明显

三、鉴别诊断

(1)典型者根据临床表现(乳头溢液)、病变部位及乳腺导管造影的特征性表现,与其他良性肿瘤鉴别不难。

(2)本病的 MRI 形态学和 DWI 信号多呈良性特征,但动态增强后时间-信号强度曲线有时呈流出型,与恶性病变相似。故单纯依靠曲线类型鉴别良、恶性较为困难,需综合分析形态学和 DWI 表现。

第三节　乳腺积乳囊肿

一、临床表现与病理特征

积乳囊肿比较少见,其形成与妊娠及哺乳有关。在泌乳期,若一支或多支输乳管排乳不畅或发生阻塞,引起乳汁淤积而形成囊肿。因其内容物为乳汁或乳酪样物而不同于一般的囊肿。肉眼看,积乳囊肿为灰白色,可为单房或多房性,内含乳汁或乳酪样物。囊壁从内向外由坏死层、圆细胞浸润层及结缔组织层组成,并可见到一或数支闭塞的导管。

临床上,患者多为 40 岁以下曾哺乳的妇女,多在产后 1～5 年发现,偶可在 10 余年后才发现。由于囊肿较柔软,临床上可摸不到肿块而由 X 线或超声检查意外发现,或可触到光滑、活动肿块。若囊壁纤维层较厚,则肿块亦可表现为较坚硬。如发生继发感染,则可有红、痛等炎性症状及体征。少数积乳囊肿病例亦可发生自发性吸收消散。

二、MRI 表现

MRI 具有多参数成像特点,结合病变在不同成像序列上的信号表现,一般诊断不难。在MRI,积乳囊肿内水分含量较多时可呈典型液体信号特征,即在 T_1WI 上表现为低信号,在T_2WI 上表现为高信号(图 12-7)。如积乳囊肿内脂肪、蛋白或脂质含量较高,在 T_1WI 和 T_2WI 则表现为明显高信号,在脂肪抑制序列表现为低信号或仍呈较高信号。如病变内所含成分表现为脂肪组织和水含量基本相等时,于 MRI 反相位上可表现为病变信号明显减低(图 12-8)。增强 MRI 检查囊壁可有轻至中度强化。

三、鉴别诊断

积乳囊肿需与脂肪瘤和错构瘤鉴别:一般脂肪瘤较积乳囊肿大,外形常呈轻度分叶状,肿瘤内可有纤细的纤维分隔。错构瘤特点为混杂密度,包括斑片状低密度的脂肪组织及中等密度的纤维腺样组织,包膜纤细。透亮型积乳囊肿表现为圆形或卵圆形,呈部分或全部高度透亮的结构;囊壁光滑整齐,一般较脂肪瘤和错构瘤的壁厚,MRI增强检查时囊壁可有轻至中度强化。

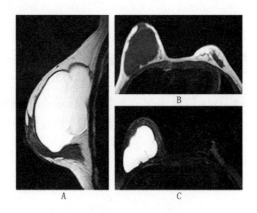

图 12-7　(右乳腺)积乳囊肿

A.MRI 平扫矢状面 T_2WI；B.MRI 平扫横轴面 T_1WI；C.MRI 平扫横轴面脂肪抑制 T_2WI，显示右乳内 6.0 cm×8.2 cm 肿块，边界清楚，外形轻度分叶，病变于 T_1WI 呈低信号，T_2WI 呈高信号，脂肪抑制后病变仍呈高信号，其内可见部分分隔影

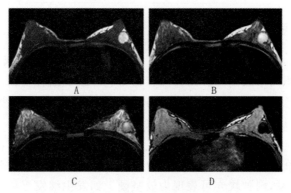

图 12-8　(左乳腺)积乳囊肿伴慢性炎症

A.MRI 平扫横轴面 T_1WI；B.MRI 平扫横轴面 T_2WI；C.MRI 平扫横轴面脂肪抑制 T_2WI；D.MRI 平扫横轴面反相位，显示左乳外侧类圆形肿块，边界清楚，病变于 T_1WI 和 T_2WI 均呈高信号，脂肪抑制后病变信号略有降低，但于 MRI 反相位上病变信号明显减低

第四节　乳腺错构瘤

一、临床表现与病理特征

乳腺错构瘤为正常的乳腺组织异常排列组合而形成的一种少见的瘤样病变，并非真性肿瘤。多数患者无任何症状。触诊肿物质地软或软硬不一，呈圆形、卵圆形，活动，无皮肤粘连受累征

象。妊娠期及哺乳期肿物迅速增大为本病特点。

病理上,病变主要由脂肪组织组成,脂肪成分可占病变的80%,混杂有不同比例的腺体和纤维组织。大体观察错构瘤呈圆形或卵圆形,有薄而完整的包膜,大小不一,质地软。错构瘤内若含有多量纤维组织时,大体标本很像纤维腺瘤,若含有多量脂肪组织则像脂肪瘤。

二、MRI 表现

错构瘤一般多由于其他原因行乳腺 MRI 检查而发现,错构瘤通常主要由脂肪组织组成,其中混有结节状纤维性和腺性增生。组织学上,这三种组织可以某一种为主,以不同比例组成。乳腺错构瘤多呈圆形或卵圆形,大小为 1～20 cm,边缘光整,在 MRI T_1WI 和 T_2WI 上信号强度表现依据肿瘤内成分含量不同而不同,如以脂肪组织为主,则呈高信号表现,其中可见低或中等信号区;如以腺体和纤维组织为主,则信号强度低,并在其中可见高信号区,呈高信号表现的脂肪组织在脂肪抑制序列上呈低信号。增强后一般无强化或轻度强化。

第十三章

甲状腺疾病的超声诊断

第一节 甲 状 腺 炎

一、急性化脓性甲状腺炎

急性化脓性甲状腺炎是由细菌或真菌感染引起的甲状腺急性化脓性炎症,在无抗生素时期,急性化脓性甲状腺炎的发病率在外科疾病中占 0.1％,随着抗生素的使用,急性化脓性甲状腺炎变得较为罕见。

（一）病理与临床表现

1.病理

甲状腺组织呈现急性炎症特征性改变。病变可为局限性或广泛性分布。初期大量多形核细胞和淋巴细胞浸润,伴组织坏死和脓肿形成。脓液可以渗入深部组织。后期可见到大量纤维组织增生。脓肿以外的正常甲状腺组织的结构和功能是正常的。

2.临床表现

急性化脓性甲状腺炎一般表现为甲状腺肿大和颈前部剧烈疼痛,触痛,畏寒、发热,心动过速,吞咽困难和吞咽时颈痛加重。

（二）超声诊断

根据梨状隐窝窦道的走行不同,可造成甲状腺脓肿或颈部脓肿,而甲状腺脓肿和颈部脓肿又可以相互影响。因此,可以从三个方面对急性化脓性甲状腺炎的超声表现进行评估,即分别评估甲状腺的超声改变、颈部软组织的超声改变和梨状隐窝窦道的超声表现。不过需指出的是,三方面的超声表现可以同时出现而不是相互孤立的。

1.甲状腺的超声改变

（1）发生部位及大小:急性化脓性甲状腺炎的发生部位通常与梨状隐窝窦道的走行有关,病变多发生在甲状腺中上部近颈前肌的包膜下区域。发病早期二维超声上的甲状腺仅表现为甲状腺单侧或双侧不对称性肿大,是由于甲状腺组织严重的充血水肿引起的(图 13-1)。疾病后期随着甲状腺充血水肿的减轻以及大量纤维组织增生,甲状腺形态亦发生改变,即腺体体积回缩,可恢复至原来大小。

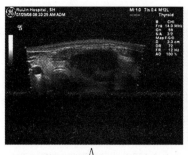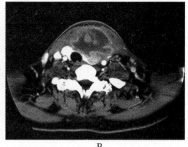

图 13-1　急性化脓性甲状腺炎脓肿形成期

A.灰阶超声显示脓肿累及甲状腺整个左侧叶;B.CT 显示左侧正常甲状腺组织基本消失

(2)边界和形态:由于急性甲状腺炎早期的甲状腺组织多有充血、水肿,故超声表现为病灶边缘不规则,边界不清晰。脓肿形成时,甲状腺内可见边缘不规则,边界模糊的混合型回声或无回声区,壁可增厚(图 13-2)。当急性甲状腺炎症状较重并向周围软组织蔓延或由于急性颈部感染蔓延至甲状腺时,炎症可延伸至包膜或突破包膜蔓延至周围软组织,超声表现为与周围甲状腺组织分界不清,甚至分界消失。

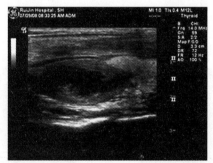

图 13-2　急性化脓性甲状腺炎脓肿形成期

灰阶超声显示脓肿位于甲状腺上极包膜下,壁厚,内部为弱回声

(3)内部回声:发病期间甲状腺内部回声不均匀,有局灶性或弥散性低回声区,大小不一,低回声与炎症严重程度有关,随着病程的进展低回声区逐步增多(图 13-3)。严重时甲状腺内可呈大片低回声区,若有脓肿形成则可有局限性无回声区,其内透声多较差可见多少不一的点状回声,以及出现类似气体的强回声且伴"彗尾征"。病程后期由于炎症的减轻以及大量纤维组织的增生,超声可显示甲状腺内部回声增粗、分布不均,低回声区以及无回声区缩小甚至消失,恢复为正常甲状腺组织的中等回声,但仍可残留不规则低回声区。无论病变轻还是重,残余的甲状腺实质回声可保持正常(图 13-4)。

彩色多普勒超声可显示甲状腺化脓性炎症的动态病理过程中血供状况的改变。在炎症早期,由于炎性充血可导致甲状腺炎症区域血供增加;脓肿形成后,脓肿内部血管受破坏,彩色多普勒超声可显示脓肿内部血供基本消失,而脓肿周围组织因炎症充血血供增加;恢复期,由于病变甲状腺修复过程中纤维组织的增生,病变区域依然血供稀少。

2.颈部软组织的超声改变

梨状隐窝窦道感染累及颈部时,由于颈部软组织较为疏松,炎症将导致颈部肿胀明显。患侧颈部皮下脂肪层、肌层和甲状腺周围区域软组织明显增厚,回声减低,层次不清。受累区域皮下脂肪层除了增厚外,尚可见回声增强现象。脂肪层和肌层失去清晰分界。肌肉累及可发生于舌骨下肌群和胸锁乳突肌,表现为肌肉增厚,回声减低,肌纹理模糊(图 13-5)。脓肿常紧邻甲状腺而形成,脓肿除压迫甲状腺外,还可压迫颈部其他解剖结构,如颈动脉、气管或食管发生移位。脓肿边缘不规则,与周围软组织分界模糊。脓肿液化后可出现液性无回声区,内伴絮片状坏死物高回声,探头挤压后可见流动感(图 13-6)。恢复期,随着炎症消退,肿胀的颈部软组织、肌层可逐步恢复正常,但由于炎症破坏,各组织层次结构依然不清(图 13-7)。

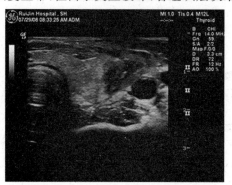

图 13-3 急性化脓性甲状腺炎早期

灰阶超声显示甲状腺上极包膜下低回声区,边缘不规则,边界模糊

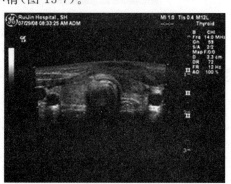

图 13-4 急性化脓性甲状腺炎恢复期

灰阶超声显示左叶甲状腺内残留不规则低回声区

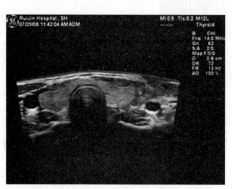

图 13-5 颈部软组织肿胀

灰阶超声显示左颈部舌骨下肌群和胸锁乳突肌肿胀,层次不清

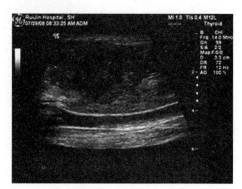

图 13-6 颈部脓肿

灰阶超声显示右颈部脓肿形成,内伴絮片状高回声

　　彩色多普勒超声可显示肿胀的颈部软组织和肌层血供增加,而脓肿内部血供基本消失,脓肿周围组织血供增加。恢复期,软组织和肌层的血供减少。

　　3.梨状隐窝窦道的超声改变

　　梨状隐窝窦道是急性化脓性甲状腺炎的重要发病因素,发现梨状隐窝窦道的存在对于明确病因和制订治疗方案具有非常重要的意义。CT 在探测窦道或窦道内的气体、在显示甲状腺受累方面优于 MR 和超声,是评估窦道及其并发症的最佳手段。

　　梨状隐窝窦道的超声探测有相当的难度,可通过以下方法改善超声显示的效果:①嘱患者吹喇叭式鼓气(改良 Valsalva 呼吸):嘱患者紧闭嘴唇做呼气动作以扩张梨状隐窝;②在检查前嘱患者喝碳酸饮料,当患者仰卧位时,咽部气体进入窦道,从梨状隐窝顶(尖)部向前下走行,进入甲状腺,此时行超声检查可见气体勾画出窦道的存在。在进行上述检查前应进行抗生素治疗以消除炎症,否则由于炎症水肿导致的窦道关闭影响检查结果。

在取得患者配合后,超声就有可能直接观察到气体通过梨状隐窝进入颈部软组织或甲状腺病灶,这是由于其与梨状隐窝相交通所致;超声亦可显示窦道存在的间接征象,表现为原来没有气体的病灶内出现气体的强回声(图13-8)。

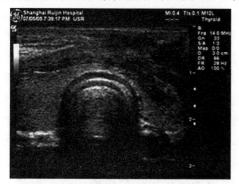 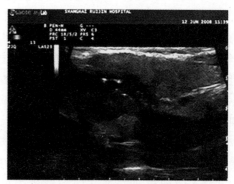

图13-7　急性化脓性甲状腺炎恢复期　　　　　图13-8　急性化脓性甲状腺炎
灰阶超声显示左颈部皮下软组织及肌层分界不清　　灰阶超声显示脓肿病灶内气体强回声,后伴"彗星尾"征

（三）鉴别诊断

1.亚急性甲状腺炎

亚急性甲状腺炎通常疼痛不如化脓性甲状腺炎剧烈,不侵入其他颈部器官,红细胞沉降率明显增快,早期有一过性甲亢症状以及血 TT_3、FT_3、TT_4、FT_4 升高而 TSH 下降,甲状腺吸^{131}I率降低的分离现象,甲状腺活检有多核巨细胞出现或肉芽肿形成。

2.甲状腺恶性肿瘤

甲状腺恶性肿瘤可发生局部坏死,类似急性化脓感染,没有急性炎症性的红肿痛热表现,应予警惕。

3.其他颈前炎性肿块

肿块不随吞咽上下活动,B超或CT检查可帮助鉴别,甲状腺扫描无相应变化。

二、亚急性甲状腺炎

亚急性甲状腺炎是一种自限性甲状腺炎,因不同于病程较短的急性甲状腺炎,也不同于病程较长的桥本甲状腺炎,故称亚急性甲状腺炎。

（一）病理与临床表现

1.病理

在疾病早期阶段表现为滤泡上皮的变性和退化,以及胶质的流失。紧接着发生炎症反应,甚至形成小脓肿。继而甲状腺滤泡大量破坏,形成肉芽肿性炎,周边有纤维组织细胞增生。病变后期异物巨细胞围绕滤泡破裂残留的类胶质,形成肉芽肿。病变进一步发展,炎性细胞减少,纤维组织增生,滤泡破坏处可见纤维瘢痕形成。

2.临床表现

起病急,临床发病初期表现为咽痛,常有乏力,全身不适,不同程度的发热等上呼吸道感染的表现,可有声音嘶哑及吞咽困难。甲状腺肿块和局部疼痛是特征性的临床表现。本病大多仅持续数周或数月,可自行缓解,但可复发,少数患者可迁延1~2年,大多数均能完全恢复。

(二)超声诊断

1.灰阶超声

(1)甲状腺病变区。①病变区大小及部位:疾病早期炎症细胞的浸润可使甲状腺内出现低回声区或偏低回声区;疾病进展过程中,部分低回声区可互相融合成片状,范围进一步扩大;而在疾病的恢复期或后期,由于淋巴细胞、巨噬细胞、浆细胞浸润,纤维组织细胞增生,使得病变区减小甚至消失。亚急性甲状腺炎的病变区一般位于甲状腺中上部腹侧近包膜处(图13-9),故病情严重时常可累及颈前肌。②病变区边缘及边界:病变区大部分边缘不规则,表现为地图样或泼墨样(图13-10),在疾病早期,病灶边界模糊,但病灶和颈前肌尚无明显粘连,嘱患者进行吞咽动作可发现甲状腺与颈前肌之间存在相对运动。随着病变发展,低回声区的边界可变得较为清晰(图13-11),但在恢复期炎症逐步消退后,病灶可逐步缩小,和周围组织回声趋于一致。在疾病的发展过程中,由于炎症的进一步发展,炎性细胞可突破甲状腺的包膜侵犯颈前肌群,出现甲状腺与其接近的颈前肌二者之间间隙消失的现象,表现为不同于癌性粘连的弥散性轻度粘连(图13-12)。嘱患者进行吞咽动作可发现颈前肌与甲状腺的相对运动消失。③病变区内部回声:疾病早期甲状腺实质内可出现单发或多发、散在的异常回声区,超声表现为回声明显低于正常甲状腺组织的区域,部分低回声区可相互融合形成低回声带。在疾病发展过程中甲状腺的低回声还可以出现不均质改变,即呈从外向内逐渐降低的表现(图13-13)。部分病例的甲状腺甚至会出现疑似囊肿的低回声或无回声区(图13-14)。

有研究者提出假性囊肿的出现可能与甲状腺的炎症、水肿以及由于炎症引起的小脓肿有关。

随着病情的好转,纤维组织的增生使得甲状腺内部出现一定程度的纤维化增生,故超声可显示甲状腺内部回声增粗、分布不均,低回声区缩小甚至消失,恢复为正常甲状腺组织的中等回声。但也有部分亚急性甲状腺炎患者在疾病康复若干年后的超声复查中仍可探测到局灶性片状低回声区或无回声区,原因可能是亚急性甲状腺炎的后遗症,表明亚急性甲状腺炎康复患者的超声检查并非都表现为甲状腺的正常图像。另外,坏死的甲状腺组织钙化可表现为局灶性强回声和后方衰减现象。

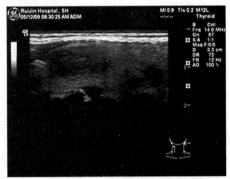

图13-9 亚急性甲状腺炎
灰阶超声显示病变位于甲状腺近包膜处

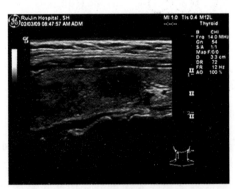

图13-10 亚急性甲状腺炎
灰阶超声显示边缘不规则,边界模糊,形态不规则

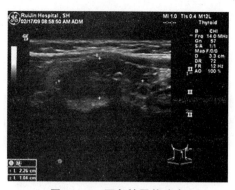

图 13-11　亚急性甲状腺炎
灰阶超声显示边界清晰、锐利

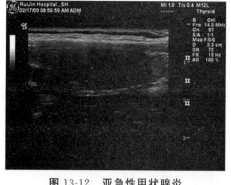

图 13-12　亚急性甲状腺炎
灰阶超声显示甲状腺病灶和颈前肌群之间的间隙消失

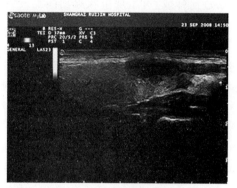

图 13-13　亚急性甲状腺炎
灰阶超声显示甲状腺病灶从外向内回声逐渐降低

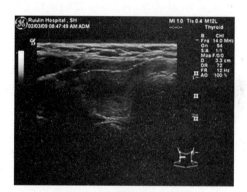

图 13-14　亚急性甲状腺炎
灰阶超声显示甲状腺病灶内部回声极低,与颈
动脉腔内回声水平几乎等同

(2)甲状腺病变区外:对亚急性甲状腺炎患者的甲状腺大小,普遍认为呈对称性或非对称性肿大。有文献报道甲状腺的体积甚至可达原体积的两倍大小。这种肿大是早期由于大量滤泡的破坏水肿、胶质释放引起甲状腺体积增大。疾病后期腺体体积明显回缩,可恢复至原来大小。病变外的甲状腺由于未受到炎症侵袭,仍可表现为正常的甲状腺回声。

2.多普勒超声

疾病的急性期由于滤泡破坏,大量甲状腺素释放入血,出现 T_3、T_4 的增高,引起甲状腺功能亢进,彩色多普勒显像时可探及病灶周边丰富血流信号,而病灶区域内常呈低血供或无血供,原因在于病灶区域的滤泡破坏了而正常甲状腺组织的滤泡未发生多大改变。在恢复期甲状腺功能减退时,因 T_3、T_4 降低,TSH 持续增高而刺激甲状腺组织增生,引起甲状腺腺内血流增加。

(三)鉴别诊断

亚急性甲状腺炎需要与甲状腺结节的急性出血、慢性淋巴细胞性甲状腺炎(CLT)的急性发病寂静型或无痛性甲状腺炎及急性化脓性甲状腺炎相鉴别。

三、桥本甲状腺炎

桥本甲状腺炎(HT)是自身抗体针对特异靶器官产生损害而导致的疾病,病理上呈甲状腺弥散性淋巴细胞浸润,滤泡上皮细胞嗜酸性变,因这类疾病血中自身抗体明显升高,所以归属于自身免疫性甲状腺炎。

(一)病理与临床表现

1.病理

桥本甲状腺炎的病理改变以广泛淋巴细胞或浆细胞浸润,形成淋巴滤泡为主要特征,后期伴有部分甲状腺上皮细胞增生及不同程度的结缔组织浸润与纤维化,导致甲状腺功能减退。由于桥本甲状腺炎是一个长期的缓慢发展的过程,因此随着病程不同,其淋巴细胞浸润程度、结缔组织浸润程度,纤维化程度都会有所变化。

2.临床表现

桥本甲状腺炎患者起病隐匿,初期大多没有自觉症状,早期病例的甲状腺功能尚能维持在正常范围内。当伴有甲状腺肿大时可有颈部不适感,极少数病例因腺体肿大明显而出现压迫症状,如呼吸或吞咽困难等。部分患者因抗体刺激导致的激素过量释放,可出现甲状腺功能亢进症状,但程度一般较轻。

(二)超声诊断

桥本甲状腺炎的超声表现较为复杂,均因淋巴细胞浸润范围、分布不同和纤维组织增生的程度不同而致声像图表现有所不同。桥本甲状腺炎合并其他疾病也很常见,经常需要与合并疾病相鉴别。

1.灰阶超声

(1)形态和大小:典型的桥本甲状腺炎常累及整个甲状腺,腺体增大明显,呈弥散性非均匀性肿大,多为前后径增大,有时呈分叶状。病变侵及范围广泛,可伴有峡部明显增厚(图 13-15)。病程后期可出现萎缩性改变,即表现为甲状腺缩小,边界清楚,由于逐步的纤维化进程而出现回声不均(图 13-16)。

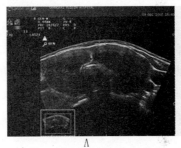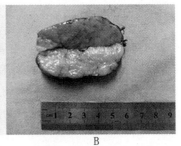

Λ   B

图 13-15　桥本甲状腺炎

A.灰阶超声显示甲状腺呈弥散性非均匀增大,峡部增
厚,内部回声减低,不均,但未见明显结节;B.手术标本切
面示甲状腺质地较均匀,未见明显结节

(2)内部回声:桥本甲状腺炎的腺体内部异常回声改变以低回声为主,其病理基础是腺体内弥散性炎性细胞(淋巴细胞为主)浸润,甲状腺滤泡破坏萎缩,淋巴滤泡大量增生,甚至形成生发中心。另一特征性超声改变是腺体内出现广泛分布条状高回声分隔,使腺体内呈不规则网格样改变。

根据文献,目前倾向于把桥本甲状腺炎分为 3 种类型,即弥散型、局限型和结节形成型。主要分型依据包括甲状腺内低回声的范围、分布以及结节形成状况。但病程发展过程中各型图像互相转化,各型难以截然区分。①弥散型:弥散型是桥本甲状腺炎最常见的类型,以腺体弥散性肿大伴淋巴细胞浸润的低回声图像为主。回声减低程度与促甲状腺素(TSH)水平负相关,提示甲状腺滤泡萎缩及淋巴细胞浸润严重(图 13-17)。HT 病程中,甲状腺腺体弥散性病变时,可出现广泛分布的纤维组织增生,超声显示实质内出现线状高回声(图 13-18)。增生的纤维组织可相互分隔,超声上腺体内见不规则网格样改变,是桥本甲状腺炎的特征性表现(图 13-19)。其病理基础是小叶间隔不同程度的纤维组织增生,伴有玻璃样变,甲状腺滤泡大量消失。②局限型:局限型病理上表现为甲状腺局部区域淋巴细胞浸润,也可能是相对于其他区域甲状腺某一部分的淋巴细胞浸润较为严重,超声上表现甲状腺局限性不均匀低回声区,形态不规则,呈"地图样"(图 13-20)。如果两侧叶淋巴细胞浸润的程度不一,则可出现左右侧叶回声水平不一致的现象。局灶性浸润可能代表病情轻微,或是在疾病的早期阶段。③结节形成型:桥本甲状腺炎在发展过程中,由于甲状腺实质内纤维组织增生,将病变甲状腺分隔,形成结节。结节可呈单结节,但更多表现为多结节,明显者表现为双侧甲状腺可布满多个大小不等的结节样回声区,以低回声多见,结节可伴钙化或囊性变(图 13-21、图 13-22)。结节形成型桥本甲状腺炎结节外甲状腺组织仍呈弥散型或局限型改变,即甲状腺实质回声呈不均匀减低。

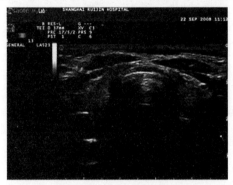

图 13-16　**桥本甲状腺炎**
灰阶超声显示甲状腺呈弥散性萎缩

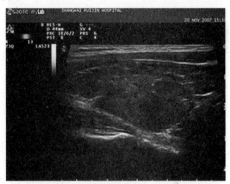

图 13-17　**桥本甲状腺炎,弥散型(1)**
灰阶超声显示甲状腺回声弥散性减低,与颈前肌群回声相仿

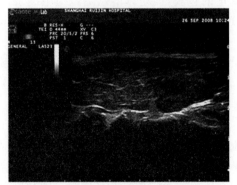

图 13-18　**桥本甲状腺炎,弥散型(2)**
灰阶超声显示甲状腺回声弥散性减低,内见散在大量线状高回声

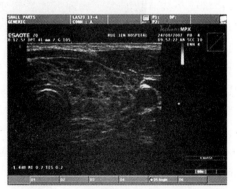

图 13-19　**桥本甲状腺炎,弥散型(3)**
灰阶超声显示甲状腺实质呈不规则网格状结构

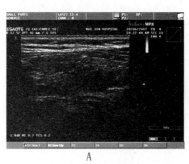
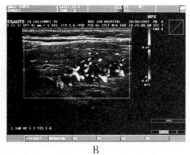

图 13-20　桥本甲状腺炎,局限型

A.灰阶超声显示甲状腺下极实质内不规则低回声区;B.多普勒显示

上述低回声区血供明显增多,甲状腺其余区域血供基本正常

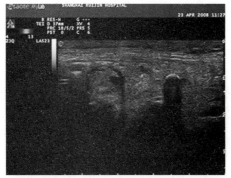

图 13-21　桥本甲状腺炎,结节形成型(1)

灰阶超声显示甲状腺内两个结节,下极结节可见环状钙化

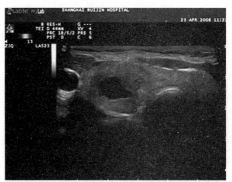

图 13-22　桥本甲状腺炎,结节形成型(2)

灰阶超声显示甲状腺结节,内伴囊性变

　　(3)边界。①腺体的边界:桥本甲状腺炎包括局灶性病变和累及整个腺体的弥散性改变,但病变局限于腺体内,甲状腺边缘不规则,边界清晰。这一点与同是局灶性或弥散性低回声表现的慢性侵袭性(纤维性)甲状腺炎有很大区别,后者往往突破包膜呈浸润性生长,与周围组织分界不清。②腺体内异常回声的边界:如上所述,典型的桥本甲状腺炎表现为腺体内广泛减低回声区,呈斑片状或小结节状居多。病理上这类病变并没有真正的包膜,而是以淋巴细胞为主的浸润性分布,因此不一定有清晰的边界。局灶性病变如果表现为边界欠清的低回声灶,仅仅凭形态学观察很难与恶性病变相鉴别。

　　然而,纤维组织增生是桥本甲状腺炎常见的病理变化,是甲状腺滤泡萎缩、结构破坏以后的修复反应而形成的。由于广泛的高回声纤维条索(或者说是纤维分隔)形成,使腺体实质呈现网状结构,同时构成了低回声"结节"的清晰边界。

　　2.多普勒超声

　　(1)彩色多普勒:桥本甲状腺炎的腺体实质内血流信号表现各异,多呈轻度或中等程度增多,部分患者血供呈明显增多,但也可以是正常范围,如果甲状腺伴有明显纤维化,则血供甚至减少。病程早期可合并甲亢表现,甲状腺弥散性对称性肿大,腺体内部血流信号明显增多。这和甲亢时出现的甲状腺"火海"没有明显区别,但是其血流速度较慢,无论是在治疗前还是在治疗后。流速增加的程度一般低于原发性甲亢。腺体血流丰富程度与甲状腺的治疗状况(如自身抗体水平)及功能状态(血清激素水平)无相关,与 TSH 及甲状腺大小有正相关。后期则呈现甲状腺功能减退表现,甲状腺萎缩后血流信号可减少甚至完全消失。

在局灶性病变时,结节的血供模式多变,可以是结节的边缘和中央皆见血流信号,也可以是以边缘血流信号为主。

(2)频谱多普勒:血流多为平坦、持续的静脉血流和低阻抗的动脉血流频谱,伴甲亢时流速偏高,随着病程发展、腺体组织破坏而流速逐渐减慢,伴甲减时更低,但收缩期峰值流速(PSV)仍高于正常人。甲状腺动脉的流速明显低于甲亢为其特点,有学者报道甲状腺下动脉的峰值血流速度在甲亢患者常超过150 cm/s,而桥本甲状腺炎通常不超过65 cm/s。

也有研究观察到自身免疫性甲状腺炎的甲状腺上动脉 RI 显著增高,对本病的诊断有意义,并可能有助于判断甲减预后,但尚未有定论。

(三)鉴别诊断

1.结节性甲状腺肿

少数慢性淋巴细胞性甲状腺炎(CLT)患者的甲状腺可出现结节样变,甚至多个结节产生。但结节性甲状腺肿患者的甲状腺自身抗体滴度减低或正常,甲状腺功能通常正常,临床少见甲减。

2.Graves病

肿大的甲状腺质地通常较软,抗甲状腺抗体滴度较低,但也有滴度高者,二者较难区别,如果血清 TRAb 阳性,或伴有甲状腺相关性眼病,或伴有胫前黏液性水肿,对诊断 Graves 病十分有利,必要时可行细针穿刺细胞学检查。

3.甲状腺恶性肿瘤

CLT 可合并甲状腺恶性肿瘤,如甲状腺乳头状癌和淋巴瘤。CLT 出现结节样变时,如结节孤立、质地较硬时,难与甲状腺癌鉴别,应检测抗甲状腺抗体,甲状腺癌病例的抗体滴度一般正常,甲状腺功能也正常。如临床难以诊断,应作细针穿刺细胞学检查(FNAC)或手术切除活检以明确诊断。

4.慢性侵袭性纤维性甲状腺炎

慢性侵袭性纤维性甲状腺炎又称为木样甲状腺炎。病变常超出甲状腺范围,侵袭周围组织,产生邻近器官的压迫症状,如吞咽困难、呼吸困难、声嘶等。甲状腺轮廓可正常,质硬如石,不痛,与皮肤粘连,不随吞咽活动,周围淋巴结不大。甲状腺功能通常正常,甲状腺组织完全被纤维组织取代后可出现甲减,并伴有其他部位纤维化,抗甲状腺抗体滴度降低或正常。可行细针穿刺活检和甲状腺组织活检。

第二节 单纯性甲状腺肿

单纯性甲状腺肿(SG)又称胶样甲状腺肿(CG),是由非炎症和非肿瘤因素阻碍甲状腺激素合成而导致的甲状腺代偿性肿大。一般不伴有明显的甲状腺功能改变。病变早期,甲状腺为单纯弥散性肿大,至后期呈多结节性肿大。

一、病理与临床表现

(一)病理

单纯性甲状腺肿的发生发展有呈多中心序贯发生和治疗复旧导致病理过程反复的特点,其过程大致分为以下 3 个阶段。

1.滤泡上皮增生期(弥散性增生性甲状腺肿)

甲状腺呈Ⅰ度以上弥散性肿大,两叶对称、质软略有饱满感,表面光滑。镜下见滤泡内胶质稀少。

2.滤泡内胶质储积期(弥散性胶样甲状腺肿)

甲状腺对称性弥散性肿大达Ⅱ度以上,触诊饱满有弹性。大体颜色较深,呈琥珀色或半透明胶冻样。镜下见滤泡普遍扩大,腔内富含胶质。

3.结节状增生期(结节性甲状腺肿)

单纯性甲状腺肿的晚期阶段,甲状腺肿大呈非对称性,表面凹凸不平,触诊质硬或局部软硬不一。镜下见大小不一的结节状结构,各结节滤泡密度及胶质含量不一。发病时间长的患者,结节可发生出血、囊性变或形成钙化等退行性变。

(二)临床表现

单纯弥散性甲状腺肿一般是整个甲状腺无痛性弥散性增大,患者常因脖颈变粗或衣领发紧而就诊,触诊甲状腺质软,表面光滑,吞咽时可随喉上下活动,局部无血管杂音及震颤。

结节性甲状腺肿甲状腺两侧叶不对称性肿大,患者自感颈部增粗,因发现颈部肿块,或因结节压迫出现症状而就诊,较单纯弥散性甲状腺肿更易出现压迫症状。甲状腺肿一般无疼痛,结节内出血则可出现疼痛。触诊可及甲状腺表面凹凸不平,有结节感。结节一般质韧,活动度好,可随吞咽上下活动。

二、超声诊断

(一)单纯性弥散性甲状腺肿

单纯性弥散性甲状腺肿是单纯性甲状腺肿的早期阶段,甲状腺两叶呈对称性弥散性肿大,重量可达 40 g 以上。轻者只有触诊或超声检查才能发现,重者可见颈前突出甚至出现压迫症状。

正常甲状腺每叶长为 3～6 cm、宽为 1～2 cm、厚为 1～2 cm。峡部通常厚为 2.0 mm。单纯弥散性甲状腺肿早期仅表现为滤泡上皮的增生肥大,从而导致甲状腺弥散性均匀性增大,腺体内无结节样结构,超声最主要的征象是甲状腺不同程度的增大,呈对称性、均匀弥散性肿大,常较甲亢增大为明显,甚至 3～5 倍至 10 倍以上。一般临床工作中常用甲状腺前后径线来简易评估甲状腺的大小,因为这个径线和甲状腺的体积相关性最佳。

单纯弥散性甲状腺肿的早期内部回声可类似正常,无明显变化。随着甲状腺肿的增大,则回声较正常甲状腺回声高,其内部结构粗糙,

实质回声变得很不均匀。这是因为在甲状腺,声界主要由细胞和胶质反射形成。正常甲状腺含胶质量较多,含细胞成分相应较少,显示为均质的超声图像,回声较周围的肌肉组织为低。当细胞成分占优势,胶质较少时,超声波显示弥散的减低回声,提示声波反射少。

单纯弥散性甲状腺肿继续发展呈弥散性胶样甲状腺肿的改变,大多数声波遇上细胞-胶质分界面时成直角声波反射而无任何分散,显示回声较高。进一步可使滤泡内充满胶质而高度扩张,形成多个薄壁的液性暗区,正常甲状腺组织显示不清,甲状腺后方边界变得不清楚。缺碘和高碘引起甲状腺肿大两者有一定的差别:高碘甲状腺肿边缘清晰,有不均匀的回声;低碘甲状腺肿边缘模糊,有均匀的回声。

彩色多普勒超声示腺体内可见散在性点状和少许分支状血流信号(因仪器不同而已),较正常甲状腺血流信号无明显增多。甲状腺上动脉内径正常或稍增宽,频谱多普勒示甲状腺上动脉血流可以表现为增加,但与甲状腺增生的程度无相关性。脉冲多普勒(PWD),频谱参数与正常组接近,频带稍增宽,收缩期峰值后为一平缓斜坡,与甲亢的表现有明显的不同。也有学者对碘缺乏地区甲状腺肿患儿的甲状腺血流进行了定量及半定量研究,发现患儿甲状腺血管峰值流速(SPV)增高,阻力指数(RI)降低。

(二)单纯性结节性甲状腺肿

结节性甲状腺肿(NG)是单纯性甲状腺肿发展至后期的表现。甲状腺在弥散性肿大的基础上,不同部位的滤泡上皮细胞反复增生和不均匀的复旧,形成增生性结节,亦称腺瘤样甲状腺肿,其结节并非真正腺瘤。结节一般多发,巨大的结节形成,可使甲状腺变形而更为肿大,可达数百克,甚至数千克以上,又称多发性结节性甲状腺肿。

1.灰阶超声

(1)结节外的甲状腺。①甲状腺形态及大小:以往认为结节性甲状腺肿的典型声像图表现是甲状腺两叶不规则增大伴多发性结节。甲状腺呈不同程度增大,多为非对称性肿大,表面凹凸不光整。但随着高分辨率彩色多普勒超声普遍用于甲状腺检查,不少病例的甲状腺大小在正常范围,仅发现甲状腺结节。根据上海交通大学附属瑞金医院2007—2008年由外科手术且病理证实为结节性甲状腺肿的186例患者(排除非首次手术患者36例)的150例患者的术前超声检查,其中甲状腺左右两侧叶呈对称性肿大的仅占7.3%(11例),而左、右叶单侧肿大呈不对称性的占31.3%(47例),还有61.3%(92例)甲状腺大小在正常范围内。而且,在平时的工作也发现,甲状腺大小在正常范围内的患者占很大比例,正因如此,这部分患者并不会出现压迫症状而甚少进行外科手术,大多采取超声随访,但这些其实都是结节性甲状腺肿。这都表明了以往认为结节性甲状腺肿的诊断标准由体积增大和结节形成的观点随着人群甲状腺普查率的增高也应有所改进,体积是否增大已不能作为判别结节性甲状腺肿的必要条件,即结节性甲状腺肿的体积不一定增大(图13-23)。这样,结节形成就成为诊断的标志。另外,150例结节性甲状腺肿患者中,峡部正常的有48例,占50.7%,峡部饱满的有74例,占49.3%,峡部增厚的有28例,占18.7%,增厚的峡部平均厚约为6.47 mm,最厚的约为18.8 mm。②甲状腺回声:甲状腺实质的腺体回声通常稍增粗,回声增高,分布尚均匀或均匀的,有时可不均匀,并可见散在点状或条状回声(图13-24),这种实质回声的表现是由于甲状腺组织在弥散性增生基础上的不均匀修复,反复的增生复旧致结节形成,而结节间组织的纤维化所致。根据瑞金医院对上述186例病理证实为结节性甲状腺肿患者的分析,大部分甲状腺实质呈中等回声,约占86.0%,回声减低的占14.0%;回声不均匀的占了88.2%,这可能与接受手术的患者一般病程较长,增生复旧明显有关,但在实际的临床工作中,甲状腺回声不均匀的比例并没有这么高。而结节布满甲状腺时,则无正常甲状腺组织。

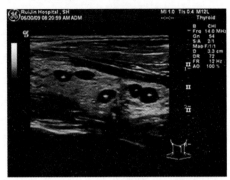

图 13-23　弥散性结节性甲状腺肿(1)

灰阶超声显示甲状腺内多发结节,但甲状腺大小正常

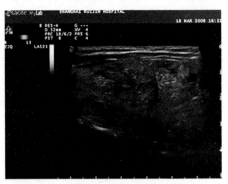

图 13-24　弥散性结节性甲状腺肿(2)

灰阶超声显示结节外的甲状腺组织回声明显不均

　　(2)甲状腺结节。①结节大小及形态:结节形态一般规则,多呈圆形或椭圆形,也有的欠规则。大小不一,几毫米的微小结节至数十毫米的巨大结节均有报道,巨大的结节重达数千克。超声对 1 cm 以下的结节敏感性较 CT 和核素扫描高,但对胸骨后甲状腺肿的结节扫查受限。现今的超声诊断仪分辨率足以显示 5 mm 以下的微小结节,对 1～2 mm 的结节也很敏感。②结节边界:边界清晰或欠清晰,当结节布满整个甲状腺时,各结节间界限变得模糊不清。绝大多数无晕环回声,文献报道有11.76%的结节性甲状腺肿患者可出现晕环。时间长的结节或比较大的结节由于挤压周围组织而形成包膜,这并非结节自身真正的包膜,故一般不完整,较粗糙。研究表明,结节性甲状腺肿的结节边界一般欠清,占82.3%,结节边界不清的也占 15.6%,有时需与甲状腺癌作鉴别。③结节数目:结节性甲状腺肿的增生结节占甲状腺所有结节的 80%～85%。多发结节占大多数,其数目变化很大,可为一侧叶多个结节或两侧叶多个结节,甚至可以布满整个甲状腺。文献报道的单发结节绝不鲜见,可占 22%～30%,需与腺瘤和癌作鉴别。根据结节数目可将结节性甲状腺肿分为 3 型,即孤立性结节型、多发性结节型及弥散性结节型。④结节内部回声:与病理改变的不同阶段有联系,多为无回声或混合性回声,低回声、等回声以及高回声也均可见。病变早期,以"海绵"样的低回声多见,此期结节内滤泡增大,胶质聚集。此期患者多采取内科治疗,故手术送检病理较少,占3.8%～7%。病变发展程度不一时,则表现为由低回声、无回声及强回声共同形成的混合性回声。无回声和混合性回声结节是病变发展过程中结节继发出血、囊性变和钙化等变性的表现。实性结节或混合性结节中的实性部分多为中等偏高回声,占53.8%,回声大多欠均匀或不均匀,亦可比较均匀。

　　甲状腺肿结节的钙化表现为典型的弧线状、环状或斑块状,较粗糙,声像图上表现为大而致密的钙化区后伴声影。这与甲状腺乳头状癌的微钙化不同。根据超声表现的内部回声大致分为实性结节、实性为主结节、囊性为主结节三类。

　　2.彩色多普勒超声

　　CDFI 显示腺体内散在点状和分支状血流信号,与正常甲状腺血流信号相比,无明显增多。腺体血流信号也可增多,此时可见粗大迂曲的分支状血管,在大小不等的结节间穿行或绕行,在较大的腺瘤样结节周围,血流呈花环样包绕结节,并有细小分支伸入结节内。

　　结节内通常表现为无血供或少血供(但是年轻患者生长迅速的增生结节除外),结节内无明显的中央血流,原因可能是增生的结节压迫结节间血管、结节内小动脉壁增厚及管腔闭锁,结节供血不足所致。液化的结节也无血流可见。有研究者认为直径大于 10 cm 的实性结节当多切面扫查,内部仍无血流信号时,甲可能性大。然而,由于现代能量彩色多普勒技术的进展,对低速血流的敏感性提高,大量的甲状腺结节同样可见病灶内血流信号,因而将"单独的病灶周边血流信号"作为良性病变的特征已经不再合适。结节周边可有也可无环形血流。

三、鉴别诊断

（一）结节性甲状腺肿

本病呈两侧不均匀、不对称性肿大,多发结节但无胶状物存留。

（二）颈部肿瘤

常为局部有肿物、单发、单侧多见,可以见到正常甲状腺组织。

第三节　毒性弥漫性甲状腺肿

毒性弥散性甲状腺肿即突眼性甲状腺肿,又称 Graves 病（简称 GD）,是一种伴甲状腺激素分泌增多的器官特异性自身免疫病。

一、病理与临床表现

（一）病理

甲状腺常呈弥散性、对称性肿大,或伴峡部肿大,其大小一般不超过正常甲状腺的 3 倍,重量增加。质软至韧,包膜表面光滑、透亮,也可不平或呈分叶状,红褐色,结构致密而均匀,质实如肌肉。镜下显示滤泡细胞呈弥散性增生,滤泡数增多、上皮呈高柱状,排列紧密,细胞大小、形态略有不同。滤泡间质血管丰富、充血和弥散性淋巴细胞浸润,且伴有淋巴滤泡形成。

（二）临床表现

免疫功能障碍可以引起体内产生多种淋巴因子和甲状腺自身抗体,致使甲状腺肿大、甲状腺激素分泌亢进,随之出现一系列甲亢的症状和体征。本病的主要临床表现为心慌、怕热、多汗、食欲亢进、大便次数增加、消瘦、情绪激动等。绝大多数患者有甲状腺肿大,为双侧弥散性肿大,质地较软,表面光滑,少数伴有结节。少数患者无甲状腺肿大。除以上甲状腺肿大和高代谢综合征外,尚有突眼以及较少见的胫前黏液性水肿或指端粗厚等,上述表现可序贯出现或单独出现。

二、超声诊断

（一）灰阶超声

1.甲状腺大小

甲状腺多有不同程度肿大,因甲状腺滤泡细胞呈弥散性增生,滤泡数增多,滤泡间质血管丰富、充血和弥散性淋巴细胞浸润。肿大程度与细胞增生,以及淋巴细胞浸润程度相关,与甲亢轻重无明显关系。肿大严重的可压迫颈动脉鞘,使血管移位（图 13-25）。肿大可均匀,也可呈不均匀（图 13-26）。

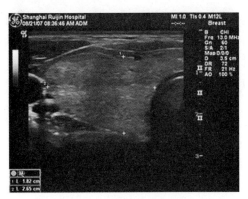

图 13-25　甲状腺功能亢进
灰阶超声显示双侧甲状腺明显肿大，
压迫颈动脉向外移位

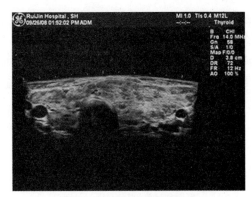

图 13-26　甲状腺功能亢进
灰阶超声显示双侧甲状腺不均匀肿大

2.甲状腺包膜和边界

甲状腺边缘往往相对不规则，可呈分叶状，包膜欠平滑，边界欠清晰，与周围无粘连。因广泛的淋巴细胞浸润，实质内有大量较大的血管增生。

3.甲状腺内部回声

与周围肌肉组织比较，65%～80%的甲状腺实质呈弥散性低回声，多见于年轻患者，因广泛的淋巴细胞浸润，甲状腺实质细胞的增加、胶质的减少、细胞-胶质界面的减少，以及内部血管数目的增加所致。低回声表现多样，因以上病理改变程度而异，或是均匀性减低，或是局限性不规则斑片状减低（图 13-27），或是弥散性细小减低回声，构成"筛孔状"结构（图 13-28）。低回声和血清 TSH 低水平之间存在相关性，TSH 水平越低，回声减低越明显，其原因可能为 TSH 水平越低，细胞增多和淋巴细胞浸润越明显。即使甲亢治愈后，部分患者甲状腺可能仍为低回声。也有部分表现为中等回声，内部回声分布均匀或不均匀，可以伴有弥散性细小回声减低区，甲亢治愈后回声可逐渐减低或高低相间，分布不均。部分病例因形成纤维分隔而伴有细线状、线状中高回声，乃至表现为"网状"结构（图 13-29、图 13-30）。

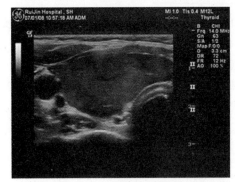

图 13-27　甲状腺功能亢进
灰阶超声显示甲状腺实质回声弥散性减低

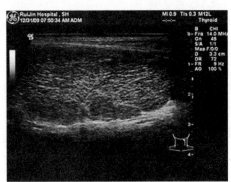

图 13-28　甲状腺功能亢进
灰阶超声显示甲状腺实质呈弥散性细
小减低回声，构成"筛孔状"结构

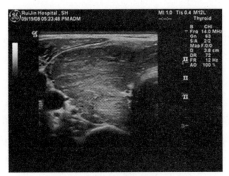

图 13-29　甲状腺功能亢进
灰阶超声显示甲状腺实质内线条状高回声

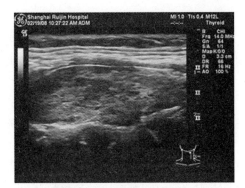

图 13-30　甲状腺功能亢进
灰阶超声显示甲状腺实质略呈网格
状,网格内部呈低回声

4.甲状腺内部结节

　　甲状腺功能亢进的小部分病例可见结节样回声,结节的回声可为实质性、囊实混合性和囊性
(图 13-31、图 13-32)。可因实质局部的出血、囊变而出现低弱回声、无回声结节,结节境界多较
模糊,内回声稍显不均,此类结节超声随访,可发现结节逐渐吸收消失。也可在 Graves 病甲状腺
弥散性肿大的基础上反复增生和不均匀的复原反应,形成增生性结节,类似于结节性甲状腺肿的
表现,部分结节可出现钙化。结节可发生恶变,但非常少见,发病率为1.65%～3.5%。

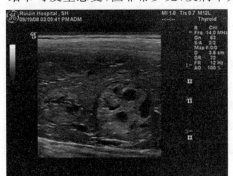

图 13-31　甲状腺功能亢进
灰阶超声显示甲状腺实质内多发结节形成,部分结节伴囊性变

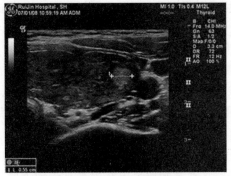

图 13-32　甲状腺功能亢进
灰阶超声显示甲状腺实质内高回声结节

5.甲状腺上动脉

由于甲状腺激素(TH)分泌增多,其直接作用于外周血管,使甲状腺血管扩张,因而甲状腺上动脉内径增宽,部分走行迂曲,内径一般大于或等于 2 mm。

(二)多普勒超声

1.彩色多普勒超声

(1)实质内血流信号:甲状腺内彩色血流显像血流模式的分级各种意见不一,尚无统一的标准。上海交通大学附属瑞金医院超声对 454 例未治疗的 Graves 病患者进行统计,将甲状腺内彩色血流显像血流模式分为以下几种表现:①血流信号呈"火海"样,占40.97%;②血流信号呈"网络"样,占46.70%;③血流信号呈树枝状,占9.03%;④血流信号呈短棒状,占3.29%;⑤血流信号呈点状,占0.01%。

在大多数未治疗的 Graves 病患者中多见的超声表现为甲状腺周边和实质内弥散性分布点状、分支状和斑片状血流信号,呈搏动性闪烁,Ralls 等称之为"甲状腺火海征"。"火海征"为 Graves 病典型表现,但非其所特有,也可见于其他甲状腺疾病,如亚甲状腺功能减退症,桥本甲状腺炎甲亢期等。"火海征"的产生机制是由于甲状腺激素直接作用于外周血管,使甲状腺血管扩张,甲状腺充血,甲状腺内血管出现动静脉短路,引起湍流或引起甲状腺组织的震颤所致,其组织学基础可能是甲状腺实质可出现明显的毛细血管化,实质内出现纤维分隔,分隔内小动脉增生。部分可表现为实质内见斑片状、条束状以及斑点状彩色血流信号,血流间有一定未充填空间。如血流信号增多的分布范围较局限,称为"海岛征"。部分血流信号亦明显增多,呈棒状或枝状,但尚未达到"火海征""海岛征"的程度。极少见的病例甲状腺血流信号可完全正常,见散在稀疏的星点或斑点状血流信号,时隐时现,甚至部分实质内无血流信号。

(2)结节内血流信号:当结节因实质局部的出血、囊变形成或是伴发增生性结节时,结节内未见明显血流信号。当结节发生恶变时,因新生小血管的形成,结节内可有少量血流信号或丰富血流信号,依血管增生程度而异。

(3)甲状腺上、下动脉:甲状腺激素(TH)直接作用于外周血管,使甲状腺上、下动脉扩张,流速加快,血流量明显增加,因而甲状腺上、下动脉血流可呈喷火样。治疗后可恢复正常血流信号。

2.频谱多普勒超声

(1)实质内动脉频谱:实质内动脉为低阻抗的高速动脉频谱,血流峰值速度可达 50～120 cm/s,还可见较高速的静脉宽带频谱。Graves 病患者甲状腺实质内动脉和周边动脉的 PSV 高于桥本甲状腺炎和结节性甲状腺肿患者,可以鉴别部分彩色血流显像表现重叠的 Graves 病和桥本甲状腺炎患者。

(2)甲状腺上动脉频谱:甲状腺上动脉 Vmax 增高反映甲状腺血流量增多,是高代谢的表现。甲状腺上动脉的 Vmin 能反映甲状腺组织的血流灌注状态,故在甲状腺处于高血流动力状态时,可呈现较高水平。甲状腺上动脉呈高速血流频谱,PSV、EDV、Vmean 都较正常明显增高,舒张期波幅明显增高。甲状腺上动脉的流速不仅对其诊断较为敏感,而且对治疗效果的评定也具有重要意义。RI 是血液循环阻力的指标之一。

(3)甲状腺下动脉频谱:甲状腺下动脉频谱准确性较甲状腺上动脉高。治愈后常可发现甲状腺下动脉血流速度的明显下降,这通常和游离甲状腺素水平的下降直接成比例。有学者认为甲状腺下动脉的峰值流速是预测甲亢复发的最佳指标,其流速>40 cm/s 往往预示复发。

三、鉴别诊断

（一）单纯性甲状腺肿

单纯性甲状腺肿可有甲状腺肿大，但无甲亢症状；甲状腺摄^{131}I率可升高，但无高峰前移；血清 TSAb、TGAb、TPOAb 阴性。

（二）神经官能症

神经官能症患者可有烦躁、焦虑、失眠、体重减轻等症状，但无高代谢症群、甲状腺肿、突眼；甲状腺功能正常。

（三）嗜铬细胞瘤

嗜铬细胞瘤患者可因血中肾上腺素和去甲肾上腺素升高而引起心悸、出汗、心率增快等类似甲亢的表现。但嗜铬细胞瘤患者无甲状腺肿和突眼；甲状腺功能正常；血压明显升高且有阵发波动；血及尿中儿茶酚胺及其代谢物升高，肾上腺影像学有异常改变。

（四）碘甲亢

过量的碘可引起某些结节性甲状腺肿及自身免疫性甲状腺病发生甲状腺功能改变，使患者发生甲亢。过量的碘主要来源于造影剂和胺碘酮及含碘食物。碘甲亢有过量碘摄入史，通常甲亢较轻，轻度甲状腺肿大，质硬，无痛，无血管杂音；摄碘率减低（＜3%），甲状腺显像不显影。停用碘剂后，临床和血生化在 1～3 个月将自然恢复正常。

（五）垂体性甲亢

临床有甲亢，化验 T$_3$、T$_4$ 升高，但 TSH 不降低或升高；无突眼及局限性黏液性水肿。垂体 MRI 可发现垂体瘤。

第四节　甲　状　腺　癌

一、病理与临床表现

甲状腺癌的病理分类主要有乳头状癌、滤泡癌、未分化癌、髓样癌四种。

（一）乳头状癌

乳头状癌最常见，约占 60%。大多为单发，但也可多发或多中心发生。乳头状癌好发于 30～40 岁的女性和青壮年，恶性程度较低，预后较好。

（二）滤泡癌

滤泡癌好发于 50 岁左右的中年人，中度恶性，早期易发生血道转移。

（三）未分化癌

未分化癌多见于 70 岁左右的老年人，高度恶性，预后很差。

（四）髓样癌

髓样癌是由滤泡旁细胞（即 C 细胞）发生的恶性肿瘤，好发年龄为 40～60 岁，预后不如乳头状癌，但较未分化癌好。

二、超声诊断

(1)癌结节大多在 1.5～3.0 cm,甚至更大,小于 1.0 cm 者属微小癌。较小者形态尚规则、呈圆形或椭圆形;较大者则不规则、分叶状或伴成角;边界不清晰,呈锯齿状或浸润状。

(2)内部为实性,呈较低回声,囊性变较少;多伴点状、细小斑状或簇状强回声,这种微小钙化灶是甲状腺癌,尤其是乳头状癌的特征性表现;后方常见声衰减。

(3)较大病灶内部血流较多。

(4)可侵犯腺体外组织,如侵犯颈前带状肌、喉返神经,后者导致声音嘶哑。颈部深浅淋巴结增大(提示转移)较多见。

(5)乳头状癌、滤泡癌和髓样癌三者在声像图上表现类似,未分化癌则瘤灶较大,边界更不清楚,明显浸润状,往往扩展到腺体外。

三、鉴别诊断

主要涉及甲状腺良、恶性结节,即甲状腺癌、甲状腺腺瘤及结甲结节之间的鉴别诊断,见表 13-1。

表 13-1　甲状腺良、恶性结节的超声鉴别诊断

	甲状腺癌	甲状腺腺瘤	结甲结节
低回声晕环	多见、较厚、不规则	多见、较窄、更整、规则	更清楚、小、不规整
内部回声	较低	较高	较高
内部强回声	多见、较细整	可见、较粗大	伴彗星尾征
多少、大小	较少、较小、可有壁结节	较多、较大	更清楚、较大
后方回声	减低或声影、不规则	无改变或增强	无改变或增强
形态	不规则、分叶状	圆形或椭圆形	圆形或椭圆形
边界	不清楚、锯齿状、浸润状	清楚、光滑	清楚或稍欠具体
血流	内部较多	周边较多	周边血流
外侵	可见	无	无
实性感	强	弱	弱

第十四章

乳腺疾病的超声诊断

第一节　乳腺增生性病变

　　乳腺增生病是女性最常见的乳房疾病,在临床上约有 50％妇女有乳腺增生的表现,多见于 20～50 岁的妇女;其基本病理表现为乳腺上皮和纤维组织增生,乳腺组织导管和乳腺小叶在结构上的退行性病变及进行性结缔组织生长的非炎症、非肿瘤性病变;其发病原因主要是内分泌激素失调。

　　由于乳腺增生病的组织形态复杂,所以其组织学分类方法也多种多样。如有学者依乳腺结构在数量和形态上的异常将其分为乳腺组织增生、乳腺腺病(又分为小叶增生期、纤维腺病期及纤维化期)、乳腺囊肿病三大类;也有的学者依乳腺增生的基本组织改变将其分为小叶增生、纤维化、炎性、囊肿、上皮增生、腺病 6 种类型。也正是由于其组织形态学上的复杂性,所以才造成了本病命名上的混乱,目前最多见的病理分类为乳腺小叶增生、乳腺囊性增生病、乳腺腺病等。

　　乳腺增生病按导管上皮增生的形态可将其分为四级。Ⅰ级:不伴有导管上皮增生,此级发生率为 70％;Ⅱ级:伴有导管上皮增生,但上皮细胞不呈异型性,其发生率为 20％;Ⅲa 级:伴有导管上皮增生,上皮细胞呈轻度异型性,发生率为 5％;Ⅲb 级:伴有导管上皮增生,上皮细胞呈重度异型性,发生率为 5％,此级恶变率最高,可能恶变率为 75％～100％。

　　乳腺增生性病变除上述乳腺增生病外,还包括乳腺纤维硬化病和放射状瘢痕等。

一、乳腺囊性增生病

(一)临床概述

　　乳腺囊性增生病是乳腺增生病中的一种,又名乳腺结构不良症、纤维囊性乳腺病等;多发生于30～50 岁的妇女,占乳腺专科门诊患者的 50％～70％。发病原因与卵巢功能失调有关,主要是黄体素与雌激素比例失调,即黄体素分泌减少、雌激素相对增加,雌激素刺激了乳管上皮增生,促使导管形成囊肿。临床表现为乳腺内肿块,一侧或两侧乳腺,单发或多发,边界可清楚或不清楚,可有乳房疼痛,且与月经周期关系不密切,患者在忧虑、心情不畅时,肿块变大变硬,疼痛加重;月经来潮后或情绪好转后,肿块变软变小。乳腺可有黄绿色、棕色或淡血性乳头溢液。

该病是女性乳腺常见的一类非肿瘤、非炎症性疾病,包括了病因和临床经过均不相同的多种病变。病理改变除了有乳管上皮及腺泡上皮增生,乳腺中、小导管或末梢导管上皮不同程度的增生和乳腺导管管腔不同程度的扩张,还常伴发结缔组织改变的多种形态变化的综合病变。

囊性增生病与乳腺癌的关系尚不明确。流行病学研究提示囊性增生病患者以后发生乳腺癌的机会为正常人群的2~4倍。囊性增生病本身是否会恶变与其导管上皮增生程度有关。单纯性的囊性增生病很少有恶变,如果伴有上皮不典型增生,特别是重度者,则恶变的可能较大,属于癌前期病变。

(二)超声表现

囊性增生病的声像图特点具有多样性。

(1)腺体回声增强,结构紊乱,腺体内散在分布多个囊性肿块,可为圆形、椭圆形、长条形,内部回声可为无回声、中等回声、混合回声等,囊壁上可有乳头状突起(图14-1、图14-2)。囊壁上有乳头状突起的常被认为是癌前病变,应注意观察或取病理活检。

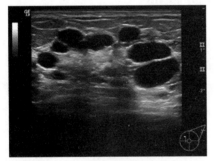

图 14-1　乳腺囊性增生病(1)

腺体内多个囊肿,囊肿内呈无回声,后方回声增强

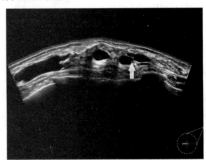

图 14-2　乳腺囊性增生病(2)

腺体内的囊肿内呈无回声,箭头指示部分囊壁可见点状突起

(2)多发性囊肿与实质性低回声小肿块并存,应与纤维腺病相鉴别。

(3)极少数囊性增生病表现为实质低回声肿块,边界不清,形态不规则(图14-3),甚至可见钙化点。上述表现应注意与乳腺癌鉴别,超声检查需注意肿块内有无血流及高阻频谱改变,观察腋窝有无肿大的淋巴结等;声像图上不能鉴别时建议病理活检。

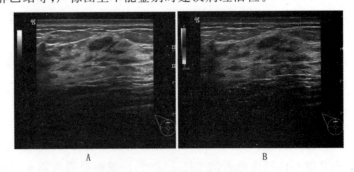

A　　　　　　　　　B

图 14-3　乳腺囊性增生病(3)

乳腺实质低回声结节,边界不清,形态不规则(A);CDFI示肿块内及其周边未见明显彩流信号(B)。病理:乳腺囊性增生病

（4）表现为实质低回声肿块的囊性增生病,85％的肿块内部无明显血流信号,少数肿块内可见少量血流信号,极少数肿块内可测得低速、高阻血流信号。

（5）本病常与其他乳腺疾病并发(图 14-4)。

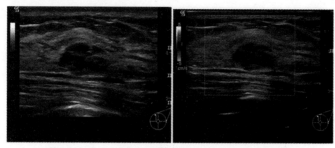

图 14-4　乳腺囊性增生病并导管内乳头状瘤形成

乳腺内实质低回声结节,边界不清,形态不规则,CDFI 示结节内未见明显彩流信号。术后病理提示为乳腺囊性增生病并导管内乳头状瘤形成

（三）鉴别诊断

1.与乳腺纤维腺瘤相鉴别

两者均可见到乳房肿块,单发或多发,质地韧实。乳腺囊性增生病的乳房肿块大多为双侧多发,肿块大小不一,呈结节状、片块状或颗粒状,质地一般较软,亦可呈硬韧,偶有单侧单发者,但多伴有经前乳房胀痛,触之亦感疼痛,且乳房肿块的大小性状可随月经而发生周期性的变化,发病年龄以中青年为多。乳腺纤维腺瘤的乳房肿块大多为单侧单发,肿块多为圆形或卵圆形,边界清楚,活动度大,质地一般韧实,亦有多发者,但一般无乳房胀痛,或仅有轻度经期乳房不适感,无触痛,乳房肿块的大小性状不因月经周期而发生变化,患者年龄多在 30 岁以下,以 20～25 岁最多见。乳腺囊性增生病与乳腺纤维腺瘤的彩色多普勒超声也有所不同,乳腺增生结节常无血流信号,而乳腺纤维腺瘤肿块内可有较丰富、低阻力血流信号。

2.与乳腺癌相鉴别

两者均可见到乳房肿块。但乳腺囊性增生病的乳房肿块质地一般较软,或中等硬度,肿块多为双侧多发,大小不一,可为结节状、片块状或颗粒状,活动,与皮肤及周围组织无粘连,肿块的大小性状常随月经周期及情绪变化而发生变化,且肿块生长缓慢,好发于中青年女性;乳腺癌的乳房肿块质地一般较硬,有的坚硬如石,肿块大多为单侧单发,肿块可呈圆形、卵圆形或不规则形,可长到很大,活动度差,易与皮肤及周围组织发生粘连,肿块与月经周期及情绪变化无关,可在短时间内迅速增大,好发于中老年女性。乳腺增生结节彩色多普勒一般无血供,而乳腺癌常血供丰富,呈高阻力型血流频谱。

二、乳腺腺病

（一）临床概述

乳腺腺病属于乳腺增生病,本病占全部乳腺疾病的 2％。乳腺腺病是乳腺小叶内末梢导管或腺泡数目增多伴小叶内间质纤维组织增生而形成的一种良性增生性病变,可单独发生,亦可与囊性增生病伴发;与囊性增生病一样均在乳腺小叶增生的基础上发生。

乳腺腺病多见于 30～40 岁女性,发生病因不明确,一般认为与卵巢内分泌紊乱有关,即孕激素减少、雌激素水平过高,或二者比例失调,作用于乳腺组织使其增生而形成,可与乳腺其他上皮性肿瘤混合存在。临床表现常有乳腺局限性肿块或与月经周期相关的乳房疼痛等。

依其不同的发展阶段，病理可分为二期。①腺泡型腺病期：即腺病的早期阶段，乳腺小叶内末梢导管数目明显增多，乳腺小叶扩大、融合成片，边界模糊；末梢导管上皮细胞可正常或增生，但排列规则，无异型，肌上皮存在；乳腺小叶内间质纤维组织增生，失去原有疏松状态，增生的纤维组织围绕末梢导管分布。②纤维化期（硬化性腺病）：是腺病的晚期表现，一般是由上期发展而来；间质内纤维组织过度增生，管泡萎缩以致消失，小叶体积缩小，甚至轮廓消失，残留少量萎缩的导管，纤维组织可围绕萎缩的导管形成瘤样肿块。WHO乳腺肿瘤组织学分类中将乳腺腺病分为硬化腺病、大汗腺腺病、盲管腺病、微腺病及腺肌上皮腺病5型。

（二）超声表现

乳腺腺病的声像图依其不同的病理阶段各异，超声表现为：①发病早期通常表现为低回声，边界不规则、与周围正常高回声的乳腺组织界限分明，无包膜；随着纤维组织不断增生及硬化，回声逐渐增强，此时与周围乳腺组织的界限多欠清晰，如有纤维组织的围绕可致边界逐渐清晰，甚或形成有包膜样回声的椭圆形肿块，类似乳腺纤维腺瘤声像图，少数病例后期可形成钙化。②肿块体积通常较小，随着病理分期的进展并无明显增大，直径多小于 2 cm。③肿块后方回声可有轻度增强。④单发或多发。⑤肿块纵横比多小于1。⑥肿块好发于乳腺的外上象限。⑦CDFI：结节内常无血流信号。见图 14-5、图 14-6。

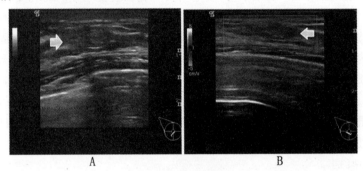

图 14-5　乳腺腺病

乳腺内低回声结节（A.箭头指示部分），边界不规则、与周围组织界限分明，无包膜，肿块后方回声增强。CDFI其内及其周边未见明显彩流信号（B.箭头指示部分）

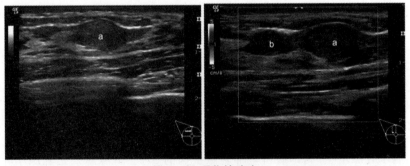

图 14-6　硬化性腺病

乳腺内相连的两个低回声肿块，为边界欠清的实性低回声肿块，与周围组织界限分明，CDFI示肿块内及其周边未见明显彩流信号。

术后病理：硬化性腺病（肿块 b），硬化性腺病并纤维腺瘤（肿块 a）

（三）鉴别诊断

该部分病例由于病变较大,二维超声缺乏特异性表现,该病主要应与乳腺癌做鉴别,特别是在硬化性腺病型时,乳腺出现质硬、边缘不清的无痛性肿块时容易误诊为乳腺癌,彩色多普勒及超声弹性成像在鉴别诊断中具有一定的价值。但与纤维腺瘤、叶状瘤、特殊类型乳腺癌(如髓样癌、黏液腺癌)等鉴别诊断存在较大困难,特别是上述疾病肿块内无明显彩流信号显示且弹性系数与上述疾病相近时,诊断更加困难。对于难以鉴别的结节,组织病理学活检是必要的检查和鉴别手段。

三、放射状瘢痕

（一）临床概述

乳腺放射状瘢痕(radial scar,RS)是指女性乳腺组织中,由于放射状增生的导管系统围绕弹力纤维组织核心而形成的一种独特性病变;是一种少见的上皮增生性病变,因硬化性病变使小叶的结构扭曲,导致影像学上、病理诊断中极易与乳腺癌混淆;多以腺病为主,并伴其他良性病变,肉眼观察呈不规则硬块,可见由弹性纤维构成的黄色条索样间质。镜下观察病变呈星芒状,中心区可见透明变性的致密胶原纤维,有时存在明显的弹力纤维变性及小而不规则的导管,其细胞无异型、导管周围基底膜完整,间质中缺乏反应性成纤维细胞增生。

（二）超声表现

部分学者的研究发现超声可以发现 68.0% 的乳腺放射状瘢痕,多表现为低回声的肿物或团块,约22.0%表现为结构不良。

病变边界不清,形态不规则,边缘不规则,呈毛刺状,类似乳腺浸润性癌超声改变;多数病变直径较小,超声短期随访病变体积变化不明显。彩色多普勒超声病变内常无明显血流信号显示,病变周边可检出彩流信号。

（三）鉴别诊断

本病常与乳腺癌难以鉴别,均表现为边界不清、形态不规则的低回声肿块,常需病理学检查方可进行鉴别诊断。

本病需与乳腺术后瘢痕及纤维瘤病相鉴别。

第二节 乳腺恶性肿瘤

一、乳腺癌概述

（一）临床概述

乳腺癌是常见的乳腺疾病,是中国女性肿瘤发病之首。近年来,有年轻化趋势。本病高发于 40～50 岁女性,临床工作中 30 岁以上发病率逐渐增多,20 岁以前女性发病稀少。

尽管绝大多数乳腺癌的病因尚未明确,但该病的许多危险因素已被确定,这些危险因素包括性别、年龄增大、家族中有年轻时患乳腺癌的情况、月经初潮早、绝经晚、生育第一胎的年龄过大、长期的激素替代治疗、既往接受过胸壁放疗、良性增生性乳腺疾病和诸如 *BRCA* 1/2 等基因的突变。不过除了性别因素和年龄增大外,其余危险因素只与少数乳腺癌有关。对于有明确乳腺癌家族史的女性,应当根据《NCCN 遗传性/家族性高危评估指南》进行评估。对于乳腺癌患病风险增高的女性可考虑采用降低风险的措施。

乳腺的增生异常限于小叶和导管上皮。小叶或导管上皮的增生性病变包括多种形式,包括增生、非典型增生、原位癌和浸润癌;85%～90%的浸润性癌起源于导管。浸润性导管癌中包括几类不常见的乳腺癌类型,如黏液癌、腺样囊性癌和小管癌等,这些癌症具有较好的自然病程。

临床上多数就诊患者为自己无意中发现或者乳房体检时发现。乳房单发性无痛性结节是本病重要的临床表现。触诊肿物质地较硬,边界不清,多为单发,活动性差。癌灶逐渐长大时,可浸润浅筋膜或 Cooper 韧带,肿块处皮肤出现凹陷,继而皮肤有橘皮样改变及乳头凹陷。早期乳腺癌也可以侵犯同侧腋窝淋巴结及锁骨下淋巴结,通过血液循环转移,侵犯肝脏、肺及骨骼。

乳腺癌早期发现、早诊断、早期治疗是提高生存率和降低死亡率的关键。早期乳腺癌癌灶小,临床常触及不到肿块,因此早期乳腺癌诊断主要依靠仪器检查发现。国内超声仪器普及率远远超过钼靶及 MRI,且超声检查更适用于致密型乳腺,因此成为临床医师首选的乳腺检查方法。

(二)乳腺癌共有超声表现

(1)大小:可由数毫米到侵及全部乳房。肿块大小与患者自己或体检发现乳房肿物而就医时间有关。

(2)形态:多呈不规则形,表面凹凸不平,不同切面会呈现不同形态(图 14-7A)。极少数仅表现为临床触诊肿物处无明确边界团块,需通过彩色血流检查发现异常走行血管确诊。

(3)内部回声:癌灶内部呈极低回声。当合并出血坏死时呈不规则无回声(图 14-7B)。

(4)边缘:癌灶一般呈浸润性生长,其周围无包膜。直径<10 mm,癌灶边缘可见毛刺样改变(图 14-7C)。直径>10 mm,癌灶边缘多出现"恶性晕",表现为癌灶与周围组织无明显区别,出现高回声过渡带(图 14-7C)。肿块周围"恶性晕"是乳腺癌肿块的超声特征。当癌灶浸润脂肪层时会出现上述结构连续性中断声像(图 14-7C)。

(5)后方回声:多数无后方回声改变,少数出现弱声影。

(6)方位(纵横比):纵横比在小乳腺癌中有较高诊断价值,其理论依据是恶性肿瘤生长脱离正常组织平面而导致前后径增大,并有病灶越小,比值越大趋势(图 14-7D)。

(7)钙化:癌灶内典型改变表现为微钙化,几乎 50%～55%的乳腺癌伴有微小钙化,微钙化直径多小于 1 mm,呈簇状分布,数目较多且相对集中。也可以表现为癌灶内稀疏、散在针尖样钙化或仅见钙化而无明显肿块(图 14-7E)。

(8)周围组织改变。①皮肤改变:侵及皮肤时可出现皮肤弥漫性、局限性增厚(正常皮肤厚度<2 mm);②压迫或浸润周围组织:癌灶可以超出腺体层,侵入脂肪层或者胸肌;③结构扭曲:癌灶周围解剖平面破坏、消失;④Cooper 韧带变直、增厚;⑤癌灶周围出现乳管扩张。

(9)淋巴结转移:因引流区域不同,淋巴结转移位置不同。可以出现同侧腋窝、锁骨上及胸廓内动脉旁。转移淋巴结多数增大,呈类圆形。淋巴结门偏心或者消失。彩色血流检查淋巴结内血流增多乃至丰富,动脉性为主,阻力指数可大于 0.7。

(10)血流走行方式:随着超声仪器对血流探测敏感性提高,血流丰富与否对乳腺癌诊断缺乏特异性。因癌灶内血流速度常常大于 20 cm/s,其内血流呈红蓝色镶嵌"马赛克"现象具有一定特征性。此外,癌灶内血管增粗、走行扭曲、杂乱分布及直接插入癌灶等特点有别于良性肿瘤。

癌灶内血流走行可表现为以下方式。①中央型:血管走行癌灶中央;②边缘型:血管走行癌灶周边;③中央丰富杂乱型:血管位于癌灶中央,走行杂乱;④中央边缘混合型:血管在癌灶中央及边缘均存在,表现为由边缘进入中央。

(11)频谱多普勒:有学者认为 RI>0.7 有助于乳腺癌诊断与鉴别诊断,少部分癌灶内 RI 有时可达1.0,见图 14-7F;动脉收缩期最大流速 PSV>20 cm/s 是恶性肿瘤的特征。也有学者认为 RI 和 PSV 并非鉴别乳腺良恶性肿瘤的有效指标。

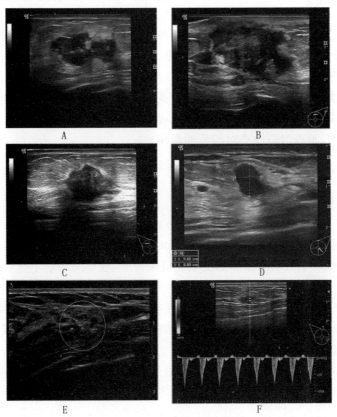

图 14-7 乳腺癌超声表现

A.乳腺内不规则形、表面凹凸不平肿块,肿块内部呈极低回声,病理:乳腺浸润性导管癌;
B.肿块内出现坏死时可见不规则无回声,病理:乳腺浸润性导管癌;C.肿块边缘部可见高回声晕,有毛刺感,后方回声衰减,局部高回声晕连续性中断,病理:乳腺浸润性导管癌;
D.肿块纵横比大于1,病理:乳腺浸润性导管癌;E.病变处仅见点状高回声,无明显肿块
(标识处),病理:乳腺导管内癌;F.肿块内动脉阻力指数明显增高,RI=1.0

(12)生长速度:乳腺癌生长速度一般较快,而乳腺纤维瘤等良性肿瘤可存在多年无明显变化。

(13)癌块的硬度:既往癌块硬度主要通过触诊进行检查。近年来乳腺超声弹性成像逐渐被应用,癌灶大都表现为高硬度。

(14)肿块内微血管分布:近年来,超声造影的应用使超声观察乳腺癌肿块微血管分布成为可能。肿瘤血管生成是无序和不可控制的,部分学者研究显示乳腺癌的内部微血管多为不均匀分布,局部可见灌注缺损区,终末细小血管增多,分支紊乱,走行不规则,扭曲,并略增粗。病灶周围可见到毛刺样、放射状走行及多条扭曲、增粗的血管。有学者显示肿瘤血管存在着空间分布的不平衡，一般肿瘤周边的微血管密度大于中心，非坏死囊变区大于坏死、囊变区。

（三）乳腺癌诊断中需注意的问题

乳腺癌的诊断需要对病灶进行多角度、多切面扫查，综合以上各个方面考虑；同时，必须与其影像学表现相似的良性病变相鉴别。在诊断过程中，如果能抓住任何一点特征性改变，诊断思维定向就能确立。

在乳腺癌诊断过程中，不同的影像检查具有各自的特点，综合参考多种影像检查可弥补各自的缺点，突显各自的优点，有利于得出正确的结论；因此，超声诊断医师也需了解各自影像特点，取长补短进行综合分析。

疾病的发生发展是一个渐进的过程；在发生进展过程中，病变的病理学特征逐渐体现，同时也可能存在不同阶段同时并存的可能；病变组成成分的不同而具有不同的病理学特征；因此在分析超声图像时应全面，检查时应注意对细节的观察。

二、乳腺非浸润性癌及早期浸润性癌

（一）乳腺导管原位癌

1.临床概述

乳腺导管原位癌（ductal carcinoma in situ，DCIS）又称导管内癌，占乳腺癌的 3.66%，预后极好，10 年生存率达 83.7%。DCIS 是指病变累及乳腺导管，癌细胞局限于导管内，基底膜完整，无间质浸润。

DCIS 具有各种不同的临床表现，可表现为伴有或不伴有肿块的病理性乳头溢液，或在为治疗或诊断其他方面异常而进行的乳腺活检中偶尔发现。乳房 X 线检查异常是 DCIS 最常见的表现，通常 DCIS 表现为簇状的微小钙化。

在大多数患者中，DCIS 累及乳腺为区域性分布，真正多中心病变并不常见。DCIS 肿瘤在乳腺内的分布、是否浸润和发生腋淋巴结转移都是 DCIS 患者选择恰当治疗时需要考虑的重要问题。

DCIS 可进一步发展为早期浸润癌，是浸润性癌的一个前驱病变，可较好地提示浸润性癌的发生，但不是必须出现的前驱病变。

2.超声表现

乳腺导管原位癌的超声声像图表现除微钙化征象外，76% 的乳腺导管原位癌还表现为乳腺内低回声的肿块或导管增生性结节，一方面，该低回声病灶的形态、边界、包膜、后方回声等征象为我们进行良恶性判断提供了重要依据，另一方面，病灶的低回声背景也有助于显示其中的微小钙化。

根据其声像图表现可归纳为以下三型：①肿块型（伴或不伴微小钙化）：声像图上有明显均匀或不均匀低回声肿块病灶（图 14-8）；②导管型（伴或不伴微小钙化）：声像图上可见局部导管扩张，上皮增生形成的低回声结节，多呈扁平状（图 14-9）；③单纯微钙化型：声像图上仅见细小钙化点，局部腺体组织未见明显异常改变（图 14-10）。

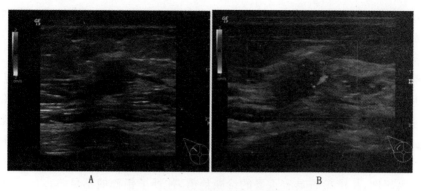

图 14-8　乳腺导管原位癌肿块型

声像图上有明显均匀或不均匀低回声肿块病灶(A);肿块内及周边可
见较丰富彩流信号(B)。病理:导管内癌

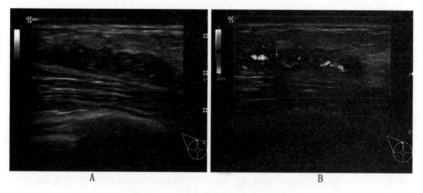

图 14-9　乳腺导管原位癌导管型

声像图可见局部导管扩张,上皮增生形成的低回声结节,呈扁平状,内伴多个点状
高回声(A);低回声结节内可见较丰富彩流信号(B)。病理:导管内癌

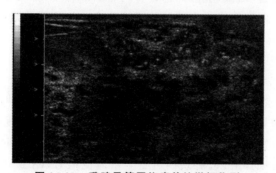

图 14-10　乳腺导管原位癌单纯微钙化型

声像图上仅见细小钙化点,局部腺体组织未见明显异常改变。病理:导管内癌

范围较大的病灶,彩色多普勒血流显像显示该区域有中等程度或丰富的血流信号,可有乳腺固有血管扩张,或有穿入血流;病灶区域可检出动脉血流频谱,血流速度常常大于 20 cm/s,阻力指数常大于 0.7。如果在超声扫查时未能正确认识该种征象,则往往容易漏诊。

结构紊乱型的 DCIS 往往是低分化的 DCIS(粉刺癌),因此对可疑患者应进一步行 X 线检查以避免漏诊。

导管内癌病变内部的硬度分布有一定的特征,即 DCIS 病变内可见高硬度区域呈团状分布,其内间杂的质地较软的正常组织,该现象称为"沙滩鹅卵石征"。

3.鉴别诊断及比较影像分析

研究表明,70%左右的乳腺导管原位癌的检出归功于钼靶片上微钙化灶的发现;因此,钼靶检查被公认为乳腺导管原位癌的主要诊断方法,而超声检查由于对微小钙化灶的低敏感性,对乳腺导管原位癌的诊断意义颇有争议。超声检查的优势在于其对肿块或结节极高的敏感性。与超声相反,钼靶检查由于受乳腺致密或者病灶与周围组织密度相近等因素的影响,对肿块或结节不敏感,可能存在漏诊,尤其对 50 岁以下腺体相对较致密的女性。对于无微小钙化、以肿块为主的乳腺导管原位癌病例,超声检查具有重要的诊断价值,弥补了钼靶的不足。

虽然微小钙化是乳腺导管原位癌的主要征象,但是并非所有的钼靶片上的微小钙化灶都是恶性的,文献报道其特异性低,仅 29%～45.6%,因此,高频超声检查所显示的肿块或结节的征象为其良恶性判断提供了重要的信息,有助于提高钼靶诊断特异性,从而避免了一些不必要的手术。

(二)乳腺 Paget 病

1.临床概述

乳腺 Paget 病是乳腺癌的一种少见形式,占全部乳腺癌的 1.0%～4.3%,表现为乳头乳晕复合体表皮出现肿瘤细胞,其最常见的症状为乳晕湿疹、出血、溃疡和乳头瘙痒,由于疾病罕见以及易与其他皮肤疾病混淆,诊断经常延误。

WHO(2003 年)对乳腺 Paget 病的定义为乳头鳞状上皮内出现恶性腺上皮细胞,并和乳腺深处导管内癌相关,通常累及 1 条以上的输乳管以及若干节段导管,伴有或不伴有浸润性成分。80%～90%的患者伴有乳腺其他部位的肿瘤,伴发的肿瘤不一定发生在乳头乳晕复合体附近,可以是 DCIS 或浸润癌,伴有 DCIS 的 Paget 病属原位癌的范畴,伴浸润癌的 Paget 病已属于浸润性乳腺癌。

大体表现为乳头下导管和(或)乳腺深部导管均有癌灶存在,并可追踪观察到乳腺实质的癌沿乳腺导管及乳头下导管向乳头表皮内蔓延的连续改变。组织学表现为乳头表皮内有散在、成巢或呈腺管样结构的 Paget 细胞。

2.超声表现

乳腺 Paget 病超声表现主要为:①乳头乳晕局部皮肤增厚,皮下层增厚、回声减低(图 14-11A),可出现线状液性暗区;②增厚皮肤层后方一般无明显的肿块回声;③增厚皮肤层后方结构紊乱,回声减低,边界不清,解剖层次不清,血流信号增多,可出现高速高阻动脉血流频谱;④增厚皮肤层内可见较丰富血流显示(图 14-11B);⑤乳头凹陷:部分可见伴有乳头后或深部乳腺内的实性低回声或混合回声肿块,肿块内可见丰富血流信号(图 14-11C),少部分病例乳头部可出现钙化灶;⑥大多伴有腋下淋巴结肿大。

3.鉴别诊断

(1)与乳头皮肤湿疹鉴别:该病多见于中青年女性,有奇痒,皮肤损害较轻,边缘不硬,渗出黄色液体,病变皮肤与正常皮肤界限不清。

(2)与鳞状细胞癌鉴别:两者临床均无明显特点,鉴别主要靠病理检查。

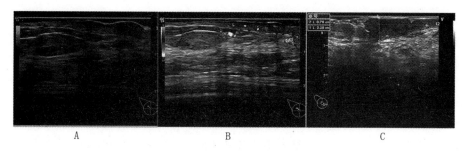

图 14-11　乳腺 Paget 病

A.乳头旁局部皮肤层明显增厚；B.彩色多普勒示增厚皮肤层内血流信
号明显丰富；C.乳头后方可见明显实性低回声肿块

三、乳腺浸润性非特殊型癌

（一）乳腺浸润性导管癌（非特殊类型）

1.临床概述

浸润性导管癌（invasive ductal carcinoma，IDC）发病率随年龄增长而增加，多见于 40 岁以上女性，非特殊类型浸润性导管癌占浸润性乳腺癌的 40%～70%。直径大于 20 mm 的癌块容易被患者或临床医师查到。直径小于 10 mm（小乳腺癌）时，结合临床触诊及超声所见，诊断率明显提高。

浸润性导管癌代表着最大的一组浸润性乳腺癌，这类肿瘤常以单一的形式出现，少数混合其他组织类型。部分肿瘤主要由浸润性导管癌组成，伴有一种或多种其他组织类型为构成的次要成分。部分学者将其归为浸润性导管癌（非特殊型的浸润性癌）并简单注明其他类型的存在，其他学者则将其归为"混合癌"。

大体病理：IDC 没有明显特征，肿瘤大小不等，可以小于 5 mm，也可以大于 100 mm；外形不规则，常常有星状或者结节状边缘；质地较硬，有沙粒感；切面一般呈灰白、灰黄色。常见癌组织呈树根状侵入邻近组织内，大者可深达筋膜。如癌组织侵及乳头又伴有大量纤维组织增生时，由于癌周增生的纤维组织收缩，而导致乳头下陷。如癌组织阻塞真皮内淋巴管，可致皮肤水肿，而毛囊汗腺处皮肤相对下陷，呈橘皮样外观。晚期乳腺癌形成巨大肿块，肿瘤向癌周蔓延，形成多个卫星结节。如癌组织穿破皮肤，可形成溃疡。

组织病理：肿瘤细胞呈腺管状、巢状、条索状、大小不一的梁状或实性片状排列，部分病例伴有小管结构；核分裂象多少不一；间质增生不明显或略有，有些则显示出明显的间质纤维化。

2.超声表现

非特殊类型浸润性导管癌超声表现如下。

（1）浸润性导管癌典型表现：①腺体层内可清晰显示的肿块。②垂直性生长方式：肿块生长方向垂直乳腺平面，肿块越小越明显（图 14-12A）；当肿块体积超过 20 mm 时肿块一般形态趋于类圆形，而边缘成角改变（图 14-12B）。③极低内部回声：肿块内部几乎都表现为低回声，大多不均匀，有些肿瘤回声太低似无回声暗区，此时需要提高增益来鉴别（图 14-12B）。④不规则形态：肿块形态一般均不规则，呈分叶状、蟹足状、毛刺状等，为肿块浸润性生长侵蚀周边正常组织所致（图 14-12C）。⑤微钙化常见：低回声肿块内出现簇状针尖样钙化要高度警惕浸润性导管癌，有时微钙化是发现癌灶的唯一线索(图14-12D)。⑥浸润性边缘：肿块边缘呈浸润性,无包膜;肿块可浸润脂肪层及后方胸肌,侵入其内部,导致组织结构连续性中断(图14-12E)。⑦周围高回声晕:肿块周边常有高回声晕环绕;一般认为是癌细胞穿破导管向间质浸润引起结缔组织反应,炎性渗出或组织水肿及血管新生而形成边界模糊的浸润混合带(图14-12F)。⑧后方回声减低:目前多认为肿块后方回声减低是因癌组织内间质含量高于实质,导致声能的吸收衰减(图14-12G)。⑨特异性血流信号:肿块边缘、内部出现增粗、扭曲及"马赛克"血管走行(图14-12G);PW显示肿块内动脉收缩期最大流速PSV>20 cm/s及RI>0.7对肿块恶性诊断具有一定价值(图14-12H)。⑩腋窝淋巴结转移:无论肿块大小,均可出现腋窝淋巴结转移;大多数转移性淋巴结表现为体积增大,呈类圆形,内部呈低回声,淋巴结门偏心或者消失;多发肿大时,淋巴结之间可见融合;彩色血流检查淋巴结内血供丰富。

(2)浸润性导管癌不典型表现。①小乳腺癌:一般指直径为6～10 mm的乳腺癌,多为患者自己发现后就诊,临床触诊包块质地较硬,有如黄豆覆盖于皮革之后的触感,尽管病变有一定移动度但范围不大。其诊断要点为:触诊质硬结节是诊断的重要线索;二维可能出现典型浸润性导管癌声像特点,肿块内部极低回声,垂直性生长,跨越两个解剖平面,内部微钙化灶,多普勒检查中央性穿心型血供,高阻力血流频谱,具备上述特征诊断乳腺浸润性导管癌比较容易;类圆形或者不规则形癌灶者,毛刺状边缘是诊断的关键。②无明确边界类型乳腺癌:此型多为临床触诊发现质硬包块,乳房腺体层仅见片状极低回声,境界不清晰。彩色血流检查可见极低回声内粗大扭曲血管穿行,血流花彩样呈"马赛克"现象。频谱多普勒检查检出高速高阻力动脉性血流频谱,RI>0.7,甚至1.0。此型诊断主要依靠高敏感彩色血流及频谱多普勒检查。

非特殊类型浸润性导管癌的特殊检查:①超声弹性成像:非特殊类型浸润性导管癌肿块硬度常明显高于正常组织,肿块周边因肿瘤侵犯而硬度明显增高,肿块内部因肿瘤坏死等常表现为硬度分布不均匀,定量弹性成像可清晰显示弹性系数的这种不均匀分布(图14-13);②三维及全容积成像:肿瘤的三维成像可清晰显示肿瘤冠状面影像和空间状况,三维血流成像时可显示肿块内及其周边血管的空间分布;③超声造影:非特殊类型浸润性导管癌肿块内及周边常具有丰富血供,因肿瘤的生长,瘤内血管分布常不均匀。超声造影时,瘤内及周边常表现为明显不均匀强化(图14-14)。

3.鉴别诊断及比较影像分析

需与浸润性小叶癌进行鉴别,同时也需与乳腺腺病或纤维腺瘤等相鉴别。

(二)乳腺浸润性小叶癌

1.临床概述

乳腺浸润性小叶癌(invasive lobular carcinoma,ILC)于1941年由Foote和Stewart首次提出,是一种具有特殊生长方式的浸润性乳腺癌。ILC是乳腺癌的第二大常见类型。据文献报道ILC的发病率差别较大,占浸润性乳腺癌的1%～20%。大多数研究显示,ILC发病年龄高峰在45～67岁,75岁以上患者多于35岁以下者。与其他浸润性乳腺癌相比,浸润性小叶癌以同侧多灶性为特征,且双侧乳腺发病较常见。淋巴结阳性的ILC比淋巴结阴性者更容易发展为对侧乳腺癌。

ILC常表现为乳腺内可触及界限不清的肿块,一些病例仅能触到不确切的细小的或者弥漫的小结节,有的病例则感觉不到有异常改变。由于ILC钙化少见,常缺乏特征性影像学改变。

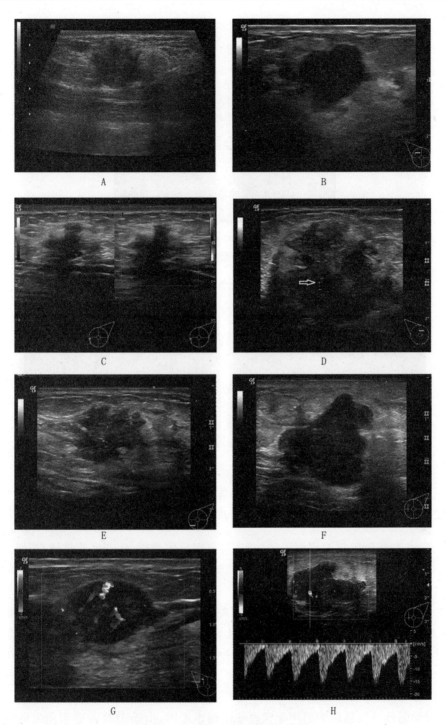

图 14-12 浸润性导管癌典型表现

A.肿块生长方向垂直乳腺平面及边缘呈蟹足样改变;B.二维表现:较大肿块形态趋于类圆形,边缘成角改变;C.肿块呈蟹足样生长,并肿块后方回声衰减;D.肿块内可见点状高回声(箭头指示部分);E.肿块形态不规则,向周边浸润;F.肿块周边常有高回声晕环绕;G.浸润性导管癌彩色多普勒血流表现;H.浸润性导管癌频谱多普勒,RI 大于 0.7

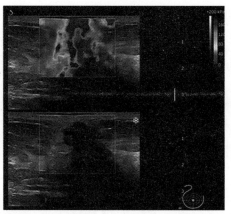

图 14-13　浸润性导管癌超声弹性成像

定量弹性成像可显示肿块内及周边弹性系数的不均匀分布

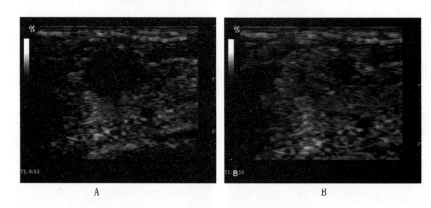

A　　　　　　　　　　　　　B

图 14-14　浸润性导管癌超声造影

浸润性导管癌开始强化前(A)低回声肿块内无造影剂信号,强化后(B)

肿块内明显不均匀强化,强化范围大于无增强时肿块范围

　　大体病理:典型病例可见不规则形肿块,常没有明显的界线,病变区质地硬,切面多呈灰色或白色,硬化区呈纤维性外观,通常无肉眼所能见到的囊性变、出血、坏死和钙化。部分病例没有明显肿物。

　　组织学上是由一致的、类似于小叶原位癌的细胞组成的浸润性癌,癌细胞常呈单行线状排列,浸润于乳腺小叶外的纤维间质中,围绕乳腺导管呈靶环状排列;亦可单个散在弥漫浸润于纤维间质中;有时可见残存的小叶原位癌成分。本型又称小细胞癌,预后极差,10 年生存率仅 34.7%。

　　2.超声所见

　　ILC 组织学的特殊性是影响超声影像改变的根本原因,由于 ILC 的癌细胞之间散布着大量正常乳腺组织,因此形成影像中绝大多数肿物边界模糊不清,后方回声衰减多见,且肿物内大多为不均质低回声。文献报道超声诊断 ILC 的敏感度为 78%～95%。①二维超声:肿块内部呈极低回声,形态不规则,边界较浸润性导管癌模糊不清,周围组织结构扭曲常见,后方衰减明显;肿块内部微钙化少见(图 14-15A);②彩色多普勒:多数肿块内部呈少血供,少数表现为血供丰富,RI>0.70,呈高阻力频谱(图 14-15B);③少数病例呈现多中心病灶,表现为同一乳房见多个类似结节存在。

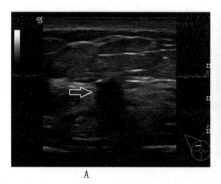 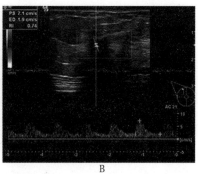

图 14-15　乳腺浸润性小叶癌

A.肿块内呈极低回声(箭头指示部分),形态不规则,边界模糊不清,组织结构扭
曲常见,后方衰减明显;B.肿块内 RI>0.70,呈高阻力频谱

3.鉴别诊断及比较影像分析

(1)浸润性导管癌与浸润性小叶癌鉴别:通过超声对两者进行鉴别很困难。当同一乳腺出现多个癌灶时,提示浸润性小叶癌可能性大。

(2)乳腺病或纤维腺瘤与浸润性小叶癌鉴别:对于声像不典型的病例常鉴别困难,但超声依然是判断乳腺肿块良恶性的较好的影像学检查方法。

(三)乳腺髓样癌

1.临床概述

髓样癌是一种合体细胞生长方式,缺乏腺管结构,伴有明显淋巴细胞及浆细胞浸润,界限清楚的癌;占全部浸润性乳腺癌的 5%～7%。

发病年龄 21～95 岁,与浸润导管癌比较,其患者相对年轻,至少有10%的患者在 35 岁以下,有40%～60%的患者小于 50 岁。老年患者不常见,男性则更罕见。通常在一侧乳腺触到肿物,一般为单个,界清质实,临床和影像学容易误诊为纤维腺瘤。

大体病理:肿物一般为 2～3 cm,呈结节状,界限清楚。切面灰白、灰黄到红褐色,鼓胀饱满,与浸润性导管癌相比,其质地较软,肿瘤组织缺乏皱缩纠集感;尤其是较大肿瘤者,其内常见出血坏死,亦可出现囊性变。

组织学上癌实质成分占 2/3 以上,间质成分少。癌细胞较大,形状大小不一,异型性明显,核分裂较多见;常排列成密集的不规则片状或粗条索状,相互吻合,由少量纤维间质分隔,可见腺体结构和导管内癌成分;癌巢中央部常见成片状坏死,间质缺乏淋巴细胞浸润。

乳腺髓样癌在乳腺癌中被认为相对预后较好,其 10 年生存率远高于浸润性导管癌。

2.超声表现

髓样癌的主要超声表现为:①二维超声,肿物呈膨胀式生长,内部呈低或极低回声,边界清晰规则,无包膜;后方回声增强或无变化;内部一般微钙化极少见,可以出现同侧腋窝淋巴结肿大(图 14-16A)。②由于肿瘤内细胞数多,间质纤维少,故肿物大而质软,易发生坏死而破溃。③有时,肿块内部可见散在不均的强回声点伴无回声区,后方回声一般不减弱,如后方衰减,则恶性程度大(图 14-16A)。④彩色多普勒检查:肿物内部血供丰富,血管走行杂乱扭曲,以中央性血流为主,血流因流速低一般无"马赛克"现象;频谱多普勒检出高阻力血流频谱,RI>0.7(图 14-16B)。

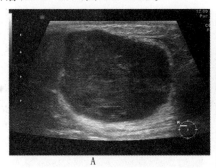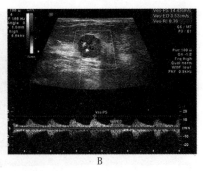

图 14-16　乳腺髓样癌

A.肿块较大时边界依然清晰,肿块内伴无回声区;B.肿块内呈高阻血流频谱

3.鉴别诊断及比较影像分析

髓样癌在诊断中需与如下疾病相鉴别。

(1)与乳腺纤维腺瘤鉴别:①乳腺髓样癌呈膨胀性生长,虽然边界清楚,但无包膜;纤维瘤常有包膜。②乳腺髓样癌回声多低于纤维瘤,可为极低回声,大者内部可出现坏死、囊性变,肿物内钙化极少见。③乳腺髓样癌血供丰富,为中央型血流,多为Ⅱ级和Ⅲ级血流;而纤维瘤血供为边缘型,相对不丰富,多为 0 级。

(2)与浸润性导管癌鉴别:①浸润性导管癌呈垂直性生长,边缘浸润性改变;髓样癌呈膨胀式生长,边缘清晰规则;②浸润性导管癌内部微钙化常见,髓样癌则极少见;③浸润性导管癌内部血供以中央型粗大血管为主,血流呈典型"马赛克"现象;髓样癌内部血流丰富,血流为纯蓝或纯红。

(3)与浸润性小叶癌相鉴别:浸润性小叶癌为第二常见的原发乳腺癌,由于其病理上的特殊生长方式,而致临床及影像早期诊断困难,如 X 线片有显示,则其最常见征象为星芒状边缘肿块和结构扭曲。

(4)与黏液腺癌相鉴别:黏液腺癌 X 线片上最类似髓样癌表现,但其常见于绝经后老年妇女;而髓样癌在年轻患者中有较高比例,年龄因素形成两者鉴别的基础。

(四)乳腺大汗腺癌

1.临床概述

大汗腺癌是一种 90%以上的肿瘤细胞显示大汗腺细胞形态学特点和免疫表型的乳腺浸润癌,是乳腺癌浸润性特殊型癌中的一种,较少见,占乳腺癌的 0.4%～4%,患者多为中老年人。常发生在乳腺外上象限,组织学结构特征为肿瘤由具有顶浆分泌特征的大汗腺样细胞组成,瘤细胞体积较大,胞质丰富;细胞核较小,呈圆形或椭圆形。肿瘤生长缓慢,预后较好,较晚发生淋巴结转移。

2.超声表现

超声图像上与其他类型乳腺癌不易区分,但有报道肿块内部见双线样管壁结构回声时,应高度怀疑大汗腺癌,可能是腺管阻塞所致(图 14-17)。

四、乳腺浸润性特殊型癌

(一)乳腺黏液癌

1.临床概述

乳腺黏液腺癌也称黏液样癌或胶样癌,是原发于乳腺的一种很少见的特殊类型的乳腺癌,占所有乳腺癌的 1%～4%。通常肿瘤生长缓慢，转移较少见，预后比其他类型乳腺癌好。患者的发病年龄分布广泛（21～94 岁），中位年龄为 70 岁，其平均年龄或中位年龄比浸润性导管癌偏大，以绝经后妇女常见。75 岁以上乳腺癌患者 7% 为黏液癌。

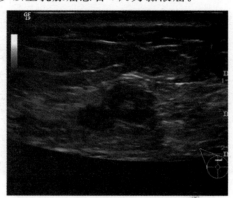

图 14-17 乳腺大汗腺癌二维超声表现

多数黏液癌患者的首发症状是发现可以推动的乳腺包块，触诊为软至中等硬度。由于黏稠液体被纤维分隔，触诊时可有捻发音。好发于外上象限，其次为外下象限。

大体病理：肿瘤直径从 10 mm 以下至 200 mm，平均 28 mm。典型黏液癌具有凝胶样外观，似胶冻状，伴有突出的、清楚的边界，可推动；肿瘤缺乏真正的包膜；囊性变在体积较大的病例出现。

乳腺黏液癌是由细胞学相对温和的肿瘤细胞团巢漂浮于细胞外黏液湖中形成的癌。可以分为单纯型和混合型。黏液腺癌病理表现为大量细胞外黏液中漂浮有实性团状、条索状、腺管状、筛状等结构癌组织灶，癌细胞大小相似，异型性明显，核分裂象易见；混合型还伴有浸润性导管癌等成分。黏液湖被纤维组织分隔，肿瘤周边也有纤维组织间隔，这可能是阻止癌细胞扩散的一个因素。黏液是癌细胞变性崩解产物，为酸性或中性黏液。黏液腺癌被认为系来源于导管内癌或浸润性导管癌。乳腺肿瘤中出现黏液或黏液变性者较多，因此，黏液腺癌须与其他肿瘤进行鉴别：①印戒细胞癌具有印戒细胞，呈单个纵列或弥漫浸润于纤维组织中，癌细胞胞质内出现黏液空泡，将核挤向一侧呈"印戒状"等特征，其生长方式也呈弥漫性；②纤维腺瘤、乳头状瘤、导管增生等良性疾病均可伴有局灶性或广泛性黏液样变，但细胞缺乏异型性，纤维腺瘤有真正胞膜等可资鉴别；③转移性黏液腺癌应进行 B 超、X 线、CT、纤维胃镜等检查，可排除消化道、生殖道等其他各部位肿瘤。

2.超声表现

乳腺黏液癌的超声特征与病理分型密切相关：①单纯性乳腺黏液癌表现为低回声肿块，有包膜，边界清楚，形态规则，内部回声均匀，后方回声增强（图 14-18A），酷似纤维腺瘤；②混合型黏液腺癌表现为不均质回声的低回声肿块，肿块部分或全部边界不清，形态不规则（图 14-19A），肿块内可伴等回声区、液性暗区或强回声钙化灶伴后方声影（图 14-20）；③CDFI：肿块内可见少量血流信号，部分呈较丰富彩流信号，RI 常大于 0.7（图 14-18B、图 14-19B）。

3.鉴别诊断及比较影像分析

单纯型乳腺黏液癌超声表现为边缘光滑的较低回声肿块，因此常需与腺瘤等良性病变鉴别，但存在一定难度；可以从临床发病特征上考虑，腺瘤常有多发征象，且病史长，变化不显著。

267

混合型乳腺黏液癌超声表现常为一些典型的恶性征象,又与浸润性导管癌或浸润性小叶癌不易鉴别,但浸润性导管癌钼靶 X 线常表现为毛刺状肿块,其次为钙化;浸润性小叶癌常表现为腺体扭曲和不对称密度。

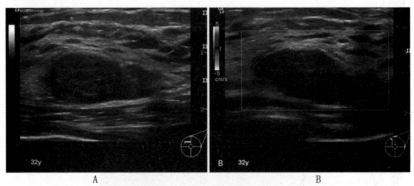

图 14-18　单纯性乳腺黏液癌

A.低回声肿块,有包膜,边界清楚,形态规则,内部回声均匀,后方回声增强;B.CDFI:肿块内未见明显血流显示

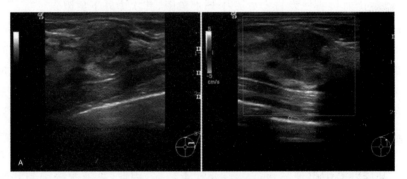

图 14-19　混合型乳腺黏液癌(1)

不均质低回声肿块,肿块边界不清,形态不规则;肿块内未见明显血流显示

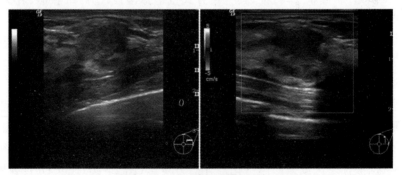

图 14-20　混合型乳腺黏液癌(2)

肿块内呈混合回声,可见等回声区和液性暗区

(二)导管内乳头状癌

1.临床概述

乳腺导管内乳头状癌为一种特殊型乳腺癌,占全部乳腺癌的 2%～8%,多发生于乳腺中央

区的大导管,常有乳头溢血,50 岁以上老人多见。肿块直径约为 3 cm,预后较一般乳腺癌好,10 年存活率达 63.9%。

大体表现:肿瘤由管壁向腔内突出生长,形似乳头状,富于薄壁血管,极易出血。

病理检查:乳头状癌常见有纤维脉管束,乳头表面被覆异型癌细胞,细胞可单层或复层,排列极其紊乱,可见核分裂象,肌上皮消失,在乳头基底部与囊壁交界处可见癌组织浸润。

2.超声表现

超声表现为乳腺的中央导管扩张,内有实性中低回声团,形态不规则,呈"蟹足"样(图 14-21A),内有微粒样钙化点,后壁常呈衰减暗区。CDFI 示癌瘤内血流信号增多(图 14-21B)。

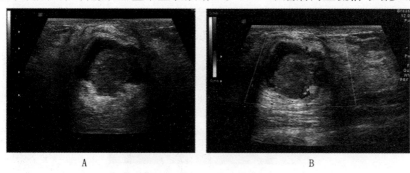

图 14-21 导管内乳头状癌
A.局部导管扩张,内见实性中低回声团块,形态不规则;B.肿块内血流信号增多

3.鉴别诊断及比较影像分析

乳腺导管内乳头状癌需与如下疾病相鉴别。

(1)与导管内乳头状瘤鉴别:①两者均可见到自发的、无痛性乳头血性溢液;均可扪及乳晕部肿块,且按压该肿块时可自乳管开口处溢出血性液体;由于两者的临床表现及形态学特征都非常相似,故两者的鉴别诊断十分困难。一般认为,乳腺导管内乳头状瘤的溢液可为血性,亦可为浆液血性或浆液性;而乳头状癌的溢液则以血性者为多见,且多为单侧单孔。②乳头状瘤的肿块多位于乳晕区,质地较软,肿块一般不大于 1 cm,同侧腋窝淋巴结无肿大;而乳头状癌的肿块多位于乳晕区以外,质地硬,表面不光滑,活动度差,易与皮肤粘连,肿块一般大于 1 cm,同侧腋窝可见肿大的淋巴结。③乳腺导管造影显示导管突然中断,断端呈光滑杯口状,近侧导管显示明显扩张,有时为圆形或卵圆形充盈缺损,导管柔软、光整者,多为导管内乳头状瘤;若断端不整齐,近侧导管轻度扩张,扭曲,排列紊乱,充盈缺损或完全性阻塞,导管失去自然柔软度而变得僵硬等,则多为导管内乳头状癌。④溢液涂片细胞学检查乳头状癌可找到癌细胞;最终确诊则以病理诊断为准,而且应做石蜡切片,避免因冷冻切片的局限性造成假阴性或假阳性结果。

(2)与乳腺导管扩张症鉴别:①乳腺导管扩张症溢液期均可以乳头溢液为主要症状,常伴有先天性乳头凹陷,溢液多为双侧多孔,性状可呈水样、乳汁样、浆液样、脓血性或血性。②导管扩张症的肿块期可见到乳晕下肿块,肿块形状可不规则,质地硬韧,并可与皮肤粘连,常发生红肿疼痛,后期可发生溃破而流脓;还可见患侧腋窝淋巴结肿大、压痛。③若较大导管呈明显扩张,导管粗细不均匀,失去正常规则的树枝状外形者,而无明显充盈缺损者,则多为导管扩张。④必要时可行肿块针吸细胞学检查或活组织病理检查。

五、乳腺其他罕见癌

(一)乳腺化生性癌

1.临床概述

乳腺癌常伴有各种类型的化生,如鳞状上皮化生、梭形细胞化生、软骨化生或骨化生,故称其为化生性癌。

2.超声表现

声像图表现与黏液癌相似,单纯应用超声很难对乳腺癌的病理类型做出诊断(图 14-22)。

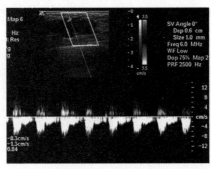

图 14-22 乳腺化生性癌多普勒频谱表现

(二)乳腺神经内分泌癌

1.临床概述

乳腺神经内分泌癌较罕见,占乳腺癌的 2%～5%,其肿瘤细胞中往往含有亲银和(或)嗜银颗粒,神经内分泌指标呈阳性表达。1977 年,Cubilla 和 Woodruff 首先报道了发生于乳腺的神经内分泌癌。2003 年,世界卫生组织(WHO)乳腺及女性生殖器官肿瘤组织分类将乳腺神经内分泌癌正式命名,并将其分为实体型神经内分泌癌、小细胞/燕麦细胞癌及大细胞神经内分泌癌三个亚类。

本病多见于老年人,主要发生于 60～70 岁。但临床上多缺乏神经内分泌综合征的表现。

大体形态表现为浸润性或膨胀性生长的肿块,切面呈实性、灰粉或灰白,质硬,大部分边界清晰,部分与周围组织分界欠清。按细胞类型、分级、分化程度和产生黏液的情况可将其分为不同的亚型:实性神经内分泌癌、不典型类癌、小细胞/燕麦细胞癌和大细胞神经内分泌癌。神经内分泌癌癌组织由密集的细胞构成,形成孤立的、界限清楚的小叶状肿块,或呈实性巢状、片状、小梁状;亦可由密集富染色质、细胞质稀少的细胞或由密集的细胞质丰富的大细胞团块组成。

2.超声表现

乳腺神经内分泌癌的声像图表现多为不均质低回声实性肿块,形态不规则,边界清晰或部分边界不清(图 14-23A)。肿瘤内伴部分黏液癌成分时,瘤内可部分表现为低、无回声;伴浸润性导管癌时,超声表现与浸润性导管癌相似(图 14-23B)。

彩色多普勒血流显像显示大部分乳腺神经内分泌癌血流丰富(图 14-23C),考虑与肿瘤细胞密集、实性癌巢中新生血管丰富有密切关系。少部分肿块内血流稀少。

3.鉴别诊断及比较影像分析

(1)与常见的乳腺浸润性导管癌鉴别:乳腺神经内分泌癌的超声表现与其病理组织学特征有

密切相关。乳腺神经内分泌癌的四个病理学亚型均由密集的细胞构成,可呈实性巢状、片状、小梁状,形成孤立的、界限清楚的肿块,使其在超声检查中可表现为边界清晰的实性肿块。乳腺浸润性导管癌实质向周围组织浸润明显,并伴有不同程度的间质反应,成纤维反应多,超声表现为毛刺及强回声晕。肿瘤间质的胶原纤维成分增多,排列紊乱形成后方回声衰减;而乳腺神经内分泌癌细胞成分丰富,间质成分少,以膨胀性生长为主,故多为实性肿块,边界清晰,无毛刺,后方回声无明显衰减,可据此加以鉴别。但乳腺神经内分泌癌呈浸润性生长时,则难以与乳腺浸润性导管癌相鉴别。

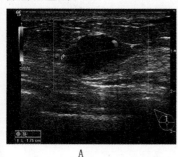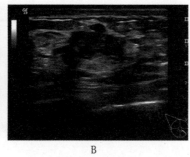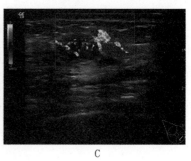

图 14-23 乳腺神经内分泌癌

A.不均质低回声实性肿块,形态不规则,部分边界不清,病理:乳腺实性神经内分泌癌;B.肿块边界不清,形态不规则,内部回声不均匀,局部呈低至无回声,病理:乳腺实性神经内分泌癌,伴部分黏液癌成分及广泛性导管内癌成分(神经内分泌性导管内癌);C.彩色多普勒示肿块内及边缘可见明显丰富彩流信号

(2)与乳腺其他良性肿瘤相鉴别:乳腺神经内分泌癌呈膨胀性生长时,因其边界清楚而难以与其他乳腺良性肿瘤相鉴别,但肿块内血流丰富而提示恶性肿瘤可能。而肿块表现为部分边界不清,形态不规则并肿块内血流丰富,常提示乳腺恶性肿瘤。

第十五章

消化系统疾病的超声诊断

第一节　肝脏弥漫性病变

　　肝脏弥漫性病变为一笼统的概念,是指多种病因所致的肝脏实质弥漫性损害。常见病因有病毒性肝炎、药物性肝炎、化学物质中毒、血吸虫病、肝脏淤血、淤胆、代谢性疾病、遗传性疾病、自身免疫性肝炎等。上述病因均可引起肝细胞变性、坏死,肝脏充血、水肿、炎症细胞浸润,单核吞噬细胞系统及纤维结缔组织增生等病理变化,导致肝功能损害和组织形态学变化。肝脏弥漫性病变的声像图表现,可在一定程度上反映其病理形态学变化,但是对于诊断而言,大多数肝脏弥漫性病变声像图表现缺乏特异性,鉴别诊断较为困难,需结合临床资料及相关检查结果进行综合分析。

一、病毒性肝炎

(一)病理与临床概要

　　病毒性肝炎是由不同类型肝炎病毒引起,以肝细胞的变性、坏死为主要病变的传染性疾病。按病原学分类,目前已确定的病毒性肝炎有甲型、乙型、丙型、丁型、戊型肝炎5种,通过实验诊断排除上述类型肝炎者称非甲至戊型肝炎。各型病毒性肝炎临床表现相似,主要表现为乏力、食欲减退、恶心、厌油、肝区不适、肝脾大、肝功能异常等,部分患者可有黄疸和发热。甲型和戊型多表现为急性感染,患者大多在6个月内恢复;乙型、丙型和丁型肝炎大多呈慢性感染,少数病例可发展为肝硬化或肝细胞癌,极少数呈重症经过。因临床表现相似,需依靠病原学诊断才能确定病因。

　　病毒性肝炎的临床分型:①急性肝炎;②慢性肝炎;③重型肝炎;④淤胆型肝炎;⑤肝炎后肝硬化。

　　病毒性肝炎的基本病理改变包括肝细胞变性、坏死,炎症细胞浸润,肝细胞再生,纤维组织增生等。其中,急性肝炎主要表现为弥漫性肝细胞变性、坏死,汇管区可见炎症细胞浸润,纤维组织增生不明显;慢性肝炎除炎症坏死外,还有不同程度的纤维化;重型肝炎可出现大块或亚大块坏死;肝硬化则出现典型的假小叶改变。

（二）超声表现

1.急性病毒性肝炎

（1）二维超声。①肝脏：肝脏不同程度增大，肝缘角变钝；肝实质回声均匀，呈密集细点状回声（图 15-1A）；肝门静脉管壁、胆管壁回声增强。②脾：脾大小正常或轻度增大。③胆囊：胆囊壁增厚、毛糙或水肿呈"双边征"，胆汁透声性差，胆囊腔内可见细弱回声；部分病例胆囊腔缩小，或胆囊暗区消失呈类实性改变（图 15-1A）。④其他：肝门部或胆囊颈周围可见轻度肿大淋巴结（图 15-1B）。

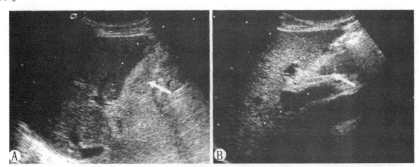

图 15-1 急性病毒性肝炎

二维超声显示肝实质回声均匀，呈密集细点状回声，胆囊缩小，胆囊壁增厚，胆囊腔暗区消失呈类实性改变（A.箭头所示）；肝门部淋巴结轻度肿大（B.箭头所示）

（2）彩色多普勒超声：有研究报道，肝动脉收缩期、舒张期血流速度可较正常高。

2.慢性病毒性肝炎

（1）二维超声。①肝脏：随肝脏炎症及纤维化程度不同，可有不同表现，轻者声像图表现类似正常肝脏，重者声像图表现与肝硬化接近；肝脏大小多无明显变化；肝脏炎症及纤维化较明显时，肝实质回声增粗、增强，呈短条状或小结节状，分布不均匀，肝表面不光滑（图 15-2A）；肝静脉及肝门静脉肝内分支变细及管壁不平整。②脾脏：脾可正常或增大（图 15-2B），增大程度常不及肝硬化，脾静脉直径可随脾增大而增宽。③胆囊：胆囊壁可增厚、毛糙，回声增强，容易合并胆囊结石、息肉样病变等。

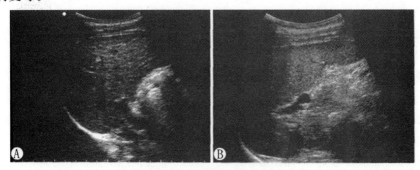

图 15-2 慢性病毒性肝炎

二维超声显示肝表面不光滑，肝实质回声增粗呈短条状，分布不均匀，肝内血管显示欠佳（A）；脾增大，下缘角变钝，脾实质回声均匀（B）。肝穿刺活检病理：慢性乙型肝炎 G3/S3（炎症 3 级/纤维化 3 期）

（2）彩色多普勒超声：随着肝脏损害程度加重，特别是肝纤维化程度加重，肝门静脉主干直径逐渐增宽,血流速度随之减慢;肝静脉变细,频谱波形趋于平坦;脾动、静脉血流量明显增加。

3.重型病毒性肝炎

(1)二维超声。①肝脏:急性重型病毒性肝炎,肝细胞坏死明显时,肝脏体积可缩小,形态失常,表面欠光滑或不光滑(图15-3A),实质回声紊乱,分布不均匀,肝静脉逐渐变细甚至消失;亚急性重型病毒性肝炎,如肝细胞增生多于坏死,则肝脏缩小不明显;慢性重型病毒性肝炎的声像表现类似慢性肝炎,如在肝硬化基础上发生重症肝炎,则声像图具有肝硬化的特点。②胆囊:胆囊可增大,胆囊壁水肿增厚,胆汁透声性差,可见类实性回声(图15-3A)。③脾脏:可增大或不大。④腹水(图15-3A)。

(2)彩色多普勒超声:重型病毒性肝炎患者较易出现肝门静脉高压表现,如附脐静脉重开(图15-3B),肝门静脉血流速度明显减低或反向等。

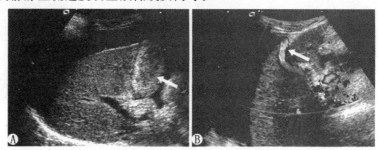

图15-3　重型病毒性肝炎

二维超声显示肝脏形态失常,右肝缩小,肝表面欠光滑,肝实质回声增粗,分布均匀,胆囊壁增厚,不光滑,胆囊腔内充满类实性回声,后方无声影,肝前间隙见液性暗区(A);CDFI显示附脐静脉重开,可见出肝血流显示(B)

4.其他

淤胆型肝炎声像图表现无特异性。肝炎后肝硬化超声表现见肝硬化。

(三)鉴别诊断

病毒性肝炎主要需与下列疾病鉴别。

1.淤血肝

继发于右心功能不全,声像图显示肝大,肝静脉及下腔静脉扩张,搏动消失,血流速度变慢或有收缩期反流,肝门静脉一般不扩张。急、慢性肝炎肝脏可增大,肝静脉及下腔静脉无扩张表现,且慢性肝炎及肝炎后肝硬化者多数肝静脉变细。

2.脂肪肝

肝大,肝缘角变钝,肝实质回声弥漫性增强,但光点细密,并伴有不同程度的回声衰减,肝内管道结构显示模糊,肝门静脉不扩张。

3.血吸虫性肝病

患者有流行区疫水接触史,声像图显示肝实质回声增强、增粗,分布不均匀,以汇管区回声增强较明显,呈较具特征性的网格状或地图样改变。

4.药物中毒性肝炎

由于毒物影响肝细胞代谢和肝血流量,导致肝细胞变性、坏死。声像图显示肝脏增大,肝实质回声增粗、增强,分布欠均匀,与慢性病毒性肝炎类似,鉴别诊断需结合临床病史及相关实验室检查结果综合分析。

5.酒精性肝炎

声像图表现可与病毒性肝炎类似,诊断需结合临床病史特别是饮酒史。

二、肝硬化

(一)病理与临床概要

肝硬化是一种常见的由不同原因引起的肝脏慢性、进行性、弥漫性病变。肝细胞变性、坏死,炎症细胞浸润,继而出现肝细胞结节状再生及纤维组织增生,致肝小叶结构和血液循环途径被破坏、改建,形成假小叶,使整个肝脏变形、变硬而形成肝硬化。

根据病因及临床表现的不同有多种临床分型。我国最常见为门脉性肝硬化,其次为坏死后性肝硬化以及胆汁性、淤血性肝硬化等。肝硬化按病理形态又可分为小结节型、大结节型、大小结节混合型。门脉性肝硬化主要病因有慢性肝炎、酒精中毒、营养缺乏和毒物中毒等,主要属小结节型肝硬化,结节最大直径一般不超过 1 cm。坏死后性肝硬化多由亚急性重型肝炎、坏死严重的慢性活动性肝炎、严重的药物中毒发展而来,属于大结节及大小结节混合型肝硬化,结节大小悬殊,直径为 0.5~1 cm,最大结节直径可达6 cm。坏死后性肝硬化病程短,发展快,肝功能障碍明显,癌变率高。

肝硬化的主要临床表现:代偿期多数患者无明显不适或有食欲减退、乏力、右上腹隐痛、腹泻等非特异性症状,肝脏不同程度增大,硬度增加,脾轻度增大或正常。失代偿期上述症状更明显,并出现腹水、脾大、食管-胃底静脉曲张等较为特征性表现,晚期有进行性黄疸、食管静脉曲张破裂出血、肝性脑病等。

(二)超声表现

1.肝脏大小、形态

肝硬化早期肝脏可正常或轻度增大。晚期肝形态失常,肝脏各叶比例失调,肝脏缩小,以右叶为著(图 15-3);左肝和尾状叶相对增大,严重者肝门右移。右叶下缘角或左叶外侧缘角变钝。肝脏活动时的顺应性及柔软性降低。

2.肝表面

肝表面不光滑,凹凸不平,呈细波浪、锯齿状(图 15-4)、大波浪状或凸峰状。用 5 MHz 或 7.5 MHz高频探头检查,显示肝表面更清晰,甚至可见细小的结节。有腹水衬托时,肝表面改变亦更清晰。

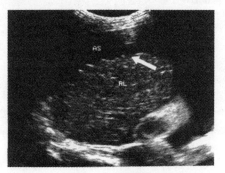

图 15-4 肝硬化

二维超声显示右肝(RL)缩小,形态失常,肝表面呈锯齿状(箭头所示),肝实质回声增粗,分布不均匀,肝内血管显示不清,肝静脉变细。肝前间隙见液性暗区(AS)

3.肝实质回声

肝实质回声弥漫性增粗、增强,分布不均匀,部分患者可见低回声或等回声结节(图 15-5)。

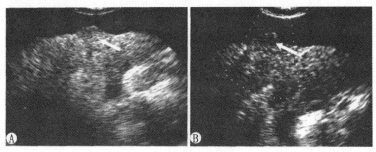

图 15-5　肝硬化结节

二维超声显示肝缩小,肝表面凹凸不平,右肝前叶肝包膜下一稍低回声结节,向肝外突出,结
节边界不清,内部回声均匀(A);CDFI 显示等回声结节内部无明显血流显示(B)

4.肝静脉

早期肝硬化肝内管道结构无明显变化。后期由于肝内纤维结缔组织增生、肝细胞结节状再生和肝小叶重建挤压管壁较薄的肝静脉,致肝静脉形态失常,管径变细或粗细不均,走行迂曲,管壁不光滑,末梢显示不清。CDFI 显示心房收缩间歇期肝静脉回心血流消失,多普勒频谱可呈二相波或单相波,频谱低平,可能与肝静脉周围肝实质纤维化和脂肪变性使静脉的顺应性减低有关。

5.肝门静脉改变及门静脉高压征象

(1)肝门静脉系统内径增宽:主干内径>1.3 cm,随呼吸内径变化幅度小或无变化,CDFI 显示肝门静脉呈双向血流或反向血流,肝门静脉主干血流反向是肝门静脉高压的特征性表现之一。肝门静脉血流速度减慢,血流频谱平坦,其频谱形态及血流速度随心动周期、呼吸、运动和体位的变化减弱或消失。

(2)侧支循环形成:也是肝门静脉高压的特征性表现之一。

附脐静脉开放:肝圆韧带内或其旁出现无回声的管状结构,自肝门静脉左支矢状部向前、向下延至脐,部分附脐静脉走行可迂曲(图 15-6A),CDFI 显示为出肝血流(图 15-6B),多普勒频谱表现为肝门静脉样连续带状血流。

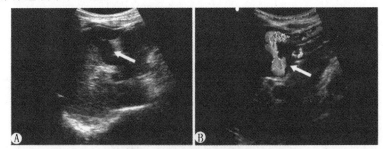

图 15-6　附脐静脉重开

二维超声显示附脐静脉迂曲扩张,自肝门静脉左支矢状
部行至肝外腹壁下(A);CDFI 显示为出肝血流(B)

胃冠状静脉(胃左静脉)扩张、迂曲,内径>0.5 cm。肝左叶和腹主动脉之间纵向或横向扫查显示为迂曲的管状暗区或不规则囊状结构,CDFI 显示其内有不同方向的血流信号充填

（图 15-7），为肝门静脉样血流频谱。胃冠状静脉是肝门静脉主干的第 1 个分支，肝门静脉压力的变化最先引起胃冠状静脉压力变化，故胃冠状静脉扩张与肝门静脉高压严重程度密切相关。

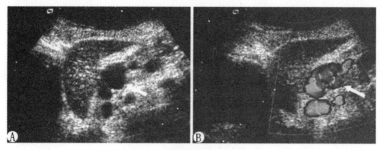

图 15-7　胃冠状静脉扩张

二维超声显示胃冠状静脉呈囊状扩张，边界清晰（A）；CDFI 显
示暗区内红蓝相间不同方向的血流信号（B）

脾肾侧支循环形成：脾脏与肾脏之间出现曲管状或蜂窝状液性暗区，可出现在脾静脉与肾静脉之间、脾静脉与肾包膜之间或脾包膜与肾包膜之间，呈肝门静脉样血流频谱。

脾胃侧支循环形成：脾静脉与胃短静脉之间的交通支，表现为脾上极内侧迂曲管状暗区或蜂窝状暗区（图 15-8），内可探及门静脉样血流频谱。

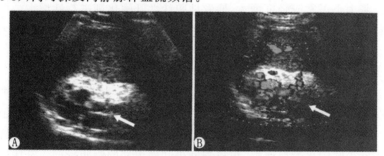

图 15-8　胃底静脉扩张

二维超声显示脾上极内侧相当于胃底部蜂窝状暗区（A）；CDFI 显示暗区内充满血流信号（B）

（3）脾脏增大，长度＞11 cm，厚度＞4 cm（男性）、＞3.5 cm（女性），脾实质回声正常或增高。如有副脾者亦随之增大。脾静脉迂曲、扩张，内径＞0.8 cm（图 15-9）。

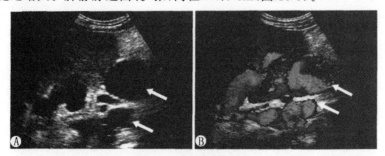

图 15-9　脾静脉瘤样扩张

二维超声显示脾门区血管迂曲扩张，部分呈囊状改变（A）；

CDFI 显示扩张管腔内充满血流信号（B）

（4）肠系膜上静脉扩张，内径＞0.7 cm，部分可呈囊状扩张。

（5）腹水：多表现为透声性好的无回声区。少量腹水多见于肝周或盆腔；大量腹水则可在肝周、肝肾隐窝、两侧腹部、盆腔见大片液性暗区，肠管漂浮其中。如合并感染，液性暗区内可见细弱回声漂浮或纤细光带回声。

（6）肝门静脉血栓及肝门静脉海绵样变。

6.胆囊

胆囊壁增厚、毛糙，回声增强。肝门静脉高压时，胆囊静脉或淋巴回流受阻，胆囊壁可明显增厚呈"双边"征。

（三）不同类型肝硬化特点及超声表现

1.门脉性肝硬化及坏死后性肝硬化

以上述超声表现为主。

2.胆汁性肝硬化

胆汁性肝硬化的发生与肝内胆汁淤积和肝外胆管长期梗阻有关。前者多由肝内细小胆管疾病引起胆汁淤积所致，其中与自身免疫有关者，称原发性胆汁性肝硬化，较少见。后者多继发于炎症、结石、肿瘤等病变引起肝外胆管阻塞，称为继发性胆汁性肝硬化，较多见。主要病理表现为肝大，呈深绿色，边缘钝，硬度增加，表面光滑或略有不平。主要临床表现为慢性梗阻性黄疸和肝脾大，皮肤瘙痒，血清总胆固醇及 ALP、GGT 显著增高。晚期可出现肝门静脉高压和肝功能衰竭。

二维超声：肝脏大小正常或轻度增大，原发性胆汁性肝硬化则进行性增大。肝表面可平滑或不平整，呈细颗粒状或水纹状。肝实质回声增多、增粗，分布不均匀。肝内胆管壁增厚、回声增强，或轻度扩张。如为肝外胆管阻塞可观察到胆管系统扩张及原发病变声像。

3.淤血性肝硬化

慢性充血性心力衰竭，尤其是右心衰竭使肝脏淤血增大。长期淤血、缺氧，使肝小叶中央区肝细胞萎缩变性甚至消失，继之纤维化并逐渐扩大，与汇管区结缔组织相连，引起肝小叶结构改建，形成肝硬化。淤血性肝硬化肝脏可缩小，肝表面光滑或呈细小颗粒状，断面呈红黄相间斑点，状如槟榔，红色为肝小叶中央淤血所致，黄色为肝小叶周边部的脂肪浸润。临床以右心衰竭及肝硬化的表现为主。

二维超声：早期肝脏增大，晚期缩小，肝表面光滑或稍不平整，肝实质回声增粗、增强，分布尚均匀。下腔静脉、肝静脉扩张，下腔静脉内径达 3 cm，肝静脉内径可达 1 cm 以上，下腔静脉管径随呼吸及心动周期变化减弱或消失（图 15-10A）。彩色多普勒超声显示收缩期流速减低，或成反向血流，舒张期血流速度增加（图 15-10B）。肝门静脉扩张，脾大，腹水。

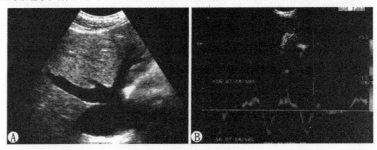

图 15-10　淤血性肝硬化

二维超声显示肝静脉、下腔静脉管径增宽（A）；频谱多普勒显示肝静脉
（B）及下腔静脉频谱呈三尖瓣反流波形，V 波、D 波波幅较高，S 波降低

（四）诊断与鉴别诊断

典型肝硬化，特别是失代偿期肝硬化，其声像图表现具有一定的特点，诊断并不困难，但不能从声像图上区分门静脉性、坏死后性、原发性胆汁性肝硬化等肝硬化类型。早期肝硬化超声表现可与慢性肝炎类似，超声诊断较困难，需肝穿刺活检病理确定。继发性胆汁性肝硬化、淤血性肝硬化则需结合病史及原发病变表现以及肝脏声像改变、脾脏大小、有无肝门静脉高压等表现，综合判断分析。肝硬化需与下列疾病鉴别。

1.弥漫型肝癌

多在肝硬化基础上发生，肿瘤弥漫分布，与肝硬化鉴别有一定难度，鉴别诊断要点见表15-1。

表15-1 弥漫型肝癌与肝硬化鉴别

项目	弥漫性肝癌	肝硬化
肝脏大小、形态	肝脏增大，形态失常，肝表面凹凸不平	肝脏缩小（以右叶明显），形态失常
肝内管道系统	显示不清	可显示，特别是较大分支显示清楚，但形态及走行失常，末梢显示不清
肝门静脉栓子	肝门静脉管径增宽、管壁模糊或局部中断，管腔内充满实性回声，其内可探及动脉血流信号，超声造影栓子在动脉期有增强（癌栓）	无或有，后者表现肝门静脉较大分支内实性回声，其内部无血流信号，超声造影无增强（血栓）。肝门静脉管壁连续，与肝门静脉内栓子分界较清
CDFI	肝内血流信号增多、紊乱，可探及高速高阻或高速低阻动脉血流信号	肝内无增多、紊乱的异常血流信号
临床表现	常有消瘦、乏力、黄疸等恶病质表现。AFP可持续升高	无或较左侧所述表现轻

2.肝硬化结节与小肝癌的鉴别

部分肝硬化再生结节呈圆形、椭圆形，球体感强，需要与小肝癌鉴别。肝硬化再生结节声像表现与周围肝实质相似，周边无"声晕"；而小肝癌内部回声相对均匀，部分周边可见"声晕"。CDFI：前者内部血流信号不丰富或以静脉血流信号为主，若探及动脉血流信号则为中等阻力；后者内部以动脉血流信号为主，若探及高速高阻或高速低阻动脉血流信号更具诊断价值。超声造影时，肝硬化结节与肝实质呈等增强或稍低增强；而典型小肝癌动脉期表现为高增强，门静脉期及延迟期表现为低增强。动态观察肝硬化结节生长缓慢，小肝癌生长速度相对较快。

3.慢性肝炎及其他弥漫性肝实质病变

早期肝硬化与慢性肝炎及其他弥漫性肝实质病变声像图表现可相似，鉴别诊断主要通过肝穿刺活检。

三、酒精性肝病

（一）病理与临床概要

酒精性肝病（ALD）是由于长期大量饮酒导致的中毒性肝损害，主要包括酒精性脂肪肝、酒精性肝炎、酒精性肝硬化。ALD是西方国家肝硬化的主要病因（占80%～90%）。在我国ALD有增多趋势，成为肝硬化的第二大病因，仅次于病毒性肝炎。

酒精性脂肪肝、酒精性肝炎及酒精性肝硬化是酒精性肝病发展不同阶段的主要病理变化，病理特点如下。

1.酒精性脂肪肝

肝小叶内＞30％的肝细胞发生脂肪变,以大泡性脂肪变性为主,可伴或不伴有小坏死灶及肝窦周纤维化。戒酒 2～4 周后轻度脂肪变可消失。

2.酒精性肝炎

肝细胞气球样变、透明样变,炎症坏死灶内有中性粒细胞浸润。可伴有不同程度的脂肪变性及纤维化。

3.酒精性肝硬化

典型者为小结节性肝硬化,结节直径为 1～3 mm;晚期再生结节增大,结节直径可达 3～5 mm,甚至更大。结节内有时可见肝细胞脂肪变或铁颗粒沉积,可伴有或不伴有活动性炎症。

(二)超声表现

1.酒精性脂肪肝

声像图表现类似脂肪肝,肝脏增大,肝实质回声较粗、较高、较密集,深部回声逐渐衰减,膈肌回声显示欠清,肝内管道结构模糊。由于声波衰减,CDFI 显示肝门静脉、肝静脉血流充盈不饱满。脾无明显增大。

2.酒精性肝炎

肝脏增大,肝实质回声增粗、增强,分布均匀或欠均匀,回声衰减不明显,肝内管道结构及膈肌显示清楚。肝门静脉、肝静脉血流充盈饱满。

3.酒精性肝硬化

声像图表现与门静脉性肝硬化相似。早期肝脏增大,晚期缩小。肝表面不光滑,肝实质回声增粗,分布不均匀,肝门静脉增宽,脾大。晚期可出现腹水、肝门静脉高压表现。

(三)诊断与鉴别诊断

酒精性肝病超声表现无特异性,诊断需结合病史,特别是酗酒史。而准确诊断不同类型酒精性肝病,则需通过肝穿刺活检病理诊断。需要与下列疾病鉴别。

(1)脂肪肝:声像图表现与酒精性脂肪肝相似,病因诊断需结合病史。

(2)病毒性肝炎:不同病程阶段病毒性肝炎声像图表现不一,部分表现与酒精性肝炎相似,病因诊断需结合病史及相关实验室检查。

(3)淤血肝:声像图显示肝大,肝静脉及下腔静脉扩张,搏动消失,收缩期血流速度变慢或有收缩期反流,肝门静脉不扩张;而酒精性肝炎则无肝静脉及下腔静脉扩张和相应血流改变。

四、脂肪肝

(一)病理与临床概要

随着生活水平的不断提高,脂肪肝的发病率也正在逐渐上升。脂肪肝是一种获得性、可逆性代谢疾病,当肝内脂肪含量超过肝重量的 5％时可称为脂肪肝。早期或轻度脂肪肝经治疗后可以逆转为正常。引起脂肪肝的主要原因有:肥胖、过度的酒精摄入、高脂血症、糖尿病、长期营养不良、内源性或外源性的皮质类固醇增多症、怀孕、长期服用药物(肼类、磺胺类药物、部分化疗药物等)、化学品中毒(四氯化碳、磷、砷等)等。此外,重症肝炎、糖原沉积病、囊性纤维病、胃肠外营养等也可引起脂肪肝。肝内脂肪含量增高时,肝细胞会出现脂肪变性,以大泡性肝细胞脂肪变性为主,偶可见点、灶状坏死,并可伴轻度纤维组织增生。脂肪肝进一步发展会转变为肝纤维化,甚至肝硬化,导致肝功能明显下降。脂肪肝一般以弥漫浸润多见,也可表现为局部浸润,导致局限性脂肪肝。脂肪肝一般无特征性临床症状,可有疲乏、食欲缺乏、嗳气、右上腹胀痛等症状,可伴有肝脏增大体征,血脂增高或正常,肝功能可轻度异常。

(二)超声表现

脂肪肝的声像图表现与肝脏脂肪沉积的量及形式有关,可分为弥漫浸润型脂肪肝及非均匀性脂肪肝两大类。

1.弥漫浸润型脂肪肝

弥漫浸润型脂肪肝是脂肪肝常见的类型,其声像图特点如下。

(1)肝实质前段回声增强,光点密集、明亮,呈云雾状,故有"亮肝"之称;肝实质后段回声随着深度增加而逐渐减弱,即回声衰减,且与前段增强回声无明显分界。膈肌因回声衰减可显示不清。

(2)肝脏内部管道结构显示欠清,较难显示肝门静脉及肝静脉的较小分支。管道壁回声亦相对减弱。因回声衰减,CDFI 显示肝内门静脉及肝静脉血流充盈不饱满或欠佳(图 15-11A),适当降低频率有助于更清楚地显示肝门静脉血流(图 15-11B)。

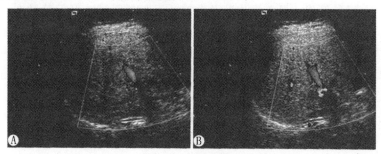

图 15-11 脂肪肝(1)

因脂肪肝后方回声衰减,CDFI 显示肝内门静脉及肝静脉血流充盈不饱满,适当降低频率有助于更清楚显示肝门静脉血流(A 为 3 MHz,B 为 1.75 MHz)

(3)肝肾对比征阳性(图 15-12)。正常情况下肝脏回声略高于肾实质。脂肪肝时,肝脏回声与肾实质回声对比,增强更加明显。轻度脂肪肝肝脏内部回声改变不明显时,可通过此征象进行判断。

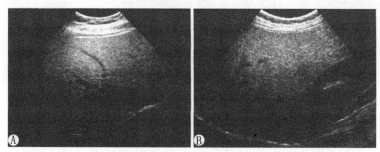

图 15-12 脂肪肝(2)

二维超声显示肝实质前段回声增强,光点密集、明亮,呈"亮肝"改变,后段回声衰减(A);肝脏回声与肾实质回声对比明显增强,即肝肾对比征阳性(B)

(4)脂肪肝明显时,可伴有肝脏弥漫性增大,肝形态饱满,边缘变钝。文献报道可根据肝实质回声、肝内管道及膈肌显示情况,将弥漫性脂肪肝分为轻度、中度和重度三型(表 15-2)。但超声判断中度及重度脂肪肝往往容易出现误差,而分辨中度及重度脂肪肝的临床意义不大,故可参考上述标准,只对轻度及中、重度脂肪肝进行区分。

表 15-2　脂肪肝程度的超声分型

分型	肝脏前段回声	肝脏后段回声	肝内管道及膈肌显示情况
轻度	稍增强	稍衰减	正常显示
中度	增强	衰减	显示欠佳,提高增益可显示
重度	明显增强	明显衰减	显示不清

2.非均匀性脂肪肝

非均匀性脂肪肝是由于肝脏内局限性脂肪浸润,或脂肪肝内出现局灶性脂肪沉积缺失区,该区域为正常肝组织。非均匀性脂肪肝可表现为局灶性高或低回声区,容易误认为肝脏肿瘤。

(1)二维超声可表现为以下类型。①弥漫非均匀浸润型(图 15-13):或称肝脏局灶性脂肪缺失,即肝脏绝大部分区域脂肪变,残存小片正常肝组织。声像图表现为背景肝呈脂肪肝声像,肝内出现局灶性低回声区,好发于肝脏左内叶及右前叶近胆囊区域或肝门静脉左、右支前方,也可见于尾状叶以及肝右叶包膜下区域。可单发或多发,其范围不大,形态多样,多呈类圆形或不规则长条形,一般边界清晰,无包膜回声,内部回声尚均匀。②叶段浸润型(图 15-14):脂肪浸润沿叶段分布。声像表现为部分叶段呈脂肪肝表现,回声密集、增强;而另一部分叶段呈相对低回声,两者间分界明显,有"阴阳肝"之称,分界线与相应间裂吻合,线条平直,边界清楚。③局限浸润型及多灶浸润型:肝内局限性脂肪浸润。前者单发或 2～3 个,后者弥漫分布,呈局灶性致密的高回声,形态圆形或不规则,部分后方回声衰减。背景肝实质相对正常,表现为相对较低的回声区。部分局限脂肪浸润声像随时间变化较快,可在短期内消失。

(2)彩色多普勒超声:病变区域内部及周边可见正常走行肝门静脉或肝静脉分支,无明显异常血流信号(图 15-13B,图 15-14B、C)。

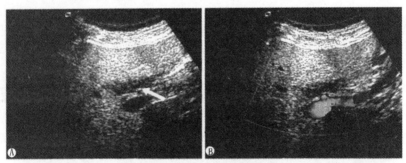

图 15-13　非均匀性脂肪肝

二维超声显示左肝内叶实质内肝门静脉左支前方局限性片状低回声区,边界尚清,内部回声尚均匀(A.箭头所示);CDFI 显示低回声区内部无血流信号(B),为弥漫非均匀浸润型脂肪肝

当肝脏出现以下脂肪肝典型表现:肝实质回声弥漫增强,肝肾回声对比增强,伴深部回声衰减;肝内血管壁回声减弱,显示欠清,则脂肪肝诊断较容易,其诊断敏感性可达 85% 以上,特异性达 95%。

(三)诊断与鉴别诊断

(1)弥漫性脂肪肝应与表现为强回声的肝脏弥漫性病变鉴别,如慢性肝炎、肝硬化。肝硬化也可出现肝后段回声衰减,但回声多呈不均匀增粗,或呈结节状低回声,且出现肝门静脉高压表现,如肝门静脉扩张、侧支循环、脾大、腹水等。

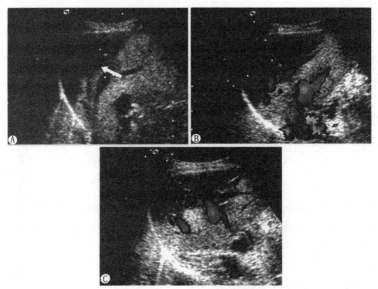

图 15-14 非均匀性脂肪肝

二维超声显示肝内部分叶段呈脂肪肝表现,回声密集、增强,而另一部分叶段
呈相对低回声,两者间分界明显(A),呈"阴阳肝"改变;CDFI 显示肝内血管
走行正常,血流充盈饱满(B,C),为叶段浸润型脂肪肝

(2)体型肥胖者因腹壁皮下脂肪较厚,可出现回声衰减,需与脂肪肝鉴别,但其衰减对肝、肾均有影响,故肝肾对比不明显;而脂肪肝则肝肾对比征阳性。

(3)非均匀性脂肪肝与肝脏肿瘤的鉴别:①表现为局灶性低回声区时(弥漫非均匀浸润型)需与肝癌鉴别;②表现为局灶性高回声区时(局限浸润型)需与高回声型血管瘤及肝癌鉴别;③表现为弥漫分布高回声区时(多灶浸润型)需与肝转移瘤鉴别。

非均匀性脂肪肝无占位效应,无包膜,病变靠近肝包膜时无向肝表面局部膨出的表现;穿行于病变区域的肝门静脉或肝静脉走行正常,无移位或变形,内部及周边未见明显异常血流信号;另外,在两个相互垂直的切面测量病变范围时,径线差别较大,表明不均匀脂肪变呈不规则片状浸润。而血管瘤边缘清晰,多呈圆形或椭圆形,内部回声呈筛网状改变,周边可见线状高回声,较大者内部可见少许低阻动脉血流信号。肝癌及转移瘤均有明显占位效应,边界较清楚,部分可见声晕,周边及内部可见较丰富高阻动脉血流信号,周边血管移位、变形、中断,肝转移瘤可出现"靶环征"等特征性改变。鉴别时应注意肝脏整体回声改变,非均匀性脂肪肝往往有脂肪肝背景,另外需要结合临床检验 AFP 结果来分析,必要时行超声造影检查,有利于明确诊断。

五、肝血吸虫病

(一)病理与临床概要

血吸虫病是由血吸虫寄生于人体引起的寄生虫病。日本血吸虫病在我国主要流行于长江流域及其以南地区。主要病理改变是由于虫卵沉积在肝脏及结肠壁组织,引起肉芽肿和纤维化等病变。在肝脏,虫卵随肝门静脉血流达肝门静脉小分支,在汇管区形成急性虫卵结节,汇管区可见以嗜酸性粒细胞为主的细胞浸润。晚期肝门静脉分支管腔内血栓形成及肝门静脉周围大量纤维组织增生致管壁增厚,增生的纤维组织沿肝门静脉分支呈树枝状分布,形成特征性的血吸虫病性干线型肝纤维化。由于肝内肝门静脉分支阻塞及周围纤维化最终导致窦前性肝门静脉高压。此外,肝门静脉阻塞还可致肝营养不良和萎缩,肝脏体积缩小,但左叶常增大。严重者可形成粗大突起的结节(直径可达为 2～5 cm),表面凸凹不平。肝细胞坏死与再生现象不显著。

临床表现因虫卵沉积部位、人体免疫应答水平、病期及感染度不同而有差异。一般可分为急性、慢性、晚期 3 种类型。急性期主要表现为发热、肝大与压痛、腹痛、腹泻、便血等,血嗜酸性细胞显著增多。慢性期无症状者常于粪便普查或因其他疾病就医时发现;有症状者以肝脾大或慢性腹泻为主要表现。晚期主要为肝门静脉高压的表现,如腹水、巨脾、食管静脉曲张等。

(二)超声表现

1.急性血吸虫病

(1)肝脏超声表现无明显特异性,主要表现为肝脏轻度增大,肝缘角圆钝。肝实质回声稍增高、增密,分布欠均匀。病情较重者可在汇管区旁见边界模糊的小片状低回声区。肝内管道结构清晰,走向正常,肝门静脉管壁可增厚,欠光滑。

(2)脾脏增大。

2.慢性期血吸虫病及血吸虫性肝硬化

(1)肝形态正常或失常。可见肝右叶萎缩,左叶增大,肝缘角圆钝。

(2)肝表面呈锯齿状或凸凹不平。

(3)肝实质回声根据肝门静脉主干及其分支周围纤维组织增生程度不同而异,二维超声表现为:①鳞片状回声,肝内弥漫分布纤细稍高回声带,将肝实质分割形成小鳞片状,境界不清楚,范围为 3～5 cm;②斑点状强回声,在肝实质内弥漫分布大小不一的斑点状强回声,可伴声影,多为虫卵钙化所致;③网格状回声(图 15-15),肝实质内见纤细或增粗的高回声带,形成大小不一的网格状回声,网格内部肝实质呈低至中等回声,范围为 2～5 cm,网格境界较模糊,也可境界清楚,形成近似圆形的低回声,易误诊为肝肿瘤。网格回声的高低及宽窄,反映了肝纤维化程度。

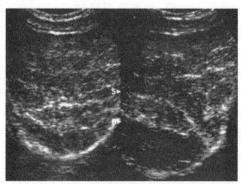

图 15-15 肝血吸虫病
二维超声显示肝脏大小、形态基本正常,肝表面欠光滑,肝实质回声增粗、分布不均匀,肝内弥漫分布条索状高回声呈网格状,肝内血管显示不清

(4)肝门静脉管壁增厚、毛糙,回声增强。肝静脉末梢变细、回声模糊或不易显示。

(5)脾脏增大,脾静脉增宽,内径超过 0.8 cm,脾实质回声均匀。

（6）腹水，病变晚期，腹腔内可探及大片液性暗区。

（7）彩色多普勒超声，肝门静脉高压时，肝门静脉、脾静脉及肠系膜上静脉不同程度扩张，血流速度减慢，侧支循环形成。

（三）鉴别诊断

1.肝炎后肝硬化

肝炎后肝硬化多为病毒性肝炎等引起，肝脏弥漫性纤维组织增生，肝细胞再生结节形成，直径多在1 cm以内，肝内回声增粗、增强，分布不均匀，可见散在分布的小结节状低回声团，边界模糊，但无血吸虫病肝纤维化时出现的"网格状回声"或"鳞片状回声"，脾大程度不及血吸虫性肝硬化；而血吸虫病由血吸虫卵损伤引起，主要累及肝内肝门静脉分支，其周围纤维组织增生，肝实质损害轻，肝内出现粗大龟壳样纹理，呈"网格状"，脾大明显。

2.肝细胞癌

血吸虫性肝硬化，肝内出现较粗大的网格状高回声，分割包绕肝实质，形成低或中等回声团，可类似肝癌声像，但其病变为弥漫分布，改变扫查切面时无球体感，是假性占位病变；而结节型肝癌病灶数目可单个或多个，肿块周围常有"声晕"，球体感明显，可有肝门静脉癌栓、肝门部淋巴结肿大，结合肝炎病史及甲胎蛋白检查不难鉴别。

六、肝吸虫病

（一）病理与临床概要

又称华支睾吸虫病，是华支睾吸虫寄生在人体胆管系统内引起的一种疾病。此病多发生在亚洲，在我国主要流行于华南地区。因进食未煮熟的鱼虾而感染，盐腌鱼干不能杀死虫卵也可引起本病。

1.病理变化

由于虫体和虫卵的机械刺激和代谢排泄物毒性作用，造成胆管上皮细胞脱落，并发生腺瘤样增生，管壁增厚，管腔逐渐狭窄。虫体和虫卵阻塞引起胆汁淤积，胆管发生囊状或柱状扩张。肝细胞脂肪变性、萎缩、坏死。肝脏病变以左肝为著。胆管阻塞常继发细菌感染，导致胆管炎、胆囊炎、胆管源性肝脓肿。死虫碎片、虫卵、脱落胆管上皮细胞还可成为胆石的核心。长期机械刺激及毒性产物作用，可造成胆管上皮腺瘤样增生，有可能演变成胆管细胞癌。

2.临床表现

本病症状及病程变化差异较大。轻度感染者可无症状；中度感染者可出现食欲缺乏、消化不良、疲乏无力、肝大、肝区不适；重度感染者有腹泻、营养不良、贫血、水肿、消瘦等症，晚期可出现肝硬化、腹水，胆管细胞癌。粪便及十二指肠引流液中可发现虫卵，免疫学试验有助于本病诊断。

（二）超声表现

（1）肝脏轻度增大，以左肝为著，可能左肝管较平直，虫卵更易入侵所致。肝包膜尚光滑，重症者肝包膜可增厚并凸凹不平。

（2）肝实质回声增粗、增强，分布不均匀，可见模糊的小片状中等回声沿胆管分布（图15-16）。

（3）肝内胆管不同程度扩张，其腔内有强弱不一的点状回声，胆管壁增厚、回声增强，肝内小胆管扩张呈间断的等号状强回声。较多的虫体局限聚集于某一处呈较大光团回声。

（4）肝外胆管扩张、胆囊增大，扩张胆管腔及胆囊腔内可见点状及斑状弱回声，后方无声影，随体位改变可出现漂浮，胆囊壁增厚、不光滑。

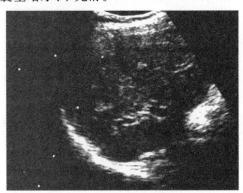

图 15-16　肝吸虫病

二维超声显示肝实质回声粗乱，肝内见多个小片状稍高回声，沿胆管

走行分布，胆管壁增厚、回声增强，肝内血管显示欠清

（5）晚期可导致肝硬化，有脾大、腹水等表现。

（三）鉴别诊断

1.肝血吸虫病

两者声像图均表现为肝内回声增粗、增多及网格状回声改变，但肝血吸虫病一般不会有肝内小胆管间断的等号状扩张以及胆囊及扩张的胆总管内成虫的细管状高回声。结合流行病学、临床表现及实验室检查，一般不难鉴别。

2.病毒性肝炎

病毒性肝炎与肝吸虫病临床表现相似，但前者消化道症状如食欲缺乏、厌油、恶心、腹胀等均较后者明显。急性肝炎可表现为肝大、肝实质回声减低，肝内管道结构回声增强，胆囊壁水肿、增厚，胆囊腔缩小，但无肝吸虫病肝内胆管的等号状扩张及胆囊腔内成虫的细管状高回声。

3.肝硬化

肝吸虫病晚期可引起肝硬化，其表现与胆汁淤积性肝硬化相同，主要依靠病史及实验室检查加以鉴别。

七、肝豆状核变性

（一）病理与临床概要

肝豆状核变性又称 Wilson 病，是一种常染色体隐性遗传性疾病，铜代谢障碍引起过多的铜沉积在脑、肝脏、角膜、肾等部位，引起肝硬化、脑变性病变等。主要表现为进行性加剧的肢体震颤、肌强直、构音障碍、精神症状、肝硬化及角膜色素环等。多数在儿童、青少年或青年起病。本病起病隐匿，病程进展缓慢。以肝脏为首发表现者，可有急性或慢性肝炎、肝脾大、肝硬化、脾亢、腹水等表现，易误诊为其他肝病。铜过多沉积在肝脏，早期引起肝脏脂肪浸润，铜颗粒沉着呈不规则分布的岛状及溶酶体改变，继而发生肝实质坏死、软化及纤维组织增生，导致结节性肝硬化。

实验室检查的特征性改变为尿铜量增多和血清铜蓝蛋白降低，肝组织含铜量异常增高，血清铜氧化酶活性降低。

（二）超声表现

（1）早期肝脏大小、形态正常，包膜光滑，随疾病进展肝脏缩小，包膜增厚、不光滑。

（2）早期肝实质回声增粗、增强，分布不均匀，可呈强弱不等短线状或密布弧线状、树枝状回声。

（3）晚期为结节性肝硬化表现，肝实质回声不均，呈结节状改变，肝内血管显示不清，肝静脉变细、走行失常（图 15-17），门静脉频谱形态异常，肝门静脉、脾静脉扩张，血流速度减慢，肝门静脉高压声像（如附脐静脉重开）、腹水等。

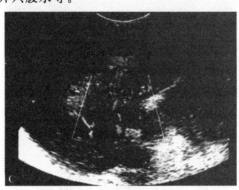

图 15-17　肝豆状核变性

二维超声显示右肝萎缩，肝表面凹凸不平，肝实质回声增粗，分布不均匀，可见散在分布等回声小结节，部分向肝外突出，边界不清，肝内血管显示不清，肝前间隙见大片液性暗区；CDFI 显示结节边缘可见短条状血流，内部无明显血流信号

八、肝糖原累积病

肝糖原累积病是一组罕见的隐性遗传性疾病。本病特点为糖中间代谢紊乱，由于肝脏、肌肉、脑等组织中某些糖原分解和合成酶的缺乏致糖原沉积在肝脏、肌肉、心肌、肾等组织内，引起肝脾大、血糖偏低、血脂过高等症状，多发生于幼儿和儿童期。病理：光镜下见肝细胞弥漫性疏松变性，汇管区炎症细胞浸润，少量枯否细胞增生肥大；电镜下肝细胞胞质内见大量糖原堆积及大小不等的脂滴，线粒体有浓聚现象，内质网等细胞器数量减少且有边聚现象。临床上可触及增大的肝脏表面平滑，质地较硬而无压痛。

超声表现：肝脏明显增大，表面光滑，肝实质回声增密、增强，后方无明显衰减。由于声像图表现无特异性，诊断时需结合临床，确诊依靠肝穿刺活检。

九、肝淀粉样变性

淀粉样变性是一种由淀粉样物质在组织细胞中沉积引起的代谢性疾病，主要累及心、肝、肾及胃肠道等器官。该病常见于中老年人，症状、体征缺乏特异性，临床上较少见而易被误诊。确诊后也常因无特异治疗方法，患者最终死于继发感染或心、肾衰竭。

肝脏受累者表现为淀粉样蛋白物质在肝窦周围间隙、间质或肝小叶中央及汇管区大量沉积，肝细胞受压萎缩。肝质地坚韧而有弹性。切面呈半透明蜡样光泽。临床表现：肝脏明显增大，表面光滑，压痛不明显。肝功能除碱性磷酸酶明显升高外，其余受损较轻。

超声表现：肝脏明显增大，表面光滑，肝脏回声密实，分布均匀（图 15-18）或不均匀，脾脏亦可增大。本病声像图无特异性改变，唯一确诊方法为肝穿刺活检。

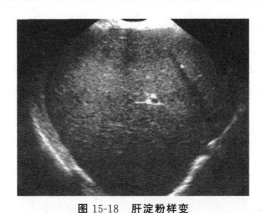

图 15-18　**肝淀粉样变**
二维超声显示肝明显增大,肝实质回声密集,分布均匀,后段回声无明显衰减

第二节　原发性肝癌

一、病理与临床表现

原发性肝癌以非洲东南部和东南亚为高发地区;我国多见于东南沿海,是国内三大癌症之一。好发年龄为 40～50 岁,男性明显多于女性。病因未完全明了,但流行病学和实验室研究均表明,主要与乙型肝炎病毒感染、黄曲霉毒素和饮水污染有关。

临床表现:原发性肝癌患者起病隐匿,缺乏特异性早期表现,至亚临床前期及亚临床期的中位时间可长达 18 个月。当患者出现不适等症状时,多属中、晚期。临床主要表现为肝区疼痛、食欲缺乏、腹胀、乏力、消瘦等。其他可有发热、腹泻、黄疸、腹水、出血倾向以及转移至其他脏器而引起的相应症状。

二、超声影像学表现

(一)常规超声

1.形态

肝癌多呈圆形或类圆形,肿瘤较大时,可呈不规则形,并可向肝表面突起,使肝下缘等较锐的角变钝,或呈“驼峰”征改变。根据肝癌病理形态表现可分如下。

(1)结节型:肝癌相对较小,一般直径＜5 cm,多为单发,亦可多发。肿瘤内部回声多不均匀或呈结节状融合,边界较清晰,可见晕圈或一纤薄的高回声带围绕(图 15-19);亦可由于出血、坏死而呈混合回声型。

(2)巨块型:肝癌较大,直径常在 10 cm 左右,内部回声多不均质,以高低回声混合者居多,低回声者很少。肿瘤呈“结节中结节”状和内部有条状分隔,边界多不规则(图 15-20)。如周边有包膜,则有晕圈而使边界清晰。另外,有些巨块型肝癌分布整个肝、段肝叶或数叶,尽管无明确边界,但肿瘤内部回声相对比较均匀,呈略低或略高回声,而周围肝硬化回声则呈不均匀状,可以资鉴别。有时在主瘤周围有散在低回声播散灶,个别巨大肿瘤可因破裂引起出血呈现无回声区。

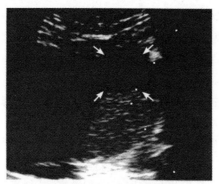

图 15-19　肝癌(结节型)
肝左叶癌,圆形,向表面突起,呈"驼峰"征

(3)弥漫型:肝内弥漫散在的细小肝癌结节,大小可数毫米至数厘米,内部回声高低不等,分布零乱,可呈斑块状,无明确边界,如弥漫分布于整个肝脏,则很难与肝硬化鉴别,但此类患者常有门静脉癌栓形成,为诊断弥漫型肝癌提供了佐证。个别弥漫型肝癌的内部回声不均质程度较为紊乱,与肝硬化仍有所区别。

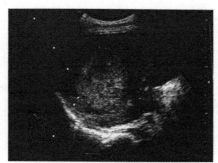

图 15-20　肝癌(巨块型)
内部高回声,呈结节中结节状

2.边界

肝癌有明显的假包膜形成时,边界往往较清晰而规则,周围见一直径为 2~5 mm 的低回声圈,即晕圈,晕圈与正常组织之间可有一纤薄的光带(约为 0.5 mm);如肿瘤无明显包膜或呈浸润生长时,边界多不规则,模糊,甚至不清;而在弥漫性肝癌时,则无明确边界。

3.大小

超声能发现直径从数毫米至数十厘米不等的肝癌,其检出率主要受以下几方面影响:①肿瘤大小;②肿瘤内部回声;③肝硬化程度;④肿瘤的位置;⑤肿瘤包膜;⑥操作人员经验。

4.内部回声

根据肝癌内部回声高低分类如下。

(1)高回声型:占 30%~50%,肿瘤内部回声比周围肝组织高且不均匀,呈结节状或分叶状,有时可见结节之间有纤维分隔,少数分布尚均匀。有报道认为高回声区预示肝癌细胞脂肪变性、坏死等倾向。

(2)低回声型:占总数15%～35%,多见于较小型肝癌中,内部回声较周围肝组织低,由密集的细小点状回声组成,分布多不均匀。较大肿瘤可呈结节状,并互相融合呈镶嵌状,并可显示低回声的"瘤中隔"。有时,在总体低回声区的中央可由少许点状高回声所点缀。低回声区常预示着肝癌细胞存活,血供丰富,很少有脂肪变性和纤维化等改变。

(3)等回声型:较少见,占2.2%,回声与周围肝组织类似,血管分布较均匀,由于这类肿瘤多伴有较典型的晕圈,故易识别,不然,则易漏诊。

(4)混合回声型:占10%左右,此类肿瘤常较大,系多结节融合所致,多为高低回声混合,可交织混合,亦可左右排列混合,使超声某一切面呈高回声区,而另一切面呈低回声区。肿瘤内部还可出现无回声及强回声区,提示内部有不同程度出血、液化、坏死、纤维化及钙化等改变。

5.后方回声

在后方有正常肝组织存在时,肝癌后方回声常稍增高,其增高程度因肿瘤类型不同而有所不同,总体来说增高程度多比肝囊肿弱,其增高比例约占肝癌的70%;如伴有纤维化、钙化等改变时,后方回声可轻度衰减;另外,在有包膜的肝癌中,可有侧后声影等现象。

6.肝内间接征象

(1)管道压迫征象:肝癌较大时,可压迫肝静脉、门静脉、下腔静脉等,使其移位、变细、甚至"中断",而环绕在肿瘤周围(图15-21A)。另外,压迫肝门部或侵犯胆管内可引起肝内胆管扩张(图15-21B)。

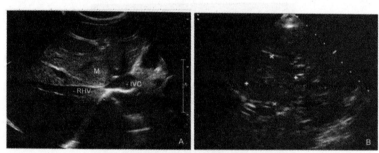

图15-21　管道压迫征象

A.右肝前叶上段(S8)癌,肝静脉－下腔静脉受压;B.肝左内叶癌侵犯
肝门引起肝内胆管扩张(M:肿块;RHV:右肝静脉;IVC:下腔静脉)

(2)脏器挤压征象:肿瘤压迫胆囊使其移位、变小,甚至"消失";位于右叶脏面的巨大肝癌压迫右肾,使其下移至盆腔;肝脏膈顶部的肿瘤压迫膈肌,使膈肌抬高;左叶肿瘤可推移脾脏向上方移位,以至"消失"。

7.肝内转移征象

(1)卫星灶:在主瘤旁或较远的肝组织内,呈多个低回声不均质团块,直径<2 cm,呈圆形,可有或无晕圈,球体感强,后方回声稍增高。

(2)门静脉癌栓:有报道,在肝癌中40%～70%出现门静脉受累,而B超可显示三级分支以内的癌栓,检出率较高,可达70%。常出现在主瘤附近的门静脉,表现为门静脉内径明显增宽,最宽可达3 cm,管壁可清晰或不清,腔内充满由中低回声密集点状强回声组成的不均质团块。如门脉主干被癌栓完全充填,则可见肝门周围有众多细小管道组成的网状团样结构,此为门静脉侧支形成所致的门静脉海绵状变。另外,部分肝癌在门静脉内出现局部瘤样回声,亦为癌栓的一种征象,可为数毫米至数厘米。门脉癌栓对诊断弥漫型肝癌有一定帮助。

(3)肝静脉及下腔静脉癌栓:检出率较门静脉少,常在肝静脉主干内发现,内径不一定增宽,由低回声团块组成,常可延伸至下腔静脉,而下腔静脉癌栓多呈球状,可单个或多个,偶尔随血流有浮动感。

(4)胆管癌栓:少数患者因肿瘤侵犯胆管使肝内或肝外胆管受累,内充满实质样回声,并引起肝内胆管的扩张。

8.肝外转移征象

(1)肝门及胰腺周围淋巴结肿大:在晚期,肝癌可向肝外转移,最多处在肝门及胰腺周围出现大小不等的低回声团块,呈圆形或类圆形、部分可融合成团块,呈不规则形,严重者压迫肝门引起肝内胆管扩张。

(2)腹腔:在腹腔内有时可探测到低回声团块,肿瘤直径在3~5 cm,有包膜,边界清,内分布不均。多位于腹壁下,可活动。个别可转移至盆腔压迫髂血管引起下肢深静脉血栓形成。在一些肝癌术后患者中,肝内可无肿瘤,但腹腔内已有转移。因此,对肝内无病灶而 AFP 持续阳性者,应进一步检查腹腔。

9.其他征象

由于我国肝癌和肝硬化联系密切,80%以上的肝癌有肝硬化征象,故声像图上肝实质回声增粗、增高、分布不均,呈线状甚至结节状,亦可有高或低回声结节,并可出现门脉高压、脾大、腹水等声像图改变。

(二)彩色多普勒

由于原发性肝癌在没有动脉栓塞前多具有较丰富的血供,因而为彩色多普勒检测提供了可靠基础。

(1)检出肝癌内的血流信号,呈现线条状、分支状、网篮状、环状、簇状等彩色血流。据报道,血流信号的检出率可达95%,其中98%为动脉血流信号,明显高于肝脏其他良性病变。同时,在实时状态下,肝癌内的彩色血流可呈现搏动状血流与心率一致。有时还可见彩色血流从肝癌内部延伸至门静脉的引流血管。

(2)脉冲多普勒常检出高阻力动脉血流,阻力指数(RI)和搏动指数(PI)分别大于 0.6 和0.9,并且平均流速可呈高速型,最大可达 1 m/s 以上(图 15-22),这些表现均提示该肝内占位病变以恶性可能为大。在原发性肝癌中,有时可测及高速低阻的动脉样血流,表示肝癌内动静脉瘘存在,也有助于肝癌的诊断。

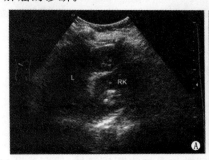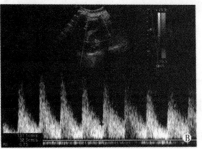

图 15-22 肝癌

A.显示肝右叶结节型癌及右肾(RK)压迹;B.PW 检测
到动脉血流频谱,$V_{max}=131$ cm/s,RI≥0.75

（3）彩色多普勒使肝动脉较易显示，并在肝癌中明显增宽，可达 4～5 mm，而正常仅为 2～3 mm，血流速度增快（图 15-23）。

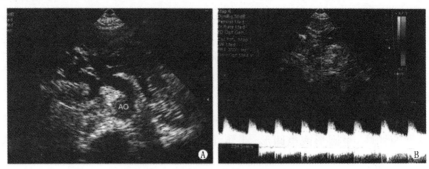

图 15-23　弥漫型肝癌肝动脉显著扩张

A.肝总动脉内径增宽（9 mm）；AO：腹主动脉；B.肝动脉流速增高，

CW 测及最大流速 294.5 cm/s

（4）在经介入治疗［包括肝动脉栓塞（TAE）、乙醇注射］后，肝癌内彩色血流可明显减少甚至消失，提示疗效佳；经 TAE 治疗的患者中，动脉型彩色血流可减少甚至消失，但门静脉型的彩色血流信号可代偿增多，应引起注意。另外，如原来血流消失的病灶再出现彩色血流信号，则提示肿瘤复发。

（5）当门静脉癌栓形成时，彩色多普勒可显示门静脉属完全性或不完全性阻塞，此时，彩色多普勒显示未阻塞处（即癌栓与管壁之间隙）有条状血流通过，癌栓内亦可见线状深色或多彩血流，用脉冲多普勒能测及动脉及静脉血流，这些均提示门静脉内栓子为肿瘤性。但有报道，门静脉瘤栓中其动脉血流的检出率较低，仅 18.7%。同时，在门静脉完全性阻塞时，门静脉旁的肝动脉血流容易显示（图 15-24）。

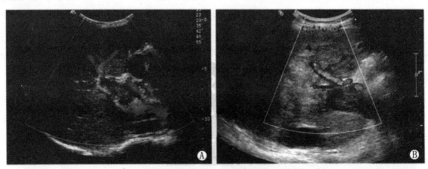

图 15-24　门静脉癌栓

A.门静脉不完全阻塞，CDFI 显示癌栓与管壁间有条状血流通过；B.门静脉完全阻塞，门静脉充满实质性低回声，肝动脉分支增宽，显示为条状红色血流

三、鉴别诊断

（一）肝血管瘤

如肝血管瘤为网状高回声团块，边界呈"花瓣"样改变时诊断较容易，但有些肝血管瘤可出现低回声不均质、混合回声不均质及晕圈样改变。有报道其出现率分别为 15%、20%、5%，对这类患者应更全面观察，在实时状态下，观察肿瘤有无立体像等加以鉴别，同时对较大肝血管瘤可结

合 CT 增强延迟扫描,同位素血池扫描等较特异征象加以确诊,必要时可在实时超声引导下肝穿活检以明确诊断。

（二）肝脓肿

由细菌性或阿米巴原虫感染引起的肝内局灶性炎性改变,呈单发或多发。较典型时,壁厚,内膜粗糙呈"虫咬"状,为无回声或不均匀回声团块,诊断较容易。然而,随着近年来抗生素的广泛应用,肝脓肿的超声和临床表现常不典型,声像图显示肝内比正常组织回声稍低的区域,分布不均匀,边界模糊,包膜较薄,用常规 B 超诊断较困难。彩色多普勒显示内部有条状彩色血流,脉冲多普勒测及动脉血流频谱,阻力指数和搏动指数分别在 0.5、0.8 左右,提示良性病变,再结合这类患者多有短暂发热病史,有助于定性诊断。另外,如感染与肝癌并存,则超声诊断困难,必须行超声引导下穿刺活检。

（三）肝内局灶脂肪浸润

肝内局灶脂肪浸润可在肝内出现高回声或低回声灶,而低回声型与肝癌更容易混淆,但这些病灶多位于肝门旁,如肝右前叶、左内叶门脉旁,内部回声较低但多均匀,在实时状态下,边界可不规则或欠清,亦可向肝实质内呈"蟹足"样延伸。彩色多普勒显示病灶内无异常动脉血流信号。也有报道认为这类低回声型更易与肝癌混淆,应加以鉴别。

（四）转移性肝癌

多为低回声不均质团块,可有晕圈等改变,后方回声稍高,有侧后声影。这类病灶常为多发,并且非癌肝实质回声多无肝硬化表现,可以资鉴别。如患者有其他原发肿瘤史则更有助于诊断。

（五）胆囊癌

胆囊癌发病近年来有逐渐增多趋势,早期发现仍比较困难。其中一部分患者因肝内转移而就诊时,常在肝右叶出现局灶性低回声不均质团块,有晕圈,可向表面突起,易被误诊为原发性肝癌。操作人员在发现肝右叶肿瘤且无肝硬化时,应仔细观察胆囊的情况,这类患者的胆囊因受压而变小,部分胆囊壁可不规则增厚而与右叶肿瘤相连,甚至在胆囊癌实变时,可与右叶肿瘤融合成一团块,胆囊隐约成一轮廓像,多伴有结石,有助于鉴别诊断。

（六）肝母细胞瘤

常出现于婴幼儿,多为无意触摸腹部时发现。肿瘤常较大,可达 5.5～17 cm。声像图上显示肝内巨大团块,多强弱不均,并有液化和包膜,多位于肝右叶,常推移右肾,超声无特异性表现,应结合临床做出诊断。

（七）术后瘢痕

肝肿瘤切除后,手术区多有渗出、出血、纤维化及机化等一系列改变,声像图可呈不均质团块、高回声为主的团块、混合回声团块,边界多不规则、模糊,但后方均有不同程度的衰减和缺乏立体感,可资鉴别。如手术区堵塞吸收性明胶海绵,则呈较均匀的高回声区,伴后方衰减。彩色多普勒多未能显示手术区内的彩色血流信号。

第三节 胆 囊 炎

一、急性胆囊炎

（一）病理与临床

胆囊受细菌或病毒感染引起的胆囊肿大，胆囊壁增厚、水肿。急性胆囊炎是常见的急腹症之一，细菌感染、胆石梗阻、缺血和胰液反流是本病的主要病因。临床症状主要是右上腹部持续性疼痛，伴阵发性加剧，并有右上腹压痛和肌紧张，深压胆囊区同时让患者深吸气，可有触痛反应，即墨菲（Murphy）征阳性。右肋缘下可扪及肿大的胆囊，重症感染时可有轻度黄疸。

（二）声像图表现

胆囊体积增大，横径大于 4 cm，张力高，胆囊壁增厚大于 3 mm，呈"双边征"（图 15-25）；胆囊腔内常探及结石回声，结石可于胆囊颈部或胆囊管处；胆囊内可见胆汁淤积形成的弥漫细点状低回声。胆囊收缩功能差或丧失。发生胆囊穿孔时可显示胆囊壁的局部膨出或缺损及周围的局限性积液。

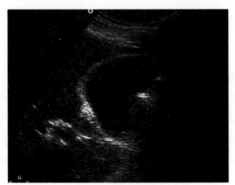

图 15-25　急性胆囊炎声像图

超声显示胆囊肿大，胆囊壁增厚

（三）鉴别诊断

对于胆囊炎，首先应寻找产生胆囊炎的原因，超声可以帮助检查是否有胆囊结石、胆囊梗阻、胆管梗阻、胆总管囊状扩张症等，以明确病因，便于诊断。胆囊增大也可见于脱水、长期禁食或低脂饮食、静脉高营养等患者，根据病史，必要时行脂餐试验可鉴别。此外，有肝硬化低蛋白血症和某些急性肝炎、肾功能不全、心功能不全等全身性疾病患者，也有胆囊壁均匀性增厚，但无胆囊增大，超声墨菲征阴性，结合病史与临床表现易与急性胆囊炎相鉴别。

二、慢性胆囊炎

（一）病理与临床

临床症状包括右上腹不适、消化不良、厌油腻，也可无自觉症状。慢性胆囊炎的临床表现多不典型，亦不明显，但大多数患者有胆绞痛史，可有腹胀、嗳气和厌食油腻等消化不良症状。

有的常感右肩胛下、右季肋或右腰等处隐痛。患者右上腹肋缘下有轻压痛或压之不适感。十二指肠引流检查,胆囊胆汁内可有脓细胞。口服或静脉胆囊造影不显影或收缩功能差,或伴有结石影。

（二）声像图表现

慢性胆囊炎的早期,胆囊的大小、形态和收缩功能多无明显异常,有时可见胆囊壁稍增厚,欠光滑,超声一般不做出诊断。慢性胆囊炎后期胆囊腔可明显缩小(图15-26),病情较重时胆囊壁毛糙增厚、不光滑;严重者胆囊萎缩,胆囊无回声囊腔完全消失。胆囊萎缩不合并结石者难以与周围肠管等结构相区别,导致胆囊定位困难;合并结石者仅见强回声伴后方声影。胆囊功能受损严重时,胆总管可轻度扩张。

（三）鉴别诊断

胆囊明显萎缩时需与先天性无胆囊相鉴别:慢性胆囊炎致无回声囊腔完全消失,特别是不合并胆囊结石或结石声影不明显时,易与周围肠管内气体形成的强回声混淆,以致难以辨认出胆囊的轮廓。因此,先天性无胆囊患者可能被误诊为慢性胆囊炎,此时应结合病史和临床表现,多切面探查,或动态观察等方法仔细加以鉴别,减少误诊率。

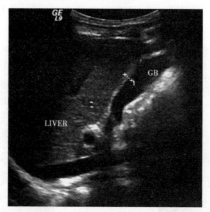

图15-26　慢性胆囊炎声像图
胆囊体积小,壁增厚毛糙

第四节　胆囊结石

一、病理与临床

胆囊结石有胆固醇结石、胆色素结石和混合性结石,在我国胆囊结石患者中以胆固醇结石最多见。胆囊结石可合并胆囊炎,且两者互为因果,部分患者最终导致胆囊缩小,囊壁增厚,腔内可充满结石。

胆囊结石患者可有右上腹不适、厌油腻等症状。结石嵌顿于胆囊管内时,可导致右上腹绞痛、发热等症状。胆绞痛是胆囊结石的典型症状,可突然发作又突然消失,疼痛开始于右上腹部,放射至后背和右肩胛下角,每次发作可持续数分钟或数小时。部分患者疼痛发作伴高热和轻度黄疸。疼痛间歇期有厌油食、腹胀、消化不良、上腹部烧灼感、呕吐等症状。查体可见右上腹部有压痛,有时可扪到充满结石的胆囊。胆囊结石超声显示率90%以上,诊断价值较大,是首选的检查方法。

二、声像图表现

胆囊内可见一个或多个团块状强回声,后方伴有声影,可随体位变化而移位。当结石较大时,常只能显示结石表面形成的弧形强回声,内部结构难以显示。多个结石紧密堆积时,有时不能明确显示结石数量及每个结石的具体大小(图15-27)。特殊类型的胆囊结石如下。

(一)泥沙样结石

可见多个细小强回声堆积,形成沉积于胆囊后壁的带状强回声,后方伴有声影,随体位改变而移动。

(二)充满型结石

胆囊内呈弧形强回声带,后伴声影,无回声囊腔不显示,强回声带前方有时可显示胆囊壁,后方结构则完全被声影所掩盖(图15-28)。

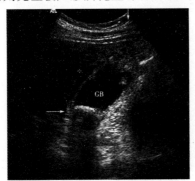

图 15-27　胆囊结石声像图

超声显示胆囊腔内见弧形强回声,后方伴声影。
箭头:胆囊结石;GB:胆囊

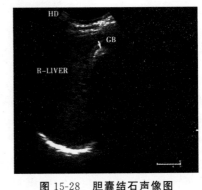

图 15-28　胆囊结石声像图

超声显示胆囊腔的无回声,可见弧形强回声,后方伴声影。箭头:胆囊结石;GB:胆囊;R-LIVER:右肝

三、鉴别诊断

典型的胆囊结石超声诊断一般不困难。对于胆囊颈部的结石,由于缺少胆汁的衬托,使其结石强回声不明显,仅表现为胆囊肿大或颈部声影,超声必须认真仔细地检查,变换体位,如坐立位、胸膝位等,才能发现结石,并进行正确诊断。

(一)泥沙样结石需与浓缩淤积的胆汁或炎性沉积物相鉴别

泥沙样结石回声强,声影明显,随体位移动速度较快。

(二)充满型结石需与肠腔内积气相鉴别

结石后方为明显声影而非气体后方的彗星尾征,且肠腔内气体形态随时间而变化。

第五节 胰 腺 炎

一、急性胰腺炎

(一)流行病学及病因

急性胰腺炎(acute pancreatitis,AP)是胰酶对胰腺组织自身消化导致胰腺腺泡细胞的损伤，同时伴有局部或全身的炎症反应。严重程度可以从轻度水肿到胰周坏死感染，甚至可以导致多器官功能衰竭综合征。组织病理学上，急性胰腺炎分为急性水肿型胰腺炎和急性出血坏死型胰腺炎，前者居多，以间质充血、水肿和炎细胞浸润为主，而后者以胰腺实质坏死、血管损害、脂肪坏死为主伴炎细胞浸润。AP病因很多，主要发病因素为胆道疾病，尤其是胆道结石。此外，感染、药物、酒精、手术及创伤、肿瘤、自身免疫因素、代谢、妊娠、遗传、特发性等也占一定比例。

(二)临床表现

AP的临床表现与其病情严重程度相关。以腹痛、发热、恶心、呕吐等多见，急性胆源性胰腺炎还可伴随黄疸，当出现胰腺假性囊肿或胰腺脓肿时可扪及腹部包块。Grey-Tuner 征(双侧或者单侧腰部皮肤出现蓝-绿-棕色大片不规则瘀斑)和 Cullen 征(脐周围皮肤青紫及两侧肋腹皮肤灰蓝色)少见。临床上将 AP 分为轻型胰腺炎和重症胰腺炎。前者可有极其轻微的脏器功能紊乱，但无严重腹膜炎和代谢功能紊乱，临床恢复快。后者则可出现脏器功能衰竭、代谢紊乱或合并胰腺坏死、脓肿、假性囊肿等并发症。因此，在临床上需要特别加以甄别。10%～25% 的 AP患者会并发假性囊肿，其中多数自行消退，持续存在者有导致感染、脓肿形成、胰瘘、假性动脉瘤、静脉血栓等可能性。

实验室检查约90%的急性胰腺炎血清淀粉酶升高，超过正常值5倍时，即可确诊为急性胰腺炎。起病后6～12小时血淀粉酶迅速升高，3～5天恢复到正常。尿淀粉酶升高较晚，在病后的12～24小时升高，持续时间较长，一般为1～2周，适用于起病后较长时间未确诊者。检测血清淀粉酶是诊断急性胰腺炎最常用和最快捷、简便的方法之一。在急性胰腺炎起病后24～72小时血清脂肪酶开始上升，持续5～10天，对起病时间较长者适用。有研究发现，C反应蛋白、血白细胞计数、血清中降钙素和白细胞介素-4可能是胰腺坏死感染的标志，能更早地反映疾病的严重程度。

(三)超声表现

1.体积

胰腺弥散性肿大，以前后径增大为著。

2.边界

轻型炎症时，胰腺边缘整齐，形态规则，重型时边缘不整齐，形态不规则，与周围组织分界不清。

3.实质回声

胰腺回声减低。水肿型胰腺炎实质回声呈均匀的低回声，但也有实质回声略高于正常的病例。出血坏死型胰腺炎实质回声明显不均匀，呈低回声和高回声相间的混合回声，内部可见片状无回声。

4.胰管

胰管轻度扩张或不扩张,当胰液外漏时扩张胰管可消失或减轻。

5.积液

胰腺炎时可合并积液,超声表现胰周、小网膜囊、肾前旁间隙的无回声,有时腹腔、盆腔甚至胸腔可见积液。

6.胰周

胰腺周围病变发生比例较高,超声表现为病变处见低回声,边界不清,主要见于胰腺腹侧、背侧,双肾旁间隙或肾周围,胰腺后方血管周围等。

7.假性囊肿

急性胰腺炎发病2～4周可在胰腺内或周边形成胰腺假性囊肿,圆形或类圆形,边界较清楚,囊壁多数光滑,少数可厚薄不均、可见分隔或钙化,后方回声增强。

8.非典型者

不典型的急性胰腺炎表现为胰腺无肿大,仅腺体内局部回声减低,多见于胰头和胰尾,胰周组织回声减低,模糊不清。有时合并炎症的并发症如胰腺脓肿等,表现为胰腺正常结构消失,内部呈不均匀的混合回声。

9.血管的改变

重症胰腺炎还可以出现血管的并发症。炎症可直接侵蚀脾血管,血管内膜受损,管壁增厚,管腔狭窄,严重者可引起脾静脉血栓形成或闭塞。表现为脾静脉增宽,内见低回声,血流充盈缺损,提示脾静脉血栓形成,或胰腺后方未见脾静脉管腔及血流显示,提示脾静脉闭塞,胰腺周围和脾门区可见蜂窝状迂曲的管状结构,为五彩花色血流,提示侧支循环形成。胰腺炎还可以引起脾动脉病变,其原因可能为:炎症直接侵蚀脾动脉;胰液在自我消化过程中侵蚀脾动脉;胰腺炎时脾动脉内血液因高浓度胰蛋白酶大量释放而处于高凝状态导致血栓形成。表现为脾动脉内可见低回声,血流充盈缺损。假性脾动脉瘤表现为脾动脉旁类圆形无回声区,CDFI内部血流呈涡流,与脾动脉相通。

(四)超声造影表现

1.急性水肿型胰腺炎

超声造影后,胰腺与周围组织分界尚清晰,实质回声增强,未见明显无灌注区。

2.急性出血坏死型胰腺炎

超声造影表现为胰腺实质呈不均匀增强,可见散在灶状或片状不规则无增强区,胰腺与周围组织界限不清,表面不光滑呈毛刺状。胰周及腹膜后炎性改变及并发症,如胰周、肾旁前(后)间隙、肾周间隙积液,胰腺内或胰周假性囊肿等在超声造影表现为组织的无灌注或低灌注区。

超声造影显著提高了急性胰腺炎坏死灶的检出率。在急性胰腺炎严重度评价上也具有很高的临床价值。超声造影技术通过观察感兴趣区域内造影剂灌注的有无、强弱来判断该区域血流灌注情况,以此来区别胰腺有无坏死及坏死的程度。

(五)鉴别诊断

有明显声像图改变的病例,结合临床表现和血清淀粉酶、脂肪酶检查,超声可明确诊断。超声检查应注意对轻型和重型胰腺炎的鉴别诊断。轻型者胰腺常呈轻中度弥散性肿大,胰腺边缘清晰,呈均匀低回声,胰周积液少见或少量。重型者胰腺常呈严重弥漫肿大,边缘不整、模糊不清,内部回声不均匀,胰周积液多见,胸腔积液、腹水多见,肠麻痹、积气多见。

非典型胰腺炎要注意与胰腺癌的鉴别。胰腺炎病灶后方回声增强,主要原因是炎症导致的胰腺水肿或出血坏死使肿块的透声性增强,而胰腺癌的肿块后方多为回声衰减现象。胰头部局限性炎性肿块和胰头癌均可引起胰管和胆总管扩张,前者胰管呈轻中度不规则扩张,并贯穿肿块,胆总管及肝内胆管扩张不明显或仅有轻度扩张,常与胆道慢性炎症、胆石症或胰管结石并存;而胰头癌常早期侵犯压迫胆总管致肝内外胆管明显扩张,少有管壁增厚及钙化表现,胆总管下端截断或显示不规则性狭窄,肿块内见不到扩张的胰管。

假性囊肿出现时要与囊性肿瘤相鉴别。

二、慢性胰腺炎

(一)病因

慢性胰腺炎(chronic pancreatitis,CP)是由于各种原因导致的胰腺局部、节段性或弥散性的慢性进行性损害,导致胰腺实质及组织和(或)功能不可逆的损害,造成胰腺腺泡萎缩,胰腺纤维化、钙化、导管内结石、胰腺假性囊肿,可有不同程度的胰腺内外分泌功能障碍。其主要病理特征为间质纤维化和慢性炎细胞浸润,间质中的血管无明显破坏和增生。目前认为 CP 是胰腺癌的一个危险因素。根据病因不同,CP 分为酒精性胰腺炎、胆源性胰腺炎、热带性胰腺炎、遗传性胰腺炎、自身免疫性胰腺炎和特发性胰腺炎等。

(二)临床表现

因病因不同,临床表现也不同,常见表现为腹痛和(或)消化不良。典型者为餐后上腹痛,并可放射至左腰背部,向前屈曲位能减轻。腹痛还与酒精、药物依赖和心理等有关。腹痛原因复杂,目前确切机制尚不明确,可能与胰管或胰腺实质内压力增加、神经周围炎症、缺血、组织坏死、负反馈功能下降等有关,如若合并假性囊肿、十二指肠梗阻或胰管梗阻(狭窄、结石或继发肿瘤)等,腹痛会进一步加重。胰腺脂肪酶水平下降 90% 以上时会有脂肪泻、脂溶性维生素和维生素 B_{12} 缺乏及体重下降等。

当胰腺外分泌功能受损时,患者表现为腹胀、脂肪泻、吸收不良及消瘦等症状。内分泌功能受损时,患者会出现糖尿病。相关的实验室检查包括血、尿淀粉酶测定、胰功肽试验、糖耐量试验、胰高血糖素测定等。CP 急性发作时,血淀粉酶、尿淀粉酶浓度可一过性升高。内分泌功能受损时,胰高血糖素升高,血糖升高。

(三)超声表现

1.体积

慢性胰腺炎时,胰腺体积多数缩小,少数可以正常或增大(弥散性增大或局限性增大),形态僵硬,边缘不规则。

2.回声

内部回声粗糙,多数回声增高,有时可以回声减低,内部可见实质钙化或胰管结石的斑点状强回声,是慢性胰腺炎的重要诊断指标。

3.胰管

主胰管可以不均匀扩张,直径多≥3 mm,粗细不均,典型者呈"串珠样"改变,管壁增厚毛糙,回声增强。钙化型胰腺炎常伴胰管内结石,胰管扩张较明显,梗阻型以轻中度扩张较常见。

4.假性囊肿

部分病例合并假性囊肿,可发生在胰腺内和胰周,圆形或类圆形,边界较清楚,囊壁较厚不规则,囊内可见点状回声。

5.肿块型

胰腺局部肿大,呈假肿物样低回声,形态多不规则,内部回声粗糙,可见斑点状强回声,回声可与胰腺其他部位回声相近。

(四)超声造影表现

肿块型慢性胰腺炎,常规超声表现为胰腺的局限性增大伴有不规则低回声团块。这与胰腺癌不易鉴别,而超声造影可以对两者进行鉴别诊断。肿块型胰腺炎超声造影早期表现为局灶性增强,与周围实质增强程度相似;后期廓清时间也与胰腺实质一致。这是因为,肿块型胰腺炎病灶内可有不同程度的间质纤维化和炎症细胞浸润,但病灶内微血管属于正常的组织血管,且未受破坏,其数量和分布与正常胰腺实质大致相同,所以病灶的增强多与正常胰腺组织同时增强,且增强程度无明显差别。胰腺癌超声造影多表现为增强强度低于胰腺实质的低增强病灶,造影剂廓清时间早于胰腺实质。

(五)鉴别诊断

慢性胰腺炎的鉴别诊断主要为肿块型胰腺炎与胰腺癌鉴别:①前者胰管呈不规则串珠样扩张,胰管扩张及周围胰腺萎缩程度不如胰腺癌明显;②前者的肿块内多发无回声,为扩张的侧支胰管或小的假性囊肿;③前者可有胰管内结石或实质内钙化;④前者胆总管狭窄为渐进性,而后者多为突然截断。

三、自身免疫性胰腺炎

(一)流行病学及病因

自身免疫性胰腺炎(autoimmune pancreatitis,AIP)是由自身免疫介导、以胰腺肿大和胰管不规则狭窄为特征的一种特殊类型的慢性胰腺炎。病理表现为胰管周围淋巴细胞和浆细胞浸润、小叶间纤维化显著的慢性炎症,免疫组化有大量IgG4阳性细胞浸润,常伴有胰腺及周围闭塞性静脉炎。目前认为AIP是IgG4相关系统性疾病在胰腺的表现,胰腺外的其他器官也可以受累,如干燥综合征、原发性硬化性胆管炎、原发性胆汁性肝硬化等。

AIP多见于男性,男女比例约为2∶1。发病年龄范围较大,多发生在40~70岁人群。日本报道的患病率为0.82/10万,占慢性胰腺炎的2%~6%。AIP的病因及发病机制尚不明确。AIP患者血清中可检测到多种异常抗原抗体及升高的γ-球蛋白,以及激素治疗对本病有效,提示自身免疫在AIP发病中有重要作用。也有人提出幽门螺旋杆菌参与激活AIP自身免疫过程。研究认为自身免疫性胰腺炎为一种IgG4相关的系统性疾病,2型T辅助细胞和T调节细胞介导了大部分自身免疫性胰腺炎的免疫反应。IgG及IgG4水平升高、多种自身抗体阳性及激素治疗有效反映了AIP发病的免疫机制。

(二)临床表现

自身免疫性胰腺炎临床表现比较复杂,可以表现为急性、慢性胰腺炎的症状,包括梗阻性黄疸、不同程度的腹痛、后背痛、乏力、体重下降、脂肪泻等,40%~90%的患者可以表现为胰腺外其他器官的症状,如泪腺、唾液腺受累症状、胆管炎、胆囊炎、纵隔或腹腔淋巴结肿大、间质性肾炎、肺间质性纤维化、腹膜后纤维化、硬化性肠系膜炎、炎性肠病等,其中梗阻性黄疸可发生于2/3的患者。也有约 15％ 的患者无临床症状。50％～70％ 的患者合并糖尿病或糖耐量异常。实验室检查 γ-球蛋白及 IgG4 常明显升高,血清淀粉酶及脂肪酶轻度升高,CA19-9 一般不高,当 AIP 累及胆总管或合并胆管炎时,胆红素及转氨酶可相应升高。

（三）超声表现

AIP 超声影像学表现分为弥散型(约占 70％)和局部型(约占 30％)。

(1)胰腺形态:弥散型 AIP 呈弥散性肿大,典型表现为"腊肠样"改变;局灶型 AIP 表现为局灶性肿大,多位于胰头,可形态不规则、边界不清。

(2)胰腺回声:弥散型 AIP 胰腺弥散性回声减低,回声增粗,内部可见纤维化样高回声斑点;局灶型 AIP 胰腺局部呈肿物样低回声,回声与胰腺实质相近,彩色多普勒内可见少许血流信号。

(3)主胰管:弥散性变细或局限性狭窄,主胰管远端扩张;病变累及胆总管下段时,可出现局部陡然向心性狭窄,狭窄区较细长,胆管壁增厚,胆总管上段扩张及肝内胆管扩张。胰周可出现少量积液等。

（四）超声造影表现

弥散型 AIP 的超声造影表现为增强早期和晚期均为弥散性、中等强度的增强;局灶型 AIP 的超声造影多表现为肿物与胰腺实质同步增强、同步减退,且呈均匀增强。

（五）鉴别诊断

弥散型 AIP 通过弥散性"腊肠样"肿大、回声弥散性减低等表现,与胰腺癌鉴别较容易。局灶型 AIP 与胰腺癌鉴别较困难,胰腺癌多为蟹足样浸润生长、胰管突然截断、狭窄远端明显扩张、远端胰腺可以萎缩、肝转移灶、转移性淋巴结等。有文献报道局灶型 AIP 假肿物内的高回声斑点具有特异性,有助于鉴别 AIP 与胰腺癌,高回声斑点可能是诸多被压缩的小胰管形成。超声造影也有助于鉴别 AIP 与胰腺癌。AIP 的实验室检查(血清 IgG4 升高、自身抗体阳性)、其他器官相应病变及激素治疗效果良好均对鉴别二者有重要帮助。

四、嗜酸性胰腺炎

（一）流行病学及病因

原发性嗜酸性胰腺炎极罕见,特征为胰腺实质明显的嗜酸性粒细胞浸润。原发性嗜酸性胰腺炎全身表现有外周血嗜酸性粒细胞升高、血清 IgE 升高及其他器官的嗜酸性粒细胞浸润。胰腺可肿大、萎缩或出现纤维化,可出现嗜酸性静脉炎,病变可导致肿块形成或胆总管阻塞。病理学表现为胰腺组织内有大量以嗜酸性粒细胞为主的炎性细胞的浸润,同时伴有组织纤维化、弥散性胰管、腺泡和间质嗜酸性粒细胞浸润伴发嗜酸性动脉炎和静脉炎。胰腺假性囊肿可见局部高密度嗜酸性粒细胞的浸润。除原发性外,嗜酸性胰腺炎常见于寄生虫感染、胰腺肿瘤、胰腺移植排斥反应、对药物(如卡马西平)的高敏感性、中毒、牛奶过敏等。目前此病的发病机制尚不清楚,多数学者认为嗜酸性胰腺炎发病可能与机体变态反应有关。糖皮质激素治疗后,胰腺影像学和血清学异常可得到改善。

嗜酸性胰腺炎因其发病隐匿,目前多为个案报道,缺乏流行病学资料。各年龄段皆可发病,以中老年多见,男女比例为 2∶1,既往有过敏史、哮喘病史者易患。另外,若新生儿的母亲为血糖控制不佳的糖尿病患者,该新生儿的发病风险也高于其他人群。

（二）临床表现

嗜酸性胰腺炎临床表现主要取决于嗜酸性粒细胞的浸润部位。嗜酸性粒细胞可单独浸润胰腺,亦可同时合并胃肠道和全身其他脏器的浸润,包括心脏、皮肤、淋巴结等。由于胰腺的炎性肿胀可压迫和刺激胰腺包膜引起腹部疼痛,肿胀部位不同可诱发不同部位的疼痛,以右侧较多见,可向后背放射。胰头部位的肿胀还可影响胆汁和胰酶的排泄,部分患者甚至可诱发嗜酸性胰腺炎急性发作。持续的炎性反应还可引起胰胆管损伤等,部分患者可出现黄疸、瘙痒、消化不良等症状。少部分患者还有复发恶心、呕吐等症状,严重者出现心脏和呼吸道嗜酸性粒细胞浸润,可导致死亡。

(三)超声表现

胰腺可以弥散性肿大或局限性肿大(以胰头肿大多见),回声减低,可伴胰周少量渗出。胰管全部或局部狭窄,可伴远端胰管扩张,也可出现胆管狭窄伴远端扩张。少数病例可见胰腺假性囊肿。

(四)超声造影表现

弥散型嗜酸性胰腺炎的超声造影表现为弥散性、中等强度的增强。局灶型嗜酸性胰腺炎的超声造影多表现为肿物与胰腺实质同步增强、同步减退,且呈均匀增强。

(五)鉴别诊断

主要与胰腺癌和自身免疫性胰腺炎鉴别。三者的临床症状和影像学表现较为相似。多数嗜酸性胰腺炎出现嗜酸性粒细胞增多、免疫球蛋白 IgE 升高,有过敏和哮喘病史、糖皮质激素治疗有效;自身免疫性胰腺炎多出现血清 IgG4 升高,自身抗体阳性等。另外,肿瘤标志物、ERCP 检查等也有助于三者的鉴别诊断。病理组织学活检是三者诊断的金标准。

五、胰腺脓肿

(一)病因

胰腺脓肿指来自腹腔内邻近胰腺部位的脓液积聚,可来源于胰腺局限性坏死液化继发感染,也可来自胰腺假性囊肿继发感染,是重症急性胰腺炎的严重并发症之一,脓肿好发于胰体和胰尾部,可为单腔或多腔,小者直径数厘米,大者可达 30 cm,可并发膈下脓肿、小网膜积脓和结肠坏死。传统治疗方法有经皮穿刺引流、外科手术等。

(二)临床表现

感染征象是常见的临床表现,急性胰腺炎患者若出现败血症表现,应高度警惕胰腺脓肿。胰腺脓肿可呈隐匿性或爆发性表现。患者原有症状、体征发生改变和加剧,表现为持续性心动过速、呼吸加快、肠麻痹、腹痛加剧,伴腰背部疼痛,外周血白细胞数升高,患者有全身中毒症状,体温逐步上升,偶有胃肠道症状(恶心、呕吐及食欲缺乏等)。少数会出现糖尿病症状。上腹部或全腹压痛,脓肿较大时可触及包块。1/3～2/3 的患者可出现血清淀粉酶升高。可有肝功能损害,血清转氨酶和碱性磷酸酶升高。40%～48% 的患者可出现肾功能损害,血清尿素酶及肌酐增高。35% 患者有肺炎、肺不张、胸膜炎等表现。

(三)超声表现

脓肿前期,所累及的胰腺区域回声增强、增粗、不均,轮廓不清。继而转为急性期,脓肿边界模糊,中心有液性暗区。进入慢性期后,脓肿成熟,表现为胰腺周围或胰腺内无回声,边界不清,囊壁增厚不规则,无回声内可见随体位改变而浮动的点状回声,透声较差。脓肿中检出强回声气体时有特异性诊断价值,是产气菌感染的表现。彩色多普勒显示囊壁可见血流,内部脓液无血流信号。

（四）超声造影表现

多数胰腺脓肿表现为动脉期有环状厚壁高增强，囊壁不规则，内部为无增强的液化脓腔，也可表现为蜂窝状增强，内可见多处液化无增强区。

（五）鉴别诊断

胰腺脓肿应与胰腺假性囊肿鉴别，前者有脓肿前期至脓肿形成期的病程变化过程，脓肿形成后可见不规则厚壁，边界不清，内为无回声，透声差，有时内可见气体样回声，患者有发热、全身中毒症状、败血症等表现。假性囊肿多数边界较清楚，囊壁多数光滑，少数可厚薄不均、可见分隔或钙化，患者有急性胰腺炎病史。

第六节 胰腺肿瘤

一、胰腺浆液性囊性肿瘤

（一）流行病学及病因

浆液性囊性肿瘤（serous cystic neoplasm，SCN）通常发生于50～60岁女性，最常见的是浆液性囊腺瘤（serous cystadenoma，SCA），多孤立发生，约占胰腺囊性病变的20%；在 Von Hippel-Lindau（VHL）患者中，病变呈多灶性。多数浆液性囊性肿瘤为微囊型浆液性腺瘤，其他少见病变有大囊型、实体型、VHL 相关型等。大囊型浆液性囊性肿瘤通常位于胰头部，男性多见。研究表明，少于5%的 SCA 有局部浸润性，侵袭周围组织或血管，或直接延伸到胰周淋巴结；极少数病例可发生转移，表现为浆液性囊腺癌。

（二）临床表现

SCA 多见于胰腺体尾部，其大小差异较大，多为偶然发现，通常零星发生，增长缓慢。患者以腹部包块、腹胀或非特异性疼痛为主要症状。症状随肿瘤增大逐渐加重，餐后为著，服药无缓解。

即使肿瘤很大，SCA 通常也是非浸润性的，挤压而不是侵犯邻近结构，因此，胆道梗阻是 SCA 的罕见并发症。

（三）超声表现

典型微囊型 SCA 可表现为分叶状囊性肿物，呈多房或蜂窝状无回声，囊壁及分隔薄，囊腔小（<2 cm）；囊内分隔向心性分布，部分病例肿块中央可探及实性回声的中央瘢痕区和钙化。彩色多普勒可探及显示囊壁、分隔及中央瘢痕内的血管分布。

胰体部囊性占位，边界清晰，呈分叶状，内可见纤细分隔。

极度微囊化的 SCA 少见，超声难以分辨其小的囊腔，二维超声类似于实体肿块的高回声或低回声病灶，边界清，透声好，瘤体后方回声增强；彩色多普勒可探及较丰富的血流信号。

大囊型浆液性囊性肿瘤胰头部多见，囊腔直径一般大于2 cm，数量有限，也可呈单室型。

浆液性囊腺癌，临床少见，多表现为类实性血供丰富的占位，与微囊型 SCA 相似，但可转移到胃和肝或出现周围组织的浸润。

（四）超声造影表现

SCA 超声造影增强水平与胰腺实质接近，造影剂到达肿瘤后囊性结构显示更加清晰，囊壁及囊内分隔动脉期呈蜂窝状高增强，囊壁薄，几乎无乳头状隆起，静脉期呈低增强。极度微囊化的 SCA 造影表现类似于血供丰富的实体病变。

（五）报告内容及注意事项

SCA 的超声报告包括病灶的位置，大小，是否有分隔，囊腔大小，囊壁及分隔是否增厚，内壁是否光滑，是否有乳头样突起，主胰管是否扩张，是否有周边浸润现象；彩色多普勒还可显示病灶内是否有血流信号，周边血管是否有受侵征象等内容。超声造影则应重点描述病灶的边界，囊壁是否光滑，壁上有无结节状增强，囊壁、分隔及乳头状突起的增强及减退方式。

超声检查是评估及随访胰腺囊性病灶的首选方法。典型微囊型 SCA 的特点是有一个中央纤维瘢痕，这在 CT 和 MRI 中可以清楚地观察到。MRCP 能清晰地显示病变与胰管的关系。超声造影技术有时能比其他影像学检查更好地显示病变内的增强模式，观察到特征性的中央纤维瘢痕。多种影像学方法相结合更有助于判断病灶性质。

（六）鉴别诊断

1.SCA 需与其他胰腺囊性病变相鉴别

（1）黏液性囊性肿瘤：需与大囊型 SCA 相鉴别。前者患者女性为主，病变通常位于胰腺体尾部，内部结构复杂，透声差，有附壁乳头样结构。外围的蛋壳样钙化是特征性征象。

（2）胰腺假性囊肿：患者多有过胰腺炎、外伤史或手术史，囊液透声性好；囊内容物可因存在坏死组织碎片而变得回声杂乱，超声造影无增强。

（3）胰腺导管内乳头状黏液性肿瘤：患者以老年男性为主，病变声像图表现为多房囊性、囊性为主囊实性或者实性病变内见小囊腔，胰管明显扩张，病变与扩张胰管相连。

2.极度微囊型 SCA 需与以下疾病相鉴别

（1）神经内分泌肿瘤：二维超声中均表现为实体病变，超声造影、增强 CT 均表现为富血供病变，较难鉴别。MRI 和多排螺旋 CT（MDCT）对其有较好的鉴别作用。此外，对于功能性神经内分泌肿瘤，如胰岛细胞瘤、胃泌素瘤等，患者有高胰岛素、胃泌素相关的临床症状和血液检查表现，也可起到鉴别的作用。

（2）浆液性微囊型囊腺癌：多表现为血供丰富的类实性占位，但可转移到胃和肝或出现周围组织的浸润。

二、胰腺黏液性囊性肿瘤

（一）流行病学及病因

黏液性囊性肿瘤（mucinous cystic neoplasm，MCN）约 95％ 见于女性，患者平均年龄 40～50 岁，约占所有胰腺囊性病变的 10％。2010 年 WHO 胰腺肿瘤分类对 MCN 的定义为：囊性上皮性肿瘤，与胰腺导管系统不相通，可产生黏液，周围有卵巢样间质。MCN 覆盖从良性的黏液性囊腺瘤到黏液性囊性肿瘤伴相关浸润癌的系列病变，1/3 的 MCN 伴有浸润性癌。其恶性病变多为囊腺瘤恶变而来，恶变风险随体积增大而加大。肿瘤进展缓慢，恶变时间一般较长，与浸润性癌相关 MCN 患者通常比非侵袭性 MCN 患者大 5～10 岁。

（二）临床表现

MCN 的临床表现主要取决于肿瘤的大小，通常为无症状的"偶发瘤"，多为胰腺体尾部大体圆形的囊性病变。MCN 很少有症状,当显著增大时可因压迫出现腹部疼痛或腹部不适等症状。

胰头部肿瘤相对少见,症状出现较早,可压迫消化道引起梗阻,压迫胆总管下段,出现肝大、胆囊肿大、梗阻性黄疸等。

胰腺黏液性囊腺癌可侵犯邻近器官组织,如胃、十二指肠、结肠等,引起相关症状。但肿瘤生长、浸润缓慢,远处脏器转移较晚。肿瘤预后与浸润性成分的位置密切相关。

(三)超声表现

MCN 可表现为类圆形或分叶状肿物,以囊性为主,整体回声较低,单腔或少腔(一般不大于 6 个囊腔),囊腔可因黏液或出血而透声性较差,呈现为不均质的低回声,囊壁厚薄不均,厚壁部分大于 2 mm,内壁欠平整,壁及分隔上可有钙化或乳头状突起。非均质的内部回声影响病变分隔及壁上突起结节的显示。彩色多普勒超声显示囊腺瘤囊壁、分隔及乳头状结构内可见少量动脉血流信号。

病变与胰管不相通,通常不会引起胰管扩张,部分患者可有胰管的轻度扩张。由于肿瘤多生长在体尾部,常不压迫胆管,肿瘤较大时才有胆道梗阻的表现。

一项关于 163 例手术切除胰腺黏液性肿瘤的研究表明,恶性病变者多直径大于 4 cm 或有乳头状突起。边界模糊,囊壁或分隔厚薄不均,囊内实性成分增多均为恶性病变的预测因素。此外,恶性病变可向邻近器官浸润性增长,引起周围淋巴结肿大。彩色多普勒超声显示实性成分血供较丰富,当肿瘤侵犯周围血管时,可出现相应的超声表现。

(四)超声造影表现

将黏液性肿瘤与非黏液性肿瘤相鉴别是诊断的重点,多数黏液性囊腺瘤/癌内部实质与周围胰腺组织同时均匀增强,内部均见囊性无增强区,动脉期增强程度等于或稍高于胰腺实质。囊腺瘤边界清晰,囊壁较厚,囊内分隔较薄,静脉期增强程度稍低于胰腺实质。囊腺癌边界模糊,囊壁较厚,囊内分隔亦较厚,壁上可见乳头状增强灶,增强消退较快,静脉期增强程度低于胰腺实质。

(五)报告内容及注意事项

MCN 的超声报告包括病灶的位置,大小,内部有无分隔,囊壁及分隔是否增厚,内壁有无实性乳头样突起及其大小和形态,主胰管是否扩张,病灶与主胰管的关系,是否有周边浸润和周围淋巴结肿大等现象;彩色多普勒还可显示病灶囊壁、分隔及突起的血供情况,周边血管是否有受侵征象等。超声造影则应重点描述病灶的边界,囊壁是否光滑,壁上有无结节状增强,囊壁、分隔及乳头状突起的增强及减退方式。

超声检查是评估及随访胰腺囊性病灶的首选方法,但囊腔内部回声可因出血或囊液流失变得复杂,影响囊内分隔及乳头样突起的显示。增强 CT 及 MRI 能全面显示病灶,CT 检查能显示MCN 特征性的外围蛋壳样钙化。内镜超声可以近距离观察胰腺占位复杂的内部结构,如分隔及囊内乳头样突起。MRCP 能清晰地显示病变与胰管的关系。超声造影技术可消除囊内黏液、凝血块、组织碎片的影响,对囊内分隔及乳头样突起的检出率明显优于灰阶超声,有时能比其他影像学检查更好地显示病变内的增强模式。多种影像学方法相结合更有助于准确判断病灶的性质。

此外,可行超声引导下囊肿穿刺、抽吸,囊液分析可以区分肿瘤是否产生黏蛋白、有无脱落的异型恶性肿瘤细胞、囊液淀粉酶和肿瘤标志物高低等。MCN 囊液黏度大、CEA 水平升高,可与多种疾病进行鉴别。

（六）鉴别诊断

MCN有潜在恶性风险，即使病变生长缓慢且无临床症状也有手术指征，因此需与其他胰腺非黏液性囊性病变相鉴别。

（1）胰腺浆液性肿瘤：MCN需与大囊型胰腺浆液性肿瘤相鉴别。大囊型胰腺浆液性肿瘤患者以男性多见，无CEA的升高；病变多位于胰头部，囊液透声性一般较好，囊壁薄且光滑，无明显乳头状突起。

（2）胰腺假性囊肿：患者多有过胰腺炎、外伤或手术史，囊壁无乳头状突起，囊液透声性好；内容物可因坏死组织碎片而回声杂乱，行超声造影检查内容物无增强。

（3）胰腺包虫囊肿：包虫囊肿以肝脏多见，也可出现在胰腺内，表现为囊壁回声增高、光滑，囊内可见囊砂或子囊，无乳头状突起。

（4）胰腺导管内乳头状黏液性肿瘤：患者多为老年男性，病变声像图表现为多房囊性、囊性为主囊实性或者实性内见小囊腔，胰管明显扩张，病变与扩张胰管相连。

（5）胰腺癌或胰腺神经内分泌肿瘤囊性变：病变表现复杂多样，可行超声引导囊液抽吸，检查囊液内是否有恶性脱落细胞、是否有黏蛋白、囊液CA19-9、CEA等指标的高低。

三、胰腺导管内乳头状黏液性肿瘤

（一）流行病学及病因

胰腺导管内乳头状黏液性肿瘤（intraductal papillary mucinous tumor or neoplasm of the pancreas，IPMT or IPMN）由世界卫生组织（World Health Organization，WHO）在1996年正式定义，这是一类自良性腺瘤到交界性肿瘤、原位癌、浸润性腺癌逐渐演变的疾病，其特点为胰腺导管上皮肿瘤伴或不伴乳头状突起并产生大量黏液造成主胰管和（或）分支胰管的囊性扩张。其病灶主要位于胰管内，产生大量黏液并滞留于胰管内，十二指肠乳头开口扩大伴胶冻样物附着。IPMN转移浸润倾向较低，手术切除率高，预后较好。

近年来，本病发生率逐年提高，据Furuta K的统计，IPMN占临床诊断的胰腺肿瘤的7.5%，占手术切除胰腺肿瘤的16.3%。

IPMN病变可累及胰管的一部分或整个胰管，位于胰头者占60%，体尾者占40%。在临床中分为分支胰管型（50%～60%）、主胰管型（40%～50%）及混合型。分支型者5年癌变率约为15%，而主胰管型者5年癌变率约为60%。

（二）临床表现

IPMN患者多为老年男性，可有程度不等的上腹不适等临床症状，部分病例还伴有或曾出现胰腺炎的症状，可能是稠厚的黏液部分或完全阻塞胰管造成的。这种慢性持续阻塞还会造成胰腺实质功能的破坏，从而出现糖尿病、脂肪泻等较严重的临床表现，多见于恶性IPMN。IPMN患者还可能出现黄疸，这是因为恶性者可能出现胆管浸润及胆管梗阻，而良性者也可能由于大量黏液阻塞乳头部或形成胆管窦道而阻塞胆管。部分患者无明确临床症状，通常为肿瘤分泌黏液的功能尚不活跃和（或）生长部位远离胰头。

（三）超声表现

IPMN病灶均与扩张的胰管相连或位于其内，绝大多数胰管扩张明显，但不是所有病灶超声均能显示其与导管相连。病变可表现为：①呈多房囊性或囊性为主的囊实性病灶突向胰腺实质；②扩张胰管内见中等回声或低回声；③病灶呈中等回声或低回声，内见少许不规则小无回声。

超声显示病灶呈分叶状囊实性结构,病灶侵及的主导管及分支导管均明显扩张,彩超显示囊壁及附壁结节上均探及略丰富血流信号,为混合型

彩色多普勒超声于恶性病灶内常可探及较丰富的血流信号,良性病灶内绝大多数难以探及血流信号。

经腹超声可显示胰腺内扩张的导管及其内或与其相连的囊性或囊实性病灶,为诊断及分型提供可靠的信息。主胰管宽度≥7 mm、病灶直径≥30 mm、有附壁结节均为恶性的预测因素。

根据影像学资料的 IPMN 分型在临床应用中尤为重要,通常认为主胰管型及混合型多为恶性,分支型恶性发生率较低(6%～51%),但当后者显示出一些可疑征象,如病灶直径>3 cm、附壁结节、主胰管直径>6 mm、细胞学检查阳性以及出现临床症状时应考虑恶性病变的可能。

(四)超声造影表现

附壁结节的判断目前仍是 IPMN 超声诊断中的难点,主要是一些小结节与黏液结节难以区分,超声造影可显示 IPMN 内的分隔和乳头状突起的强化,对壁结节超声造影的量化分析有助于其鉴别诊断。然而其可靠的诊断还需依据肿瘤与胰管相通,超声造影对一些病例也可更好地显示病灶与主胰管的关系。

(五)报告内容及注意事项

IPMN 的超声报告包括:病灶的位置,大小,内部有无实性乳头状突起,主胰管是否扩张,病灶与主胰管的关系,是否有周边浸润现象,彩色多普勒显示病灶内是否有血流信号,周边血管是否有受侵征象。

超声造影则应重点描述病灶的边界,囊壁是否规则,壁上有无结节状增强,病灶与主胰管的关系。

经腹超声和 CT 对于全面显示病灶有一定优势,但对于分支型的小囊性病灶和附壁结节的敏感性不及磁共振胰胆管显像(MRCP)和内镜超声;ERCP 虽然也是本病重要的诊断方法之一,但在部分病例中受黏液的干扰难以显示导管扩张及病灶全貌。因此,多种影像学方法相结合更有助于准确判断病灶的性质。

此外,IPMN 患者发生胰腺外肿瘤的比例较高(23.6%～32%),但与 IPMN 的良恶性无明显相关。因此,对 IPMN 患者应注意对其他脏器的全面检查。

(六)鉴别诊断

IPMN 的诊断需与胰腺黏液性囊腺性肿瘤相鉴别,二者均产生大量黏液,但后者常见于围绝经期妇女,多位于胰腺体尾部,具有较厚包膜,内部有分隔,通常为大囊(>2 cm)或多囊状结构,壁及分隔上可见钙化或乳头状突起,很少与胰管相通连,囊腔可因黏液或出血而透声性较差,胰管无扩张或可见受压移位。

IPMN 还需与慢性胰腺炎鉴别,因前者常伴有胰腺炎的症状,也会出现胰腺实质萎缩及导管扩张,易误诊为慢性胰腺炎。但慢性胰腺炎很少见到囊性占位以及囊性占位与胰管相通的现象,同时,慢性胰腺炎可见胰腺实质的钙化和(或)胰管内结石。

四、胰腺实性假乳头状瘤

(一)流行病学及病因

胰腺实性假乳头状瘤(solid-pseudopapillary tumor or neoplasm of the pancreas,SPTP or SPN)自 1959 年由 Frantz 首次报道后,曾以胰腺乳头状囊性肿瘤、胰腺乳头状上皮肿瘤、胰腺实

性乳头状上皮性肿瘤、囊实性腺泡细胞瘤等命名。为充分地描述该肿瘤的主要特征,世界卫生组织(World Health Organization,WHO)于1996年正式将该病命名为胰腺实性假乳头状瘤。SPTP占胰腺原发肿瘤的0.13%～2.7%,占胰腺囊性肿瘤的5.5%～12%。SPTP具有明显的年龄和性别倾向,好发于年轻女性(20～30岁)。目前,WHO将该病中的大部分病例归于交界性或有一定恶性潜能的肿瘤,其组织学来源尚未明确。该病转移浸润倾向较低,手术切除率高,预后较好。

(二)临床表现

SPTP的临床表现多无特异性,主要症状为中上腹不适、隐痛,部分伴恶心、呕吐。部分患者于体检时偶然发现。与其他胰腺恶性肿瘤不同,黄疸、体重减轻、胰腺炎十分少见,仅见于不到12%的SPTP患者。实验室检查包括消化道常用肿瘤标志物,如CEA、CA19-9、CA242、CA724等多在正常范围内。

(三)超声表现

胰腺实性假乳头状瘤可发生于胰腺的任何部位,但胰腺体尾较多见。肿瘤大多体积较大,形态较规则,边界较清晰,常伴出血坏死,由于出血坏死成分所占比例不一,肿块声像图可表现为囊性、囊实性或实性。SPTP大多呈外生性生长,9%～15%的病例会出现转移或局部侵犯。病变可表现为:①体积小者多以实性为主,呈低回声,边界清;②体积大者囊性坏死改变更明显,多为囊实性,部分可呈高度囊性变,仅在囊壁上残余薄层肿瘤组织。

胰腺实性假乳头状瘤可有钙化,多为粗大钙化,可发生在肿瘤的周围呈蛋壳状也可在肿瘤内部呈斑块状。肿块引起胰管及胆管扩张比例小且程度相对低。肿块多挤压周围的组织结构,而无明显侵犯。部分病灶彩色多普勒血流成像可探及肿块边缘或内部血流信号。有学者认为彩色多普勒表现与肿瘤大小、囊性变的程度、良恶性无明显联系。

(四)超声造影表现

动脉期多见造影剂不均匀充填。肿瘤的包膜呈环状增强,病灶内部呈片状等增强或低增强,部分可见分隔样强化。静脉期造影剂大多快速减退,病灶呈低增强。病灶内出血坏死的囊性区域则始终显示为无增强区。

(五)报告内容及注意事项

SPTP的超声报告包括:病灶的位置,大小,边界是否清晰,内部是否有无回声区,是否有钙化,彩色多普勒显示病灶内是否有血流信号,周边组织或血管是否有受侵征象。

超声造影则应重点描述病灶周边是否有环状强化,病灶内是否有始终无增强的区域。

胰腺为腹膜后器官,经腹部超声检查时容易受到上腹部胃肠道气体的干扰,而且SPTP大多呈外生性生长,部分肿瘤的定位诊断较困难。通过胃十二指肠水窗法、改变体位,或通过脾脏做透声窗观察胰腺尾部,尽可能清晰显示胰腺结构及其与周边组织的毗邻关系,以便于更准确判断肿瘤的来源。SPTP发病率较低,目前人们对其认识仍不足,各种术前影像学检查误诊率均较高。一般对于年轻女性,具备以上超声表现者,应考虑到本病的可能。

(六)鉴别诊断

SPTP需与囊腺瘤、囊腺癌相鉴别:两者均以囊实性表现多见,相对而言,实性假乳头状瘤实性成分较多。囊腺瘤、囊腺癌多见于中老年女性,部分壁及分隔上可见乳头状突起。

SPTP还需与无功能性胰岛细胞瘤鉴别:后者多见于中老年人,实性多见,内部回声较为均匀,钙化较少见,实质成分血流较丰富,出血囊性变者与SPTP鉴别较困难。

部分以实性表现为主的 SPTP 需与胰腺癌鉴别：胰腺癌肿物形态多不规则，与周围组织分界不清，较易引起胰管、胆管的扩张。鉴别要点是胰腺癌具有浸润性的生长特点。

SPTP 还需与胰腺假性囊肿鉴别：后者多有胰腺炎或外伤、手术史，声像图一般为典型囊肿表现，囊壁较厚，囊内可由于出血、感染等出现回声，类似 SPTP 的声像图表现，但囊内实际为沉积物，而并非实性成分，超声造影可提供较可靠的鉴别信息。

五、胰腺导管腺癌

(一)流行病学及病因

胰腺导管腺癌（pancreatic ductal adenocarcinoma，PDAC，以下简称"胰腺癌"）是恶性度最高、起病隐匿的肿瘤之一。在恶性肿瘤病死率中居第 4 位，5 年生存率仅 8%。

胰腺癌的早期症状不明显，且无法确诊，大部分发现时已进入晚期，仅有 20% 的患者适合手术，可行手术切除患者的中位生存时间为 12.6 个月，未行手术切除患者的中位生存时间为 3.5 个月，因此对胰腺癌的早期诊断显得尤为重要。

(二)临床表现

早期症状不明显，且无特异性，仅表现为上腹轻度不适或隐痛。进展期胰腺癌最常见的三大症状为腹痛、黄疸和体重减轻。

1.腹痛

腹痛是胰腺癌的常见或首发症状，早期腹痛较轻或部位不明确，易被忽略，至中晚期腹痛逐渐加重且部位相对固定，常伴有持续性腰背部剧痛。

2.黄疸

黄疸是胰头癌的突出症状，约 90% 的胰头癌患者病程中出现黄疸。约半数患者以黄疸为首发症状，随黄疸进行性加深，伴皮肤瘙痒、茶色尿、陶土便。

3.体重减轻

体重减轻虽非胰腺癌的特异性表现，但其发生频率甚至略高于腹痛和黄疸，故应予以重视，特别是对不明原因的消瘦。

4.消化道症状

胰腺癌患者最常见的消化道症状是食欲减退和消化不良，患者常有恶心、呕吐和腹胀，晚期可有脂肪泻。

5.其他表现

部分胰腺癌患者有持续或间歇性低热，有时出现血栓性静脉炎。

(三)超声检查适应证

(1)上腹不适或常规体检者，需了解胰腺情况。是发现胰腺肿瘤、胰腺炎的首选检查方法。

(2)胰腺局灶性病变的定性诊断，鉴别肿块的性质。

(3)临床症状疑似胰腺肿瘤或实验室相关肿瘤标志物升高的病例。

(4)黄疸查因和不明原因的胰管扩张、胆管扩张。

(5)闭合性腹部外伤，疑存在胰腺损伤者。

(6)胰腺移植，全面评估供体血管通畅性和灌注情况，以及随访中出现的异常病变。

(7)胰腺癌局部动脉灌注化疗、局部放疗、消融治疗、注药治疗后等评价疗效。

（四）超声检查观察内容

超声要注意胰腺癌的直接征象（如胰腺外形、轮廓及内部回声变化，胰腺内肿块）和间接征象（如胰、胆管扩张，血管受压移位、变窄，周围脏器移位受侵犯、淋巴结转移、肝转移）。

1.胰腺大小及外形变化

胰腺大小及外形变化是影像学最易发现的征象。胰腺局限性肿大，局部膨隆，形态僵硬。

2.胰腺内肿块

小于 2 cm 肿块超声多表现为较均匀低回声，无包膜。随肿块增大，内部回声不均匀，可合并液化、钙化。肿块轮廓不清，形态不规则，浸润生长，后方回声衰竭。CDFI：典型胰腺癌为少血供肿瘤，少数胰腺癌病灶内部或边缘可见短条状血流。

3.胰、胆管扩张

胰腺癌在发病全过程中，60％～90％的病例出现梗阻性黄疸，胰头癌则更多，胰管全程扩张。癌灶位于胰腺体尾部时，胰管可无扩张。

4.胰周血管受压或受侵

胰周血管受侵是胰腺癌不可切除的主要原因之一。胰腺周围大血管较多，肿瘤较大或外生性生长时，相邻大血管可被推移、挤压变形，或被肿瘤包绕，甚至在管腔内见实性回声。

5.周围脏器受侵

易受侵的脏器为脾、胃、十二指肠等。脏器与胰腺之间的脂肪间隙消失，脏器表面正常高回声浆膜界面连续性中断。

6.淋巴结转移

胰周见到大于 1 cm 的低回声淋巴结时，应考虑区域淋巴结转移的可能。

7.肝转移

肝脏是胰腺癌最常见的转移部位，由于肝转移瘤的诊断直接影响到治疗方案的制订和对预后的估计，因此，胰腺癌超声检查时，应同时重点检查肝脏。

（五）超声造影表现

目前超声造影多使用第二代超声造影剂声诺维，即六氟化硫微泡。欧洲医学和生物学超声协会发布的超声造影指南已经明确超声造影在淋巴结、胃肠道、胰腺、脾脏及肝胆系统疾病的诊断与鉴别诊断中的价值。

与周边正常的胰腺实质相比，多数胰腺癌呈不均匀低增强，少数呈等增强。病灶内部出现液化坏死时，可出现局部造影剂充盈缺损。

（六）报告内容及注意事项

超声报告应涵盖上述胰腺癌直接及间接超声征象所涉及的方面。包括胰腺形态、大小、整体回声；胰腺肿块部位、大小、内部及后方回声、边界、形态及血流情况；胰、胆管有无扩张，判断梗阻部位；胰周大血管及脏器有无受侵；胰周、腹膜后有无肿大淋巴结；肝脏有无可疑转移灶。

经腹超声具有简便易行、经济及无创等优点，常用于筛查胰腺占位性病变。然而，经腹超声存在很多局限：①绝大多数胰腺实性占位表现为低回声或者混合回声，故对于病变良、恶性鉴别诊断价值有限。②胰腺位于后腹膜腔，解剖位置深，易受胃肠道气体、肥胖等因素影响，常规超声容易漏诊小胰腺癌（特别是直径＜1 cm 者），以及胰腺钩突、胰尾肿块；必要时可采取加压、改变体位或饮水，使胃充盈，以此作为声窗，改善胰腺的显示。③老年人胰腺萎缩，脂肪变性，胰腺体积小而回声高，因此，当老年人胰腺饱满，回声较低时，应予以注意。④部分胰腺癌仅表现为外形僵直或外形增大、局部膨隆,肿块与胰腺实质回声接近时,应高度重视,此时可行超声造影,并结合 CT 动态增强薄层扫描。⑤个别全胰腺癌可仅表现为胰腺弥散性增大、回声不均、边界不整,各部比例正常,容易漏诊。⑥胰腺癌血供较少,故彩色多普勒超声往往难以显示血流信号,但是,可以作为与其他胰腺实性占位相鉴别的手段,如胰腺神经内分泌肿瘤,因为后者多数为多血供肿瘤。

（七）鉴别诊断

1.肿块型胰腺炎

该病与胰腺癌均以胰头多见。肿块型胰腺炎典型超声表现:病灶内部为低回声,可有钙化,后方回声衰减不明显,病灶边界不清,胰管可穿过肿块,呈串珠状扩张,有时可见结石。肿块型胰腺炎超声造影动脉期表现为缓慢、弥漫增强,与周围胰腺实质增强模式及程度相似,呈"实质样"增强,静脉期造影剂退出速率与周围胰腺相似。

2.胰腺囊腺癌

当囊腺癌以实性为主时需与胰腺癌鉴别。以实性为主的囊腺癌回声较高,透声好,后方衰减不明显或增强,不伴导管扩张,病灶内血流较丰富。超声造影可见蜂窝状增强、囊壁及分隔强化或内部结节样强化。

3.胰腺神经内分泌肿瘤

胰腺神经内分泌肿瘤较少见,分为功能性与无功能性,其中以胰岛细胞瘤最常见。功能性神经内分泌肿瘤有典型的内分泌症状,但是因为肿瘤较小,经腹超声难以显示。无功能性神经内分泌肿瘤由于患者无症状,发现时肿瘤较大。神经内分泌肿瘤较小时,边界清,形态规则,内部呈较均匀低回声,病灶较大时内部回声不均,可见液化区。彩色多普勒超声显示肿瘤内部血流信号较为丰富。超声造影多表现为动脉期的高增强,静脉期的快速退出而呈轻度低增强。大的无功能性神经内分泌肿瘤因坏死和囊性变可表现为不均质高增强。

4.壶腹周围癌

由于肿瘤部位特殊,病灶较小即出现胆道梗阻,临床出现黄疸,超声表现为胆管扩张。肿瘤位于管腔内,可呈等回声或高回声。胰管无明显扩张。

5.腹膜后肿瘤

病灶位置较深,位于脾静脉后方,与胰腺分界较清晰,不伴胰、胆管扩张。

六、胰腺腺泡细胞癌

（一）流行病学及病因

胰腺腺泡细胞癌(pancreatic acinar cell carcinoma,PACC)是一种临床罕见的恶性肿瘤,来源于腺泡。虽然胰腺中 80% 以上的组织由腺泡细胞构成,仅 4% 的组织由导管上皮构成,但 PACC 的发病率远低于导管腺癌,仅占胰腺癌的 1%～2%,于 1908 年由 Brner 首次报道,发病机制尚不明确。有研究表明,可能与 microRNA 表达的改变和胰腺腺泡的瘤性转化及恶性转变相关。大约 1/3 的腺泡细胞癌中可有散在的神经内分泌细胞标志物的阳性表达,当表达超过 30% 时,则称为混合型腺泡-内分泌癌(mixed acinar endocrine carcinoma,MAEC),由于其病理学和生物学行为与腺泡细胞癌相似,因此被认为是后者的一个亚型。

本病预后较差,易早期转移至局部淋巴结和肝。中位生存期约为 18 个月,1 年生存率为 67%,3 年生存率为 26%,5 年生存率为 5.9%,介于胰腺导管腺癌和胰腺神经内分泌肿瘤之间,优于导管腺癌的4%,因此早期确诊并积极手术治疗可以改善预后。

(二)临床表现

与导管腺癌的发病高峰年龄在60~70岁相比,PACC平均发病年龄相对年轻,在50岁左右,男性多见,男女之比为2∶1,罕见于儿童及青少年。

临床表现多为非特异性的消化道症状。因肿瘤以膨胀性生长为主,无明显"嗜神经生长"和"围管性浸润"的特点,早期症状不明显。当肿瘤较大压迫周围器官可引起相关并发症,通常有腹痛、恶心、腹泻、体重减轻等,发生胆管梗阻及黄疸的概率较低。4%~16%的患者可因脂肪酶的过度分泌而并发胰源性脂膜炎,表现为皮下脂肪坏死、多关节病等。

目前尚未发现PACC的特异性肿瘤标志物,AFP、CA19-9、CA125、CA72-4、CA50、CA242、CA15-3和CEA升高的病例呈分散分布,即使肿瘤较大或已发生肝转移,CA19-9升高亦不明显。

(三)超声表现

PACC可发生于胰腺各部位,在胰腺导管内罕见,累及全胰腺更为少见。但好发部位研究结果各异,部分学者认为胰头部多见(占42%~53%),胰体尾部次之(占27%~47%);部分研究未发现确切好发部位。

多为单发,因症状不明显,通常发现时瘤体较大,为7~10 cm,直径大于10 cm者不少见,明显大于导管腺癌的3 cm。肿瘤以实性成分为主,较大时易出现囊性变,可伴出血坏死和钙化。肿瘤呈膨胀性生长,对周围器官常表现为压迫性改变,而非浸润性。因此肿瘤边界清晰,增强CT扫描时边缘可见完整或部分性包膜,与邻近组织分界清晰,MRI上瘤胰分界面多数存在,这是由邻近组织受压及反应性纤维组织增生所致。肿瘤较少沿胰管浸润,对胰管的影响主要是外压性,故胰、胆管扩张少见。彩色血流显示,多数病灶内可探及血流信号,丰富程度不等。

虽然PACC肿瘤有包膜,但侵袭性仍很高,50%患者诊断时已经有区域淋巴结甚至肝转移,也可侵犯静脉发生瘤栓。

(四)超声造影表现

超声造影对于该病的认识及研究尚处于早期阶段,相关文献相对较少。2016年Tanyaporn对5例该病患者进行超声内镜检查,发现大部分(4/5)病灶表现为逐渐增强,有别于导管腺癌的低增强模式。该病的CT增强模式可分富血供和乏血供2种类型,后者居多。因肿瘤间质为血窦样结构,肿瘤内部常伴坏死、结构异质,故呈渐进性强化,强化不均匀。富血供者坏死范围小,更易于表现为均质;乏血供者坏死更多见,更倾向于不均质。虽然强化程度低于正常胰腺,但有学者认为PACC的强化比导管腺癌强,这可能与肿瘤间质富含血窦以及纤维瘢痕增生较少有关。部分研究还发现延迟期肿瘤与胰腺组织强化相近,认为是由于胰腺组织在门静脉期以后强化衰减加速,而肿瘤本身持续强化的结果。

(五)报告内容及注意事项

PACC的超声报告包括:病灶的位置,大小,边界,是否有周边浸润现象,彩色多普勒显示病灶内是否有血流信号,周边血管是否有受侵征象。

PACC侵袭性很高,50%患者诊断时已经有区域淋巴结甚至肝转移。因此在工作中还需注意对肝脏及邻近脏器、血管的仔细扫查,为临床提供更全面的信息。增强CT和MRI对淋巴结的观察有一定优势,因此,多种影像学方法相结合更有助于准确判断病灶的性质。

（六）鉴别诊断

腺泡细胞癌超声表现类似于胰腺导管腺癌、无功能神经内分泌肿瘤、实性假乳头状瘤、黏液性囊腺瘤等病，均可表现为较大肿物，伴坏死和钙化，不均匀增强。需加以鉴别。

1.导管腺癌

临床上腹痛明显，胰头多见，易侵犯胰管、胆管引起黄疸。肿瘤体积多小于PACC，呈浸润性生长，无包膜，边界不清，内部血供少，强化程度明显低于正常胰腺组织。

2.无功能神经内分泌肿瘤

多见于青中年，属于富血供肿瘤，内部血流丰富。即使伴较大范围囊变、坏死区者，其实性成分动脉期仍呈明显强化。容易出现血行转移，淋巴结转移少见。动脉期明显强化的特点有别于本病。

3.实性假乳头状瘤

好发于年轻女性，表现为有包膜、边界清楚的肿块，一般不出现胰胆管扩张，恶性度低，较少出现转移。体积较大伴有囊变时难与本病鉴别，发病年龄及性别有一定鉴别意义。

4.黏液性囊腺瘤

常见于中年妇女，随肿瘤体积增大恶性度增高，直径大于8 cm可考虑为恶性。通常为大囊（＞2 cm）或多囊状结构，具有较厚包膜，边界清，可有分隔，囊壁光滑可见钙化，易与本病鉴别。

七、胰腺神经内分泌肿瘤

（一）流行病学及病因

胰腺神经内分泌肿瘤（pancreatic neuroendocrine tumours，pNETs），是源于胰腺多能神经内分泌干细胞的胰腺肿瘤，这些细胞多分布于胰岛，曾名为胰岛细胞瘤和胰腺内分泌肿瘤。包括高分化神经内分泌瘤（neuroendocrine tumours，NETs）和低分化神经内分泌癌（neuroendocrine carcinomas，NECs）。发病率为（0.25～0.5）/10万，逐年升高。占胰腺原发肿瘤的1％～5％，可发生在任何年龄，发病高峰年龄为30～60岁，无性别差异。

pNETs分为功能性和无功能性两大类。多数为功能性pNETs，包括胰岛素瘤、胃泌素瘤、胰高血糖素瘤、血管活性肠肽瘤，及更罕见的生长抑素瘤、胰多肽瘤、生长激素释放激素瘤、促肾上腺皮质激素瘤等，其中胰岛素瘤最常见，其次为胃泌素瘤。各类型流行病学特点不尽相同。无功能性胰腺神经内分泌肿瘤占胰腺神经内分泌肿瘤的15％～20％，多见于青年女性。其中直径小于0.5 cm的无功能性神经内分泌肿瘤称为胰腺神经内分泌微腺瘤。目前认为除了胰腺神经内分泌微腺瘤是良性的以外，所有胰腺神经内分泌瘤都具有恶性潜能。

pNETs多为散发病例，病因不明，部分为相关性家族性综合征，如多发性内分泌腺瘤病Ⅰ型、VHL（Von Hippel-Lindau，VHL）综合征和多发性神经纤维瘤病呈聚集性。

（二）临床表现

功能性pNETs因不同细胞来源，产生主要激素不同而表现为不同的临床综合征，无功能性pNETs，血清激素水平无变化，早期无明显症状。肿瘤增大后临床上主要表现为梗阻性黄疸、胰腺炎、上腹痛、十二指肠梗阻、体重减轻和疲劳等。

（三）超声表现

可发生于胰腺任何部位，某些功能类型有一定分布倾向。大小不一，功能性pNETs一般较小，胰岛素瘤多为1～2 cm，胃泌素瘤也多小于2 cm。而无功能性pNETs可以长大至10 cm。

1.二维超声表现

(1)胰腺神经内分泌瘤:体积小的肿瘤,内部多呈均匀的低回声,甚至为极低回声,少数为高回声;呈圆形或椭圆形,形态规则,边界清晰;肿瘤尾侧胰管无明显扩张。肿瘤较大时,形态可不规则,内部可合并出血、囊性变,表现为形态不规则,内部回声不均,出现无回声区,偶可见到钙化形成的斑块状强回声,并可出现挤压周围脏器和血管的相关征象。肿瘤可转移到周围淋巴结和肝脏,肝脏转移病灶<1 cm为边界清晰的低回声及极低回声,病灶增大后多表现为强回声。

(2)胰腺神经内分泌癌:除了神经内分泌瘤的各种表现外,形态更加不规则,与周边分界明显不清晰,也可出现转移征象。

2.彩色多普勒超声表现

典型病灶内可探及丰富血流信号,但在小病灶和深部病灶血流探测受限。胰腺神经内分泌癌血流走向杂乱。

(四)超声造影表现

因为肿瘤的富血供,典型的超声造影表现为早期的边界清晰快速高增强或等增强。病灶较小多数为均匀增强,但病灶出现囊性变、坏死时,可表现为不均匀增强。但也有少部分肿瘤因为间质含量高,表现为低增强。

(五)报告内容及注意事项

超声报告包括:病灶的位置,大小,数目,边界,内部回声是否均匀,主胰管是否扩张,彩色多普勒显示病灶内是否有血流信号,周边血管、胆管是否有受压征象,周围淋巴结是否受侵,肝脏是否有转移。

经腹超声对于病灶定位及诊断有一定帮助,但对于小病灶和深部病灶探测敏感性不及CT、内镜超声以及生长抑素受体显像(somatostatin receptor scintigraphy,SRS)。因此,多种影像学方法相结合更有助于准确判断病灶的术前定位。胰腺术中超声的检出率可高达96%。

此外,超声能很好地显示胆管、胰管和周围血管的受累情况,对于肝脏转移病灶的检出敏感性和特异性高(88%~95%),因此经腹超声检查可以比较全面评估pNETs,利于其定性诊断。结合临床表现有助于初步判断pNETs的类型。

(六)鉴别诊断

1.胰腺癌

胰腺癌边缘不规则,内部多呈低回声或混合回声,胰头癌多伴有胆道或胰管扩张、周围脏器或组织受压、浸润以及转移征象,超声造影多表现为低增强,与典型的pNETs不难鉴别。但pNETs出现恶性征象(或胰腺神经内分泌癌)时,二者鉴别较困难,需要结合临床信息,综合判断。

2.胰腺囊腺瘤(囊腺癌)

pNETs以实性成分为主时,较易与囊腺类肿瘤鉴别。当囊性变区域较多较大,内部呈分隔样改变时,与呈多房大囊样表现的黏液性囊腺类肿瘤较难鉴别,但神经内分泌肿瘤囊性变后分隔往往较囊腺类肿瘤分隔厚且不规则。

3.胰腺周围脏器的肿块

无功能性pNETs由于体积较大,常表现为左上腹肿块,因此需要与胃、左肾、左肾上腺和腹膜后肿瘤相鉴别。胃肿瘤位于脾静脉前方,饮水后可鉴别。左肾、肾上腺和腹膜后肿瘤位于脾静脉后方。

八、胰母细胞瘤

(一)流行病学及病因

胰母细胞瘤(pancreatoblastoma,PBL)是一种罕见的恶性胰腺上皮源性肿瘤,占所有胰腺肿瘤的0.16%～0.5%,在儿童的胰腺肿瘤中占30%～50%。由Frable等在1971年首次描述其组织学特征。肿瘤大部实性,常有包膜,质软,可有出血、坏死、钙化、囊性变,镜下可见鳞状小体和含有酶原颗粒的细胞结构。

PBL好发于亚洲人,大多发生于婴幼儿,发病中位年龄4岁,男性多于女性,偶可见于成人。PBL可以单独发生或与遗传综合征例如Beckwith-Wiedemann综合征或家族性腺瘤性息肉病综合征联合发生。

PBL的分子发病机制仍不清楚,但曾有病例报道显示,在Beckwith-Wiedemann综合征患者以及家族性腺瘤性息肉病患者中,PBL可联合出现,表明其可能具有独特的分子遗传学改变,有报道称先天性囊性胰母细胞瘤与Beckwith-Wiedmann综合征相关是由于APC/β联蛋白信号通路的改变。染色体11p上的等位基因丢失是PBL中最常见的遗传改变,在PBL的患者中约占86%。

(二)临床表现

胰母细胞瘤可以发生在胰腺的任何部分,约50%的肿瘤位于胰头部。由于生长缓慢且早期无明显症状,发现时常常因体积较大而难以判断其来源。

胰腺母细胞瘤的临床表现通常是非特异性的。常见的症状和体征包括腹痛、腹部包块、体重减轻、呕吐、腹泻和贫血。当胰头部肿瘤体积较大时可压迫十二指肠及胃幽门部,导致机械性梗阻、黄疸、呕吐及胃肠道出血的发生。当肿瘤转移到腹膜时可以引起腹水。在个别病例报道中,PBL也可引起库欣综合征和抗利尿激素分泌失调综合征。

文献报道40%～70%的PBL患者会出现血清甲胎蛋白(AFP)水平升高,因而甲胎蛋白是诊断胰母细胞瘤的常见肿瘤标志物。部分患者中也偶可见乳酸脱氢酶、α-1抗胰蛋白酶和CA19-9升高,其他肿瘤标志物没有显示出明显的相关性。

与成人相比,PBL在婴儿和儿童患者中具有较弱的侵袭性。PBL可局部包绕相邻血管并浸润周围器官、网膜及腹膜,肝脏是其最常见的远处转移部位,其次是区域性淋巴结和腹膜,较少见到肺、骨、后纵隔和颈淋巴结转移。

PBL的发生发展的过程较慢,可适用各种常见形式的肿瘤治疗,但手术治疗目前仍被认为是最有效的治疗方式。

(三)超声表现

PBL可发生在胰腺任何部位,好发于胰头或胰尾。体积通常较大,边界清晰,以低回声为主,回声不均,内可见出血或坏死等形成的囊性部分,体积较大者常回声混杂,部分瘤体内可见钙化。发生于胰头者应常规仔细探查胆总管。

与血管关系:可包绕邻近腹膜后大血管(如腹腔干及其分支、肠系膜上动脉等)。也可在脾静脉内形成瘤栓,并向肠系膜上静脉、门静脉内延伸,伴侧支形成。有时脾静脉被瘤栓充盈,并明显增粗似瘤块样,探查时容易误认为是瘤体的一部分,因此要注意分辨。

少数巨大肿瘤可以将胰腺全部破坏,致使胰腺区域均为瘤组织占据,见不到周边残存的胰腺组织,脾静脉紧贴肿瘤后缘,可以此判断肿瘤来源于胰腺,此时也要想到胰母细胞瘤的可能。

（四）报告内容及注意事项

PBL 的超声报告包括：肿瘤大小，起源器官，肿瘤边界清晰度，肿瘤内部回声，是否存在钙化、腹水、胆管和(或)胰管是否扩张，是否有局部浸润，是否包绕周围重要血管，是否存在转移灶，是否形成静脉瘤栓。

超过 15％的胰母细胞瘤患者在诊断时存在转移，其他的患者在疾病进展过程中发生转移。肝脏是最常见的转移部位，也可发生局部淋巴结、腹膜、骨骼和肺转移瘤等。血管浸润不常见。腹水可能是肿瘤扩散的指标。因此，在超声扫查时应注意这些部位的着重扫查。

（五）鉴别诊断

当肿瘤体积较大时，且起源不易确定，此时区分胰腺母细胞瘤与其他儿科腹部肿块可能是困难的。在这种情况下，儿童患者中的鉴别诊断应包括体积较大的腹膜内或腹膜后肿块，例如神经母细胞瘤。

神经母细胞瘤常常表现为体积较大、内部回声不均、伴钙化的腹部肿块。由于该肿瘤具有尿儿茶酚胺及其代谢产物增高的特征，可根据临床信息与胰母细胞瘤相区分。神经母细胞瘤多位于肾上腺区，需与位于胰尾部的胰母细胞瘤鉴别，前者多边界清晰，呈分叶状，内部回声不均匀，在低回声区间有强回声光斑伴声影，肾脏有受压推移现象，较早发生转移。

当肿瘤明显来源胰腺时，鉴别诊断主要为胰腺的囊性及囊实性肿物，特别是当 PBL 发生于年龄稍长儿童，且瘤体较小、无瘤栓形成时，需与胰腺实性假乳头状瘤鉴别。

胰腺实性假乳头状瘤(SPTP)好发于年轻女性，胰腺体尾较多见。肿瘤大多体积较大，边界较清晰，常伴出血坏死，声像图多表现为囊实性或实性，可有蛋壳状或斑块状钙化。SPTP 对周围组织常无明显侵犯，病灶较大时对周边组织、血管形成推挤移位，仅少数病例出现转移。

偶发于成人的病例鉴别诊断中包括胰腺导管腺癌、腺泡细胞癌、实性乳头状上皮肿瘤、腺瘤和内分泌肿瘤等。胰腺导管腺癌多发生在老年男性的胰头区，与胰母细胞瘤不同，其坏死、出血和钙化罕见。腺泡细胞癌类似于胰母细胞瘤，可以表现为体积较大、质软、分叶状、边界清晰的肿瘤，内部可发生坏死并易转移到肝脏和淋巴结，但其缺乏钙化和肺转移的倾向可能有助于与胰母细胞瘤相区分。

九、胰腺淋巴瘤

（一）流行病学及病因

胰腺淋巴瘤是一种较罕见的胰腺肿瘤，占胰腺恶性肿瘤的 0.16％～4.9％，病理类型多为 B 细胞非霍奇金淋巴瘤。胰腺淋巴瘤可以分为原发性和继发性两类。原发性胰腺淋巴瘤(primary pancreatic lymphoma，PPL)临床上极为少见，不到结外淋巴瘤的 2％，仅占胰腺肿瘤的 0.5％，2016 年世界卫生组织(World Health Organization，WHO)框架指南将原发性胰腺淋巴瘤定义为"起源于胰腺组织的结外淋巴瘤，可浸润毗邻淋巴结及远处转移，首发临床征象位于胰腺"。继发性胰腺淋巴瘤为全身淋巴瘤胰腺受累的表现，相对多见，尸检中其在非霍奇金淋巴瘤患者中发生率可达 30％。

（二）临床表现

PPL 多见于中老年男性，临床表现缺乏特异性，腹痛(83％)是最常见的临床症状，随后是腹部包块(54％)、体重减轻(50％)、黄疸(37％)、急性胰腺炎(12％)、小肠梗阻(12％)、腹泻(12％)等。继发性胰腺淋巴瘤在发现前其原发部位淋巴瘤诊断多已明确。

（三）超声表现

原发性胰腺淋巴瘤胰头多见，多表现为体积较大的低回声，彩色多普勒内部多无血流信号，常伴有肾静脉下方腹膜后淋巴结肿大。内镜超声（endoscopic ultrasound）是诊断 PPL 的重要工具，当内镜超声发现胰腺有体积较大的低回声、无明显胰管受累及胰管扩张、胰周淋巴结肿大等特点常提示 PPL 可能。

（四）报告内容及注意事项

超声报告主要内容包括：病灶的回声、位置、大小、胰管是否扩张，彩色多普勒显示病灶内是否有血流信号，周边血管是否有受累征象等。

PPL 由于缺乏特异性临床表现且较为罕见，易误诊为胰腺癌，两者治疗方法及预后存在较大差异。内镜超声（EUS）及内镜超声引导下细针穿刺活检（endoscopic ultrasound-guided fine-needle aspiration，EUS-FNA）是诊断 PPL 较为可靠的方法。此外，CT、MR 及 PET-CT 也是诊断 PPL 常用的影像学方法，多种影像方法的结合更有助于准确判断病灶的性质，提高 PPL 诊断率。继发性胰腺淋巴瘤结合病史及胰腺占位多不难诊断。

（五）鉴别诊断

PPL 和胰腺癌的一些临床表现及影像学特征有相似之处，但两者治疗方法及预后存在较大差异，因此鉴别诊断十分重要。PPL 肿瘤体积较大，通常无明显胰管受侵及胰管扩张表现，常伴有肾静脉下方腹膜后淋巴结肿大，而胰腺癌肿瘤体积较小，有明显胰管受侵及胰管扩张表现，且易侵入血管导致肝内转移。两者的鉴别诊断还应结合临床表现、检验结果及其他影像学检查，明确诊断需要病理学的帮助。继发性胰腺淋巴瘤为全身淋巴瘤胰腺受累的表现，胰腺出现病变通常较晚，诊断不难。

十、胰腺转移肿瘤

（一）流行病学及病因

胰腺转移肿瘤非常罕见，其发病率为 $1.6\%\sim5.9\%$，而超声内镜引导细针穿刺发现率为 $0.7\%\sim10.7\%$。

最常见的转移胰腺原发性肿瘤包括肾细胞癌（RCC）、肺癌、乳腺癌、恶性黑色素瘤、胃肠道癌、前列腺癌。此外，几乎所有的造血肿瘤都可以累及胰腺，其中非霍奇金淋巴瘤是最常见。

转移可以通过不同的方式：通过直接侵袭、淋巴或血行。直接侵犯胰腺实质一般来自邻近结构如十二指肠乳头，肝外胆管，胃、十二指肠、结肠的肿瘤。继发胰腺的淋巴瘤和白血病通常源自受累的胰周淋巴结，但最常见的肾细胞癌的转移途径尚不清楚。

由于独特的肠系膜淋巴引流，结肠癌最常见的转移部位是胰头下部。但绝大多数（75%）涉及多节段。

（二）临床表现

绝大多数的患者在诊断时无症状。只有当肿瘤相当大时，才会产生具体的症状，如消化道出血、消化道梗阻、腹痛或黄疸，与原发性胰腺腺癌相似；其他一般症状包括疲劳、体重减轻、腹痛。罕见的症状包括胰腺功能不全、腹部包块和胰腺炎；血清肿瘤标志物一般在正常范围内。在一项回顾性研究的 220 名患者中，27.6% 无症状，25.2% 表现黄疸，11.4% 表现腹痛。

（三）超声表现

通常无特征性的超声表现，可表现为单发、多发，或弥散性胰腺受累。较大肿瘤的病灶内可出现液化坏死和钙化。不伴有主胰管和胆总管扩张。

彩色多普勒可显示病灶内血流丰富,部分病灶内仅见少许血流。

（四）超声造影表现

肾细胞癌是最常见的胰腺转移肿瘤,超声造影可显示其胰腺转移病灶强化,有助于与低血供的胰腺导管腺癌相鉴别。然而肾细胞癌胰腺转移瘤的超声造影特征,并不能与胰腺内分泌肿瘤相区别。同时低血供的转移肿瘤,如肺癌、部分乳腺癌表现病灶未强化。

（五）报告内容及注意事项

胰腺转移肿瘤的超声报告包括:病灶的位置,大小,病灶内部是否有坏死液化、钙化。主胰管和胆总管是否扩张,是否有周边浸润现象,彩色多普勒显示病灶内是否血流丰富,周边血管是否有受侵征象。

经腹超声虽然可清晰显示病灶,但 CT 和 MRI 可更加准确地诊断单个病灶,特别是多发病灶。例如,来源于高血供原发灶的转移肿瘤,如肾细胞癌转移癌,通常在动脉期迅速增强。在 MRI 中,转移病灶通常是低信号,T_1 加权脂肪抑制图像表现为稍低信号,T_2 加权图像上表现为稍高信号。具有与原发肿瘤相同的增强模式。较大转移可能存在 T_2 表现为高信号中心坏死和周边强化。临床诊断主要结合临床病史,最终需要活检明确诊断。

（六）鉴别诊断

大多数胰腺转移瘤无特异影像表现,但肾细胞癌、黑色素瘤和一些乳腺癌,因其高血供,常与内分泌肿瘤混淆,但能与低血供的胰腺导管腺癌相区别。

肺癌和乳腺癌的胰腺转移瘤通常表现为低血供,但当表现为多发,并无明显的胆管或胰管扩张时,应考虑肿瘤转移。此外,这些病灶往往边界清楚,可与胰腺导管腺癌区别。

如没有其他明确的影像学特征,很难区分转移和原发病变,因此,原发恶性肿瘤的病史,强烈地提示转移的可能性。同时 FNA 有助于正确诊断。

第七节　脾脏囊性病变

根据病理又可分为原发性真性囊肿与继发性假性囊肿两类。真性囊肿特点是囊的内壁有上皮细胞层覆盖,如单纯性脾囊肿、包虫囊肿、淋巴管囊肿、表皮样囊肿等;假性囊肿内壁无上皮细胞覆盖,为机化的纤维包膜,可有钙化,多继发于外伤性血肿和胰腺炎。临床上以假性囊肿相对多见,约是真性囊肿的 4 倍。

一、声像图表现

（一）单纯性脾囊肿

本病罕见,可能为脾表面间皮细胞嵌入脾内形成。多为单发性。圆形或类圆形,壁薄而光滑,内部透声好,后壁回声增强,具有典型囊肿特征（图 15-29A）。CDFI:肿物内无血流信号。

（二）脾内假性囊肿

多数为圆形或椭圆形，囊壁回声欠光整，局部可能有钙化强回声；内部多有细点状或少量索状或碎片状回声（图 15-29B）。CDFI：肿物内无血流信号。

（三）淋巴管囊肿

本病实为脾内的淋巴管扩张引起。声像图呈具有多个分隔的囊肿，分隔纤细而光滑，囊壁规则或不完整，后壁回声增强。CDFI：肿物内无血流信号（图 15-30）。

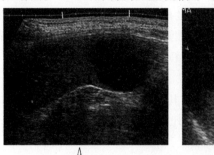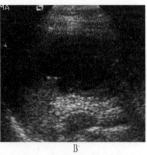

图 15-29　脾囊性肿物声像图

A.单纯脾囊肿声像图；B.外伤后假性脾囊肿

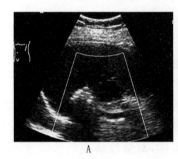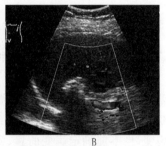

图 15-30　囊性淋巴管瘤声像图

A.灰阶超声图像；B.彩色多普勒图像

（四）表皮样囊肿

多为单发，囊壁较厚而且光滑，有时可见分叶状边缘和分隔。囊内通常呈无回声，或因囊液内含有脂质和组织碎屑，囊内可能出现细点状回声，随体位改变浮动。声像图的改变取决于囊肿内脂液性状而定（图 15-31）。CDFI：肿物内无明显血流信号。

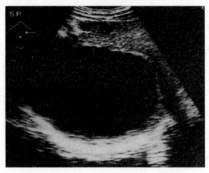

图 15-31　表皮样囊肿声像图

（五）包虫囊肿

我国西北部流行区较多见。脾脏包虫囊肿与肝包虫囊肿具有相似的声像图特征,如囊壁呈双层结构,有单房型和多房型之分;合并感染者常呈囊实混合型;陈旧性包虫囊肿可以类似实质性肿物回声并伴有囊壁钙化所致回声增强及声影。CDFI:囊性肿物内无血流信号。

二、诊断与鉴别诊断

借助于超声检查能够准确地判定脾内囊性病变,根据囊性病变的声像图特征并结合病史,可对多数囊肿的性质做出提示性诊断。脾脏假性囊肿可能有外伤史或胰腺炎病史,脾包虫患者有流行病学史和羊犬接触史,声像图具有一定的特征性,如囊壁双层回声结构等;Casoni 皮肤过敏试验及血清学检查等有助于诊断。

此外,尚需与少见的脾动脉瘤鉴别,CDFI 和频谱多普勒有助于明确诊断。其他低回声病变尚有脾脓肿、血肿、脾淋巴瘤以及左肾上极囊肿和胰尾部巨大囊肿等,通过认真扫查,根据声像图、CDFI 并结合病史,不难加以鉴别。

超声引导穿刺抽吸需要特别慎重。超声引导穿刺抽吸、迅速减压和酒精硬化治疗脾包虫囊肿,是一项重要的革新技术,它已成功地用于脾脏棘球蚴病的诊断与治疗。操作熟练和严防囊液渗漏引起并发症是很有必要的。

三、比较影像学

尽管超声学诊断脾脏囊性病变具有较高的特异性,但鉴别感染性和出血性囊肿尚有一定的困难。

CT、MRI 和核素检查均可以用于脾内囊性病变的诊断。但是在判别病变是否为囊性方面,不及超声准确。而在显示囊壁如皮样囊肿壁的细微结构方面,超声又不及 CT 和 MR。核素检查难以发现较小的病变,也不能确定病变的囊、实性,对囊性病变的诊断价值有限。超声检查疑有实性成分或恶性病变者,需要进一步进行 CT 或 MR 检查。

第八节　脾　梗　死

脾梗死以往主要由于风湿性心脏病、亚急性细菌性心内膜炎、淤血性脾大和某些血液病引起,并不多见。近些年来随着 X 线动脉造影和肝肿瘤等介入性诊断和治疗的发展,医源性脾梗死的发生率迅速增加。

脾梗死的梗死灶大小不等,可有数个梗死灶同时存在,或相互融合形成大片状。典型的脾梗死呈锥状,底部位于被膜面,尖端指向脾门。有时可呈不规则形。如果梗死灶较大,其中央可发生液化,在不同的断面上表现形态不同。

一、声像图表现

典型的脾梗死声像图为楔形回声减低区,底部朝向脾被膜,尖端指向脾门;也可呈靠近脾包膜的大片状非均匀性回声减低区。随着梗死时间的延长,梗死区回声逐渐增强。彩色多普勒超声有助于显示梗死区缺乏血流灌注及其形态特征。陈旧性脾梗死可使脾脏局部被膜内凹,并可见由于纤维化或钙化引起的强回声和声影(图 15-32)。

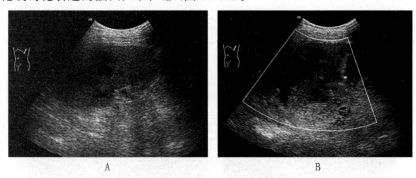

图 15-32　脾梗死声像图
A.灰阶超声图像;B.彩色多普勒表现

二、诊断与鉴别诊断

典型的脾梗死声像图表现,结合临床资料不难做出正确诊断。但是,声像图不典型的梗死需与脾脓肿、脾破裂出血和脾肿瘤相鉴别。常规灰阶和彩色多普勒超声诊断脾梗死的敏感性和特异性均较差,超声造影成像技术大大提高了诊断的敏感性和特异性,故可以起决定诊断的作用,而且有助于本病的鉴别诊断。

三、比较影像学

脾梗死影像学检查应首选超声和超声造影,CT 和 MRI 可作为疑难病例诊断的补充诊断手段,核素检查的目的主要是为了解脾功能情况。

第九节　脾　破　裂

脾破裂可分外伤性脾破裂和自发性脾破裂。后者比较少见,可发生于正常脾脏、白血病、血友病和其他凝血障碍或接受抗凝治疗者。必须指出,外伤性脾破裂在腹部实质性脏器的闭合性损伤中,占有首要地位。

根据损伤的范围和程度,可将脾破裂分为三种类型:①中央型脾破裂;②包膜下脾破裂;③真性脾破裂。

中央型破裂发生脾实质深方,其包膜完整,形成脾实质内血肿。包膜下血肿系脾实质周缘部破裂并在包膜下形成血肿,其包膜完整。中央型脾挫伤和包膜下脾破裂均很常见,但是临床诊断常有困难。真性脾破裂累及脾包膜,或发生腹腔内游离性出血;或出血局限于脾周围,形成脾周围血肿。此为临床比较容易识别的类型。

一、声像图表现

典型脾破裂的声像图表现见图 15-33。

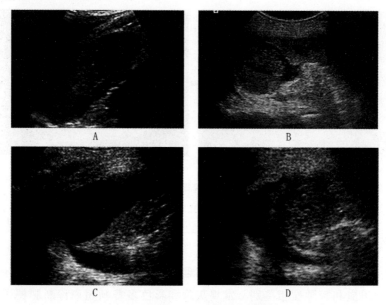

图 15-33 典型脾破裂的几种声像图类型

A.轻度脾破裂、实质内小血肿（HE）和包膜下血肿；B.典型包膜下血肿；C.实质内新鲜
较大血肿兼有包膜下、实质内小血肿；D.真性脾破裂，脾周围血肿（HE）及包膜中断

（一）中央型破裂

脾脏不同程度增大，脾包膜完整。脾实质内回声不均匀，出现单个或多个不规则回声增强和
减低区代表出血。新鲜血肿回声增强，随着血凝块液化形成无回声区。

（二）包膜下破裂

以梭形或新月形包膜下血肿为特征，血肿内部呈低回声和无回声。脾实质被挤压。陈旧性
包膜下出血可见血肿内出现不规则索条状或分房样强回声，代表纤维渗出和血凝块机化，血肿的
内壁不光滑。

（三）真性脾破裂

常见脾包膜中断，局部脾脏轮廓不清，伴有脾实质不均匀性回声增强或减弱。利用高灵敏度
的彩色多普勒可能发现出血的部位。但是小的破裂口，或脾破裂位于扫查盲区，脾脏声像图可无
异常发现（直接征象阴性）。然而，真性脾破裂往往伴有程度不同的脾周围积液和游离性腹水征
象，部分病例仅有脾周围积液征象。这是真性脾破裂的间接征象，具有重要临床意义。

注意事项：①常规超声诊断脾外伤的敏感性和特异性有相当大的局限性，其敏感性或检出率
仅为41％～66.7％；脾破裂的分级诊断的准确率也很低，如轻度脾破裂（Ⅰ、Ⅱ级分别仅为
38.5％、77.8％）；对于常规脾脏超声未见异常的腹部外伤患者，发现腹腔游离积液和脾周围积液
征象者，应保持警惕，密切随诊，必要时做重复超声观察。②脾外伤声像图特点：外伤后 24～
48 小时内常有显著的动态变化，例如：新鲜的脾周围血肿因有回声显示不清，液化之后则比较明
显；轻度脾实质挫伤后，可发展成脾实质内血肿形成；脾内多个小血肿可以扩大融合成大的血肿，

并可向脾实质周围发展成脾实质内-包膜下血肿等。

二、诊断和鉴别诊断

新鲜的脾实质内血肿有时因凝血块有回声,酷似脾肿瘤;脾实质内血肿液化完全时,和其他脾脏含液性病变相似。因此需要注意鉴别。根据外伤病史和明显的声像图表现,超声可以诊断脾破裂并试图进行分类,但需指出,现今学者们认为,超声诊断腹部实质性脏器外伤,包括脾外伤在内,其敏感性和特异性均较差,远不及增强 CT。脾脏超声造影新技术,可以弥补常规超声的不足,微泡造影大大提高了脾外伤诊断的敏感性和特异性,对于脾外伤的分级(分型)诊断特别有利,显著降低了常规超声的假阴性率,而且几乎可以和增强 CT 相媲美。

中央型脾破裂、包膜下出血及局限于脾周围血肿的轻度真性脾破裂,易被临床漏诊。它们是迟发性脾破裂并引起腹腔内大出血的主要原因,故值得高度警惕。

近年来微泡超声造影广泛用于腹部实质脏器包括脾脏外伤的检查和分级诊断,取得了重要进展。超声造影的敏感性和特异性接近 CT 检查,某些优点甚至可以和 CT 媲美,急诊超声造影检查操作简便、经济实用、有助于快速诊断,尽显其优越性。已有报告认为,对于某些严重脾外伤并伴有活动性出血患者,超声造影引导下经皮注射凝血药物-介入性超声微创处理,有望替代部分外科脾切除手术。

第十六章

周围血管疾病的超声诊断

第一节 颈部血管疾病

一、超声检查方法

(一)颈动脉与椎动脉

1.仪器条件

通常选用 4～10 MHz 的线阵探头。对于相对浅表的血管也可以使用 7.5～12 MHz 的高频线阵探头检查。颈内动脉(ICA)远段、颈总动脉(CCA)起始部及右锁骨下动脉位置较深,特别是肥胖患者,也可使用凸阵探头(如 2～5 MHz)检查,且效果较好。颈动脉超声检查时选择颈动脉超声检查条件,检查过程中可随时调整。检查者可以根据自己的检查习惯,建立预设条件。

2.患者体位与探头方向

检查床一般放在检查者右侧,患者取仰卧位,双臂自然平放于身体两侧。颈部或头部后方可以放一个低枕头,充分暴露颈部,同时头部偏向检查部位的对侧。嘱患者尽量放松颈部肌肉,这一点非常重要。一般纵切面检查时探头示标朝向患者头部,横切面检查时探头示标朝向患者右侧。

3.颈动脉检查方法

进行颈动脉纵切面检查时,有几种探头置放方法。一般后侧位和超后侧位是显示颈动脉分叉处及 ICA 最常用的位置,当然有些时候在前位或侧位检查效果最佳。颈部动脉超声检查包括纵切面和横切面扫查。①纵切面检查:观察彩色多普勒血流和采集多普勒频谱;②横切面检查:自 CCA 近端开始向上进行横切面扫查血管,直至 ICA 远端,有助于帮助了解动脉解剖、探头定位、显示偏心性斑块及管腔内径(血管无明显钙化时)。

4.椎动脉检查方法

由于椎动脉的解剖特点,只采用纵切面扫描。椎动脉的检查包括三部分:①椎前段,从锁骨下动脉发出到进入第六颈椎横突孔部分,因为大多数椎动脉狭窄发生在其起始部,所以该段是重点检查部位;②横突段,第六至第二颈椎横突孔的椎动脉的椎间段部分;③寰椎部分的椎动脉为远段。

通过正前后位获得良好的颈总动脉中段的纵切面图像,然后稍稍地向外侧摆动探头就会看到椎动脉横突段,颈椎横突表现为强回声线伴声影(图16-1),声影间的矩形无回声区内有一个无回声带,此即椎动脉。彩色多普勒显示椎动脉血流具有搏动性,在彩色多普勒引导下采集多普勒频谱。从解剖学上讲,近1/3的患者检查椎动脉起始段困难,这段位置较深,并可能受锁骨遮挡妨碍探头摆放。

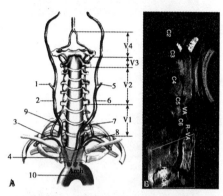

图16-1 椎动脉解剖示意图及彩色多普勒血流图像

A.椎动脉解剖示意图(1.右侧颈外动脉;2.右侧颈总动脉;3.右侧锁骨下动脉;4.无名动脉;5.左侧颈外动脉;6.左侧颈总动脉;7.左侧椎动脉;8.左侧锁骨下动脉;9.右侧椎动脉;10.主动脉;V1.近段或称椎前段;V2.中间部分为中段或横突段;V3.椎动脉为远段或寰椎段;V4.椎动脉颅内段至基底动脉起始端);B.椎动脉彩色多普勒血流图像,显示椎动脉的近段及横突段

(二)颈部静脉

由于颈静脉位置表浅,超声探测时通常选用7.0~11.0 MHz高频线阵探头。检测深度设置在3~5 cm范围;启动彩色多普勒血流图像时,彩色量程设置在9~15 cm/s,调整探头声束方向,使之与血流方向夹角小于60°;分别获取颈静脉血管长轴和短轴切面的二维和彩色多普勒血流图像,并在彩色多普勒血流图像的引导下对感兴趣区域进行脉冲多普勒检查。检测时要注意避免受检静脉受压。

观察内容应包括:通过灰阶超声图像,可了解血管走行、内径、腔内有无异常回声及瓣膜情况。在灰阶超声清晰的基础上,观察彩色血流的方向、性质、走行、彩色充盈情况及狭窄阻塞部位。最后进行脉冲多普勒频谱检测,观察频谱形态和流速。

二、正常超声表现

(一)颈动脉

1.灰阶超声表现

(1)颈动脉结构:超声图像能显示动脉壁的三层结构。在典型的CCA灰阶超声图像,正常血管壁呈双线征(图16-2):第一条线(图16-2,箭头1所指)代表血液与管壁内膜之间的界面,回声厚度要超过内膜实际厚度;第二条稍亮的线(图16-2,箭头3所指)代表中层与外膜之间的界线,两条线相平行;两条线之间的低回声带(图16-2,箭头2所指)为中膜。当声束与血管壁直角时,双线征最清晰;在CCA很容易看到双线征,正常颈动脉窦、ICA和颈外动脉(ECA)近段有时也可看到双线征。

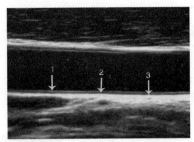

图 16-2　CCA 灰阶超声,正常血管壁呈双线征

1.内膜;2.中膜;3.外膜

(2)内中膜厚度:一般将内膜和中层的厚度称为内中膜厚度(IMT)。通常在颈动脉短轴切面测量(图 16-3)。目前我国尚无公认的 IMT 正常值标准。根据国内外研究,以 IMT<0.9 mm 为正常值标准似乎较为合理。正常人颈总动脉 IMT 随年龄呈线性增加。

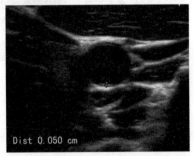

图 16-3　在颈动脉短轴切面测量内中膜厚度(IMT)

2.彩色多普勒表现

一般来讲,颈总动脉中段的血流近似于层流状态(图 16-4A)。层流时血细胞平行运动,血流为层流,近血管壁处流速较慢,血管中心流速较快,彩色多普勒显示血液呈相同的色彩。CCA 近端和远端、颈动脉窦、ICA 近端和远端迂曲段、血管接近分叉处及走行迂曲处,均有血流紊乱现象,彩色多普勒可以观察到五彩镶嵌样血流。颈动脉窦处的血流紊乱是一种"正常"表现(图 16-4B)。

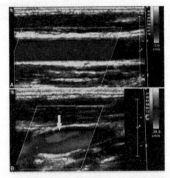

图 16-4　颈动脉窦处的彩色多普勒血流图像

A.颈总动脉中段的血流近似于层流状态;B.颈动脉窦处外侧收缩期有反向血流

3.多普勒频谱表现

(1)颈内动脉多普勒频谱特点:颈内动脉多普勒频谱为典型低阻血流,舒张末期流速大于零

（图 16-5A）。颈内动脉远段通常位置较深，走行弯曲，显像角度不理想，灰阶超声显像多不佳，故彩色多普勒非常有价值，可以帮助显示、追查迂曲走形的颈内动脉远段。

（2）颈外动脉多普勒频谱特点：ECA 为脸部及头皮供血，并非大脑栓子的来源血管，因此从临床角度看，ECA 并不是一支很重要的动脉。ECA 多普勒频谱为高阻力型，舒张末期速度接近或等于零（图 16-5B）。

（3）颈总动脉多普勒频谱特点：约 70% 的 CCA 血流进入 ICA，所以 CCA 频谱表现为典型的低阻波形，舒张末期（EDV）位于基线上方（图 16-5C）。两侧的 CCA 频谱形状应该对称，颈动脉超声检查时应双侧对照进行。

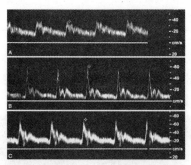

图 16-5　颈动脉脉冲多普勒频谱特点
A.颈内动脉；B.颈外动脉；C.颈总动脉

（4）颈动脉窦多普勒频谱特点：因局部膨大和血管分叉的存在，颈动脉窦的多普勒频谱波形很复杂，当取样容积在颈动脉窦横截面不同位置移动时，可以看到复杂、典型的颈动脉窦多普勒频谱波形变化（图 16-6）。

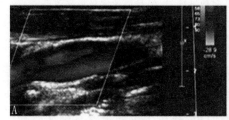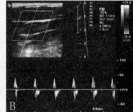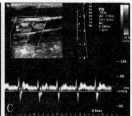

图 16-6　颈动脉窦不同部位脉冲多普勒频谱特点不同
A.颈动脉窦彩色多普勒血流图；B.取样容积置于近颈动脉窦外后侧壁脉冲多普勒
频谱特点；C.取样容积置于颈动脉窦中央位置脉冲多普勒频谱特点

血流速度正常值：国外研究及临床经验提示 CCA 或 ICA 收缩期峰值流速＞100 cm/s 时通常有异常；ECA 收缩期峰值流速最高不应超过 115 cm/s。但是，ICA 狭窄时 ECA 的 PSV 可能明显增高。

关于 CCA、ICA 和 ECA 正常血流速度，国内不少学者做了大量的工作（表 16-1）。

表 16-1　正常人颈总、颈内、颈外动脉血流参数测定值

	PSV(cm/s)	EDV(cm/s)	RI
颈总动脉	91.3±20.7	27.1±6.4	0.7±0.005
颈内动脉	67.7±14.3	27.3±6.4	0.59±0.06
颈内动脉	70.9±16.1	18.1±5.1	0.74±0.09

4.颈内动脉和颈外动脉的鉴别

正确区分 ICA 和 ECA 极其重要。表 16-2 列举了 ICA 和 ECA 的鉴别要点。

表 16-2　颈内动脉和颈外动脉的鉴别

鉴别指标	颈外动脉	颈内动脉
解剖位置	位于前内侧,朝向面部	位于后外侧,朝向乳突
起始部内径	一般较小	一般较大
颈部有无分支	有	无
多普勒频谱特征	高阻	低阻
颞浅动脉敲击试验	波形锯齿样震荡	无

颞浅动脉敲击试验:用指尖轻轻叩击颞浅动脉,同时观察 ECA 多普勒频谱,可见频谱呈锯齿样改变(图 16-7C 图中箭头所指),即颞浅动脉敲击试验。多普勒频谱锯齿样改变在舒张期频谱显示更加清晰,而 ICA 频谱无锯齿样改变。

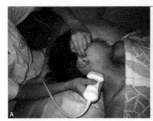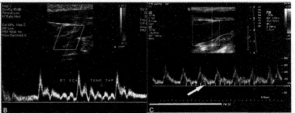

图 16-7　颞浅动脉敲击试验

A.颞浅动脉敲击试验手法;B.颈外动脉,敲击颞浅动脉时,波形呈锯齿状波动;C.颈内动脉,敲击颞浅动脉时,箭头所指基线上方的信号,心电图上心脏起搏器信号,但是波形无锯齿样改变

(二)椎动脉

1.正常灰阶超声

从长轴切面上,可以清楚显示出从锁骨下动脉的起始部至第六颈椎的椎动脉的近段,左侧椎动脉起始段显示率约 66%,右侧椎动脉起始段显示率约 80%;椎动脉的中段走行在椎体的横突孔内,呈现强弱交替的、有规律的椎体横突和椎间隙的回声,在每个椎间隙处有椎动脉和椎静脉呈平行的无回声纵切面图像;椎动脉的远段随寰椎略有弯曲。两侧椎动脉内径不一定相同,内膜光滑,壁呈弱回声或等回声,腔内为无回声。

2.正常彩色多普勒表现

椎动脉近、中段血流颜色应与同侧颈总动脉相同,中段椎动脉血流为节段性规则出现的血流图像;远段椎动脉随寰椎略有弯曲,多呈两种不同的颜色。

3.正常脉冲多普勒表现

动脉多普勒频谱呈低阻力型动脉频谱,即收缩期为缓慢上升血流频谱,双峰但切迹不明显,该频谱下有一无血流信号的频窗,其后有较高、持续舒张期正向血流(图 16-8)。

在正常情况下,椎动脉收缩期峰值的绝对流速变化范围很大,20～60 cm/s,表 16-3 为正常椎动脉内径和血流速度。1/3～1/2 的患者一侧椎动脉较粗,即一侧椎动脉优势,多见于左侧,并且流速较高。在这些病例中,解剖学上非优势的较细椎动脉阻力一般较高,并且收缩期峰值和整个舒张期流速较低。

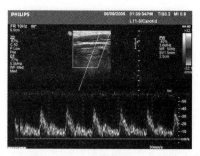

图 16-8　椎动脉中段的正常脉冲多普勒血流图像

收缩峰边界清楚,整个心动周期中表现为持续的前向血流,类似于正常颈内动脉的血流

表 16-3　椎动脉内径和血流速度等指标的测定结果($\overline{X}\pm s$)

指标	D(mm)	PSV(cm/s)	EDV(cm/s)	PI	RI
正常值	3.7±0.45	52.1±14.0	19.2±5.8	0.97±0.30	0.62±0.05

注:D,椎动脉内径;PSV,椎动脉收缩期峰值流速;EDV,椎动脉舒张末期流速;PI,搏动指数;RI,阻力指数

(三)颈静脉

1.灰阶超声

颈内静脉与颈总动脉伴行,位于颈总动脉前外方。纵切面扫查显示前、后管壁呈两条平行的较薄、清晰、强回声线状结构,受压时两条管壁距离变小甚至完全闭合(图 16-9);在近心端可见到静脉瓣回声,并可观察到瓣膜随呼吸动态启闭。横切扫查其短轴切面显示管腔呈椭圆形或长椭圆形,若探头加压管腔可变形甚至闭合。

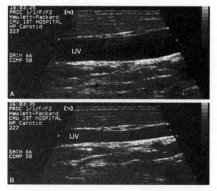

图 16-9　正常颈内静脉灰阶图像长轴切面

A.探头加压前管壁无受压;B.探头加压后管壁受压。IJV:颈内静脉

2.彩色多普勒

颈内静脉血流方向与颈总动脉血流方向相反,一般为无明显动脉周期样搏动的蓝色血流信号,并随呼吸而呈亮暗交替样变化;由于流速较低,颈静脉血流颜色较动脉暗(图 16-10)。

3.脉冲多普勒

正常人仰卧位静息状态时,颈内静脉血流频谱形态主要随心动周期变化,仰卧位静息状态时,颈部静脉频谱受呼吸影响较大。吸气时,胸腔内负压增加,颈部静脉回流入心脏增加;呼气时,胸腔内负压降低,回流减少,在深呼气时由于胸腔内负压明显降低可导致回心血流停止(图 16-11)。

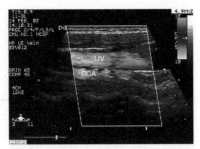

图 16-10　正常颈内静脉彩色多普勒血流成像长轴切面可见颈内静脉血流颜色与颈总动脉相反
CCA:颈总动脉;IJV:颈内静脉

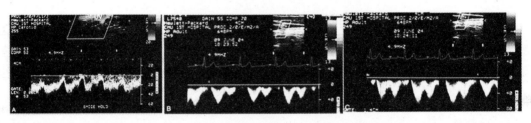

图 16-11　正常颈内静脉脉冲多普勒频谱
A.正常颈内静脉频谱;B.正常呼气时颈内静脉频谱;C.正常吸气时颈内静脉频谱。IJV:颈内静脉

三、常见疾病

(一)颈动脉粥样硬化

1.病理与临床

颈动脉粥样硬化好发于颈总动脉分叉处和主动脉弓的分支部位。这些部位发病率约占颅内、颅外动脉闭塞性病变的 80%。颈内动脉颅外段一般无血管分支,一旦发生病变,随着病程的进展,可以使整条颈内动脉闭塞。本病病理变化主要是动脉内膜类脂质的沉积,逐渐出现内膜增厚、钙化、血栓形成,致使管腔狭窄、闭塞。动脉粥样硬化斑块分为两大类:单纯型和复合型。单纯型斑块的大部分结构成分均一,表面内膜下覆盖有纤维帽。复合型斑块的内部结构不均质。单纯性斑块在慢性炎症、斑块坏死和出血等损伤过程中,可能转化为复合型斑块。

2.声像图表现

(1)颈动脉壁:通常表现为管壁增厚、内膜毛糙。早期动脉硬化仅表现为内膜增厚,少量类脂质沉积于内膜形成脂肪条带,呈线状低回声。

(2)粥样硬化斑块形成:多发生在颈总动脉近分叉处,其次为颈内动脉起始段,颈外动脉起始段则较少见。斑块形态多不规则,可以为局限性或弥漫性分布。斑块呈低回声或等回声者为软斑(图 16-12A);斑块纤维化、钙化,内部回声增强,后方伴声影者为硬斑(图 16-12B)。

(3)狭窄程度的判断:轻度狭窄可无明显湍流;中度狭窄或重度狭窄表现为血流束明显变细,且在狭窄处和狭窄远端呈现色彩镶嵌的血流信号,峰值与舒张末期流速加快;完全闭塞者则闭塞段管腔内无血流信号,在颈总动脉闭塞或者重度狭窄,可致同侧颈外动脉血流逆流入颈内动脉。对于颈动脉狭窄程度评估的血流参数,可参考 2003 北美放射年会超声会议的检测标准(表 16-4),该标准将颈动脉狭窄病变程度分类有四级。Ⅰ级:正常或小于 50%(轻度);Ⅱ级:50%～69%(中度);Ⅲ级70%～99%(重度);Ⅳ级:血管闭塞。

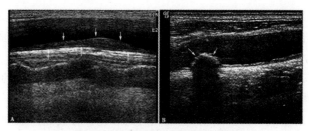

图 16-12 颈动脉粥样硬化斑块

A.颈动脉壁上见低回声斑块(箭头所指处);B.颈动脉壁上斑块纤维化、钙化,回声增强,后方衰减(箭头所指)

表 16-4 2003 北美放射年会超声会议公布的标准

狭窄程度	PSV(cm/s)	EDV(cm/s)	PSV 颈内动脉/PSV 颈总动脉
正常或<50%	<125	<40	<2.0
50%~69%	≥125,<230	≥40,<100	≥2.0,<4.0
70%~99%	≥230	≥100	≥4.0
闭塞	无血流信号	无血流信号	无血流信号

3.报告书写举例

右侧颈总动脉内-中膜厚 0.16 cm,膨大处为 0.21 cm;左侧颈总动脉内-中膜厚 0.12 cm,膨大处为0.21 cm。双侧颈总动脉和颈内动脉内壁可见多个强回声斑块,右侧最大者长 0.38 cm、厚 0.2 cm,位于颈总动脉膨大处后壁,左侧最大者长 0.32 cm、厚 0.35 cm,位于颈内动脉起始部后壁。右颈总动脉管腔内充满低回声,无血流信号显示,右侧颈内动脉血流信号充盈满意,峰值流速为 45 cm/s,右侧颈外动脉血流方向逆转,并供给颈内动脉血液。左颈内动脉起始部血流束明显变细,呈杂色血流信号,峰值流速为50 cm/s,左侧颈总动脉血流频谱为高阻型,舒张期可见反向波,峰值流速为 3 cm/s。

超声提示:①双侧颈动脉粥样硬化伴多发斑块形成。②左颈内动脉起始部极严重狭窄,内径减少大于 90%。③右颈总动脉血栓形成并闭塞,同侧颈外动脉血流逆转供给颈内动脉。

4.鉴别诊断

本病主要应与多发性大动脉炎累及颈动脉、颈动脉瘤鉴别。

(二)颈动脉体瘤

1.病理与临床

正常颈动脉体是一个细小的卵圆形或不规则形的粉红色组织,平均体积为 6 mm×4 mm×2 mm左右,位于颈总动脉分叉处的外鞘内,其血供主要来自颈外动脉。颈动脉体瘤根据它的形态可分为两种:一种是局限型,肿瘤位于颈总动脉分叉的外鞘内;另一种是包裹型,较多见,肿瘤位于颈总动脉分叉处,围绕颈总、颈内及颈外动脉生长,有丰富的滋养血管。除颈部肿块外,大多无其他症状,少数患者有晕厥、耳鸣、视力模糊等脑组织血供障碍的表现。当肿瘤增大时可累及第Ⅸ、Ⅹ、Ⅺ及Ⅻ对脑神经,引起吞咽困难、声音嘶哑、霍纳(Horner)综合征等。

2.声像图表现

(1)肿瘤常位于下颌角下方,胸锁乳突肌内侧的深部,恰在颈动脉分叉处。

(2)多表现为实性低回声,边界清晰,边缘规则或呈分叶状。肿瘤较小时,多位于颈动脉分叉处的外鞘内,可使颈内与颈外动脉的间距拉大。肿物较大时,常围绕颈总动脉、颈内动脉与颈外动脉生长,将这些血管包裹(图 16-13A)。当用手推挤时,可观察到肿瘤在垂直方向活动受限,但常可向侧方推动。

(3)肿物内部可探及较丰富的动脉与静脉血流信号,并可见颈外动脉的分支直接进入肿瘤内部(图 16-13B、C)。肿瘤一般不侵犯颈动脉内膜与中层,管腔无明显狭窄,少数可由于肿瘤的挤压、包裹或侵犯造成颈动脉狭窄甚至闭塞,呈现相应的彩色多普勒超声表现。

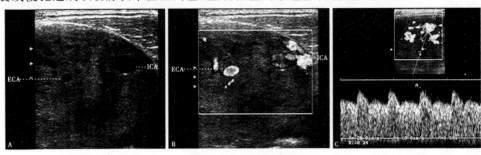

图 16-13　颈动脉体瘤

A.颈内外动脉周边可见低回声,包绕动脉生长;B.CDFI:低回声可见颈外动脉供血;C.CDFI:低回声可见丰富血流信号,RI 0.34。ECA:颈外动脉,ICA:颈内动脉

3.报告书写举例

左颈动脉分叉处可见一大小 2.5 cm×1.8 cm×1.5 cm 的不均质低回声区,形态欠规则,边界清晰。肿物将颈内、颈外动脉明显推开使其间隔增大,并部分包裹颈内动脉。颈外动脉有许多分支供给肿物,肿物内部可见丰富的动、静脉血流信号,多数动脉血流频谱为高阻型,PSV 35 cm/s,RI 0.88。同侧颈内、颈外动脉内膜平整,未见明显狭窄。

超声提示:左颈动脉分叉处实性占位,颈动脉体瘤可能性大。

4.鉴别诊断

本病主要应与颈交感神经鞘瘤、颈神经鞘瘤、颈神经纤维瘤和颈动脉瘤相鉴别,其次应与颈部其他肿物如鳃裂囊肿、腮腺肿瘤等鉴别。

(1)颈动脉体瘤与颈交感神经鞘瘤、颈神经鞘瘤、颈神经纤维瘤的鉴别:后者均为实质性肿物,边界光滑,位于颈总动脉后方,将颈内、颈外动脉推向前方,与颈动脉分叉无黏附关系,一般不包裹颈动脉。

(2)颈动脉体瘤与颈动脉瘤的鉴别:后者为颈动脉局限性扩张或动脉旁有一囊实性肿物,瘤体内可见血栓回声并充满紊乱的血流信号,易与颈动脉体瘤鉴别。

(3)颈动脉体瘤与鳃裂囊肿、腮腺肿瘤的鉴别:鳃裂囊肿为一无回声囊性肿物,腮腺肿瘤位于耳下的腮腺内,一般两者均与颈动脉无密切关系。

(三)颈动脉夹层动脉瘤

1.病理与临床

各种原因引起动脉管壁内膜撕裂后,受血流的冲击,使内膜分离,血液注入形成假性管腔或血栓形成,导致真性血管腔狭窄或闭塞,引发缺血性脑血管病。根据假腔破裂口的位置与真假腔血液流动的方向不同,血流动力学变化有所不同。临床上的主要表现与病变引起的脑缺血程度相关。

2.声像图表现

(1)二维超声:假腔破裂出、入口均与真腔相通者,二维超声纵断、横断切面均显示真、假双腔结构,血管腔内可见线状中等回声随血管搏动而摆动。假腔只有单一入口无出口时,血管腔外径明显增宽,真腔内径相对减小,假腔内径增宽,内可探及低回声或不均回声(血栓)。

(2)彩色血流显像:若假腔入口位于近心段、出口位于远心段时,假腔内的血流方向与真腔一致,但假腔内血流无中心亮带,真腔管径减小出现血流加速五彩镶嵌样特征。若假腔入口位于远心段,假腔内血流方向与真腔相反,真、假腔内血流色彩不同。若假腔只有入口(单一破裂口)时,病变早期可探及双腔结构,假腔内单向收缩期低速血流信号。若假腔内血栓形成,血管腔内膜状结构消失,撕脱的内膜附着于假腔内的血栓表面,真腔管径减小,出现血管狭窄血流动力学改变。若假腔内血栓形成迅速可导致真腔闭塞。

(3)频谱多普勒:当存在真假双腔结构时,真腔内血流速度升高,血流频谱与血管狭窄相同。假腔内血流频谱异常,收缩与舒张期流速不对称,血管阻力相对升高。

3.报告书写举例

右侧颈总动脉管腔未见扩张,内可见条状中等回声,与近心段血管壁相延续,随血管搏动而有规律地摆动,CDFI可见该条状中等回声两侧血流频谱形态明显不同,一侧PSV 54 cm/s,另一侧可探及花色血流信号,PSV 165 cm/s。

超声提示:右侧劲总动脉夹层动脉瘤可能性大。

4.鉴别诊断

颈动脉夹层动脉瘤主要与以下疾病鉴别。

(1)颈动脉真性动脉瘤:超声表现为血管壁结构完整,血管腔呈瘤样扩张,病变管腔内探及低速涡流血流信号。

(2)假性动脉瘤:病变与外伤或医源性诊疗操作等相关。超声表现为动脉周边组织间隙形成无血管壁结构的搏动性包块,内可见涡流血流信号,其后方或侧方与邻近动脉之间形成细小管状或针孔样通道,CDFI显示红蓝交替的血流信号,频谱多普勒显示双向振荡型血流频谱。

(四)椎动脉闭塞性疾病

1.病理与临床

大多由于动脉粥样硬化或多发性大动脉炎所致,好发部位为椎动脉起始部。狭窄可导致椎-基底动脉供血不足症状。

2.声像图表现

(1)椎动脉管壁增厚,内膜毛糙,可伴有斑块形成。

(2)管腔明显狭窄,同时可见狭窄处血流束变细,彩色血流紊乱,峰值流速局限性加快,频带增宽。完全闭塞则闭塞段管腔内无血流信号。狭窄或闭塞远端椎动脉呈狭窄下游频谱改变。对侧椎动脉可呈现代偿性改变,表现为内径增宽、流速加快和血流量增加。

3.报告书写举例

双侧椎动脉管壁增厚,内膜毛糙,壁上可见强回声斑块。右侧椎动脉起始段管腔内血流信号明显紊乱,频谱呈毛刺样,峰值流速明显加快达180 cm/s,其远段血流呈狭窄下游频谱改变。左侧椎动脉起始处至第四颈椎横突管腔内充满低回声,无明显血流信号,其周围可见侧支循环。

超声提示:①右侧椎动脉起始段狭窄。②左侧椎动脉近段闭塞。

4.鉴别诊断

(1)椎动脉狭窄与椎动脉不对称的鉴别:一般情况下,双侧椎动脉的粗细差异无临床意义。但当一侧椎动脉很细小(内径<2 mm),可引起椎-基底动脉供血不足。一侧椎动脉发育不全表

现为管腔普遍细小，但血流充盈满意，频谱形态正常，对侧椎动脉可增宽。而椎动脉狭窄表现为某段管腔血流束变细，流速局部增快。应该说两者较容易鉴别。

（2）椎动脉完全闭塞与椎动脉阙如的鉴别：前者二维图像仍然可见椎动脉管壁，而后者在椎静脉后方不能发现椎动脉样结构，有时两者难以鉴别。诊断椎动脉阙如尚需排除椎动脉走行变异。

（3）椎动脉起始部狭窄与锁骨下动脉狭窄的鉴别：对于单独的椎动脉起始部狭窄与锁骨下动脉椎动脉开口后狭窄的鉴别，仅依据在椎动脉远端或上肢动脉分别探及狭窄下游血流频谱，两者比较容易鉴别。而对于锁骨下动脉椎动脉开口前的狭窄，同侧远端椎动脉和上肢动脉同时呈现狭窄下游的频谱改变。如在自然状态下或行束臂试验时，同侧椎动脉出现逆向血流，则支持锁骨下动脉椎动脉开口前的狭窄。但锁骨下动脉椎动脉开口前狭窄所致射流，可同时引起同侧椎动脉起始段血流紊乱和流速加快，此时，判断是否合并椎动脉起始段狭窄存在一定困难。

（4）锁骨下动脉、颈动脉和对侧椎动脉闭塞性疾病，可引起椎动脉流速代偿性升高，应与椎动脉狭窄鉴别：前者为整条椎动脉流速均升高，而后者为椎动脉狭窄处流速加快，且其远端呈狭窄后的紊乱血流。

（5）椎动脉流速降低与椎动脉狭窄下游血流的鉴别：远端椎动脉或基底动脉闭塞可引起近端椎动脉流速减低，但多普勒频谱收缩期上升陡直，而椎动脉狭窄下游的频谱表现为收缩期上升倾斜，两者可以鉴别。另外，严重心功能不全也可导致椎动脉流速减低，甚至呈现类似狭窄下游的频谱改变，但这种波型改变一般都是双侧的，而椎动脉狭窄引起的狭窄下游频谱改变一般为单侧。

四、临床意义

颈动脉疾病常常引起脑供血不足，甚至引起脑卒中，过去应用创伤性动脉造影进行诊断。彩色多普勒超声能够较准确地定性、定量诊断颈部动脉疾病，不仅能无创地诊断血管闭塞狭窄的程度和范围，还可以判断斑块的性质和形态，对神经内科、血管外科治疗方案的选择和疗效的判断都有重要的临床价值。

第二节　四肢动脉血管疾病

一、检查方法

（一）超声探头选择

超声探头的选择原则是在保证超声穿透能力的前提下，尽量选用频率较高的探头以提高超声显像的分辨力。上肢动脉通常采用 5～10 MHz 线阵探头。从锁骨上窝扫描锁骨下动脉的近端时，凸阵探头效果较好，如频率为 5～7 MHz 或 2～5 MHz 凸阵探头。下肢动脉通常采用 5～7 MHz 线阵探头。股浅动脉的远段和胫腓干的部位较深，必要时可用 2～5 MHz 凸阵探头。

选用相应的预设置条件,在检查过程中,根据被检者的具体情况,如肢体的粗细、被检动脉内的血流速度等,随时对超声仪器做出相应的调节。

(二)体位和检查要点

1.体位

(1)上肢动脉:一般采用平卧位,被检肢体外展、外旋,掌心向上。

(2)下肢动脉:一般采用平卧位,被检肢体略外展、外旋,膝关节略为弯曲,有人将此体位称为蛙腿位。采用这一体位可以扫描股总动脉、股浅动脉、腘动脉、胫前动脉的起始部、胫后动脉及腓动脉。从小腿前外侧扫描胫前动脉或从小腿后外侧扫描腓动脉时,则需让被检肢体伸直,必要时略为内旋。

2.检查要点

四肢动脉超声检查包括:①采用灰阶超声显示动脉,观察动脉内壁和管腔结构,测量动脉内径。②观察动脉彩色多普勒,包括血流方向、流速分布以及流速增高引起的彩色混叠。③对被检动脉分段进行脉冲多普勒采样并对所记录多普勒频谱进行频谱分析。多普勒采样时应尽量采用较小的多普勒取样容积(1.5~2 mm)以测得被检动脉特定部位的流速,并避免出现由于取样容积过大而产生的频带增宽。同时应将多普勒角度,即超声波入射与动脉血流的夹角校正到60°以下,以减少多普勒角度校正误差引起的流速值误差。当动脉内存在不规则斑块时,动脉血流方向和动脉纵轴方向可能不一致,多普勒角度的调节应根据动脉血流方向而不是动脉纵轴方向。动脉狭窄的超声诊断主要根据动脉腔内多普勒流速变化。

二、正常超声表现

(一)灰阶超声

正常肢体动脉管腔清晰,无局限性狭窄或扩张;管壁规则,无斑块或血栓形成。正常肢体动脉的内径见表16-5、表16-6。在灰阶超声图像上,动脉壁的内膜和中层结构分别表现为偏强回声和低回声的匀质条带,可见于口径较大且较为浅表的动脉,如腋动脉、肱动脉、股总动脉、股浅动脉的近段以及腘动脉(图16-14)。当动脉处于较深的部位和(或)动脉口径较小,动脉管腔和管壁结构的分辨力会受到限制,利用彩色多普勒显示血管甚为重要。

表 16-5　正常上肢动脉内径

上肢动脉	平均内径(mm)
锁骨下动脉	5.6(4.8~7.5)
腋动脉	4.6(3.9~6.1)
肱动脉	3.4(2.9~4.0)

表 16-6　正常下肢动脉内径

下肢动脉	平均内径±标准差(mm)
股总动脉	8.2±1.4
股浅动脉的上段	6.0±1.2
股浅动脉的远心段	5.4±1.1
腘动脉	5.2±1.1

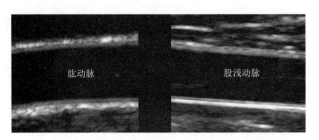

图 16-14 正常肱动脉和股浅动脉的灰阶超声图像

(二)彩色多普勒

正常肢体动脉的腔内可见充盈良好的色彩,通常为红色和蓝色。直行的动脉段内的血流呈层流,表现为动脉管腔的中央流速较快,色彩较为浅亮;管腔的边缘流速较慢,色彩较深暗(图 16-15)。动脉内的彩色血流具有搏动性,表现为与心动周期内动脉流速变化相一致的周期性彩色亮度变化。在正常肢体动脉,彩色多普勒还可显示红蓝相间的色彩变化。红蓝二色分别代表收缩期的前进血流和舒张期的短暂反流。图 16-16 所示为股浅动脉内出现与股浅静脉血流方向一致的舒张期反流(呈蓝色)。

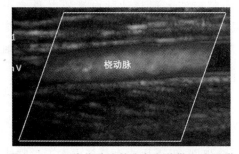

图 16-15 正常桡动脉的彩色多普勒血流图像

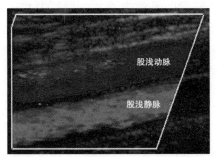

图 16-16 股浅动脉内舒张期反流

(三)脉冲多普勒

肢体动脉循环属于高阻循环系统。静息状态下,正常肢体动脉的典型脉冲多普勒频谱为三相型,即收缩期的高速上升波,舒张早期的短暂反流波和舒张晚期的低流速上升波(图 16-17)。在老年或心脏输出功能较差的患者,脉冲多普勒频谱可呈双相型,甚至单相型。当肢体运动、感染或温度升高而出现血管扩张时,外周阻力下降,舒张早期的反向血流消失,在收缩期和舒张期均为正向血流。

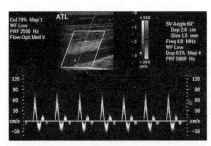

图 16-17 正常股浅动脉的脉冲多普勒频谱

正常动脉内无湍流,脉冲多普勒频谱波形呈现清晰的频窗。肢体动脉的血流速度从近端到远端逐渐下降。下表所列为正常肢体动脉的流速值(表 16-7、表 16-8)。

表 16-7 正常上肢动脉的血流速度

	收缩期峰值流速(cm/s)	舒张期反向峰值流速(cm/s)
锁骨下动脉	66～131	30～50
腋动脉	54～125	25～45
肱动脉	53～109	20～40
桡动脉	38～67	—

表 16-8 正常下肢动脉的血流速度

	收缩期峰值流速(cm/s)	舒张期反向峰值流速(cm/s)
股总动脉	90～140	30～50
股浅动脉	70～110	25～45
腘动脉	50～80	20～40

应用脉冲多普勒检测动脉内的血流速度对诊断动脉狭窄甚为重要,临床上一般采用狭窄处收缩期峰值流速以及该值与其相邻的近侧动脉内收缩期峰值流速之比诊断动脉狭窄的程度。

三、常见疾病

(一)锁骨下动脉窃血综合征

1.病理与临床

锁骨下动脉窃血综合征通常是由于动脉粥样硬化或大动脉炎,使锁骨下动脉起始段或无名动脉狭窄或闭塞,导致脑血流经 Willis 动脉环,再经同侧椎动脉"虹吸"引流,使部分脑血流逆行灌入患侧上肢,从而引起脑局部缺血。

患者可以无明显症状,有症状者主要是椎-基底动脉供血不足和患侧上肢缺血两大类。椎-基底动脉供血不足表现为头晕、头痛、耳鸣、视物模糊、共济失调。上肢供血不足表现为患侧上肢运动不灵活、麻木、乏力、发冷。患肢桡动脉搏动减弱或消失,血压较健侧低 2.67 kPa (20 mmHg)以上。

2.声像图表现

(1)病因的声像图表现:①显示无名动脉、椎动脉开口前锁骨下动脉或主动脉弓等动脉的狭窄或闭塞,以致引起同侧锁骨下动脉窃血综合征。必须注意,窃血可抑制狭窄处射流,从而导致血流速度与狭窄程度不成正比。②显示主动脉缩窄或主动脉弓离断,依据其发生阻塞的部位不同而引起左侧、右侧或双侧锁骨下动脉窃血综合征。③显示上肢动静脉瘘。发生于较大动静脉之间的动静脉瘘可以引起同侧锁骨下动脉窃血综合征,而上肢前臂人工桡动脉与头静脉瘘常不引起本病。

(2)椎动脉血流改变:①患侧椎动脉血流频谱随病变程度的加重而变化。病变较轻者表现为收缩早期血流频谱上升过程中突然下降并形成切迹,第一波峰上升陡直,第二波峰圆钝;随着窃血加重,血流动力学改变更显著,表现为收缩期切迹加深,第二波峰逐渐减小,渐渐地该切迹抵达基线,并进而转变为反向血流;病变严重者整个心动周期血流方向逆转。②患侧椎动脉血流频谱分型。参考国外文献,患侧椎动脉血流频谱形态的改变可分为两类(部分窃血和完全窃血)四型。

部分窃血：Ⅰ型，收缩期切迹最低流速大于舒张末期流速(此型也可见于正常人群)，如果受检者束臂试验后从Ⅰ型转为Ⅱ型，则是病理性的；Ⅱ型：收缩期切迹最低流速低于舒张末期流速，但未逆转越过基线；Ⅲ型：收缩期血流逆转越过基线，但舒张期血流仍为正向。完全窃血(Ⅳ型)：整个心动周期的血流方向都逆转(图 16-18)，常见于锁骨下动脉近心段狭窄或无名动脉闭塞。③健侧椎动脉流速，患者健侧椎动脉流速可代偿性升高。

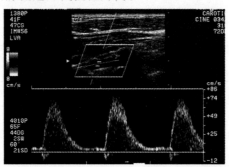

图 16-18　锁骨下动脉窃血综合征完全窃血型的患侧椎动脉频谱
整个心动周期血流方向逆转，均位于基线上方

(3)上肢动脉血流改变：由于无名动脉或锁骨下动脉近心段的狭窄或闭塞，尽管同侧椎动脉血液可逆流入锁骨下动脉供给上肢动脉，但患侧锁骨下动脉远心段或上肢动脉，如腋动脉、肱动脉、尺动脉及桡动脉常表现收缩期频谱上升倾斜，峰值流速减低，舒张期反向波消失，舒张末期流速常升高，阻力减低。值得注意的是，有时锁骨下动脉窃血综合征患者的患侧上肢动脉仍可见反向波，这可能是由于近端动脉狭窄程度不严重所致。

3.鉴别诊断

(1)锁骨下动脉窃血综合征与锁骨下动脉椎动脉开口后狭窄的鉴别：前者为锁骨下动脉椎动脉开口前狭窄或无名动脉狭窄，并可引起同侧椎动脉逆流，健侧椎动脉流速代偿性升高，而后者锁骨下动脉狭窄部位位于椎动脉开口后，不管狭窄程度多么严重，都不引起椎动脉逆流。

(2)锁骨下动脉窃血综合征与胸廓出口综合征累及锁骨下动脉的鉴别：后者在上肢过度外展的情况下，锁骨下动脉压迫处峰值流速大于或等于自然状态下的二倍或管腔内无血流信号；也可同时合并同侧锁骨下静脉内无血流信号，或波型失去随心脏搏动及呼吸而改变的现象。

(3)右锁骨下动脉起始部与右颈总动脉起始部或无名动脉狭窄的鉴别：由于无名动脉分出右颈总动脉和右锁骨下动脉这一解剖关系，分叉处也可以位于胸骨后给探查带来困难，如不注意，可将这三者的定位引起混淆。右颈总动脉狭窄不影响右锁骨下动脉血流；若同时在右颈总动脉和右锁骨下动脉内探及射流和紊乱血流，则一般是无名动脉狭窄；若右上肢动脉呈现狭窄下游血流改变，同时发现同侧椎动脉逆向血流，而右颈总动脉血流正常，则是右锁骨下动脉起始段狭窄。

(4)锁骨下动脉窃血综合征与椎动脉循环阻力增大出现反向波的鉴别：锁骨下动脉窃血综合征患者，部分窃血表现为椎动脉收缩期出现逆流，完全性窃血可表现为收缩期和舒张期均出现逆流；而后者是由于椎动脉血液循环阻力增大所致，反向波出现在舒张早期，而且持续时间很短。

(二)四肢动脉粥样硬化

1.病理与临床

在周围动脉疾患中，动脉的狭窄、闭塞性病变几乎绝大部分都是由动脉硬化所引起。其主要病理变化是动脉内膜或中层发生的退行性变和增生过程，最后导致动脉失去弹性，管壁增厚变硬,管腔狭窄缩小。可导致肢体的供血发生障碍,临床表现为发冷、麻木、疼痛、间歇性跛行,以及趾或足发生溃疡或坏疽。

2.声像图表现

(1)二维声像图:动脉内膜增厚、毛糙,内壁可见大小不等、形态各异的斑块,较大的强回声斑块后方常伴声影(图16-19)。若管腔内有血栓形成,则一般呈低回声或中强回声,后方常无声影。

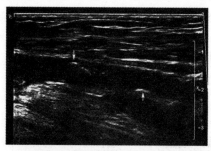

图 16-19 股浅动脉粥样硬化斑块(箭头所示强回声)

(2)彩色血流成像:狭窄处可见血流束变细,狭窄处和靠近狭窄下游可见杂色血流信号(图16-20A)。若为闭塞,则闭塞段管腔内无血流信号。狭窄或闭塞的动脉周围可见侧支血管,病变常呈节段性,好发于动脉分叉处,一处或多处动脉主干的弯曲区域。

(3)频谱多普勒:狭窄处峰值流速加快,频带增宽,舒张期反向波峰速降低或消失(图16-20B)。闭塞段动脉管腔内不能引出多普勒频谱。狭窄或闭塞远端动脉血流阻力减低,收缩期加速时间延长,加速度减小。

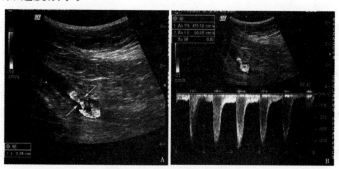

图 16-20 髂外动脉狭窄

A.箭头所指处为狭窄段血流明显变细,狭窄段及其下游血流表现为杂色血流信号;B.狭窄处频谱的反向波消失,流速明显增高,PSV 为 456 cm/s

3.鉴别诊断

(1)四肢动脉硬化性闭塞症与多发性大动脉炎的鉴别:前者老年人多见,累及肢体大动脉、中动脉的中层和内膜,多处管壁可见钙化斑块;而后者青年女性多见,主要侵犯主动脉及其分支的起始部,很少累及髂、股动脉。早期是动脉周围炎及动脉外膜炎,以后向血管中层及内膜发展。因而疾病的后期表现为整个管壁弥漫性增厚,但很少出现钙化斑块。另外,病变活动期有低热和红细胞沉降率增高等现象。

(2)四肢动脉硬化性闭塞症与血栓闭塞性脉管炎的鉴别:血栓闭塞性脉管炎是一种进行缓慢的动脉和静脉节段性炎症病变,其与四肢动脉硬化性闭塞症的鉴别,见表16-9。

表 16-9　四肢动脉硬化性闭塞症与血栓闭塞性脉管炎的鉴别要点

项目	四肢动脉硬化性闭塞症	血栓闭塞性脉管炎
发病年龄	老年人多见	青壮年多见
血栓性浅静脉炎	无	发病早期或发病过程中常存在
冠心病	常伴有	无
血脂	常升高	大都不升高
受累血管	大、中动脉	中、小动静脉
伴有其他部位动脉硬化	常有	无
钙化斑块	病变后期常有	无
管壁	内、中膜增厚	全层增厚、外膜模糊
管腔	广泛不规则狭窄和节段性闭塞，硬化动脉常扩张、迂曲	节段性狭窄或闭塞，病变上、下段血管内壁平整

（三）假性动脉瘤

1.病理与临床

外伤或感染导致动脉壁破裂，并在周围软组织内形成局限性血肿，以后周围被纤维组织包围而形成瘤壁，瘤壁无全层动脉结构，仅有内膜及纤维结缔组织。其内血流通过破裂口与动脉相通，由此而形成假性动脉瘤。最主要的症状是发现渐增性肿块，多伴有搏动。其次是疼痛，为胀痛及跳痛。

2.声像图表现

（1）动脉旁可见一无回声或混合回声肿物，肿物内可有呈低或中强回声的附壁血栓，位于瘤体的周边部或某侧。附壁血栓也可能脱落而造成远端动脉栓塞。

（2）瘤壁缺乏动脉壁的各层结构，因为它是由动脉内膜或周围纤维组织构成。

（3）瘤腔内血流缓慢，或呈涡流，或呈旋转的血流信号，并且表现为一半为红色另一半为蓝色。若能清晰显示破裂口，则可见收缩期血液从来源动脉进入瘤体内，舒张期则瘤体内血液通过瘤颈部返回来源动脉（图 16-21A）。瘤颈长短不一，有的不明显，有的可较长。压迫瘤体近侧来源动脉时，瘤体可缩小，瘤体的搏动性也明显减弱，瘤颈部和瘤腔内血流速度减低。有时，假性动脉瘤可引起其来源动脉狭窄。

（4）破裂口或瘤颈部探及典型的"双期双向"频谱（图 16-21B）。在同一心动周期内，这两个血流方向相反的频谱分别持续于收缩期和舒张期，收缩期流速明显高于舒张期流速。

（5）压迫瘤体近侧来源动脉时，瘤体可缩小，瘤体的搏动性也明显减弱，瘤颈部或瘤腔内血液流速减低。

3.鉴别诊断

（1）与真性动脉瘤相鉴别：两者均表现为搏动性肿块，可触及震颤并闻及杂音，临床上可对两者引起混淆，但彩色多普勒超声对两者的鉴别很有帮助。

（2）与位于动脉上的肿瘤或紧贴动脉壁的脓肿、血肿及肿瘤相鉴别：前者为囊性或囊实性肿物，内可见涡流或旋流，并与动脉相通；而后者为实性或囊实性肿物，内部无血流信号或具有肿瘤的血供。一般两者很好鉴别。

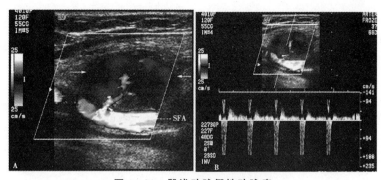

图 16-21 股浅动脉假性动脉瘤

A.横向箭头指向瘤体,下方箭头指向股浅动脉破裂口处;B.破裂口处的"双期双向"频谱。SFA:股浅动脉

(四)后天性动静脉瘘

1.病理与临床

动脉与静脉之间存在的异常通道称为动静脉瘘(arteriove nous fistula,AVF)。损伤是造成后天性动静脉瘘最常见的原因,大都是穿透性损伤,其次是医源性血管损伤如肱动、静脉和股动、静脉穿刺或插管。分为三种基本类型:①洞口型,即受伤的动、静脉紧密粘连,通过瘘而直接交通;②导管型,动、静脉之间形成一条管道,一般约 0.5 cm 长;③囊瘤型,即在瘘口部位伴有外伤性动脉瘤。常见的症状有患肢肿胀、疼痛、麻木、乏力。严重者可有心力衰竭的症状。在瘘口的部位,可扪及明显的持续性震颤和听到粗糙的"机器滚动样"杂音。

2.声像图表现

(1)瘘口的营养动脉:与瘘口相连的近端动脉内径增宽或呈瘤样扩张,血流频谱一般呈低阻型,流速可以加快;而瘘口远心段动脉内径正常或变细,多数患者血流方向正常,阻力指数>1,频谱形态呈三相波或二相波,少数患者血流方向逆转,也参与瘘口的血液供应。

(2)瘘口远端的静脉:由于动脉血流通过瘘口直接分流到静脉内,造成静脉明显扩张,甚至呈瘤样扩张,且有搏动性。有时可探及血栓,呈低回声或中强回声。瘘口远端的静脉内呈现紊乱血流,并可探及动脉样血流频谱,出现静脉血流动脉化。

(3)瘘口:如瘘口较大,二维图像可显示动脉与附近的静脉之间有一无回声的管道结构。相应地,彩色血流显像呈现动脉与静脉之间有一瘘口,有时瘘口呈瘤样扩张,血流方向从动脉流向静脉,并可大致测量瘘口的内径及长度。而瘘口处血流为动脉样频谱,流速较快且紊乱。瘘口周围组织振动也产生五彩镶嵌的彩色信号。

(4)合并假性动脉瘤:动脉瘤可逐渐粘连、腐蚀最后穿破伴行的静脉形成动静脉瘘。外伤也可造成假性动脉瘤与动静脉瘘合并存在。有学者曾遇见一例受枪伤的患者,形成同侧假性股浅动脉瘤与股浅动静脉瘘。彩色多普勒超声探查时,应注意两者的同时存在。若合并假性动脉瘤,则具有相应的彩色多普勒超声表现。

3.鉴别诊断

(1)周围动静脉瘘与动脉瘤的鉴别:临床上症状不明显的损伤性动静脉瘘易与损伤性动脉瘤混淆,应予以鉴别。

(2)四肢动静脉瘘与血栓性深静脉炎的鉴别:动静脉瘘患者由于肢体肿胀和静脉曲张,有时需与血栓性深静脉炎鉴别。血栓性深静脉炎患者一般肢体静脉曲张比较轻,局部没有震颤和杂音,动静脉之间无异常通道,静脉内无动脉样血流信号,邻近动脉也无高速低阻血流。应该说,采用彩色多普勒超声,两者很容易鉴别。

第三节　四肢静脉血管疾病

一、四肢静脉检查方法

(一)超声仪条件

1.仪器

用于肢体静脉检查的超声仪器应具备以下的特征:极好的空间分辨力,超声频率在 5~15 MHz;极好的灰阶分辨力(动态范围);多普勒对检测低速静脉血流信号敏感;具有彩色多普勒或能量多普勒,有助于确定小静脉及显示血流。

2.探头类型及频率

上肢静脉比较表浅,则使用 7.5~10 MHz 的线阵探头,有时更高频率的探头效果更好。下肢静脉一般使用 5~7 MHz 线阵探头。锁骨下静脉、肢体粗大者、位置深在的静脉(如股浅静脉远心段)需使用 3.5 MHz 的凸阵探头。

3.预设条件

选用仪器内设的静脉检查条件,可迅速进入合适的检查条件。检查过程中根据不同静脉和目的随时调节。

(二)四肢静脉检查体位

1.上肢静脉检查体位

取仰卧位,也可取半坐卧位使静脉扩张而易于观察。上肢呈外展和外旋姿势,掌心向上。受检上肢外展角度以与躯干呈 60°为宜,应注意避免过度外展,因为过度外展也会阻止正常血流并影响波形和波幅。

上肢浅静脉系统位置表浅,多位于皮下,一定要注意探头轻压,否则静脉会被压瘪而不能被探及。可利用探头加压横切扫查来观察上肢浅静脉有无血栓。

2.下肢静脉检查体位

下肢静脉足够膨胀是清晰显示的前提。一般来说,站立位较卧位更适合下肢静脉的检查,尤其对静脉反流、管壁结构和细小血栓的观察。也可取卧位(头高脚低)或坐位检查。所有的静脉超声检查时,检查室和患者应足够温暖以防止外周血管收缩而致静脉变细,导致超声检查困难。

(三)四肢静脉的探测步骤和观察要点

四肢静脉疾病主要包括静脉血栓和功能不全。每条(段)静脉的探测步骤和观察内容大致相同,不过,上肢静脉很少要求检查瓣膜功能。具体的探测步骤和观察内容如下。

(1)观察静脉变异、内膜、管腔内回声情况:卧位检查如有困难,可站立位检查,由于站立位静脉膨胀,容易观察这些情况,特别适合于大部分或完全再通的血栓形成后综合征患者内膜和残存小血栓的观察。

（2）进行压迫试验：灰阶图像上横切扫查应用间断按压法或持续按压法，观察静脉腔被压瘪的程度。间断按压法是指探头横切按压血管，尽量使静脉腔被压瘪，然后放松，按顺序每隔1～2 cm反复进行，以完整扫查整条血管。持续按压法是指探头横切滑行时持续按压血管，观察管腔的变化。静脉腔被压瘪程度的判定主要依据压迫前后近、远侧静脉壁距离的变化。若探头加压后管腔消失，近、远侧静脉壁完全相贴，则认为无静脉血栓。否则，存在静脉血栓。

（3）观察静脉管腔内是否有自发性血流信号以及血流信号的充盈情况。

（4）检查瓣膜功能：彩色多普勒超声具有无创、简便、可进行半定量和重复性好的优点，能够判断反流的部位和程度，但对瓣膜数目、位置的判断不如X线静脉造影准确。由于彩色多普勒超声在临床上的普遍使用，大大减少了有创检查方法（静脉压测定和静脉造影）的临床应用。

挤压远端肢体试验：在人工挤压检查处远侧肢体放松后，同时观察静脉内的血液反流。有学者认为，由于这种检查方法能够获得由下肢静脉血液的地心引力所致的真实反流，故不仅可用于整条下肢静脉瓣膜功能的评价，而且其临床应用价值优于瓦氏试验。但也有学者认为，人工挤压后放松不太可能使静脉血液的反向流速迅速增加，从而不能彻底地促使瓣膜闭合或诱发本来存在的反流，故其临床价值受到限制。必须注意，检查者挤压的力量不同，可导致相互间的超声测值的差异。从临床应用情况来讲，挤压远端肢体试验对小腿静脉瓣膜功能的评价有较大的帮助。

乏氏（Valsalva）试验：瓦氏试验是指患者做乏氏动作，通过测量髂、股静脉的反流时间和其他相关参数，来判断下肢静脉反流的检查方法。有学者指出，瓦氏试验是利用乏氏动作时阻碍血液回流而人为地诱发反流，在某种程度上不能反映下肢静脉的真实反流状况。

下肢静脉瓣膜功能不全的定量分析：多数学者认为，反流时间大于0.5秒和反流峰速大于10 cm/s的结合可作为深静脉瓣膜功能不全的诊断标准，从股浅静脉至深静脉的反流时间之和大于4秒，表明存在严重的静脉反流。反流时间大于3秒和反流峰速大于30 cm/s的结合与浅静脉慢性瓣膜功能不全密切相关。

二、正常四肢静脉超声表现

（一）灰阶超声

四肢主要静脉内径大于伴行动脉内径，且随呼吸运动而变化。正常四肢静脉具有以下四个超声图像特征：静脉壁非常薄，甚至在灰阶超声上都难以显示；内膜平整光滑；超声图像上管腔内的血流呈无回声，高分辨力超声仪可显示流动的红细胞而呈现弱回声；可压缩性：由于静脉壁很薄，仅凭腔内血液的压力会使静脉处于开放状态，探头加压可使管腔消失（图16-22）。此特征在鉴别静脉血栓时具有重要意义。部分人在管腔内看见的瓣膜，经常见于锁骨下静脉、股总静脉及大隐静脉。瓣膜的数量从近端到远端是逐渐增多的。

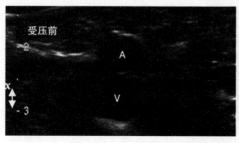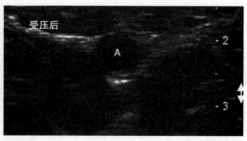

图16-22　正常静脉（左：受压前；右：受压后）

（二）彩色多普勒

正常四肢静脉内显示单一方向的回心血流信号，且充盈于整个管腔（图16-23）。挤压远端肢体静脉时，管腔内血流信号增强，而当挤压远端肢体放松后或乏氏动作时则血流信号立即中断或短暂反流后中断。有一些正常小静脉（桡、尺静脉，胫、腓静脉）可无自发性血流，但人工挤压远端肢体时，管腔内可呈现血流信号。当使用一定的外在压力后静脉管腔消失，血流信号亦随之消失。

（三）脉冲多普勒

正常四肢静脉具有五个重要的多普勒特征：自发性、期相性、瓦氏反应、挤压远端肢体时血流信号增强及单向回心血流。

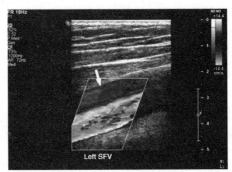

图16-23　下肢静脉彩色多普勒图像（箭头所示为股浅静脉）

1.自发性

当受检者肢体处于休息或活动状态时，大、中静脉内存在血流信号，小静脉内可缺乏自发血流。

2.呼吸期相性

正常四肢静脉的期相性血流是指血流速度和血流量随呼吸运动而变化。脉冲多普勒较彩色多普勒更能直观地观察四肢静脉血流的期相性变化。

（1）上肢静脉：吸气时胸膜腔内压降低，右房压随之降低，上肢静脉压与右房压的压力阶差增大，上肢静脉血液回流增加、血流速度加快；呼气时则相反。此外，上肢静脉血流可存在搏动性，因上肢较下肢更接近心脏，心脏右侧壁的收缩也就更容易传递到上肢的大静脉，所以上肢静脉血流的这种搏动性变化会比下肢更明显，尤其是锁骨下静脉。

（2）下肢静脉：血流的期相性变化正好与上肢静脉相反。吸气时，膈肌下降，腹内压增高，下腔静脉受压，下肢外周静脉与腹部静脉之间的压力阶差降低，造成下肢血液回流减少和血流速度减慢；呼气时则相反，表现为下肢静脉血流速度加快（图16-24）。

当静脉血流缺乏期相性时，则变为连续性血流。它预示着检查部位近端、有时为远端严重的阻塞。

3.瓦氏反应

正常瓦氏反应是指瓦氏试验时，即深吸气后憋气，四肢大静脉或中等大小的静脉内径明显增宽，血流信号减少、短暂消失甚至出现短暂反流。瓦氏反应用于判断从检查部位至胸腔的静脉系统的开放情况。严重的静脉阻塞才引起异常的瓦氏反应，当静脉腔部分阻塞时可以显示正常的瓦氏反应。

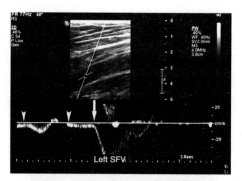

图 16-24　下肢静脉多普勒频谱

两端箭头所示之间,血流速度不断变化,提示呼吸期相性
存在。挤压远端肢体后,血流速度增高(长箭头所示处)

4.挤压远端肢体血流信号增强

肢体静脉的突然受压,静脉回心血流量和流速增加,并可使静脉瓣完好的受压部位远端回流停止。如果挤压检查处远端肢体后,血流信号没有增强,则说明在检查部位近端的静脉存在阻塞;血流信号延迟或微弱的增强,提示近端静脉不完全阻塞或周围有侧支循环。

5.单向回心血流

因静脉瓣膜防止血液反流,故正常四肢静脉血液仅回流至心脏。

三、常见疾病

(一)四肢深静脉血栓形成

1.病理与临床

四肢深静脉血栓形成(deep vein thrombosis,DVT)是一种常见疾病,以下肢多见。在长期卧床、下肢固定、血液高凝状态、手术和产褥等情况下,下肢深静脉易形成血栓。血栓由血小板、纤维素和一层纤维素网罗大量红细胞交替排列构成,由于水分被吸收,血栓变得干燥、无弹性、质脆易碎,可脱落形成栓塞。血栓的结局有两种可能,一是血栓软化、溶解、吸收,另一种血栓机化,由血管壁向血栓内长入内皮细胞和成纤维细胞,形成肉芽组织,并取代血栓。下肢深静脉血栓形成可分为小腿静脉血栓形成(包括小腿肌肉静脉丛血栓形成)、股静脉-腘静脉血栓形成和髂静脉血栓形成。它们都可以逆行和(或)顺行蔓延而累及整个下肢深静脉,常见的上肢深静脉血栓形成为腋静脉-锁骨下静脉血栓形成。

主要病因包括:①深静脉血流迟缓,常见于外科手术后长期卧床休息、下肢石膏固定的患者。②静脉损伤,化学药物、机械性或感染性损伤导致静脉壁破坏。③血液高凝状态,各种大型手术、严重脱水、严重感染及晚期肿瘤等均可增强血液的凝固性,为血栓形成创造了条件。

临床表现包括:①血栓远侧的肢体持续地肿胀,站立时加重;②患者有患肢疼痛和压痛,皮温升高,慢性阶段有瓣膜功能受损的表现,有浅静脉曲张;③如果血栓脱落可造成肺栓塞,70%～90%肺栓塞的栓子来源于有血栓形成的下肢深静脉,这对下肢深静脉血栓形成的正确诊断非常重要。

2.声像图表现

(1)急性血栓:指2周以内的血栓(图16-25)。其声像图表现为:①血栓形成后几个小时到几天之内常表现为无回声,1周后回声逐渐增强至低回声,边界平整。②血栓段静脉内径往往增宽,管腔不能被探头压瘪。③血栓在静脉腔内可自由飘动或随近端、远端肢体挤压而飘动。④血栓与静脉壁之间和血栓之间可见少量点状和线状血流信号,或血栓段管腔内无血流信号。⑤当血栓使静脉完全或大部分闭塞时,人工挤压远端肢体可见血栓近端静脉血流信号增强消失或减弱;血栓远端静脉血流频谱变为带状,失去周期性及 Valsalva 反应减弱甚至消失。

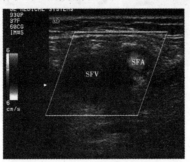

图 16-25　急性股浅静脉血栓形成

图中所示股浅静脉明显扩张,管腔内充满低回声,未见
明显的血流信号。SFV:股浅静脉;SFA:股浅动脉

(2)亚急性血栓:指 2 周至 6 个月之间的血栓。其声像图表现为:①血栓回声较急性期增强;②血栓逐渐溶解或收缩,导致血栓变小且固定,静脉管径也随之变为正常大小;③血栓处静脉管腔不能被压瘪;④由于血栓的再通,静脉腔内血流信号逐渐增多。

(3)慢性血栓:发生在 6 个月以上的血栓。其声像图表现为:①血栓为中强回声,表面不规则(图 16-26),位置固定。②血栓机化导致血栓与静脉壁混成一体,部分病例可能由于静脉结构紊乱而无法被超声辨认。③血栓段静脉内径正常或变小,管腔不能被完全压瘪,内壁毛糙、增厚。④瓣膜增厚,活动僵硬或固定。当慢性血栓致使瓣膜遭受破坏丧失正常功能时,挤压远端肢体放松后或 Valsalva 试验时静脉腔内可见明显的反流信号。⑤部分再通者,血栓之间或血栓与静脉壁之间可见部分血流信号;完全再通者,静脉腔内基本上充满血流信号。血栓段静脉周围可见侧支循环血管。

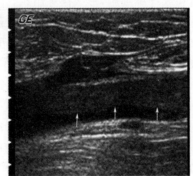

图 16-26　股静脉慢性血栓

超声提示:右下肢股总、股浅静脉血栓形成

3.鉴别诊断

(1)急性与慢性肢体静脉血栓的鉴别。两者的鉴别依据见表 16-10。

表 16-10 急性与慢性肢体静脉血栓的鉴别要点

	急性血栓	慢性血栓
回声水平	无或低回声	中强回声
表面	平整	不规则
稳定性	漂浮	固定
血流信号	无或少量	再通后有
侧支循环血管	无	有

（2）将正常四肢静脉误认为静脉血栓。这是由于仪器调节不当、图像质量差以及探头挤压后静脉被压瘪的效果不好等原因造成。见于髂静脉、收肌管裂孔处的股浅静脉及腘静脉以及小腿深部的静脉。

（3）四肢静脉血栓与静脉周围的肌肉、脂肪及浅表软组织的鉴别。由于探查方法不当如探头用力过大，某些小的深部静脉缺乏自发性血流信号等原因，可将上述组织结构误认为静脉血栓。这种情况可发生于头静脉、贵要静脉及大隐静脉等浅静脉系统以及小腿深部静脉。

（4）四肢静脉血栓与外压性静脉狭窄的鉴别诊断。手术后、肿瘤压迫、左髂总静脉受压综合征及胸廓出口综合征等因素均可因静脉变狭窄导致静脉回流障碍而引起肢体肿胀。血栓与外压性静脉狭窄虽然临床表现有相似之处，但治疗方法完全不同。必须注意，外压性静脉狭窄导致的静脉回流障碍与血栓引起的静脉回流受阻所致的远心段静脉血流频谱具有相似的改变，但采用灰阶超声观察梗阻处的静脉及其周围结构是正确鉴别的关键。

（5）四肢静脉血栓与静脉血流缓慢的鉴别。当静脉管腔内血液流动缓慢或使用较高频率探头时，血液可表现为似云雾状的血栓样回声，采用压迫试验可很好地鉴别。而且，血栓一般不移动，仅新鲜血栓可随肢体挤压而飘动。

（6）四肢静脉血栓与肢体淋巴水肿的鉴别。淋巴水肿是淋巴液流通受阻或淋巴液反流所致的浅层组织内体液积聚，以及继而产生的纤维增生、脂肪硬化、筋膜增厚及整个患肢变粗的病理状态。早期淋巴水肿与四肢静脉血栓形成的临床表现有相似之处，应注意鉴别。前者除在炎症急性发作期，患者一般没有痛苦，彩色多普勒超声检查静脉血流通畅；而后者发病开始时，患者首先感觉有受累静脉区的钝性胀痛及压痛，数小时内，水肿迅速发展，累及部分或整个肢体。晚期淋巴水肿的临床表现比较特别，表现为患肢极度增粗与典型的橡皮样改变，与四肢静脉血栓较易鉴别。两者鉴别的关键是静脉血流是否通畅。

（7）四肢静脉血栓与动脉血栓形成的鉴别见表 16-11。

表 16-11 四肢静脉血栓与动脉血栓形成的鉴别

		四肢静脉血栓	四肢动脉血栓
声像图表现	两端连接关系	与静脉相连	与动脉相连
	血栓位置	静脉内	动脉内
	血流频谱特点	静脉频谱	动脉频谱，远端血流频谱为狭窄下改变
	血管壁	无三层结构、无钙化斑块	有三层结构、钙化斑块常见
临床表现		肢体水肿、皮温升高、脉搏存在	肢体瘪缩、皮温降低、脉搏消失

（二）下肢深静脉瓣膜功能不全

1.病理与临床

下肢深静脉瓣膜功能不全是临床常见的静脉疾病之一。瓣膜功能不全时，造成血液反流，静脉高压。分为原发性与继发性两类。前者病因尚未完全阐明，可能与胚胎发育缺陷及瓣膜结构变性等因素有关。后者是继发血栓形成后的后遗症，故又称下肢深静脉血栓形成后综合征。两者临床表现均为下肢深静脉功能不全所引起的一系列症状，包括下肢胀痛、肿胀、浅静脉曲张，足靴区皮肤出现营养性变化，有色素沉着、湿疹和溃疡。

2.声像图表现

（1）原发性下肢深静脉瓣膜功能不全表现为静脉增粗，内膜平整，管腔内无实性回声，探头加压后管腔能被压瘪，瓣膜纤细、活动良好，以及血液回流通畅、充盈好。

（2）继发性下肢深静脉瓣膜功能不全则表现为静脉壁增厚，内膜毛糙，内壁及瓣膜窦处可附着实性回声，血栓处管腔不能被完全压瘪，瓣膜增厚、活动僵硬或固定，以及血栓处血流信号充盈缺损。

（3）不管是原发性还是继发性下肢静脉瓣膜功能不全，均表现为挤压远端肢体放松后或Valsalva试验时管腔内血液反流（图16-27）。利用多普勒频谱可测量静脉反流持续时间、反流最大流速和反流量等。有学者建议采用持续反流时间来判断静脉反流程度。若超声发现某段深静脉反流持续时间＞1秒，则一般可提示该静脉瓣膜功能不全。轻度反流，1～2秒；中度反流，2～3秒；重度反流，大于3秒。

3.鉴别诊断

（1）下肢深静脉瓣膜功能不全与正常下肢深静脉的鉴别：在许多无下肢深静脉瓣膜功能不全症状的受试者中，经常可发现挤压远端肢体放松后或Valsalva试验时有短暂反流，但持续时间一般在0.5秒以内。而有明显此症状的受试者中，一般反流持续时间大于1秒。当反流持续时间介于0.5～1秒之间，则可疑下肢深静脉瓣膜功能不全。

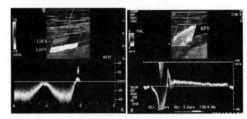

图16-27　Valsalva试验

A.Valsalva动作时正常股浅静脉的频谱多普勒，箭头所指为Valsalva动作时的短暂反流；B.原发性腘静脉瓣膜功能不全，基线上方为反流频谱，持续反流时间为3.96秒

（2）原发性与继发性下肢深静脉瓣膜功能不全的鉴别：若发现静脉腔内有明显的血栓或患者有血栓史，一般认为这种瓣膜功能不全是继发性的。但是，深静脉血栓后血流完全或绝大部分再通后所致瓣膜功能不全与原发性的鉴别存在一定的困难，然而只要认真检查，还是可以辨别的。

五、临床价值

彩色多普勒超声能够提供下肢深静脉的解剖和功能信息，可以观察深静脉开放的情况和血栓后异常的范围，以及反流的分布和程度。

第十七章

女性生殖系统疾病的超声诊断

第一节 卵巢常见疾病

卵巢疾病主要包括卵巢瘤样病变和卵巢肿瘤。

卵巢瘤样病变又称卵巢非赘生性囊肿,包括卵巢生理性囊肿、黄素化囊肿、多囊卵巢综合征和卵巢子宫内膜异位症。

卵巢肿瘤种类繁多,根据其来源可分为上皮性肿瘤、性索间质肿瘤、生殖细胞肿瘤和转移性肿瘤。各类卵巢肿瘤均可并发肿瘤蒂扭转,出现妇科急腹症。

一、卵巢生理性囊肿(滤泡囊肿、黄体囊肿)

(一)病理与临床

本病常见于生育年龄段妇女,通常无症状,少数病例可出现一侧下腹部隐痛。多数生理性囊肿可在1～3个月自行消失,无须特殊治疗。滤泡囊肿是最常见的卵巢单纯性囊肿,为卵泡发育至成熟卵泡大小时不破裂,且其内液体继续积聚所致,囊内液体清亮透明,直径一般小于5 cm,偶可达7～8 cm,甚至长至10 cm。一般无症状,多在 4～6 周逐渐消失。正常排卵后形成的黄体直径一般为1.5 cm左右。当黄体腔内积聚较多液体或卵泡壁破裂引起出血量较多而潴留于黄体腔内,形成直径达 2.5 cm 以上的囊肿时,称为黄体囊肿,也有称黄体血肿、出血性黄体囊肿等。黄体囊肿的直径可达到 4 cm 左右,一般不超过5 cm,偶可达 10 cm。较大的黄体囊肿破裂时可出现腹痛、腹膜刺激征等急腹症症状,是妇科较常见的急腹症之一。

(二)声像图表现

1.滤泡囊肿

于一侧卵巢内见无回声区,壁薄而光滑,后方回声增强,一侧或周边可见少许卵巢回声(图 17-1)。

2.黄体囊肿

其超声表现在不同病例中变化较大,与囊内出血量的多少、残余卵泡液的多少以及机化血块的大小和形成时间长短等相关。早期,急性出血可表现为强回声,可能被误认为实性肿物;此后囊内血液机化形成不规则中低或中高回声;后期血块溶解时可以见到低回声网状结构。囊肿壁塌陷时则形成类圆形实性中等或中高回声。CDFI表现为囊肿周边有环绕血流,频谱呈低阻型。而囊内包括机化的血块等则均不显示血流信号(图17-2)。

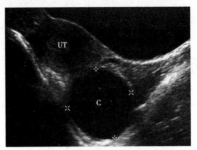

图17-1　卵巢滤泡囊肿

纵切面显示子宫(UT)左后方无回声(C),壁薄而光滑、透声好

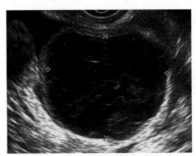

图17-2　卵巢黄体囊肿

卵巢内见混合回声,类圆形,内见网状中等回声

(三)鉴别诊断

黄体囊肿的超声表现多样,应与卵巢肿瘤相鉴别。囊壁上有血块附着时,可能被误认为是卵巢囊性肿瘤壁上的乳头;囊内较多急性出血或囊肿壁塌陷时可能被误认为是卵巢实性肿瘤或卵巢子宫内膜异位囊肿。鉴别要点包括:①滤泡囊肿和黄体囊肿为单侧、单发囊肿,多于1~3个月自行消失;而巧克力囊肿可多发、双侧,不会自行消失。随诊复查,可帮助两者的鉴别。②黄体囊肿周边有环绕血流信号,走行规则,频谱呈低阻型,内部未见血流信号,而卵巢实性肿瘤的实性成分内可见血流信号,必要时进行微泡超声造影剂的超声造影检查,有助于明确诊断。

黄体囊肿破裂需与宫外孕破裂相鉴别,前者常发生在月经周期的后半段,表现为一侧卵巢增大、结构模糊,卵巢内见不规则囊性包块。后者多有停经史,超声表现为一侧附件区包块,多位于卵巢与子宫之间,形态不规则,双侧卵巢均可见。

二、黄素化囊肿

(一)病理与临床

黄素化囊肿见于促排卵治疗时出现的卵巢过度刺激综合征(外源性 HCG 过高)患者和滋养细胞疾病(内源性 HCG 过高)患者。临床表现为恶心、呕吐等,严重者可伴有胸腔积液、腹水,出现胸闷、腹胀症状。卵巢过度刺激综合征患者停促排卵药物后囊肿缩小、症状逐渐消失;滋养细胞肿瘤患者化疗后 HCG 水平下降、囊肿也随之缩小。

（二）声像图表现

卵巢过度刺激综合征患者双侧卵巢呈对称性或不对称性增大,内见多个卵泡回声,体积较正常卵泡大;另子宫直肠陷凹可见少量至中等量的积液。滋养细胞肿瘤的黄素化囊肿可出现在单侧,囊肿数目通常并不多。

（三）鉴别诊断

此类疾病的诊断主要依靠病史和声像图特点,多数情况下容易诊断。当因黄素化囊肿而增大的卵巢发生扭转时,患者可出现一侧下腹部剧痛等急腹症症状,此时需与其他妇科急诊相鉴别,例如卵巢黄体囊肿破裂、宫外孕破裂、卵巢畸胎瘤扭转等。根据其声像图特点并结合病史,可资鉴别。

三、多囊卵巢综合征(polycystic ovarian syndrome,PCOS)

（一）病理与临床

本病由于女性内分泌功能紊乱导致生殖功能障碍、糖代谢异常,体内雄激素增多,卵泡不能发育成熟,无排卵。临床表现为月经稀发或闭经、不孕,多毛、肥胖、胰岛素抵抗等。本病常见于青春期女性,关于其发病机制至今尚不十分清楚。大体病理上,60%～70%的多囊卵巢综合征患者表现为双侧卵巢对称性增大,少数病例卵巢无增大或仅单侧增大;切面显示卵巢白膜明显增厚,白膜下排列多个卵泡,数个至数十个不等,直径 0.2～0.6 cm。

（二）声像图表现

典型病例中,子宫略小于正常水平;双侧卵巢增大,长径大于 4 cm,卵泡数目增多,最大切面卵泡数≥10 个,沿卵巢周边分布(图 17-3);卵泡直径较小,平均在 5 mm 左右,无优势卵泡;卵巢髓质部分增多、回声增强。不典型病例中,卵巢体积可在正常范围内,或仅一侧卵巢体积增大,卵泡数目、大小和分布特点同上,超声发现卵巢的卵泡数目增多时,应提示卵巢的卵泡数目增多或卵巢多囊样改变,请临床注意除外多囊卵巢综合征。

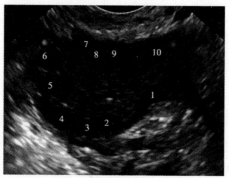

图 17-3 多囊卵巢综合征
卵巢内可见多个小卵泡,沿卵巢周边分布(数字标示 1～10 为卵泡)

（三）鉴别诊断

根据其临床表现、实验室激素水平检测结果,结合超声声像图特点,不难对本病做出判断。但仍应注意与其他因素引起的卵巢多囊性改变相鉴别,如慢性盆腔炎时卵巢的多囊性改变等。

四、卵巢子宫内膜异位症

（一）病理与临床

卵巢子宫内膜异位症是指具有生长功能的子宫内膜组织异位到卵巢上,与子宫腔内膜一样发生周期性的增殖、分泌和出血所致的囊肿,临床上本病又称"巧克力囊肿",简称巧囊。巧克力囊肿是子宫内膜异位症最常见的类型之一。卵巢子宫内膜异位症的发生学说包括子宫内膜种植、体腔上皮化生、转移等,其中以种植学说得到最为广泛认同,认为子宫内膜及间质组织细胞随月经血通过输卵管逆流进入盆腔,种植到卵巢和盆腔腹膜上,经过反复增生、出血形成囊肿,囊内液通常呈暗褐色、黏稠。由于子宫内膜异位症导致盆腔粘连,卵巢可固定于盆壁或子宫后方。临床表现主要有继发性、渐进性加重的痛经和不孕,部分患者痛经于月经来潮前即出现,来潮后2～3天即缓解;部分患者还有月经失调的表现。约有25%的患者可无任何症状。卵巢子宫内膜异位症囊肿破裂或合并急性感染时亦可引起急腹症。

(二)声像图表现

子宫内膜异位症的声像图表现多样,典型的子宫内膜异位囊肿特点包括以下几点。

(1)囊肿内充满均匀的点状低回声。

(2)有时囊内可见不规则中等回声或网状回声,为出血机化表现(图17-4)。

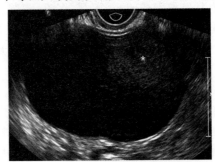

图 17-4　卵巢子宫内膜异位症

病变内见均匀点状低回声,一侧可见不规则中等回声(＊)

(3)囊肿壁较厚。有时一侧卵巢内出现多个囊肿,聚集而形成一个较大的多房性囊肿,之间有厚的分隔。

(4)1/3～1/2的病例呈双侧性发生,囊肿出现于双侧卵巢。

(5)含有巧克力囊肿的卵巢与周围组织粘连,可固定于子宫的后方。

(6)CDFI:囊肿壁上可探及少许血流信号。

(三)鉴别诊断

卵巢子宫内膜异位症虽有较特异的超声声像图特点,多数病例诊断并不困难。但少数不典型病例的卵巢子宫内膜异位症囊肿内血液完全机化,可出现实性不规则的中等或中高回声,或出现厚薄不均的网状分隔,应注意与卵巢肿瘤、卵巢黄体囊肿等相鉴别。CDFI肿物内部是否探及血流信号是鉴别诊断的关键,巧克力囊肿内不论是否存在实性回声均不出现血流信号;鉴别困难时,可行静脉超声造影检查明确肿物内血供情况,对鉴别诊断帮助很大。经腹超声检查时,应注意调高仪器2D增益,使用仪器的谐波功能或观察囊内有无密集的点状低回声,以与卵巢的滤泡囊肿相鉴别。

五、卵巢冠囊肿

(一)病理与临床

卵巢冠囊肿并不直接来自卵巢,而是来源于卵巢系膜里的中肾管。以生育年龄妇女多见,通常囊肿直径在 3～5 cm，但也可像卵巢囊腺瘤一样大。少数情况下，囊肿合并囊内出血；极少数情况下，囊内有分隔。囊肿体积较小时患者通常无明显不适症状，当囊肿长大到一定程度时，患者可出现腹部隆起、腹胀或一侧下腹隐痛的症状；当其合并囊肿蒂扭转时，则出现急性腹痛等症状。

（二）声像图特点

卵巢冠囊肿表现为一侧附件区的囊性肿物，壁薄、透声好，最主要的特点是同侧卵巢形态完整，位于其旁（图 17-5）。

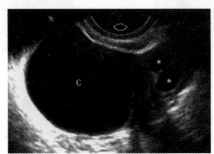

图 17-5 卵巢冠囊肿

卵巢的一侧可见薄壁无回声（C），类圆形，内部无分隔，透声好，其旁可见卵巢回声（＊：卵巢内的卵泡）

（三）鉴别诊断

本病应与卵巢生理性囊肿和卵巢子宫内膜异位症囊肿等相鉴别，能够观察到卵巢的完整结构位于其旁是鉴别的关键。

六、卵巢囊腺瘤

（一）病理与临床

卵巢囊腺瘤是最常见的卵巢良性肿瘤之一，分为浆液性囊腺瘤和黏液性囊腺瘤。浆液性肿瘤大体病理上为囊性肿物，大多单侧发生，直径为 1～20 cm，单房或多房；囊内壁及外壁均光滑，多数囊内含清亮的浆液，少数也可能含较黏稠液；囊内壁有乳头者为乳头状囊腺瘤。黏液性囊腺瘤大体病理上为囊性肿物，多呈圆形、体积巨大。表面光滑，切面常为多房性，囊壁薄而光滑，有时因房过密而呈实性；囊腔内充满胶冻样黏稠液，但少数囊内为浆液性液；较少出现乳头。卵巢囊腺瘤早期体积小，多无症状。中等大的肿瘤常引起腹胀不适。巨大的肿瘤占据盆、腹腔出现压迫症状，腹部隆起，可触及肿块。合并感染时出现腹水、发热、腹痛等症状。黏液性囊腺瘤可发生破裂，种植于腹膜上形成腹膜黏液瘤病，肿瘤体积巨大，压迫但不侵犯实质脏器。

（二）声像图表现

浆液性和黏液性囊腺瘤超声特点有所不同。

(1)浆液性囊腺瘤：中等大小，外形呈规则的类圆形，表面光滑，内部呈单房或多房囊性，分隔薄而规则，囊内透声好。浆液性乳头状囊腺瘤囊内见单个或多个内生性和(或)外生性乳头，乳头形态较为规则（图 17-6）；CDFI 乳头内可见血流信号。少数病例发生于卵巢冠，仍可见部分正常卵巢组织的回声。

(2)黏液性囊腺瘤：常为单侧发生，常呈多房性囊肿，体积通常较大，直径可达 15～30 cm；分隔较多而厚(图 17-7),内部可见散在的点状回声,为黏液性肿瘤的特征性表现;本病较少出现乳头。

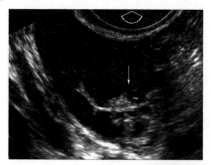

图 17-6 卵巢浆液性乳头状囊腺瘤

卵巢内见无回声,内含网状分隔,隔上可见多个乳头样中高回声(箭头所指为乳头)

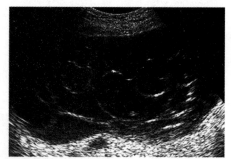

图 17-7 卵巢黏液性乳头状囊腺瘤

附件区见多房性无回声,大小约 20 cm×18 cm×9 cm,内含较密集的网状分隔,内部可见散在的点状回声

(3)腹膜黏液瘤病表现为腹腔内见多个病灶,回声表现与单发病变相似,分隔更多、囊腔更小。

(4)交界性囊腺瘤的表现与上述相似,但乳头可能更多、更大,CDFI 可能显示乳头上较丰富血流信号。

(三)鉴别诊断

注意与卵巢生理性囊肿、卵巢子宫内膜异位症、输卵管积水及炎性包块等疾病相鉴别。

七、卵巢囊腺癌

(一)病理与临床

卵巢囊腺癌是卵巢原发的上皮性恶性肿瘤,包括浆液性囊腺癌和黏液性囊腺癌,其中浆液性囊腺癌是最常见的卵巢恶性肿瘤。浆液性囊腺癌一般直径为 10～15 cm,切面为囊实性,以形成囊腔和乳头为特征,有多数糟脆的乳头和实性结节,囊内容为浆液性或混浊血性液;黏液性囊腺癌切面呈多房性,囊腔多而密集,囊内壁可见乳头及实性区,囊液为黏稠黏液或血性液,但有约 1/4 囊内为浆液性液。组织学可分为高、中、低分化三级。卵巢囊腺癌患者早期多无明显症状。出现症状时往往已届晚期,迅速出现腹胀、腹痛、腹部肿块及腹水。预后较差。目前筛查卵巢肿瘤的主要方法是盆腔超声和肿瘤标志物 CA125 的检测,两者联合应用,可提高诊断准确性。

(二)声像图特点

(1)肿物通常体积巨大,外形不规则。

(2)可双侧发生,双侧等大或一侧大而另一侧小。

(3)肿物表现为混合回声,常为一个巨大的肿物内部可见低回声及无回声与分隔。当肿物以低回声为主时,低回声内部明显不均匀、不规则(图 17-8)。以囊性成分为主时,肿瘤内可见多个厚薄不均、不规则的分隔,并可见乳头样中等或中高回声,数目多、体积大、形态不规则,乳头内有圆形无回声区域。囊内有时可见充满细密光点。黏液性囊腺癌超声表现与浆液性囊腺癌相似,不同的是黏液性囊腺癌的无回声区内常见充满密集或稀疏点状回声,为黏液的回声。

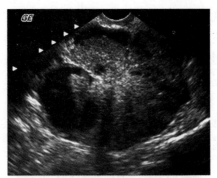

图 17-8　卵巢浆液性乳头状囊腺癌

附件区可见巨大混合回声,形态不规则,内部以不规则
中等回声为主,间以不规则无回声区

(4)CDFI:分隔、乳头及肿瘤内低回声区可见较丰富条状血流信号,频谱呈低阻型(RI<0.5)。

(5)常合并腹水。

(三)鉴别诊断

超声检查通常难以在术前确定卵巢恶性病变的病理类型,主要的鉴别诊断包括良性病变与恶性病变的鉴别、卵巢肿瘤与炎性包块的鉴别。鉴别要点如下。

1.二维形态

(1)有实性成分的单房或多房囊肿,乳头数目较多、不规则时要考虑到恶性病变。

(2)以实性为主的囊实性病变,或回声不均匀的实性肿瘤则大多为恶性。恶性肿瘤较大时形态不规则、边界欠清、内部回声明显不均,可见厚薄不均的分隔,多合并腹水。

(3)良性肿瘤多表现为囊性或以囊性为主的混合性包块,如单房囊肿、无实性成分或乳头,或多房囊肿,有分隔,但无实性成分或乳头,且分隔薄而均匀时,一般为良性;有乳头但数目少且规则,也多为良性。

(4)盆腔炎性包块的二维及 CDFI 特征与卵巢恶性肿瘤有不少相似之处,是超声鉴别诊断的难点。通过仔细观察输卵管炎症的腊肠样回声,以及是否有正常的卵巢回声结构是鉴别诊断的关键,若在附件区域或病灶内见到正常卵巢结构,则首先考虑为炎性病变。当然,盆腔炎症明显累及卵巢(如输卵管-卵巢脓肿)时,单凭超声表现是很难确定的,必须密切结合临床病史、症状及体征进行综合判断。

2.CDFI 对卵巢肿瘤良恶性鉴别的帮助

恶性肿瘤由于其大量新生血管及动静脉瘘形成、血管管壁缺乏平滑肌,CDFI 可见丰富血流信号,动脉血流多呈低阻型,多数学者认为 RI<0.4 可作为诊断恶性卵巢肿瘤的 RI 阈值。

因卵巢肿瘤组织学的种类繁多,除典型的畸胎瘤、浆液性囊腺瘤和黏液性囊腺瘤外,超声检查通常无法判断其组织学类型。根据卵巢肿物二维声像图上的形态学特点,可以对一部分肿瘤的性质做出良恶性鉴别。但是非赘生性囊肿合并出血、不典型的卵巢子宫内膜异位症囊肿以及盆腔炎时声像图变异很大,给良恶性肿瘤的鉴别诊断带来困难。

八、卵巢子宫内膜样癌

(一)病理与临床

卵巢子宫内膜样癌为卵巢上皮来源恶性肿瘤,大体病理上,肿物为囊实性或大部分为实性,直径为10～20 cm,囊内可有乳头状突起。部分肿瘤为双侧性。镜下组织结构与子宫内膜癌极相似。临床表现包括盆腔包块、腹胀、腹痛、不规则阴道出血、腹水等。本病可能为子宫内膜异位囊肿恶变,也可与子宫内膜癌并发,因此当发现囊实性类似囊腺癌的肿块时,若有内膜异位症病史,或同时发现子宫内膜癌,应注意卵巢子宫内膜样癌的可能性。

（二）声像图特点

本病声像图特点类似卵巢乳头状囊腺癌,呈以中等回声为主的混合回声,或无回声内见多个乳头状中等回声或形态不规则的中等回声(图 17-9)。

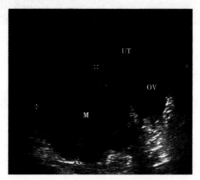

图 17-9　卵巢子宫内膜样癌

附件区可见混合回声包块,部分边界不清、形态欠规则,内见不规则中高回声(M:肿物;UT:子宫;OV:另一侧的卵巢)

（三）鉴别诊断

见卵巢囊腺癌。

九、卵巢颗粒细胞瘤

（一）病理与临床

卵巢颗粒细胞瘤为低度恶性卵巢肿瘤,是性索间质肿瘤的主要类型之一;75％以上的肿瘤分泌雌激素。自然病程较长,有易复发的特点。大体病理上,肿瘤大小不等,圆形、卵圆形或分叶状,表面光滑;切面实性或囊实性,可有灶性出血或坏死;少数颗粒细胞瘤以囊性为主,内充满淡黄色液体,大体病理上似囊腺瘤。颗粒细胞瘤可分为成人型及幼年型,成人型约占95％,而幼年型约占5％。幼年型患者可出现性早熟症状。成人患者好发年龄为40～50岁妇女及绝经后妇女,主要临床症状包括月经紊乱、月经过多、经期延长或闭经,绝经后阴道不规则出血;高水平雌激素的长期刺激使子宫内膜增生,或出现息肉甚至癌变,还会出现子宫肌瘤等。其他临床症状包括盆腔包块、腹胀、腹痛等。

（二）声像图特点

(1)颗粒细胞瘤可以为实性、囊实性或囊性,因而声像图表现呈多样性。小者以实性不均质低回声为主,后方无明显声衰减。大者可因出血、坏死、囊性变而呈囊实性或囊性,可有多个分隔而呈多房囊实型,有时表现为实性包块中见蜂窝状无回声区;囊性为主包块可表现为多房性甚或大的单房性囊肿。

(2)CDFI:由于颗粒细胞瘤产生雌激素,使瘤体内部血管扩张明显,多数肿瘤实性部分和分隔上可检出较丰富血流信号。

（3）子宫：肿瘤产生的雌激素可导致子宫内膜增生、息肉甚至内膜癌表现。

（三）鉴别诊断

实性卵巢颗粒细胞瘤需与浆膜下子宫肌瘤鉴别；多房囊实性者需与其他卵巢肿瘤如浆液性囊腺癌、黏液性囊腺瘤/癌等相鉴别；囊肿型颗粒细胞瘤内含清亮液体回声且壁薄，需与囊腺瘤甚或卵巢单纯性囊肿鉴别。鉴别困难时，需密切结合临床资料综合判断。

十、卵泡膜细胞瘤-纤维瘤

（一）病理与临床

卵泡膜细胞瘤和卵巢纤维瘤均为性索间质肿瘤，为良性肿瘤。前者可与颗粒细胞瘤合并存在，分泌雌激素，出现子宫内膜增生症、月经不规律或绝经后出血等相关症状。后者不分泌激素，但有时并发腹水或胸腔积液，此时称 Meigs 综合征。卵泡膜细胞瘤与卵巢纤维瘤常混合存在，故有卵泡膜纤维瘤之称。病理检查前者由短梭形细胞构成，细胞质富含脂质，类似卵巢卵泡膜内层细胞；后者瘤细胞呈梭形、编织状排列，内含大量胶原纤维。卵泡膜细胞瘤好发于绝经前后，约65%发生在绝经后；卵巢纤维瘤也多发于中老年妇女。卵泡膜细胞瘤的临床症状包括月经紊乱、绝经后阴道出血等雌激素分泌引起的症状及腹部包块等。卵巢纤维瘤的主要临床症状包括腹痛、腹部包块以及由于肿瘤压迫引起的泌尿系症状等。卵巢纤维瘤多为中等大小、光滑活动、质实而沉，很容易扭转而发生急性腹痛。也有相当的病例并没有临床症状，于体检及其他手术时发现，或因急性扭转始来就诊。

（二）声像图表现

两者均为单侧实性肿物，肿物类圆形、边界清晰，内部回声均匀或不均匀。卵泡膜细胞瘤表现为中高或中低水平回声区，透声性尚好，后方回声可轻度增强（图 17-10）；CDFI：内可见散在血流信号；少数病例呈囊实性表现。卵巢纤维瘤特点为圆形或椭圆形低回声区（回声水平多较子宫肌瘤更低），边界轮廓清晰，常伴后方衰减，此时后方边界不清（图 17-11）。有时难与带蒂的子宫浆膜下肌瘤或阔韧带肌瘤鉴别。

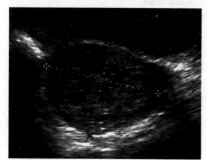

图 17-10　卵泡膜细胞瘤图像
病变呈混合回声，类圆形、边界清晰，内见中等回声及少许无回声

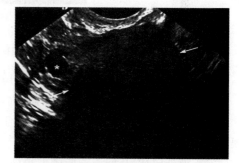

图 17-11　卵巢纤维瘤图像
病变呈低回声（箭头），后方回声衰减，其旁可见卵巢回声（＊：卵泡）

（三）鉴别诊断

应与浆膜下子宫肌瘤、卵巢囊肿等相鉴别。多数情况下，可以发现浆膜下肌瘤与子宫相连的蒂，鉴别较易；不能观察到蒂时，若见双侧完整、正常的卵巢结构，则有助判断为浆膜下子宫肌瘤，

若同侧的卵巢未显示或不完整,则卵巢纤维瘤可能性大。少数质地致密的纤维瘤,声像图上回声极低,尤其经腹扫查时可表现为类似无回声样的包块,可能误诊为卵巢囊肿,经阴道超声仔细观察囊肿后方回声增强的特征及病灶内有否血流信号可帮助明确诊断。

十一、成熟性畸胎瘤(皮样囊肿)

(一)病理与临床

成熟性畸胎瘤即良性畸胎瘤,肿瘤以外胚层来源的皮肤附件成分构成的囊性畸胎瘤为多,故又称皮样囊肿,是最常见的卵巢良性肿瘤之一。大体病理上,肿瘤最小的仅为 1 cm,最大可达 30 cm 或充满腹腔,双侧性占 8%~24%;肿瘤为圆形或卵圆形,包膜完整光滑;切面单房或多房。囊内含黄色皮脂样物和毛发等。囊壁内常有一个或数个乳头或头结节。头结节常为脂肪、骨、软骨,有时可见到一个或数个完好的牙齿。成熟畸胎瘤可发生在任何年龄,但 80%~90% 为生育年龄妇女。通常无临床症状,多在盆腔检查或影像检查时发现。肿瘤大者可及腹部包块。并发症有扭转、破裂和继发感染。由于肿瘤成分多样、密度不一,易发生蒂扭转,扭转和破裂均可导致急腹症发生。

(二)声像图表现

由于本病组织成分多样,其声像图表现也多种多样,诊断主要依靠以下特征性表现(图 17-12)。

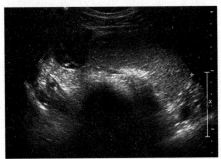

图 17-12　卵巢成熟畸胎瘤图像
腹盆腔巨大混合回声,内部可见点状回声、线状回声、
无回声以及强回声光团后伴声影

(1)为类圆形混合回声,边界较清晰,外形规则。

(2)内部可见散在点状、短线样强回声(落雪征),为毛发的回声。

(3)内有多发强回声光团后伴声影,其组织学类型为毛发和油脂,有时几乎充满整个囊腔,易被误认为肠道气体造成漏诊。

(4)脂-液分层征,高回声油脂密度小而浮在上层、含有毛发和上皮碎屑的液性成分密度大而沉于底层。两者之间出现分界线,此界线于患者发生体位变化时(平卧、站立和俯卧等)随之变化。

(5)囊壁上可见强回声,后方声影明显,此为壁立结节征,其成分为骨骼或牙齿。

(6)杂乱结构征:肿瘤内因同时含有多种不同成分而同时出现落雪征、强光团和脂液分层征象。

(三)鉴别诊断

成熟性畸胎瘤的声像图表现较典型,鉴别较易。但仍需与巧克力囊肿、黄体囊肿、肠管等相鉴别。畸胎瘤内密集点状回声的回声水平常高于巧克力囊肿,且常见有后方声影的团状强回声;黄体囊肿囊内回声水平较畸胎瘤低。特别需要注意的是与肠管及肠道胀气相鉴别,应仔细观察肠管蠕动,必要时嘱患者排便后复查。此外,还应注意有无畸胎瘤恶变及畸胎瘤复发。

十二、未成熟畸胎瘤和成熟畸胎瘤恶变

(一)病理与临床

未成熟性畸胎瘤和成熟畸胎瘤恶变为少见的卵巢恶性肿瘤,好发于儿童和青年女性。成熟畸胎瘤恶变发生率为 1‰～2‰,主要发生于年龄较大妇女,可出现血 AFP 升高;大体病理上,大多数肿瘤为单侧性巨大肿物;瘤体包含 3 个胚层来源的组织。未成熟畸胎瘤中除 3 胚层来的成熟组织外还有未成熟组织,最常见的成分是神经上皮;肿瘤多数呈囊实性,实性部分质软,肿瘤可自行破裂或在手术中撕裂;可见毛发、骨、软骨、黑色脉络膜及脑组织等,但牙齿少见;未成熟畸胎瘤多见于年轻患者,平均年龄为 17～19 岁;常见症状为腹部包块、腹痛等;因腹腔种植率高,60%有腹水;血清 AFP 可升高。

(二)声像图表现

肿瘤结构杂乱,以囊实性表现为主,声像图与其他卵巢癌无特征性差异(图 17-13)。有时可见伴声影的团状强回声。

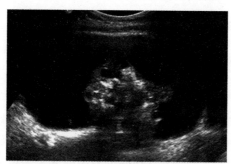

图 17-13 未成熟畸胎瘤
盆腹腔巨大混合回声,边界尚清、外形欠规则,内可见
不规则中高回声、分隔及无回声

(三)鉴别诊断

本病超声表现与其他原发卵巢癌相似,鉴别依靠病理。

十三、卵巢转移癌

(一)病理与临床

卵巢转移癌的原发部位主要是胃和结肠,其次还有乳腺、肺、泌尿道、淋巴瘤、生殖器官(子宫、阴道、宫颈、对侧卵巢等)。通常发生在生育年龄妇女。60%～80%为双侧发生。库肯勃瘤特指内部含有"印戒"细胞的卵巢转移性腺癌,原发于胃肠道,肿瘤呈双侧性、中等大小,多保持卵巢原状或呈肾形。一般与周围组织无粘连,切面实性、胶质样、多伴腹水。镜下见典型的印戒细胞,能产生黏液;周围是结缔组织或黏液瘤性间质。本病预后差。

(二)声像图表现

双侧卵巢增大,但多保持原有形状,有时外缘不规则呈结节状,有清晰轮廓。为以实性成分

为主的实性包块,或间以囊性成分的囊实性包块(图 17-14),内部呈中高、中等或低回声,后方回声可衰减;CDFI 显示瘤内血流丰富。常伴腹水。

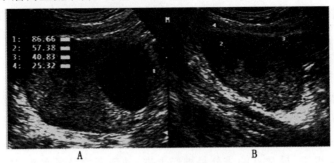

图 17-14　卵巢库肯勃瘤

右侧(A)及左侧(B)附件区混合回声,边界尚清、均呈类圆形、以中等回声为主

（三）鉴别诊断

卵巢原发肿瘤和继发肿瘤的鉴别相当重要,因为两者的临床治疗方式和预后有很大差别。本病的主要特点是双侧、以实性为主、具有一定的活动度的附件区肿物。如患者有消化道、乳腺等部位的恶性肿瘤病史或有不适症状,应考虑到转移性卵巢癌的可能。

十四、卵巢肿瘤蒂扭转

（一）病理与临床

卵巢肿瘤蒂扭转是常见的妇科急腹症,单侧常见。卵巢畸胎瘤、卵巢冠囊肿以及卵巢过度刺激综合征等是造成扭转的常见病因,卵巢体积增大导致其蒂部相对变细而使卵巢易发生扭转;正常卵巢发生扭转少见。蒂由输卵管、卵巢固有韧带和骨盆漏斗韧带组成。急性扭转发生后,静脉、淋巴回流受阻,瘤内有出血,瘤体急剧增大,可导致卵巢发生坏死。慢性扭转症状不明显,间歇性或不完全扭转时,卵巢明显水肿。急性扭转的典型症状是突然发生一侧下腹剧痛,常伴恶心呕吐甚至休克。妇科检查可触及张力较大的肿块,压痛以瘤蒂处最为剧烈。卵巢蒂扭转一经确诊应立即手术。

（二）声像图表现

卵巢蒂扭转的声像图表现取决于扭转发生的时间、扭转的程度(完全性扭转、不完全性扭转)、伴发的瘤肿或卵巢内出血的情况,所以在扭转的早期声像图无特征性表现,往往给早期诊断带来困难。典型的病例声像图特征包括以下几点。

(1)扭转的卵巢多位于子宫的上方、靠近中线的部位。

(2)扭转的卵巢体积弥漫性增大,并包含一个或多个出血性坏死导致的低回声或中等回声区(图 17-15)。

(3)在蒂部有时可以见到低回声的缠绕的血管结构,由多普勒检查可以沿卵巢韧带和漏斗韧带显示卵巢血供,如果检测到高阻动脉或动静脉血流缺失,可以帮助超声作出特异性诊断。

(4)非特异性表现:附件区无回声、混合回声,壁厚,内部有出血,盆腔积液。

（三）鉴别诊断

本病多出现于妇科急诊患者,临床症状对于诊断非常有帮助。超声医师往往由于卵巢的肿瘤性疾病容易为超声所观察到,而忽略本病的存在导致漏诊。因此,应提高对本病的认识。

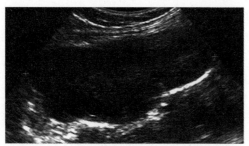

图 17-15 卵巢刺激综合征合并卵巢蒂扭转

患者曾行体外受精与胚胎移植(IVF-EP),后行减胎术。患侧卵巢增大(卡尺之间),边界尚清,形态不规则,内部多个低-无回声,边界模糊;卵巢实质回声普遍减低

第二节 输卵管常见疾病

一、输卵管积水及炎性肿块

（一）病理

输卵管积水是由于炎症(性病、结核、细菌感染等)致使伞端闭锁,管腔内渗出物聚集而成,管腔膨胀,形成"腊肠状"。急性感染也可形成输卵管积脓。

（二）超声表现

输卵管积水显示在附件区"腊肠样"液性暗区,清亮,囊壁薄,光滑。卵巢常可显示。如果液性暗区内有细小光点,又有发烧,血白细胞计数高,脓性白带则考虑输卵管积脓(见图 17-16)。

附件炎性肿块:由输卵管卵巢炎症引起渗出,纤维化增生包绕肠管、大网膜及子宫形成。超声显示不规则液性暗区,可延伸到子宫两旁及子宫直肠陷凹处,边界可清晰,亦可不规则,周围有肠管气体包绕。液性暗区内有纤维素样光带(见图 17-17)。

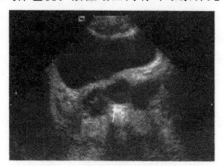

图 17-16 输卵管积水声像图

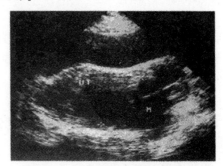

图 17-17 附件炎性肿块声像图

（三）临床价值

输卵管积水、积脓及炎性肿块，均可因部位不同而图像有区别，可结合临床做出诊断。单纯附件炎在临床及图像上无特异性，故不能作诊断。

二、原发性输卵管癌

（一）病理

原发性输卵管癌多见于绝经前后，与不孕症及慢性输卵管炎症有关。典型症状为无任何不适的阴道大量排液，早期为清亮液体，晚期为血性。因少见，极易误诊。输卵管癌多为腺癌，常为单侧，好发于壶腹部，病变起自输卵管黏膜层，输卵管增粗呈腊肠形或梨形，实性，大小不等，常与周围组织、网膜、肠管粘连，形成肿块。早期不易诊断。

（二）超声表现

一侧附件区呈实性腊肠形或梨形肿块，与子宫紧连，向盆腔侧壁延伸及对侧转移，子宫常增大，边界毛糙，分界不清。伴腹腔液性暗区。如有网膜及腹膜转移，可出现小结节或下腹部实性肿块。

（三）临床价值

原发性输卵管癌较卵巢肿瘤更不易早期发现，不仅是检查手段无法早期发现，其临床症状易被忽略，一旦发现均已是晚期，预后极差，故定期体检，作阴道、宫颈涂片极为重要。

第三节 子宫常见疾病

一、子宫先天性发育异常

子宫先天性发育异常是生殖器官发育异常中最常见的，临床意义亦比较大。

（一）病理与临床

女性生殖器官在胚胎发育过程中，若受到某些内在或外来因素的影响，两侧副中肾管在演化过程的不同阶段停止发育，形成各种子宫发育异常。副中肾管发育不全所致异常包括先天性无子宫、始基子宫、子宫发育不良或幼稚子宫、单角子宫、残角子宫等；副中肾管融合障碍所致异常包括双子宫、双角子宫；副中肾管融合后中隔吸收受阻所致异常为纵隔子宫。女性生殖系发育异常多于青春期后发现，患者常因原发性闭经、周期性腹痛、自然流产等就医。

（二）声像图表现

1.先天性无子宫

于充盈的膀胱后作纵向、横向扫查，均不能显示子宫的声像图。常合并先天性无阴道，不能探及阴道回声；双侧卵巢可显示正常。

2.始基子宫

于充盈的膀胱后方探及条索状呈低回声的肌性结构，长径<2 cm，难辨宫体宫颈结构，无宫腔线和内膜回声。常不能探及阴道回声，双侧卵巢可显示正常。

3.子宫发育不良

子宫发育不良又称幼稚子宫。表现为青春期后妇女子宫的各径线均小于正常,宫体前后径<2 cm,宫颈相对较长,宫体与宫颈的长径之比≤1。可显示宫腔线和内膜回声,内膜较薄。

4.单角子宫

单角子宫的二维超声表现常不明显,有时可见子宫向一侧稍弯曲,宫底横切面显示子宫横径偏小,仅见一侧宫角;三维超声上对诊断帮助较大,于三维成像的子宫冠状切面上仅可见一个宫角,并向一侧略弯曲(图 17-18)。

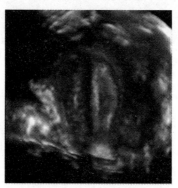

图 17-18　单角子宫

三维超声成像显示左侧宫角阙如,仅见右侧宫角

5.残角子宫

(1)无内膜型残角子宫的声像图表现:盆腔内见一发育正常子宫,其一侧可见一低回声包块,回声与子宫肌层相似,但与宫颈不相连,需与浆膜下肌瘤相鉴别。

(2)有内膜相通型残角子宫,表现为子宫一侧见与子宫相连的低回声包块,中央可见内膜回声(图 17-19)。

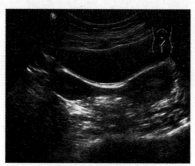

图 17-19　残角子宫

图像显示附件区见一实性低回声包块与子宫相连,其中心可见内膜回声

(3)有内膜不相通型残角子宫,月经初潮后即形成残角子宫腔积血,表现为子宫一侧见中心为无回声的囊实性包块。

6.双子宫

在动态纵向及斜向扫查时可见两个完全分开的独立子宫回声,均有完整的内膜、肌层和浆膜层。横切面观察尤为清楚,见两个子宫体完全分开,之间有深的凹陷,内部均可见内膜回声。两个子宫大小相近或其中之一稍大。常可探及两个宫颈管及阴道的回声(图 17-20)。

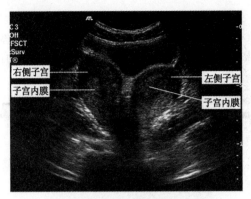

图 17-20 双子宫

图像显示两个独立完整的子宫

7.双角子宫

子宫外形异常,见两个分开的宫角,即子宫上段完全分开,子宫下段仍部分融合;子宫横切面观察,可见子宫底部增宽,中间凹陷呈 Y 形;子宫腔内膜回声也呈 Y 形。三维超声获得的子宫冠状切面显示宫底部凹陷,见两个分开的宫角,整个子宫外形呈 Y 形,内膜形态也呈 Y 形。

8.纵隔子宫

子宫底部横径稍增宽,连续横切面扫查显示宫腔中部见从宫腔下段至宫底处逐渐增厚的低回声带,将子宫内膜分隔开来。三维超声获得的子宫冠状切面显示宫底形态正常,内膜呈 V 形(完全性纵隔子宫)或 Y 形(不完全性纵隔子宫)。三维超声不仅可以清晰显示宫腔中的纵隔长度,鉴别完全性与不完全性纵隔子宫,而且还可以显示纵隔的形态、厚度等(图 17-21)。

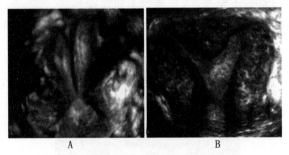

图 17-21 纵隔子宫

A.完全性纵隔子宫;B.不完全性纵隔子宫

(三)鉴别诊断

残角子宫应与浆膜下肌瘤、卵巢实性肿瘤、宫外孕包块等相鉴别。双角子宫应注意与部分性纵隔子宫相鉴别,前者子宫外形及宫腔内膜回声均呈 Y 形;后者宫腔内膜回声呈 Y 形,但子宫外形正常。

二、子宫腺肌症

(一)病理与临床

子宫腺肌症是指子宫内膜腺体及间质侵入子宫肌层,是子宫内膜异位症最常见的形式之一。多发生在 30～50 岁妇女。其发病机制尚未完全阐明。异位的子宫内膜弥散于子宫肌壁(以后壁多见),在性激素作用下发生周期性少量出血,在局部形成微小囊腔,肌纤维弥漫性反应性增生。大体病理上,于肌层组织内见增粗的肌纤维和微囊腔。局灶性的子宫腺肌症病灶称为子宫腺肌瘤。

　　子宫腺肌症的主要临床表现为痛经进行性加重,经期延长及月经量多。妇科检查时扪及增大而质硬的子宫。

　　(二)声像图表现

　　子宫腺肌症声像图表现见图17-22。

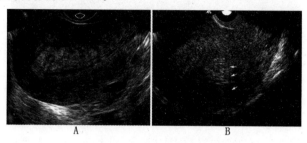

图17-22　子宫腺肌症

A.子宫前壁肌层弥漫增厚,回声不均,可见条索状及片状中强回声,间以蜂窝状小低回声区;B.箭头示栅栏状细线样声影

　　(1)子宫增大,形态饱满,前后壁肌层多不对称性增厚,后壁肌层增厚较前壁多见;或仅表现为后壁或前壁的明显增厚。

　　(2)受累肌层回声增强、明显不均,见紊乱的点状或条索状强回声,间以蜂窝状小低回声区,有时也可见散在的小无回声区,仅数毫米。

　　(3)肌层内及子宫后方常伴有栅栏状细线样的声影。

　　(4)腺肌瘤时,可见肌层内局灶性中低回声区,单发多见,边界不清,周边无包膜回声及声晕,内部见点条状血流信号。

　　(5)可伴发卵巢巧克力囊肿。

　　(三)鉴别诊断

　　局灶性的子宫腺肌瘤需与子宫肌瘤相鉴别。子宫肌瘤周边有假包膜,边界清楚,周边可见环绕或半环绕的血流信号。

三、子宫肌瘤

　　(一)病理与临床

　　子宫肌瘤是女性生殖器最常见的良性肿瘤,由子宫平滑肌组织增生而成。多见于中年妇女。大多数患者无明显症状,仅是在妇科检查时偶然发现。根据生长部位的不同分为肌壁间肌瘤、浆膜下肌瘤及黏膜下肌瘤。子宫肌瘤的临床症状与肌瘤的生长部位、生长速度、大小等有关。主要症状包括:①月经改变,如月经周期缩短、经量增多、经期延长;②压迫症状,如尿频、排尿障碍、便秘等;③疼痛,肌瘤本身不引起疼痛,一般最常见的症状是下腹坠胀、腰背酸痛等;④阴道分泌物增多;⑤贫血等。

　　(二)声像图表现

　　子宫肌瘤的声像图表现各异,取决于肌瘤的大小、部位和生长时间长短。

(1)子宫的形态和大小：肌瘤为多发或位于子宫表面时，子宫体积增大、形态失常；有蒂的浆膜下肌瘤有时可清楚地观察到肌瘤与子宫相连的蒂（图17-23A）；单发的小肌瘤位于肌层内，子宫形态和大小无明显异常。

(2)宫腔线位置：宫腔线可因肌瘤的压迫变形、移位，黏膜下肌瘤时内膜基底处可见内膜线中断，宫腔内见低回声或中等回声区（图17-23B）。

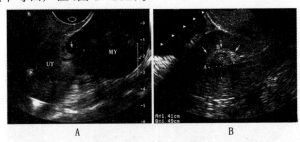

图 17-23　子宫肌瘤

A.子宫左侧实性低回声包块，箭头所指为其与子宫相连的蒂部；B.子宫黏膜下肌瘤：子宫后壁内膜下方见 1.5 cm×1.8 cm×1.4 cm 低回声，约50％的体积突向宫腔，其前方可见内膜受压弯曲（箭头所示）

(3)肌瘤的回声特征：子宫肌瘤声像图以低回声为主，根据平滑肌组织及纤维组织的构成和排列不同，其回声分布有所差异。以平滑肌组织成分为主的肌瘤，回声低，后方可有声衰减；纤维组织增多时，肌瘤的回声相对增强；肌瘤较大时可发生囊性变，出现回声明显不均区域及无回声区。若肌瘤有钙化时，钙化部分呈强回声带，肌瘤内见灶状、团块状、半环状或环状强回声区，后方伴声影，肌瘤钙化更多见于绝经后。较大的肌瘤内部可呈旋涡状回声，并伴有不同程度的后方衰减。

(4)彩色多普勒血流：血流信号多分布在肌瘤病灶的周边区域，病灶周边的假包膜区域常见环状或半环状血流，包绕肌瘤。

（三）鉴别诊断

1.子宫黏膜下肌瘤与子宫内膜息肉鉴别

子宫黏膜下肌瘤多为低回声，基底处可见内膜线中断。子宫内膜息肉多为中强回声，基底处内膜连续性无中断。

2.卵巢肿瘤

子宫浆膜下肌瘤突出于子宫表面，应与卵巢实性肿瘤鉴别。鉴别要点在于观察包块是否与子宫相连，包块血流来源以及包块同侧是否可见正常卵巢。

四、子宫内膜增生

（一）病理与临床

子宫内膜增生症是由于子宫内膜受雌激素持续作用而无孕激素拮抗，发生不同程度的增生性改变，多见于青春期和更年期。大体病理见子宫内膜呈灰白色或淡黄色，表面平坦或呈息肉状突起，可伴有水肿，切面有时可见扩张腺体形成的腔隙。根据子宫内膜增殖的程度分为单纯型、复杂型和不典型增生。临床最常见的症状是月经紊乱、经期延长或不规则阴道出血，可伴贫血。

（二）声像图表现

(1)内膜增厚：育龄妇女的子宫内膜厚度超过 15 mm，绝经妇女的内膜厚度超过 5 mm。

（2）宫腔线清晰。

（3）内膜回声偏强，回声均匀或不均匀。

（4）服用三苯氧胺的患者，增厚的内膜中常可见到小囊状无回声区（图 17-24）。

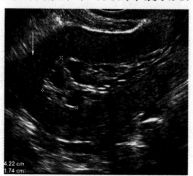

图 17-24　子宫内膜囊性增生

子宫内膜增厚，与子宫肌层分界清晰（箭头所示），内可见多个小囊状无回声区

（5）血流信号轻度增加或无明显异常。

（三）鉴别诊断

子宫内膜癌多发生于绝经后的妇女，常有阴道不规则出血。超声检查发现宫腔内局限性或弥漫性中强回声，形态不规则，与子宫肌层分界不清，肌层局部变薄。CDFI 显示其内部可见丰富血流信号，血流形态及分布不规则，可探及低阻动脉频谱。需要注意的是，早期的内膜癌与内膜增生在声像图上很难鉴别。因此，对于有阴道不规则出血的绝经后妇女，应行诊断性刮宫明确诊断。

五、子宫内膜息肉

（一）病理与临床

子宫内膜息肉是由内膜腺体及间质组成的肿块，向宫腔突出，是妇科常见的一种宫腔良性病变。子宫内膜息肉形成的原因，可能与炎症、内分泌紊乱，特别是体内雌激素水平过高有关。单发较小的息肉一般无临床症状，多发息肉或较大的息肉可引起月经过多、月经不规则、经间出血（月经间期出血）或绝经后出血等症状。

（二）声像图表现

子宫内膜息肉声像图表现见图 17-25。

（1）宫腔内见一个或多个团状中高回声区，形态规则，边界清晰。

（2）病灶处宫腔线分开并弯曲。

（3）内部回声较均匀，少数伴囊性变者内部可见蜂窝状小无回声区。

（4）CDFI 可见滋养血管自蒂部伸入病灶中心区域内。

（三）鉴别诊断

（1）子宫内膜癌：多发生于绝经后的妇女，常有阴道不规则出血。超声检查发现宫腔内局限性或弥漫性中强回声，形态不规则，边界不清，病灶内部可见较丰富血流信号。

（2）黏膜下肌瘤：黏膜下肌瘤多为低回声，基底处内膜线中断。

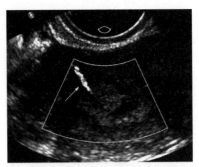

图 17-25　子宫内膜息肉

宫腔内见一形态规则边界清晰的中强回声,CDFI 显示
一条状滋养血流穿入其内(箭头所示)

六、子宫颈癌

(一)病理与临床

子宫颈癌是女性生殖系统常见的恶性肿瘤之一,发病年龄以 40~50 岁多见,近些年呈现年轻化趋势。子宫颈癌的组织发生可能来源于子宫颈阴道部或移行带的鳞状上皮或子宫颈管黏膜柱状上皮。子宫颈癌 80%~95% 为鳞状细胞癌,其次为腺癌。浸润型宫颈癌肉眼观主要表现为内生浸润型、溃疡型或外生乳头、菜花型。子宫颈癌的主要扩散途径为直接蔓延和经淋巴道转移,向两侧可侵犯或压迫输尿管而引起肾盂积水。宫颈癌浸润范围的判断对治疗方式的选择具有重要意义。子宫颈癌的主要症状为阴道分泌物增多、接触性出血或阴道不规则出血。

(二)声像图表现

超声不能识别和诊断早期宫颈癌,子宫颈刮片细胞学检查是发现宫颈癌前病变和早期宫颈癌的主要方法。浸润性宫颈癌声像图表现如下(图 17-26)。

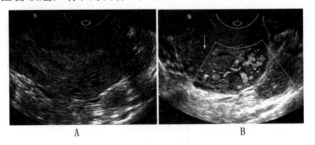

A　　　　　　　　　B

图 17-26　宫颈癌

宫颈后唇低回声(A),边界不清,彩色多普勒显示其内
丰富血流信号(箭头所示),病理证实为宫颈癌

(1)宫颈结构紊乱,可见低回声区病灶。

(2)内生浸润型和溃疡型病灶常边界不清,外生型病灶则多边界清。

(3)CDFI 显示病灶内见丰富血流信号。

(4)宫旁浸润时,宫旁结构不清,呈低回声,与宫颈病灶相延续。

(5)肿瘤引起宫颈狭窄时,可见宫腔积液;肿瘤向宫旁浸润至输尿管下段受累,或肿瘤压迫输尿管时,可见一侧或双侧肾积水。

（三）鉴别诊断

与宫颈肌瘤相鉴别：多无明显临床症状，超声表现为宫颈内低回声占位，形态规则，圆形或椭圆形，边界清晰，回声不均，血流信号较稀疏，沿周边分布。

七、子宫内膜癌

（一）病理与临床

子宫内膜癌是女性生殖道常见的肿瘤之一，多发生在 50～65 岁的绝经后妇女。子宫内膜癌的发病一般认为与雌激素对子宫内膜的长期持续刺激有关，镜下最常见的病理类型为子宫内膜样腺癌。临床症状主要为阴道不规则出血或绝经后阴道出血、白带增多等。

（二）声像图表现

（1）子宫内膜不均匀增厚：当育龄期妇女的内膜厚度＞15 mm，绝经后妇女的内膜厚度＞5 mm时，应视为内膜增厚。内膜厚度不均匀，形态不规则。

（2）大多数的内膜癌表现为弥漫性或局限性不规则的中等回声，少数可以是低回声（图 17-27）。

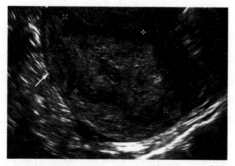

图 17-27　子宫内膜癌

宫腔线消失，宫腔内充满中等回声，局部与子宫肌层分界不清，子宫肌层变薄（箭头所示），病理证实为子宫内膜癌伴深肌层浸润

（3）肿瘤浸润肌层时，增厚的内膜与肌层间的低回声分界消失，肌层局部变薄。

（4）宫腔内有积液、积脓时，可见无回声区或无回声区内有点状回声。

（5）彩色多普勒显示肿瘤病灶周边及内部有较多的点状或迂曲条状彩色血流信号，呈低阻型动脉频谱。

（三）鉴别诊断

子宫内膜癌需与良性子宫内膜病变相鉴别。子宫内膜增生时，内膜呈均匀性增厚，与子宫肌层分界清晰，血流不丰富。子宫内膜息肉表现为局限性中强回声，形态规则，边界清晰，中心部可见条状滋养血流。但内膜癌与局灶性内膜增生以及部分表现不典型的内膜息肉在超声上仍较难鉴别，需通过诊断性刮宫获得病理诊断。

第四节　流　　产

流产是指妊娠在 28 周前终止,胎儿体重在 1 000 g 以下。根据流产发生的时间,分为早期及晚期两种。早期流产是指流产发生在妊娠 12 周以前,晚期流产是指流产发生在妊娠 12 周以后。随着新生儿科处理早产儿水平的提高,发达国家有生机儿的孕周已确定为 24 周,换言之,24~28 周的流产儿是有机会存活的,故目前国际上也称小于 28 周的流产为"极早期早产",在新生儿死亡的三大原因中,早产最为常见,占新生儿死亡的一半,继之为感染和窒息。

流产是产科病理中最常见的一种,约 1/4 的妊娠可发生流血,其中约一半发展为自然流产。

一、病因及病理

流产常见的病因有以下几种。

(一)遗传因素

染色体异常是自然流产最常见的原因,占早期流产的 50%~60%。多数染色体异常是由于卵子或精子分裂不均等,形成三体、单体、多倍体及其他结构异常,少数是由于夫妇之一存在染色体异常情况,包括平衡易位等,引起胚胎的染色体缺失、多余或结构异常。另外,受精卵也可因某些因素发生基因突变。染色体异常的胚胎多会发生流产,即使少数发育成胎儿,也多合并严重的功能异常或畸形。

(二)外界因素

母体接触有毒物质如镉、铅、有机汞、DDT 农药及一些放射性物质等。这些有毒物质可能直接作用于胚胎细胞,也可能作用于胎盘而影响胎儿,引起流产。

(三)母体因素

母体全身疾病,如急性传染病、细菌或病毒感染,尤其是病毒感染,可通过胎盘进入胎儿血液循环,使胎儿死亡而发生流产。母体内分泌疾病,如黄体功能不足、甲状腺功能亢进或低下、糖尿病等都可影响蜕膜、胎盘,甚至胚胎的发育而导致流产。孕妇子宫畸形、合并子宫肌瘤、卵巢肿瘤、宫颈功能不全等可能影响宫内环境而导致流产。妊娠期腹部手术,特别是早孕期,手术时拨动了腹腔或盆腔脏器,刺激子宫收缩引起流产。

(四)免疫因素

由于母儿双方免疫不适应而导致母体排斥胎儿发生流产。

(五)母儿血型不合

如 ABO 溶血及 Rh 溶血。

(六)宫颈功能不全

原发性宫颈功能不全是由于宫颈含纤维组织、弹性纤维及平滑肌等成分较少;继发性是由于创伤如急产宫颈撕裂、宫颈手术等因素造成宫颈纤维组织断裂、括约肌能力降低,使宫颈呈病理性松弛及扩张。宫颈功能不全多发生在中孕期,为晚期流产及早产的主要原因,再发率很高。

病理上,多数流产是胚胎先死亡,然后底蜕膜出血,形成血肿,刺激宫缩排出胚胎或胎儿。少数先有宫缩、流血、宫颈扩张,此时胎儿依然存活。待胎盘完全从宫壁上剥落后胚胎才死亡。宫颈功能不全的流产多为晚期流产,随着胎儿长大、羊水增多、宫腔内压力增高,胎囊向宫颈内口突出,宫颈管逐渐缩短、扩张。这类患者常无明显宫缩而胎膜突然破裂,胎儿随之排出。少数流产胚胎已经死亡或根本未发育,但妊娠囊继续增长且胎盘也继续发育,临床上无腹痛流血症状,被称之为孕卵枯萎。

8周前的流产由于胎盘绒毛尚未完全成熟,与子宫蜕膜连接得不很紧密,多数妊娠物可整个从宫壁剥落,形成完全流产。8～12周的流产由于胎盘已与蜕膜紧密连接,常常不能被完全排出。在临床上流产过程可划分为以下4个不同阶段。

1.先兆流产

妊娠28周以前出现阴道流血、腰痛等症状,但宫颈口未开,无妊娠物排出,胎儿仍然存活。先兆流产可能继续妊娠,上述症状消失;也可能发展为难免流产。

2.难免流产

流产已不可避免,阴道流血增多、宫颈扩张。腹痛加剧、胚胎已死亡或仍存活,羊膜已破或未破。

3.不全流产

部分妊娠物已排出,但仍有部分残留在宫腔内。此时因宫缩不良,出血很多,严重时可致出血性休克。

4.完全流产

妊娠物已全部排出,宫缩良好,出血明显减少或停止,腹痛消失。

宫颈功能不全往往是在无宫缩的情况下宫颈口扩张,羊膜囊膨出,胎儿及妊娠附属物排出,与自然分娩过程相似。

二、临床表现及检查

生育年龄妇女,有停经史,继之出现阴道流血。处于不同的流产阶段临床表现可有所不同。先兆流产只是少量流血、轻微腹痛,无组织物排出;难免流产时出血增多,腹痛加剧,或胎膜已破,妇科检查有时见宫口扩张,有组织物堵于宫颈;不全流产时一般已有部分妊娠物排出,阴道流血仍然很多,腹痛剧烈,妇科检查宫口扩张,组织物或堵在宫颈口或排出在阴道内;妊娠物排出后,腹痛消失,阴道流血减少,则可能为完全流产;宫颈功能不全者往往无宫缩等症状,突然宫口扩张,胎膜膨出或破裂,继之胎儿排出。

三、诊断

超声判断流产,主要是通过观察妊娠囊、卵黄囊、胚芽、胎心搏动情况,以及胎盘、宫腔内有无出血。自超声应用于早孕期协助诊断流产以来,发现相当一部分"月经延迟"的病例为早期流产。

先兆流产时,妊娠囊大小、增长率及其形态仍然正常,妊娠囊也位于宫腔内的正常部位。卵黄囊的显现、大小和形态也正常。这就是说,该出现胚芽时就应显示胚芽回声,其头臀长多为正常;该出现原始心管搏动时超声就应见到心管搏动。有阴道流血而胎心搏动正常者,一般提示其预后良好,自然流产的发生率从40%～50%下降到1.3%～2.6%。胚胎心率减慢与不良预后有关。先兆流产时,宫腔内无积血或仅有少量积血。由于多数病例无法告知确切受孕日期,因此,对超声所见与停经周数不符的病例,随访动态观察妊娠囊、卵黄囊、胚芽胎心的出现和头臀长增长情况显得尤为重要。

宫腔内积血(图17-28)的形成多数是由于滋养层与蜕膜之间出血积血,称之为绒毛膜下血肿。如血肿小于 50 mL,发展成正常妊娠的机会较高。反之,血肿大于 50 mL,发展为难免流产的机会较高(图 17-29)。

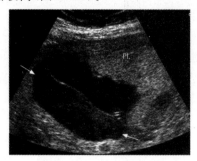

图 17-28　宫腔积血(1)

宫腔内见较大积血块(箭头所示),胎盘位于对侧(PL)

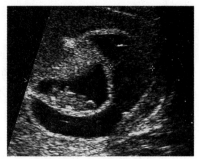

图 17-29　宫腔积血(2)

妊娠 8+ 周,宫腔内大片积血呈囊性无回声区(测量键)包绕妊娠囊

　　难免流产时,声像图显示妊娠囊无增长或增长率小于 0.7 mm/d。妊娠囊无增长或增长缓慢多提示预后不良。但仍有一部分(1/4~1/2)难免流产者,其妊娠囊增长仍属正常,尤其是孕卵枯萎的病例。难免流产时声像图上还能见到妊娠囊不规则、塌陷、萎缩、边缘模糊不清、位置下移至宫颈内口或颈管内(图 17-30),卵黄囊消失或太大等表现(图 17-31)。在卵黄囊径线大于 10 mm 的病例中,约 92% 的病例预后不良。妊娠囊大于 20 mm 而未见卵黄囊也提示难免流产。受精卵枯萎表现为妊娠囊形态尚规则、边界清晰、有一定张力,径线可以正常或小于相应孕周,胎盘表现也正常,但内部未见卵黄囊及胚芽回声(图 17-32)。难免流产妊娠囊内常无胚芽,有时见数个小囊样结构(图 17-33)或条状光带,偶尔见到胚芽,也多无胎心搏动或有胎心搏动但节律缓慢,若心率低于 85 次/分钟,发展为难免流产的可能性极大。另外,宫腔内或颈管内出现不规则液性暗区及中高、中低回声区时,多为血液及血块所致。有时胎盘因退行性病变而发生囊性变化,内部出现不规则低回声区。感染性流产时,子宫增大,宫腔内充满不均质低回声区。

　　多数不全流产声像图上已看不见妊娠囊回声,仅见宫腔内不规则低回声团块,为妊娠组织及血液、血块。少数见极不规则的妊娠囊,且往往下移至宫颈内口或颈管内。完全流产则表现为宫腔内膜薄而清晰、光滑,宫腔内无不规则回声团块。但可以残存极少量液性暗区。宫颈功能不全的超声诊断是通过测量宫颈长度、观察宫颈内口、妊娠囊有无突出而做出判断的。宫颈长度的测量有以下 3 种途径。

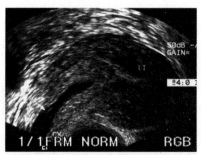

图 17-30　难免流产(1)

妊娠 11+ 周,妊娠囊形态极不规则、塌陷,并下移至颈管内(箭头所示)。宫体位于图像右侧(UT),宫腔空虚

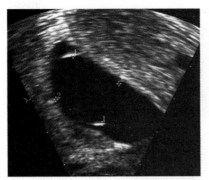

图 17-31　难免流产(2)

妊娠 11+ 周,妊娠囊内未见胚芽,见巨大卵黄囊(测量键)回声

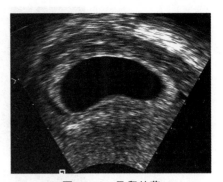

图 17-32　孕卵枯萎

妊娠 11+ 周,妊娠囊尚规则,张力正常,胎盘显示正常,但未见胚芽

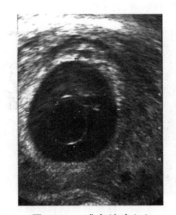

图 17-33　难免流产(3)

妊娠 8+ 周,妊娠囊内未见胚芽,见数个大小不等的囊性结构

（一）经腹壁测量

患者需适度充盈膀胱,显示宫颈内口及外口,再测量其长度。该方法简便易行,但缺点是测量误差较大。当膀胱充盈不足时,宫颈显示不清,测量不准确;当膀胱充盈过度时,宫颈包括子宫下段压扁拉长,测量也不准确。

（二）经阴道测量

经阴道测量可清晰地显示整个宫颈,从内口至外口。但操作要轻柔,以免碰破已突入阴道内的胎囊。有些宫颈功能不全患者可能不愿意接受经阴道超声。

（三）经会阴测量

该方法安全可靠,操作也方便,患者易接受,不必充盈膀胱。一般宫颈内口总能清晰显示,但有时宫颈外口显示不清,原因是阴道内少量气体或直肠内气体所形成的声影正好落在宫颈外口处。操作时,患者取膀胱截石位,用手套包住腹壁探头,手套内外均涂以耦合剂,将探头置于会阴部大阴唇偏后方处。据统计,约80%的病例通过经会阴扫查能被准确测得宫颈长度。测量宫颈长度方法的声像图特点见图 17-34、图 17-35。目前,英国胎儿医学基金会推荐经阴道超声测量宫颈长度。

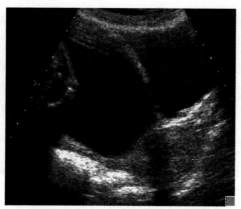

图 17-34　经腹壁宫颈长度测量

适当充盈膀胱,宫颈中央矢状切,显示宫颈管及宫颈
内、外口,测量内、外口之间的距离

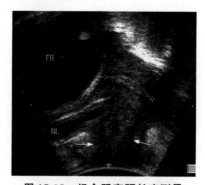

图 17-35　经会阴宫颈长度测量

探头置于会阴部,隐约见尿道(向右箭头)及阴道(向左箭头),膀胱(BL)上方为胎头
(FH)。阴道顶端为宫颈,颈管及内、外口均能显示,测量内、外口之间的距离(测量键)

　　显示宫颈全长后从内口测量至外口。若宫颈管呈弧形弯曲,仍测量内外口之间的直线距离。正常宫颈长度≥30 mm(22~24 周平均长度 36 mm);早孕期及中孕前期子宫峡部尚未完全扩张,尚未完全形成子宫下段,故"宫颈长度"较长,其实是宫颈及子宫峡部的总长。自中期妊娠起子宫峡部渐渐扩展为子宫腔的一部分,至妊娠末期子宫峡部完全展开并被拉长,形成子宫下段。

　　宫颈功能不全声像图表现为宫颈长度变短,小于 30 mm,发现小于 15 mm 者早产风险直线上升。有报道,宫颈长度≤15 mm,占晚期流产病例的 90%,占≤32 周早产病例的 60%。宫颈内口呈不同程度的扩张(图 17-36),有时可见羊膜囊突入于颈管内甚至阴道内。若宫颈长度测量结合孕妇以往妊娠史,可预测极早期早产(<28 周)70%、早期早产(28~30 周)45%、中期早产(31~33 周)45%、晚期早产(34~36 周)15%,人群筛查阳性率为 5%。比用单一宫颈长度测量预测早产的准确性要高。

　　宫颈功能不全宫颈缝扎术后,超声仍能继续观察随访宫颈情况。由于只能缝扎宫颈外口,缝扎后的宫颈长度≤3 cm 属相当常见(图 17-37)。有时见内口扩张,宫颈管呈倒三角形。只要外口紧闭,无羊膜囊膨出,无阴道流水,就能继续等待。

　　血 β-HCG 的测定可协助诊断流产。在先兆流产时,血 β-HCG 仍可正常。但是,难免流产及不全流产血 β-HCG 就可能低于正常测值。连续观察血 β-HCG 变化将有助于了解妊娠的趋向,

若 β-HCG 呈进行性下降则提示难免流产。完全流产时,β-HCG 多迅速下降至未妊娠状态。

宫颈阴道部胎儿纤维连接蛋白测定可用来预测早产风险率。22~24 周若呈阳性,早产风险率增加。

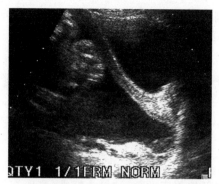

图 17-36 宫颈功能不全(1)

经腹壁超声示宫颈内口及外口均有扩张,羊膜囊突入至颈管内

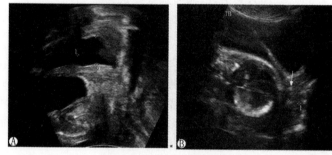

图 17-37 宫颈功能不全(2)

A.妊娠 22⁺ 周,宫颈扩张,羊膜囊突入于颈管(测量键);B.同一病例,宫颈缝扎术
后,妊娠 27⁺ 周,显示宫颈外口关闭(测量键)。可见宫颈前唇内的缝线(箭头)

四、鉴别诊断

(一)异位妊娠时宫腔内假妊娠囊

流产与异位妊娠的鉴别非常重要。宫外孕病例有时宫腔内会出现假妊娠囊,会误诊为宫内妊娠流产。鉴别要点是真妊娠囊位于子宫内膜内,其一侧见宫腔线;而假妊娠囊位于宫腔内,囊壁是子宫内膜。真妊娠囊有双环征,假妊娠囊多数无双环征。另外,宫外孕时有附件包块,有时还可探及腹盆腔内游离液体。然而有时鉴别仍然较困难。

(二)双胎之一消失

有时双绒毛膜囊双胎妊娠其中一胎未能继续正常发育而流产。临床上,患者会出现少量阴道流血等流产症状或无症状。此时声像图可显示一大一小两个妊娠囊,大妊娠囊内胚芽胎心正常,小妊娠囊内未见胚芽。多数双绒毛膜囊双胎之一消失所存活的一胎仍能正常生长发育。

(三)葡萄胎

葡萄胎也是先有停经史,继之发生阴道流血。典型的葡萄胎声像图不难诊断,子宫增大,大于停经周数。宫腔内未见正常妊娠囊及胚胎,显示为多个密集小无回声区。不典型葡萄胎可能在胎盘内见一个至数个较大囊腔,易与难免流产相混淆,尤其是难免流产胎盘出现退行性病变时。部分性葡萄胎有时还能见到胚胎。葡萄胎的特点还有患者早孕反应一般较重,血 β-HCG 明显过高。

(四)月经失调

有些月经失调也有不规则阴道流血表现,但超声检查宫内、宫外不存在妊娠囊回声,且血 β-HCG也在正常范围。

第五节　异位妊娠

当孕卵在子宫体腔以外的部位着床发育,称异位妊娠,着床在子宫以外的部位,也叫宫外孕。包括输卵管妊娠、卵巢妊娠、宫角妊娠、宫颈妊娠、腹腔妊娠、残角子宫妊娠、剖宫产瘢痕妊娠等。异位妊娠的发生率为 1/300～1/50,其中,以输卵管妊娠最为常见,占 95%～98%。

一、病因及病理

各种原因引起的输卵管功能性或器质性病变,如慢性输卵管炎、输卵管发育不全、发育异常、输卵管手术后和盆腔子宫内膜异位症等,使受精卵经过输卵管时受到阻碍、时间延长,不能按时将受精卵运送到宫腔而在输卵管内种植着床。宫内放置节育器后也可能引起慢性输卵管炎。一侧的卵巢排卵后未向同侧输卵管移行而向对侧移行,称受精卵游走。移行时间的延长使受精卵发育到着床阶段时仍未抵达宫腔,便就地着床,引起了输卵管妊娠、腹腔妊娠、对侧卵巢妊娠等。

病理上,输卵管妊娠最为常见。其中,尤以输卵管壶腹部居多,壶腹部约占 70%,其次是峡部约占 22%,伞部及间质部约占 5%。

受精卵着床于输卵管后,由于输卵管黏膜不能形成完整的蜕膜层,受精卵的滋养层便直接侵蚀输卵管肌层和肌层微血管,引起局部出血。输卵管管壁薄弱,管腔狭小,不能适应胚胎的生长发育,发展到了一定程度即可发生输卵管妊娠流产或输卵管妊娠破裂。

输卵管妊娠流产是指妊娠囊向管腔突出并突破包膜,妊娠囊与管壁分离,落入管腔,经输卵管逆蠕动排至腹腔。输卵管妊娠流产有完全及不完全两种,完全流产时腹腔内出血不多,不完全流产时由于滋养细胞继续侵蚀管壁形成反复出血。由于输卵管肌层的收缩力较差,开放的血管不易止血,盆腔内形成血肿。偶尔,输卵管妊娠流产至腹腔内后,胚胎仍然存活,绒毛组织附着于腹盆腔内的其他器官重新种植而获得营养,胚胎继续生长,最终形成腹腔妊娠。

输卵管妊娠破裂是指妊娠囊向管壁方向侵蚀肌层及浆膜,最后穿通浆膜而破裂,往往出血量很大。若短时间内大量出血患者则可迅速陷入休克状态;若反复出血则在盆腔内形成血肿。血肿可机化吸收,亦可继发感染化脓。

壶腹部妊娠当以流产为多见,一般发生在妊娠第 8～12 周。峡部妊娠因管腔狭小,多发生破裂,而且时间较早,大多数在妊娠第 6 周左右出现体征。间质部妊娠与宫角妊娠的部位相当接近,且相对少见,但后果很严重,其结局几乎都是破裂。由于该处肌层较厚,故破裂较迟,多在妊娠 4 个月时发生。又因周围血供丰富,故破裂后出血甚多,往往在极短时间内发生致命性腹腔内出血。

剖宫产瘢痕妊娠破裂的机会极高,可发生在任何孕周。

二、临床表现及检查

宫外孕临床表现主要有停经、腹痛及阴道流血。早期宫外孕可能无症状,一般腹痛及阴道流血多发生在妊娠6～8周。输卵管妊娠流产、破裂等都可引起腹痛,还可伴恶心、呕吐、肛门坠胀感等。腹腔内急性大量出血往往由宫外孕破裂造成,血容量的急剧减少可引起昏厥,甚至休克。患者可有阴道流血,但一般不很多。有时虽然宫外孕已破裂,腹腔内出血也很多,但阴道内流血仍为少量,与内出血量及症状不成比例。

妇科检查子宫饱满,但小于停经周数。宫颈举痛明显,一侧附件可触及软包块。腹盆腔内出血时,腹肌紧张,附件触痛明显,子宫有漂浮感,移动性浊音阳性。出血较多时患者呈贫血貌,大量出血时面色苍白,表现出休克症状。

三、诊断

目前,超声是诊断宫外孕的主要方法,声像图上,宫外孕的特征有以下几种。

（一）宫腔空虚

宫腔内未见妊娠囊,内膜较厚。经阴道超声一般在末次月经后5周就能见到宫内妊娠囊,尽管此时还不能见到妊娠囊中的胚芽和胎心搏动。但若见到卵黄囊,就可以肯定宫内妊娠的诊断（自然妊娠者宫内、宫外同时妊娠的机会极小）。宫外孕时子宫内膜呈蜕膜样反应,有时高分泌型的内膜可分泌少量液体积聚在宫腔内,或是宫腔内存有少量血液,此时声像图上也可显现一小囊状结构,称假妊娠囊。有报道,异位妊娠时,宫腔内假妊娠囊的出现率高达10％～12％,另有报道为13％～48％。真假妊娠囊的鉴别要点是:真妊娠囊位于子宫内膜内,假妊娠囊位于宫腔内;真妊娠囊周围有发育良好的绒毛,呈"双环征",假妊娠囊的囊壁是子宫内膜,无典型双环征;真妊娠囊为独立的囊,与颈管不通,假妊娠囊是游离液体,其形态常取决于宫腔的形态,有时可一直延续至颈管内。然而,有时真、假妊娠的鉴别仍不容易,尤其是较小的假妊娠囊。

（二）附件包块

子宫外、附件处、卵巢旁发现包块回声,多数为混合性包块。如果异位妊娠尚未发生流产或破裂,有时在包块内能见到妊娠囊,甚至卵黄囊、胚芽及胎心搏动。有人描述输卵管妊娠的妊娠囊呈"甜圈圈"样,其特征是较厚的中强回声环围绕着一个小的无回声区,有一定的立体感。若输卵管妊娠流产或破裂,混合性包块往往较大,包块内主要是血块、流产或破裂后的妊娠组织,以及输卵管、卵巢结构。输卵管妊娠的附件包块经阴道超声检查比经腹超声检查更易观察。宫外孕包块的径线常很不一致,在早期未流产未破裂病例中包块可小至仅1 cm左右。当大量血块与附件交织在一起时,包块可达10 cm以上。

间质部妊娠或宫角妊娠时胚囊多位于一侧宫角处,表现为妊娠囊远离宫腔,妊娠囊与宫腔之间有肌层相隔,有时肌层内的弓状动脉也能清晰显示。但是妊娠囊周围的子宫肌层则很薄。

（三）盆腹腔游离液体

异位妊娠流产或破裂后,血液积聚在盆腹腔内。声像图上可见子宫直肠陷凹游离液体。若出血量较多,子宫及包块周围出现大量游离液体,患者仰卧位时,游离液体出现在腹腔内。

有报道,86％的宫外孕患者第一次超声检查就能做出明确诊断,经过一次或多次超声检查95％的宫外孕患者都能获得检出。超声诊断异位妊娠的特异性为99.7％。另一组一次或数次经阴道超声检查,诊断异位妊娠的敏感性可达100％,特异性98.2％,阳性预测值98％,阴性预测值

100％。其中，未破裂宫外孕占66％，其内见胎心搏动的宫外孕占23％。可见，超声是发现及诊断宫外孕的极好手段，但也常常需要一次以上的复查。

腹腔镜下超声，可以发现极早期的异位妊娠。有报道，利用腹腔镜超声探头（7.5 MHz），成功诊断出了非常早期的输卵管壶腹部妊娠。

血β-HCG是辅助诊断宫外孕的一个有效方法。虽然大多数病例经超声检查，特别是经阴道超声检查可清楚地识别宫内妊娠或宫外妊娠，但还有一小部分患者超声检查后既不能肯定宫内妊娠，也不能排除宫外妊娠。这些患者中多数孕周界于4～6周，有人称这段时期为"妊娠盲区"。处于这段时期有时超声不能识别和做出妊娠诊断。而血β-HCG定量分析可相对准确地判断孕龄。停经4～6周超声宫内未见妊娠囊，妊娠试验阳性、血β-HCG＞750 mIU/mL、有腹痛、阴道流血者，须高度怀疑异位妊娠，尤其是当超声提示可疑有附件肿块存在时。早期宫内妊娠流产，妊娠囊变形塌陷时声像图也难以识别，24～48小时后重复β-HCG定量测定，如果测值呈上升趋势并超过750 mIU/mL，不管超声是否见到异位妊娠，都应当考虑进行腹腔镜检查。这里需要指出，很多即将流产的宫内妊娠β-HCG可呈下降趋势，少数异位妊娠β-HCG也呈下降趋势，这可能与种植在输卵管内的妊娠囊绒毛发育不良，或与输卵管妊娠流产型（胚胎死亡）有关。

血孕酮有时也用来判断异位妊娠。与正常妊娠相比，宫外孕患者和异常妊娠患者的血孕酮水平明显偏低。正常妊娠者以孕酮值20 ng/mL（63 nmol/L）或以上作为标准，其敏感性为92％，特异性为84％。血孕酮测定对鉴别正常妊娠和有并发症的妊娠，其阳性预测值为90％，阴性预测值为87％。若用血孕酮值低于15 ng/mL作为界限，所有异位妊娠患者（28例）血孕酮都低于15 ng/mL，所有正常宫内妊娠者都高于15 ng/mL，大部都高于20 ng/mL。94％的异常宫内妊娠者血孕酮含量界于15～20 ng/mL。

子宫直肠陷凹游离液体是诊断宫外孕的一个标志。输卵管妊娠流产或破裂时，血液积聚在盆腹腔内，最容易积聚的部位是子宫直肠陷凹。有人注意到异位妊娠中，81％的患者可检测到子宫直肠陷凹积液。然而，正常宫内妊娠者中也有22％可以检出到子宫直肠陷凹积液。阴道后穹隆穿刺抽取子宫直肠陷凹内游离液体可证实其是否为不凝固血液，将有助于做出异位妊娠的诊断和鉴别诊断。

腹腔镜目前已被广泛用来诊断及治疗异位妊娠。腹腔镜下可直接观察输卵管是否增粗肿大，盆腔内有无不凝固血液，卵巢等盆腔脏器是否正常。同时，对很多超声已诊断的异位妊娠病例，也可在腹腔镜下进行手术治疗，如输卵管切开去除妊娠物或输卵管切除术等。

四、鉴别诊断

异位妊娠时的宫内假妊娠囊要与宫内妊娠的真妊娠囊相鉴别。前面已经提到鉴别方法是观察囊的位置、有无双环征、囊的形态结构。但是，当宫内妊娠流产时，妊娠囊也会失去张力、双环征不明显等，此时鉴别有一定困难。

异位妊娠的附件包块或附件包块合并子宫直肠陷凹积液，要与其他非异位妊娠如卵巢内卵泡、卵巢肿瘤、盆腔炎性包块和黄体破裂等的附件包块相鉴别。后者临床表现及声像图酷似异位妊娠破裂。仔细询问病史、测定血β-HCG含量可以协助做出诊断与鉴别诊断。但在急性内出血时，腹腔镜是一项快速诊断及治疗的方法。

有时，宫内妊娠早孕的妊娠囊偏于宫腔一侧，甚至偏于宫角处，与间质部妊娠或宫角妊娠相似。鉴别要点是妊娠囊内侧与子宫内膜紧贴，之间无肌层相隔（图17-38）。

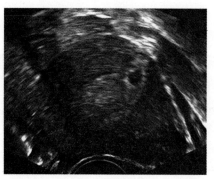

图 17-38　宫内早孕
停经 6 周,妊娠囊位于宫腔偏左宫角处

五、预后

异位妊娠若早发现早处理,预后均很好。处理方法可以在腹腔镜下或剖腹手术中切开输卵管,刮除妊娠物或行输卵管切除术。有时,早期未流产未破裂的输卵管妊娠,或宫角妊娠、剖宫产瘢痕妊娠及宫颈妊娠,也可全身应用甲氨蝶呤(MTX),配合超声监视下向妊娠囊内或胚体内注射氯化钾或 MTX,但一般仅用于血 β-HCG 偏低,估计胚胎已经死亡的病例。之后,还必须密切随访超声及血 β-HCG,观察有无异位妊娠破裂的迹象。保守治疗成功与否与操作技术、术后观察治疗经验密切相关。

宫外孕破裂大量内出血若不及时手术,患者将很快进入休克状态,严重者可以致死,故及时诊断迅速处理非常重要。

陈旧性宫外孕患者如无明显腹痛症状,血 β-HCG 下降至正常,月经恢复正常,则无须特殊处理,仅需定期随访包块吸收情况。

参 考 文 献

[1] 韩丹.医学影像学诊断和临床实践 M].上海:上海交通大学出版社,2019.

[2] 于广会,肖成明.医学影像诊断学[M].北京:中国医药科技出版社,2020.

[3] 孙医学,张顺花.医学超声影像学实验指导[M].合肥:中国科学技术大学出版社,2019.

[4] 陆勇,严福华.肌肉骨骼影像学[M].上海:上海科学技术出版社,2018.

[5] 周兆欣.实用影像学鉴别与诊断[M].开封:河南大学出版社,2019.

[6] 鲁统德,张利华,周晨曦,等.医学影像学临床应用[M].北京:科学技术文献出版社,2018.

[7] 于晶,韩绍磊.人体断层与影像解剖学[M].北京:中国医药科技出版社,2020.

[8] 张志强.当代影像诊断学[M].长春:吉林科学技术出版社,2019.

[9] 王延梅.影像学诊断与临床[M].长春:吉林科学技术出版社,2018.

[10] 杨敏.超声影像学临床应用[M].长春:吉林科学技术出版社,2019.

[11] 丁娟,刘树伟.颅脑影像解剖图谱[M].济南:山东科学技术出版社,2020.

[12] 马彦高.影像学基础与诊断应用[M].北京:科学技术文献出版社,2018.

[13] 伍建林,王云华,吴宁.肺癌综合影像诊断学[M].北京:科学出版社,2019.

[14] 刘美兰.妇产科与影像学诊断[M].天津:天津科学技术出版社,2018.

[15] 王翔,张树桐.临床影像学诊断指南[M].郑州:河南科学技术出版社,2020.

[16] 于春水,马林,张伟国.颅脑影像诊断学[M].北京:人民卫生出版社,2019.

[17] 甘甜.影像学基础与临床诊断要点[M].北京:科学技术文献出版社,2018.

[18] 曹阳.医学影像检查技术[M].北京:中国医药科技出版社,2020.

[19] 仲捷.实用常见临床疾病影像学研究[M].北京:科学技术文献出版社,2018.

[20] 涂朝霞.现代医学影像学[M].天津:天津科学技术出版社,2019.

[21] 曹厚.现代医学影像技术学[M].上海:上海科学技术出版社,2018.

[22] 褚华鲁.现代常见疾病影像诊断技术[M].西安:陕西科学技术出版社,2020.

[23] 崔凤荣.临床超声影像诊断学[M].长春:吉林科学技术出版社,2018.

[24] 梁靖.新编临床疾病影像诊断学[M].汕头:汕头大学出版社,2019.

[25] 杜辰.现代影像指南[M].北京:中国纺织出版社,2020.

［26］吕德勇.实用医学影像学［M］.汕头:汕头大学出版社,2019.

［27］徐克,龚启勇,韩萍.医学影像学［M］.北京:人民卫生出版社,2018.

［28］谢强.临床医学影像学［M］.昆明:云南科学技术出版社,2020.

［29］唐忠仁.临床影像学诊断与技术［M］.北京:科学技术文献出版社,2019.

［30］李艳,陈靖,翟方兵,等.临床影像学诊断技术［M］.西安:西安交通大学出版社,2018.

［31］卞磊.临床医学影像学［M］.北京:中国大百科全书出版社,2020.

［32］杨宁.实用影像学与核医学［M］.天津:天津科学技术出版社,2019.

［33］王姝,张宗仁,王金珠.实用影像诊断学［M］.天津:天津科学技术出版社,2018.

［34］温齐平,吕廷勇,丁正强.医学影像临床应用学［M］.天津:天津科学技术出版社,2018.

［35］缪文捷.医学影像学基础与诊断实践［M］.长春:吉林科学技术出版社,2019.

［36］王延杰,严昆,高旭东,等.超声及超声造影诊断 HCC 的局限性［J］.中国超声医学杂志,2020,36(6):520-524.

［37］吕晗,王振常,刘晓清,等.影像学检查的临床适用性评价:基于循证医学证据,合理选择检查方法［J］.中华外科杂志,2020,58(11):831-834.

［38］严福华.重视钆对比剂的安全性应用,不断提高影像诊断水平［J］.中华放射学杂志,2019,53(7):537-538.

［39］檀韬,喻秉斌,吴山东.医学影像诊断及介入式手术的人工智能应用［J］.放射学实践,2018,33(10):1002-1005.

［40］徐运,黄丽丽,武文博.脑血管病的神经影像学检查［J］.中华神经科杂志,2020,53(7):531-539.